LA SANTÉ

et la prestation des soins de santé au Canada

SOMMAIRE

LA SANTÉ

et la prestation des soins de santé au Canada

Quatrième édition

Valerie D. Thompson

IA, NP-PHC (retraitée)
**Ancienne professeure, École de la santé, des sciences
de la vie et des services communautaires**

**Professeure/coordonnatrice,
Programme d'administration du Bureau de la santé,
School of Business and Hospitality**

**Conestoga Institute of Technology
and Advanced Learning, Kitchener (Ontario)**

ELSEVIER

Avis

Les praticiens et chercheurs doivent toujours se fier à leurs propres expériences et connaissances dans l'évaluation et l'utilisation de l'information, des méthodes, des composés ou des expériences décrites dans le présent ouvrage. En raison des progrès rapides dans les sciences médicales, en particulier, une vérification indépendante des diagnostics et des dosages de médicaments devrait être effectuée. Dans toute l'étendue de la loi, Elsevier, les auteurs, les éditeurs ou les collaborateurs n'assument aucune responsabilité pour toute blessure et/ou tout dommage aux personnes ou propriété résultant de pré-dispositions inhérentes aux produits, de négligence ou de toute autre raison, ou de tout autre usage ou fonctionnement des produits, méthodes, directives ou idées contenus dans le matériel ci-inclus.

Stratégiste principal de contenu (acquisitions, Canada) : Roberta A. Spinosa-Millman
Gestionnaire en développement de contenu : Lenore Gray Spence
Spécialiste en développement de contenu : Martina van de Velde
Gestionnaire des services de publication : Deepthi Unni
Gestionnaire de projet principal : Manchu Mohan
Orientation de la conception : Bridget Hoette

La photo de couverture a été prise à Québec, par Lise Gagne/Getty Images.

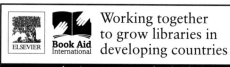

Le dernier chiffre est le numéro d'impression :
9 8 7 6 5 4 3 2 1

À tous les héros des soins de santé pour votre dévouement, vos sacrifices, votre compassion et votre engagement indéfectible envers vos professions et les efforts que vous déployez à aider les autres en ces temps difficiles. Vous avez réellement fait une différence dans la vie de tant de gens. À ceux qui entrent dans les professions de la santé, avec les yeux grands ouverts sur les défis qui vous attendent : vous aussi, ferez une différence dans la vie de ceux dont vous vous occuperez.

Aussi à la mémoire de mon fils bien-aimé Spencer, qui restera à jamais dans mon cœur.

PRÉFACE

Toute personne qui travaille dans le système des soins de santé au Canada devrait comprendre les composantes de la santé et du bien-être ainsi que la façon dont les soins de santé sont dispensés. Ce livre est unique grâce à son contenu de nature générale. Il fournit aux élèves un aperçu des soins de santé au Canada et une base à partir de laquelle il leur sera possible (si désiré) de poursuivre leurs études avec des cours connexes plus spécialisés. Les résultats d'apprentissage de chaque chapitre peuvent être utilisés dans le cadre du plan de cours, qui, une fois terminé, fournira aux élèves une base de connaissances convenable pour soutenir les discussions hebdomadaires en classe. Parallèlement, les élèves peuvent faire des recherches, comparer et contraster la façon dont les soins de santé sont dispensés dans leur propre région, en suivant l'actualité et les tendances évolutives.

Bien qu'elle ne soit pas exhaustive, la quatrième édition de *La santé et la prestation des soins de santé au Canada*, a été révisée en profondeur et mise à jour afin d'ouvrir la discussion sur les composantes essentielles de la santé et de la prestation des soins de santé d'un point de vue fédéral, provincial et territorial tout en intégrant un plus grand nombre de graphiques et de tableaux. Ces caractéristiques permettent aux élèves de visualiser et d'évaluer facilement des sujets et de l'information statistiques de provinces et de territoires qui portent sur une variété de domaines.

Les premiers chapitres de ce livre portent sur l'histoire des soins de santé au Canada. Les chapitres suivants traitent des responsabilités des divers paliers gouvernementaux, du coût de la santé et de la maladie, de l'état actuel des ressources humaines en santé et de l'incidence des initiatives en matière de santé de la population du point de vue des déterminants de la santé. Les concepts de santé et de maladie sont ensuite abordés, ce qui conduit à l'analyse des aspects juridiques et éthiques des soins de santé. Les répercussions de la pandémie de COVID-19 sur le système de soins de santé et sur la santé des Canadiens sont intégrées à travers le livre plutôt que de se retrouver dans un chapitre en particulier. En outre, comparativement aux éditions précédentes, cette édition aborde plus en détail la santé des peuples autochtones du Canada ainsi que les enjeux et les préoccupations en matière de santé auxquels ils font face. Le contenu du livre a été soigneusement choisi afin de mettre en évidence des connaissances essentielles et chaque chapitre développe le contenu du chapitre précédent.

D'ici à la fin de ce livre, les élèves seront en mesure d'affirmer : « Je reconnais les problèmes du système de soins de santé au Canada et je comprends le rôle des différents paliers gouvernementaux dans la prestation des soins de santé. Je comprends comment notre système de soins de santé est financé et je reconnais les problèmes futurs en matière de santé et de prestation de soins de santé au Canada. » Plus important encore, les élèves seront en mesure de dire : « Je comprends le système dans lequel je choisis de travailler et je reconnais les défis auxquels je serai confronté dans un environnement postpandémique. »

TABLE DES MATIÈRES

L'auteur de ce texte reconnaît les diverses histoires des premiers peuples des terres appelées maintenant le Canada. Il est reconnu que chacune des communautés s'identifie de différentes manières. Dans le présent texte, le terme « *Autochtones* » est utilisé pour désigner tous les peuples des Premières Nations, des Inuits et des Métis au Canada, à moins que des résultats de recherche ne soient présentés de manière à faire référence à une population donnée.

Dans le texte, le langage non sexiste est utilisé pour être respectueux et conforme aux valeurs d'égalité reconnues dans la *Charte canadienne des droits et libertés*. L'utilisation d'un langage non genré est professionnellement responsable et mandatée par le Plan fédéral canadien pour l'égalité des genres. Les connaissances et le langage concernant le sexe, le genre et l'identité sont fluides et en constante évolution. Le langage et la terminologie présentés dans ce texte s'efforcent d'inclure tous les peuples et de refléter ce qui est, à notre connaissance, actuel au moment de la publication.

Le **chapitre 1** (L'histoire des soins de santé au Canada) présente au lecteur les faits saillants sur l'histoire de notre système de soins de santé. Il traite notamment des événements qui ont mené à la mise en œuvre de la *Loi canadienne sur la santé*, qui est le fondement du système de soins de santé au Canada. On encourage les élèves à examiner les principes de cette Loi en ce qui a trait à leur pertinence au 21e siècle, par exemple, comment la COVID-19 a-t-elle influé sur le principe de l'accessibilité aux soins de santé. Une nouvelle section intitulée « Peuples autochtones : termes et contexte » clarifie la façon dont divers termes relatifs aux peuples autochtones au Canada sont utilisés (et mal utilisés), ce qui permet au lectorat de mieux les comprendre et les employer. La section traitant de l'histoire des pratiques de santé et de guérison des peuples autochtones au Canada, de l'ère préeuropéenne à aujourd'hui, a également été approfondie.

Le **chapitre 2** (Le rôle du gouvernement fédéral dans les soins de santé) explore la structure et le fonctionnement de Santé Canada et divers organismes qui composent le portefeuille du système de santé du Canada. On traite notamment de certains offices, bureaux et directions de même que des principales responsabilités qui leur sont attribuées. Le rôle du gouvernement fédéral, en tant que fournisseur de soins de santé pour certains peuples autochtones, est étudié séparément de la mosaïque de services également fournis par les provinces et les territoires. Les services sont présentés sous forme de tableau. Les récents ajouts et changements apportés au Principe de Jordan du Tribunal des droits de la personne sont décrits dans un encadré, et les inégalités en matière de santé sont mises en évidence avec l'introduction du Principe de Joyce (nommé en l'honneur de Joyce Echaquan, qui est décédée dans le Centre hospitalier de Lanaudière près de Montréal dans des circonstances de négligence causées par le racisme). Le chapitre porte également un regard critique sur les forces et les faiblesses du gouvernement fédéral pendant la pandémie, ainsi que sur le rôle important qu'a tenu l'Agence de la santé publique du Canada.

Le **chapitre 3** (Le rôle des gouvernements provinciaux et territoriaux dans les soins de santé) donne un véritable aperçu de la structure des systèmes de soins de santé provinciaux et territoriaux, en mettant l'accent sur les aspects qui leur sont communs et en soulignant les différences importantes. La nouveauté de cette édition est l'examen approfondi de la façon dont les soins de santé primaires sont dispensés dans chaque district, en comparant les prestations de services connexes selon les territoires. Le chapitre traite de trois familles, dont deux familles nouvellement arrivées au Canada, et aborde les défis et les obstacles auxquels elles sont confrontées alors qu'elles s'installent dans un nouveau pays et qu'elles tentent de comprendre un nouveau système de soins de santé. La plupart des élèves sont susceptibles d'avoir été en contact (directement ou indirectement) avec des personnes à la recherche d'une nouvelle vie au Canada. Ces élèves seront davantage en mesure de comprendre et d'avoir conscience des défis liés à ces changements, tels que trouver un fournisseur de soins primaires, s'orienter dans le système de soins de santé et comprendre ce qui est couvert par le régime provincial et territorial.

Le **chapitre 4** (L'argent et le « sens » du financement des soins de santé) porte un regard sur les enjeux financiers actuels, sur la source de l'argent octroyé pour les soins de santé et la manière dont il est dépensé ainsi que sur les « conditions » derrière le financement accordé aux provinces et aux territoires par le gouvernement fédéral. Le chapitre traite également du financement fourni aux provinces et aux territoires tout au long de la pandémie de COVID-19. Une autre nouveauté de ce chapitre est l'analyse portant sur les salaires minimums, sur la façon dont ils varient d'une province ou d'un territoire à l'autre ainsi que sur le sujet controversé du salaire minimum « vital ».

Le **chapitre 5** (Praticiens et cadres de travail) fournit à l'élève une analyse équilibrée sur le sujet controversé de la catégorisation des professions de la santé, tout en dégageant la conclusion selon laquelle ces catégories sont fluides et très subjectives. Le chapitre donne à l'élève une image claire de l'état actuel de nos ressources humaines en santé (p. ex., le lien entre la pandémie, l'insatisfaction et l'épuisement professionnel du personnel de la santé), qui concerne les personnes offrant les soins, leur environnement et leurs conditions de travail. Le chapitre examine la manière dont la prestation des soins de santé primaires a changé dans l'ensemble du Canada en s'orientant sur la structure et les responsabilités des équipes de soins de santé primaires, qui fonctionnent selon de nombreux modèles de prestation qui diffèrent selon les districts. Il traite également de l'augmentation des responsabilités et des rôles de nombreux fournisseur de soins de santé.

Le **chapitre 6** (Éléments essentiels de la santé de la population au Canada) expose la manière dont le gouvernement et d'autres intervenants du secteur de la santé évaluent la santé des Canadiens, déterminent les facteurs de risque, mettent en œuvre des stratégies pour faire face aux problèmes de santé actuels et prédisent les problèmes susceptibles de survenir à l'avenir. Les initiatives en matière de santé de la population sont abordées du point de vue des déterminants de la santé, plus particulièrement de celui des déterminants sociaux et de leurs effets qui peuvent parfois être dévastateurs pour les groupes racialisés et autres groupes à risque élevé. La nouveauté de ce chapitre consiste en une analyse des effets du racisme manifesté par les déterminants de la santé sur les groupes à risque élevé.

Le **chapitre 7** (La santé et l'individu) permet à l'élève de comprendre les concepts clés de la santé, du bien-être, de la maladie et du handicap. Dans cette édition, le bien-être spirituel et émotionnel, les interventions holistiques et les modèles de bien-être sont soulignés. Le concept du cadre holistique autochtone, ceux de la compréhension de la nature de l'équilibre, de l'harmonie et de l'importance de mener une vie satisfaisante sont aussi présentés. On encourage les élèves à examiner leurs propres croyances et comportements en matière de santé et à réfléchir à la façon dont ils contribuent au maintien de la santé. Les principales causes de morbidité et de mortalité ont été révisées et mises à jour. Une section traitant des conséquences de la COVID-19 sur la santé des Canadiens, comme les affections post-COVID ou la COVID longue a également été ajoutée.

Le **chapitre 8** (La loi et les soins de santé) analyse les questions d'ordre juridique tout en clarifiant les limites provinciales, territoriales et fédérales en ce qui concerne la législation en matière de santé et la loi. De nombreuses discussions portent sur l'aide médicale à mourir (AMM), sur les récents changements apportés à la législation et soulignent l'existence de certaines différences au Québec (qui a été la première province du Canada à légaliser l'aide médicale à mourir). Le chapitre jette un regard critique sur l'état actuel des soins de santé privés au Canada, en mettant l'accent sur la loi québécoise donnant le droit aux résidents du Québec de souscrire une assurance pour accéder aux soins de santé privés. Les contestations constitutionnelles actuelles concernant les soins de santé sont également abordées (p. ex., la contestation du Dr Brian Day présentée à la Cour suprême du Canada en 2022).

Le **chapitre 9** (Éthique et soins de santé) met en évidence les principes éthiques et relève que les fournisseurs de soins de santé sont tenus à un niveau de responsabilité éthique plus élevé que les autres professions. Ce chapitre traite de l'aide médicale à mourir d'un point de vue éthique et des droits des professionnels de la santé qui ne sont pas à l'aise de participer (même indirectement) à la procédure. Le racisme et les droits individuels à des soins de santé équitables et impartiaux sont mis en évidence dans les passages portant sur les expériences tragiques de Brian Sinclair et Joyce Echaquan.

Le **chapitre 10** (Énjeux actuels et tendances émergentes dans les soins de santé au Canada) traite des défis importants auxquels fait actuellement face le système de soins de santé du Canada alors que bon nombre de ceux-ci se sont aggravés pendant la pandémie. Il s'agit notamment d'une grave pénurie de ressources humaines en santé et de la gestion de l'arriéré en matière de diagnostics et de procédures médicales et chirurgicales engendré par les retards imposés par la pandémie. Le chapitre traite également de l'état des services de santé mentale, de la gestion des soins de santé par rapport à la population vieillissante du Canada ainsi que des mises à jour concernant les stratégies nationales en matière de soins longue durée, de soins à domicile et en milieu communautaire. Le chapitre contient également une section sur les enjeux actuels aux-quels sont confrontés les peuples autochtones, tels que le droit à l'eau potable.

CARACTÉRISTIQUES D'APPRENTISSAGE

Chaque chapitre contient plusieurs caractéristiques uniques destinées à stimuler l'intérêt des élèves :
- **Les objectifs d'apprentissage** résument les objectifs du chapitre.
- **Les termes clés** définissent des concepts difficiles.
- **Les questions de révision** à la fin de chaque chapitre permettent de tester la compréhension de la matière des élèves.
- **Les résumés des chapitres** couvrent les principaux sujets et les points importants à retenir.

Chacun des encadrés suivants encourage l'élève à réfléchir à des faits, à des points d'intérêt et à des situations réelles, puis à répondre à des questions qui favorisent l'exploration de points de vue personnels, la discussion générale et, dans certains cas, une analyse plus approfondie :
- Les encadrés **Réfléchir à la question** demandent aux élèves d'examiner de façon critique les aspects clés de la santé et de la prestation des soins de santé.
- Les encadrés **Le saviez-vous ?** présentent des situations réelles illustrant le contenu présenté dans le chapitre.
- **Les exemples de cas** fournissent des situations réelles, illustrant le contenu présenté dans les chapitres.

D'autres ressources en ligne Evolve® pour accompagner ce texte se trouvent à l'adresse suivante : http://evolve.elsevier.com/Canada/Thompson/sante/.

ELSEVIER EBOOKS

Ce programme passionnant est offert au personnel enseignant qui utilise un certain nombre de textes d'Elsevier, y compris *La santé et les soins de santé au Canada*, quatrième édition. Elsevier eBooks est un centre d'études électronique intégré qui consiste en une collection de manuels offerts en ligne. Il est soigneusement conçu pour « élargir » le manuel afin de faciliter et d'améliorer l'enseignement et l'apprentissage. Il comprend des aides à l'étude telles que le surlignage, la prise de notes électroniques et des fonctions de copier-coller. Plus important encore, il permet aux élèves et au personnel enseignant de faire une recherche complète dans un texte précis ou dans un certain nombre de titres. Veuillez communiquer avec l'équipe conseil en solutions éducatives d'Elsevier pour plus d'informations.

REMERCIEMENTS

Écrire un livre de cette nature ne peut pas se faire isolément. Je dois beaucoup à tant de gens, y compris ceux qui travaillent avec l'Institut canadien d'information sur la santé, Statistique Canada et Santé Canada. Les équipes de recherche travaillant pour ces organisations ont été largement disponibles, me fournissant des conseils, des directives et les informations les plus récentes disponibles.

J'aimerais exprimer ma plus profonde gratitude à Lana Mau, mon adjointe à la recherche, dont on ne saurait surestimer l'aide et les contributions à cette édition de *La santé et la prestation des soins de santé au Canada*. Un merci spécial également à Elizabeth Ralph, qui, tout en complétant un diplôme d'études supérieures, a gentiment donné de son temps pour faire des recherches supplémentaires et créer des tableaux pour le livre.

Je suis profondément reconnaissante à Janet Daglish, directrice nationale, Soins de santé Bayshore, et à Nadine Henningsen, PDG, Association canadienne des soins et services à domicile, pour les renseignements et les sources qu'elles m'ont communiqués au sujet des soins à domicile et des soins de longue durée au Canada. Merci à Lyle G. Grant, IA, B. Com., B. Sc. Inf., M. Sc. Inf. JD, Ph. D., directeur général de la Acute Care–NW Saskatchewan Health Authority, qui m'a fourni un examen d'expert du chapitre 8, La loi et les soins de santé. Merci également à Joanna Odrowaz pour son aide à l'édition et à la recherche pour les Chapitres 2, 6 et 10.

Merci à Toni Chahley, spécialiste en développement de contenu, pour son soutien continu, sa patience et ses conseils d'experts tout au long du développement de cette édition de ce livre. Grâce à Toni, travailler sur cette édition a été un plaisir plutôt qu'une tâche.

Merci aux réviseurs d'Elsevier, qui ont fourni des commentaires utiles, des conseils et des suggestions d'amélioration au cours des différentes étapes du manuscrit. Je suis particulièrement reconnaissante pour les conseils d'experts de certains des réviseurs concernant le contenu autochtone qui a été ajouté à divers chapitres dans l'ensemble de ce livre. Leurs conseils et l'information qu'ils ont fournis ont été inestimables, aidant à s'assurer que le contenu autochtone est exact et présenté d'une manière culturellement sécuritaire.

RÉVISEUR.E.S

Paula Benbow, HDA, MSP, D. Éd.
Professeure
École de la santé et des études communautaires
Collège Algonquin
Ottawa, Ontario

Sandra Biesheuvel, B.Sc., TRA, CTE
Chargée de cours II
Département de thérapie respiratoire
Université du Manitoba
Winnipeg, Manitoba

Josée Bonneau, IA, B.Sc. Inf., M.Sc. Inf.
Professeure adjointe et directrice associée
École des sciences infirmières Ingram
Université McGill
Montréal, Québec

Lorna Canada-Vanegas Mesa, Inf. aux., Inf. aux. aut., B.Sc.
Associée d'enseignement III
Service de soins infirmiers psychiatriques
Faculté des études en santé
Université de Brandon
Brandon, Manitoba

Tracey Fallak, IA, B.Sc. Inf., MN, Certificat en éducation des adultes
Coordonnatrice du programme d'études et mentore en théorie
Mentore de l'instructeur théorique
Département des soins infirmiers
Collège Polytechnique du Red River
Winnipeg, Manitoba

Caroline Foster-Boucher, IA, MN, B.Sc. Inf
Professeure adjointe
Faculté des sciences infirmières
Université MacEwan
Edmonton, Alberta

Joy H. Fraser, B.Sc. Inf., MN. Ph. D.
Professeure émérite
Soins infirmiers et administration de la santé
Université Athabasca
Athabasca, Alberta;
Consultante principale
Organisation mondiale de la santé (OMS)

Lyle G. Grant, IA, B.Com., B.Sc. Inf., M.Sc. Inf., JD, Ph. D.
Directeur général de Acute Care
NW Saskatchewan Health Authority
Lloydminster, Saskatchewan

Donald W.M. Juzwishin, BA, MHSA, Ph. D.
Professeur agrégé auxiliaire
Sciences de l'information sur la santé
Université de Victoria
Victoria, Colombie-Britannique

Jacqueline Rohatenski, IA, B.Sc. Inf., M.A.Éd.
Instructrice principale
Programme de sciences infirmières auxiliaires
École polytechnique de la Saskatchewan
Saskatoon, Saskatchewan

Olive Yonge, IA, B.Sc. Inf., M. Éd, Ph. D.
Professeure émérite distinguée
Faculté des sciences infirmières
Université de l'Alberta
Edmonton, Alberta

TABLE DES MATIÈRES

PARTICULARITÉS

CHAPITRE 3

CHAPITRE 4

CHAPITRE 8

CHAPITRE 9

CHAPITRE 10

L'histoire des soins de santé au Canada

Avec les années, j'en suis venu à penser qu'il ne devrait pas y avoir un prix à payer pour les services de santé, et que les gens devraient toujours pouvoir recevoir les soins de santé dont ils ont besoin, peu importe leur capacité de payer.

—**Tommy Douglas**

OBJECTIFS D'APPRENTISSAGE

1.1 Savoir parler des premiers temps du développement des soins de santé au Canada.
1.2 Comprendre et savoir utiliser les termes relatifs aux peuples autochtones au Canada.
1.3 Savoir parler en détail de la culture, des traditions et des pratiques autochtones à partir de leurs origines, ainsi que de l'impact de la colonisation.
1.4 Résumer l'instauration de l'assurance-maladie et des soins infirmiers publics, ainsi que de l'assurance-maladie au Canada.
1.5 Savoir parler des lois notables liées à la santé qui ont mené à la *Loi canadienne sur la santé*.
1.6 Comprendre les termes et conditions de la *Loi canadienne sur la santé*.
1.7 Expliquer les événements, les commissions et les rapports ayant suivi la *Loi canadienne sur la santé*.
1.8 Décrire les ententes, les accords et les autres lois sur la santé adoptés entre 2000 et 2022.

TERMES CLÉS

Accord sur la santé
Admissible
Amérindien
Autochtones
Bande
Coûts exorbitants des médicaments
Demandeurs d'asile
Dépassement de tarifs
Ère préeuropéenne
Frais d'utilisation

Immigrant
Indien inscrit
Innu
Loi canadienne sur la santé
Loi sur les Indiens
Médicalement nécessaire
Métis
Mouvements sociaux
Plus couvert
Premiers ministres
Premières Nations

Quarantaine
Réforme des soins de santé primaires
Régime d'assurance-maladie
Réserve
Sanction royale
Soins de santé prépayés
Soins palliatifs
Technique aseptique
Transfert global

Tommy Douglas (1904-1986) est considéré par beaucoup comme le père de l'assurance-maladie au Canada. On ne peut s'empêcher de se demander quels conseils il aurait donné aux Canadiens aujourd'hui en ce qui concerne la viabilité de l'assurance-maladie, la façon de la gérer et la façon de s'assurer que notre système de santé public peut continuer de répondre équitablement aux besoins de tous les Canadiens. On peut également se demander quelles recommandations il aurait faites pour assurer des soins de santé équitables, à la fois pendant la pandémie de COVID-19 et l'après-pandémie.

Le présent chapitre porte sur l'évolution des soins de santé au Canada, de l'ère préeuropéenne jusqu'à nos jours. Les défis auxquels fait face le système de soins de santé du Canada sont examinés en fonction de sa viabilité dans les limites de la *Loi canadienne sur la santé*. Au cours du siècle dernier, les effets de la croissance sociale, économique et technologique ont radicalement transformé les soins de santé au Canada. Chaque décennie a apporté son lot de changements relativement à l'endroit et à la façon dont les gens vivent, ainsi qu'à leurs points de vue et à leurs réponses par rapport à la santé, au bien-être et à la maladie, ainsi qu'aux types de traitements dont ils ont besoin et auxquels ils s'attendent. Ces défis comprennent également un besoin continu d'aborder la question des services de soins de santé et de l'accès à ces services pour les peuples autochtones du Canada, ainsi que de s'adapter pour répondre aux besoins des nouveaux Canadiens d'une manière bien informée et sensible culturellement.

Tout en lisant ce chapitre, notez les parallèles continus entre les besoins de la population d'une part et, de l'autre, l'adaptation et la croissance des services de soins de santé, y compris les soins primaires, les soins à domicile et les soins de longue durée, ainsi que les services de santé mentale dans votre propre province ou territoire. Portez une attention toute particulière sur les effets de la pandémie de COVID-19 en ce qui concerne ces services, de même que les hôpitaux et les ressources humaines en santé. La majorité des gens de votre région ont-ils un fournisseur de soins primaires comme un/e médecin de famille, un/e infirmier/ère praticien.ne ou un autre fournisseur non médical? Vos soins de santé sont-ils dispensés par une équipe interprofessionnelle de soins de santé primaires? Les services de soins primaires, les soins à domicile et les soins communautaires, les soins de longue durée et les services de santé mentale sont-ils adéquats? Notre système de soins de santé est-il vraiment universel? Les soins de santé sont-ils également accessibles à tous? Sont-ils fournis à ceux qui en ont besoin en temps opportun? Lorsque vous arriverez à la fin du livre, réfléchissez en particulier aux termes et conditions de la *Loi canadienne sur la santé* et demandez-vous si, à votre avis, celle-ci répond toujours aujourd'hui aux besoins des personnes admissibles aux soins de santé au Canada. Qu'en est-il des personnes vivant au Canada qui ne sont pas admissibles aux services de soins de santé provinciaux et territoriaux? À la fin du chapitre 10, il vous sera demandé de revenir en arrière et de réfléchir sur celui-ci pour mieux réexaminer les principes de la *Loi canadienne sur la santé* en ce qui concerne les défis actuels auxquels le système de soins de santé canadien fait face.

La persistance du débat sur la qualité et la disponibilité des soins de santé a mené à des demandes de réforme du système, appelant notamment à un financement accru des gouvernements fédéral, provinciaux et territoriaux, ainsi qu'à des améliorations de l'efficacité et des stratégies rentables pour gérer les soins de santé (par tous les ordres de gouvernement). La *Loi canadienne sur la santé* doit-elle être restructurée, ou bien est-ce que les Canadiens doivent ajuster leurs attentes et leurs attitudes?

L'ÉVOLUTION DES SOINS DE SANTÉ : UN APERÇU

Les premiers systèmes de soins de santé dans ce qui est aujourd'hui le Canada ont été établis par les peuples autochtones, des centaines d'années avant l'arrivée des colons. Les Autochtones menaient un mode de vie sain et actif fondé sur des idéaux et des valeurs de coopération, de communauté, de bienveillance et de responsabilité sociale. Ils avaient établi des systèmes de gouvernement, de structures sociales, d'éducation et de soins de santé. Ces systèmes de soins de santé comprenaient les concepts de bien-être et de santé mentale, qui demeurent encore aujourd'hui le fondement de la santé autochtone (Allen et coll., 2020).

Les colons, qui sont arrivés principalement d'Europe dès le 15e siècle, dépendaient initialement des peuples autochtones en matière de conseils sur les questions de santé ainsi qu'au regard des médecines et pratiques traditionnelles, y compris celles liées à l'accouchement. Au fil du temps et de la colonisation des terres autochtones, les colons ont commencé à imposer leurs propres pratiques et politiques en matière de soins de santé. Ce faisant, les connaissances et les pratiques liées à la médecine occidentale ont supplanté un certain nombre de pratiques autochtones (dont bon nombre, au fil du temps, ont par ailleurs été interdites, ce qui a contribué à la destruction systématique de nombreuses cultures autochtones). Malgré les restrictions répressives et inhumaines auxquelles les peuples autochtones ont été soumis, la vaste base de connaissances des peuples autochtones s'est maintenue pendant et après la Confédération.

Avec l'adoption de l'*Acte de l'Amérique du Nord britannique* en 1867 (rebaptisé *Loi constitutionnelle* en 1982), la Confédération est devenue une réalité. Le Dominion du Canada se composait de l'Ontario et du Québec (anciennement le Haut et le Bas-Canada, respectivement), ainsi que du Nouveau-Brunswick et de la Nouvelle-Écosse. Sir John A. Macdonald était le premier ministre à l'ère du Dominion. Chaque province avait sa propre représentation au gouvernement, son propre organisme de législation (organismes devenus par la suite les gouvernements provinciaux) et son propre lieutenant-gouverneur pour représenter la Couronne. L'*Acte de l'Amérique du Nord britannique* a également établi un gouvernement fédéral composé de la Chambre des communes et du Sénat, soit la même structure qui existe aujourd'hui. Le premier recensement du nouveau Dominion, en 1871, indiquait une population de 3 689 257 habitants, soit un nombre suffisant pour justifier de porter une attention plus particulière aux besoins de la population en matière de soins de santé. La législation concernant les responsabilités en matière de soins de santé était, au mieux, vague, mais même à ce stade précoce, les responsabilités étaient réparties entre les gouvernements fédéral et provinciaux.

Division des responsabilités en matière de soins de santé

L'*Acte de l'Amérique du Nord britannique* n'accordait que très peu de place aux questions relatives aux soins de santé. Le gouvernement fédéral était chargé de responsabilités relatives à l'établissement et la maintenance des hôpitaux maritimes, aux soins aux populations autochtones, et à la gestion de la **quarantaine**. Relativement courantes, des quarantaines étaient imposées pour prévenir les épidémies de maladies telles que le choléra, la diphtérie, la fièvre typhoïde, la tuberculose et la grippe. Cela demeure le cas aujourd'hui face aux éclosions infectieuses actuelles, comme celles imposées par les gouvernements provinciaux et territoriaux au début de la pandémie de COVID-19.

Les provinces étaient responsables de l'établissement et de la gestion des hôpitaux (y compris les hôpitaux psychiatriques), des organismes de bienfaisance et des institutions caritatives. Bon nombre des responsabilités provinciales en matière de soins de santé, y compris le bien-être social qui, de façon générale, englobait les questions de santé et de santé publique, ont été assumées par défaut puisqu'elles n'étaient pas clairement énoncées dans la loi comme des responsabilités fédérales.

En 1919, le gouvernement fédéral a créé le ministère de la Santé pour assumer ses responsabilités liées aux soins de santé, notamment en travaillant en collaboration avec les provinces et les territoires pour ce qui touchait aux soins de santé, et en faisant la promotion de nouvelles initiatives en matière de soins de santé. (De 1867 à 1919, les questions en matière de soins de santé relevant du gouvernement fédéral étaient gérées par le ministère de l'Agriculture.) Les premiers projets entrepris par ce nouveau ministère reflétaient les problèmes auxquels étaient confrontés les Canadiens à l'époque, en particulier l'augmentation des infections transmissibles sexuellement (ITS) et la reconnaissance de l'importance de garder les enfants en santé et en sécurité. Ainsi, des cliniques pour les maladies « vénériennes » ont été établies à travers tout le pays, et des campagnes de promotion du bien-être de l'enfance ont été lancées.

En 1928, le ministère de la Santé est devenu le ministère des Pensions et de la Santé nationale. Il fut rebaptisé en 1944 du nom de ministère de la Santé nationale et du Bien-être social, et les responsabilités fédérales se sont étendues jusqu'à inclure le contrôle des aliments et des médicaments, l'élaboration de programmes de santé publique, les soins de santé pour les membres de la fonction publique, et les activités du Laboratoire d'hygiène (un précurseur de l'actuel Centre de l'hygiène du milieu du Canada). En 1993, ce ministère a été rebaptisé Santé Canada.

Les premiers médecins de l'ère européenne au Canada

Les premiers médecins au Canada suivant l'ère préeuropéenne étaient une combinaison de médecins civils et militaires, arrivés principalement d'Angleterre et de France avec les premiers colons européens. Ces médecins s'occupaient de leurs patients à domicile, une pratique qui s'est poursuivie jusqu'à ce que des hôpitaux soient construits au début du 19e siècle.

Seuls les colons les plus riches pouvaient se permettre de recevoir des soins médicaux d'un médecin et de se faire soigner dans un hôpital au besoin. D'autres recevaient des soins par l'entremise d'organismes religieux et autres organismes de bienfaisance, ou de membres de la famille et d'amis qui leur procuraient des soins à domicile à l'aide de remèdes à base de plantes et autres médicaments naturels, transmis par leur famille ou partagés avec eux par des Autochtones. Certains médecins s'occupaient de patients en échange d'une rémunération en nature (p. ex., produits agricoles, plats cuits au four).

La première école de médecine du Canada a été établie à Montréal en 1825. Au moment de la Confédération, le pays comptait un nombre sans cesse croissant de médecins, d'hôpitaux et d'écoles de médecine, ce qui se traduisait par des soins médicaux et hospitaliers plus accessibles à tous les secteurs de la population.

Le développement des hôpitaux au Canada

Un ordre de religieuses Augustines de France qui travaillaient comme « sœurs infirmières » a créé le premier hôpital du Canada, l'Hôtel-Dieu de Québec, qui a ouvert ses portes à Québec en 1639. Les religieuses ont ouvert plusieurs autres hôpitaux entre 1639 et la Confédération. En fait, comme le financement gouvernemental était souvent incertain et au mieux limité, tous les premiers hôpitaux du Canada étaient des institutions caritatives qui comptaient sur le soutien financier de personnes riches et d'organismes bien établis. Ce n'est que lorsque l'Hôpital général de Toronto, déjà établi, a fermé ses portes de 1867 à 1870 en raison d'un manque de fonds, que le gouvernement de l'Ontario a adopté une loi accordant des subventions annuelles aux hôpitaux et à d'autres établissements de bienfaisance, jetant ainsi les bases du financement actuel des hôpitaux par les gouvernements provinciaux.

Les hôpitaux du début des années 1800 étaient des endroits bondés axés sur le traitement des maladies infectieuses, principalement parmi les personnes des classes les plus pauvres qui ne pouvaient pas se permettre des soins privés. À l'opposé, le segment le plus riche de la population évitait les hôpitaux en embauchant des médecins qui se rendaient au domicile des patients pour leur fournir des traitements. Cela dit, suite à l'arrivée de l'anesthésie, de la **technique aseptique** et de l'amélioration des interventions chirurgicales dans les années 1880, les hôpitaux en sont finalement venus à être considérés comme des endroits où aller pour guérir et recouvrer la santé, et l'utilisation des installations hospitalières a augmenté.

Au début des années 1900, des sanatoriums antituberculeux ont été créés pour isoler et soigner les patients atteints de tuberculose. Difficile à traiter, cette maladie n'avait souvent pour seul remède que l'ablation chirurgicale des organes malades, et beaucoup de patients atteints de tuberculose sont morts à l'hôpital.

Des institutions spéciales pour soigner les malades mentaux ont également été créées. En raison de la stigmatisation associée à la maladie mentale à l'époque, ceux qui en souffraient étaient souvent trainés de force dans ces établissements par des membres de leur famille. La plupart de ces patients ne réintégraient jamais leur société.

Grâce aux subventions des gouvernements fédéraux et provinciaux, ainsi qu'aux progrès réalisés dans les soins médicaux, le nombre d'hôpitaux a augmenté au cours des décennies suivantes. Les services médicaux et hospitaliers représentaient toujours des dépenses que les patients devaient assumer eux-mêmes, mais certains bénéficiaient toutefois d'une couverture d'assurance par l'entremise de leur employeur. Les organisations caritatives et religieuses ont continué d'aider durant cette période ceux qui n'avaient pas les moyens de se payer des soins de santé. Pendant ce temps, les gouvernements s'efforçaient d'améliorer l'accès aux soins médicaux et de fournir une structure tarifaire abordable pour ces soins (encadré 1.1).

ENCADRÉ 1.1   Une innovation à Terre-Neuve-et-Labrador : le système d'hôpitaux pavillons

Dans les années 1930, Terre-Neuve-et-Labrador comptait environ 1 500 collectivités, éparpillées le long d'une côte s'étendant sur près de 11 500 kilomètres. Pour desservir ces collectivités, le gouvernement provincial a élaboré en 1934 le programme d'hôpitaux et de soins pavillons, qui a financé la construction d'un réseau de petits hôpitaux et a payé des médecins et des infirmiers/ères pour se rendre dans les collectivités portuaires le long de cette vaste côte. Un de ces hôpitaux a même été construit sur un bateau.

Destinés principalement à fournir des soins externes, ces petits hôpitaux étaient équipés d'installations d'hospitalisation minimales, comptant de 20 à 30 lits, d'une salle d'opération, d'installations de diagnostic, et d'un service d'urgence bien équipé. Les services externes offerts comprenaient des vaccins, des soins prénatals et infantiles, ainsi que le suivi des patients à domicile. Les effectifs des hôpitaux étaient principalement composés de médecins et de personnel infirmier ayant de l'expérience en chirurgie et en soins d'urgence. Chose unique au réseau d'hôpitaux pavillons, pour des frais annuels de 10 $, ou de 5 $ par personne, les familles pouvaient profiter de soins médicaux et des services des hôpitaux pavillons, y compris le transfert à l'hôpital principal le plus proche au besoin.

Non seulement le système d'hôpitaux pavillons de Terre-Neuve était-il novateur et progressiste pour l'époque, mais encore à ce jour, les systèmes provinciaux et territoriaux s'inspirent de certains de ses éléments-clés, comme les petites cliniques pour les collectivités rurales.

Source : D'après Connor, J. H. T., 2007. « Twillingate: Socialized medicine, rural doctors, and the CIA. » *Newfoundland Quarterly, 100* (424). http://www.newfoundlandquarterly.ca/issue424/twillingate.php

Aujourd'hui, la plupart des établissements de soins de santé au Canada, y compris les services de soins de longue durée et de soins communautaires, sont sous gestion publique et financés par les gouvernements fédéraux, provinciaux ou territoriaux, appuyés par divers mécanismes de financement complexes. Ce sujet est abordé aux chapitres 2 et 3.

Des hôpitaux distincts pour les peuples autochtones

Les établissements qui furent plus tard appelés hôpitaux « indiens » ont d'abord été gérés par des églises à la fin des années 1800. Après la Seconde Guerre mondiale, le ministère de la Santé et du Bien-être social du gouvernement fédéral a étendu un système de soins hospitaliers distincts pour les Autochtones. Certaines des nouvelles installations construites étaient des hôpitaux autonomes, alors que d'autres étaient des casernes militaires rénovées, des « bâtiments extérieurs » ou des annexes affiliées à d'autres hôpitaux. Dans l'ensemble, ces installations étaient sous-financées, mal entretenues ainsi qu'insuffisamment dotées en équipement et en personnel (p. ex., elles ne comptaient que peu d'installations de cuisine et de buanderie, peu d'infirmiers/ères proportionnellement au nombre de patients ayant besoin de soins, et le chauffage y était déficient). Au départ, ces hôpitaux ont été établis pour séparer les Autochtones atteints de tuberculose (appelée de façon discriminatoire la « tuberculose indienne »), car l'incidence en était élevée parmi la population autochtone, et ce jusque chez les jeunes des pensionnats (en partie à cause de l'entassement et de la mauvaise nutrition). Les Autochtones du Grand Nord infectés étaient transportés, et ce parfois par bateau, vers des hôpitaux aussi appelés *sanatoriums* dans les communautés du Sud, en particulier dans les provinces des Prairies, en Ontario et au Québec. Les Autochtones étaient arrachés des écoles, de leurs maisons et de leurs communautés s'ils étaient soupçonnés d'être atteints de tuberculose. Une modification à la *Loi sur les Indiens* a été apportée, permettant aux médecins de faire admettre des Autochtones contre leur gré dans des hôpitaux pour le traitement de maladies infectieuses. Il existe des enregistrements horribles de mauvais traitements infligés dans ces hôpitaux, y compris des expérimentations de diverses formes de traitement de la tuberculose, telles que des vaccins et des opérations chirurgicales (p. ex., l'ablation de parties des poumons des patients, ce qui nécessitait l'ablation de côtes, souvent sous anesthésie locale).

Lorsque l'incidence de la tuberculose a diminué, de nombreux hôpitaux indiens ont été transformés en hôpitaux généraux distincts, exploités avec peu de respect pour les pratiques de guérison traditionnelles et la culture autochtone. À Sioux Lookout, en Ontario, par exemple, il y avait deux hôpitaux, un du nom de la Zone (aussi appelé à l'époque « hôpital indien ») et l'Hôpital général de Sioux Lookout. Les médecins et le personnel étaient séparés (travaillant à l'un ou l'autre). Les médecins qui travaillaient à l'hôpital de la Zone venaient souvent de Winnipeg ou d'autres grands centres. Les non-Autochtones étaient rarement, voire jamais admis à l'hôpital de la Zone, et vice versa. Lorsque l'assurance-maladie a été instaurée en 1968, le gouvernement fédéral a commencé à fermer la majorité des hôpitaux indiens, fusionnant dans les mêmes établissements les soins destinés aux Autochtones et ceux à la population non-autochtone. À titre d'exemple, à Sioux Lookout, la Zone et les hôpitaux généraux ont été transférés dans un nouvel établissement appelé le centre de santé Sioux Lookout MenoYaWin, qui est un établissement de soins actifs entièrement accrédité de 60 lits, auxquels viennent s'ajouter 20 lits supplémentaires pour les soins prolongés.

Aujourd'hui, de nombreux Autochtones demeurent préoccupés à juste titre par les différentes philosophies et modalités de traitement qui existent entre les pratiques de guérison occidentales et traditionnelles. Trop souvent, les Autochtones reçoivent des soins de santé fondés uniquement sur les croyances, les pratiques et les procédures médicales occidentales. Toutefois, un certain nombre de centres de santé situés en milieux ruraux, urbains et éloignés, bien qu'ils desservent une population générale, se concentrent maintenant sur les besoins des Autochtones dans leur secteur et intègrent des pratiques de guérison traditionnelles dans leurs programmes (encadré 1.2).

En 1945, l'hôpital Charles Camsell d'Edmonton, en Alberta (un autre « hôpital indien » notoire), sous l'autorité du Corps de santé de l'Armée canadienne et des Services de santé autochtones, a été converti en hôpital pour la tuberculose pour les Inuits et les groupes des Premières Nations en Alberta, au Yukon et dans certaines parties des Territoires du Nord-Ouest (Leung, 2014). En plus de fournir un traitement contre la tuberculose, c'était aussi un site où les patients autochtones étaient soumis à des expérimentations et où de nombreux membres des Premières Nations étaient stérilisés (Chin, 2020). En 1964, un nouvel hôpital a été construit et le bâtiment d'origine a été démoli en 1967.

ENCADRÉ 1.2   Le centre de santé Sioux Lookout Meno Ya Win

Cet hôpital propose un programme culturellement sensible appelé Andaaw'iwewin egkwa Mushkiki (médecine et pratiques de guérison traditionnelles), qui intègre des pratiques et des principes traditionnels, ainsi que des cérémonies de guérison spirituelle qui ont généralement lieu dans une salle de cérémonie spécialement conçue et qui comprennent des veillées, des purifications et des cercles de guérison. La pièce dispose d'un foyer ouvert, entouré d'un cercle de sièges. Le centre de santé Ya Win comprend dans son personnel une équipe de praticiens traditionnels à la disposition des patients qui ont besoin de leurs services. Ces praticiens doivent passer par un processus de certification administré par un comité de praticiens traditionnels. De plus, les patients autochtones des hôpitaux peuvent choisir de se faire servir des repas traditionnels (gibier et poisson), qui sont exemptés des politiques d'inspection imposées sur les autres aliments.

Les services de diagnostic de l'hôpital comprennent la fluoroscopie, l'échographie, la mammographie numérique et la tomodensitométrie (TDM). Le centre de santé est rattaché à un établissement de soins prolongés et à une unité de désintoxication médicale pour traiter les patients en sevrage de toxicomanie et d'alcoolisme.

Source : D'après le centre de santé Sioux Lookout Meno Ya Win. (s.d.). https://slmhc.on.ca/

Le rôle des organismes bénévoles dans les débuts des soins de santé

Au 18e siècle et au début du 19e siècle, les besoins des Canadiens en matière de soins de santé étaient pris en charge en grande partie par des organismes bénévoles, sur lesquels on comptait aussi beaucoup pour recueillir des fonds pour les soins de santé, parce qu'il n'y avait que peu, voire aucun financement fourni par le gouvernement ou tout autre organisme. Certains de ces groupes sont présentés ci-dessous, dont beaucoup vous seront familiers parce qu'ils sont encore actifs aujourd'hui.

L'Ordre de Saint-Jean

L'Ordre de Saint-Jean (connu plus tard sous les noms d'Ordre de Saint-Jean international et parfois aussi d'Ambulance Saint-Jean) fournit des services communautaires de premiers secours, de soins de santé et de soutien dans le monde entier. Cet organisme a été instauré au Canada en 1883 par des personnes d'Angleterre ayant des connaissances en premiers soins, en secours aux sinistrés et en soins infirmiers à domicile. L'organisme et ses responsabilités bénévoles se sont élargis au fil des ans, fournissant une aide et des soins de santé inestimables aux Canadiens. Aujourd'hui, cet organisme offre une vaste gamme de services de soins de santé lors d'événements publics et participe à des initiatives communautaires de santé partout au Canada. Il offre également un certain nombre de cours (y compris en ligne), qui vont des premiers soins d'urgence et standard (y compris les soins aux animaux de compagnie) jusqu'à des cours destinés aux familles, aux enfants et aux adolescents (Ambulance Saint-Jean du Canada, 2022). En 2021, l'organisme a déclaré compter 15 000 bénévoles et 5 300 premiers intervenants médicaux.

La Société canadienne de la Croix-Rouge

La Société canadienne de la Croix-Rouge a été fondée en 1896. Au début des années 1900, la Croix-Rouge a mis en place une forme de soins à domicile conçue pour garder les familles unies en période de maladie. La Croix-Rouge s'est progressivement engagée dans d'autres initiatives de santé publique, établissant des hôpitaux dans les régions éloignées, des postes de soins infirmiers, des services de nutrition et des cours universitaires en soins infirmiers en santé publique. Cet organisme offre également des cours de formation, y compris des cours en réanimation cardiorespiratoire (RCR), en premiers secours, et en sécurité aquatique, et offre aux Canadiens une variété de services de soutien communautaire. Un rôle important de la Croix-Rouge est son aide et son soutien aux sinistrés en cas de catastrophe à l'échelle nationale et internationale (p. ex., les catastrophes de 2021 liées aux feux de forêt et aux inondations en Colombie-Britannique). La Croix-Rouge a également aidé activement les Ukrainiens à répondre aux besoins humanitaires et aux procédures d'évacuation pendant la guerre russo-ukrainienne, en 2022.

Jusqu'en 1998, la Société canadienne de la Croix-Rouge supervisait également la collecte de sang auprès de donneurs bénévoles partout au Canada. Elle a été dépouillée de cette responsabilité à la suite de la crise du sang contaminé (survenue entre octobre 1993 et novembre 1997). Deux mille personnes qui avaient reçu du sang et autres produits sanguins ont contracté le virus de l'immunodéficience humaine (VIH); et 30 000 autres personnes ont été infectées par l'hépatite C.

À la suite du rapport de 1997 préparé par le juge Krever, *Rapport final : Commission d'enquête sur l'approvisionnement en sang au Canada*, deux organismes indépendants sans but lucratif ont été formés, Héma-Québec pour la province de Québec, et la Société canadienne du sang pour toutes les autres administrations. Les deux organismes offrent des services similaires.

La Société canadienne du sang et Héma-Québec

La Société canadienne du sang (SCS) est devenue opérationnelle en 1998, dans le cadre d'un « protocole d'entente » entre le gouvernement du Canada et ses partenaires provinciaux et territoriaux (Société canadienne du sang, 2022). La SCS assume depuis l'entière responsabilité du système d'approvisionnement en sang du Canada, sauf pour le Québec, où cette responsabilité est assumée par Héma-Québec. La SCS n'est pas rattachée au gouvernement, bien que l'organisme soit presque entièrement financé par les ministères de la Santé des provinces et des territoires. La SCS est supervisée par un conseil d'administration nommé par les ministres de la Santé. Elle est réglementée par Santé Canada, en tant que fabricant de produits biologiques dans le domaine du sang, et de produits sanguins comme le plasma et les cellules souches. La SCS constitue également un registre de donneurs de cellules souches dans toutes les provinces et tous les territoires, à l'exception du Québec. L'organisme est aussi responsable d'un registre national pour le prélèvement et le partage d'organes (y compris le Québec). Héma-Québec, bien que pleinement intégrée au réseau de la santé du Québec, est un organisme qui n'est pas rattaché au gouvernement. Il est supervisé par un conseil d'administration choisi parmi les personnes qui travaillent dans l'ensemble du système d'Héma-Québec (y compris les donneurs et les receveurs de sang). Héma-Québec adhère aux normes de sécurité énoncées par Santé Canada et collabore avec la SCS (Héma-Québec, s.d.).

Les Infirmières de l'Ordre de Victoria (VON)

Les Infirmières de l'Ordre de Victoria (VON, de « Victorian Order of Nurses ») est un organisme qui a été fondé en 1897 et qui a été l'un des premiers groupes à identifier les besoins de la population en matière de soins de santé, en particulier des femmes et des enfants dans les régions éloignées du pays, et à fournir des services à ces groupes. Pendant de nombreuses années, VON a été le plus important fournisseur national de soins à domicile, en plus de fournir une vaste gamme d'autres services de santé et de bien-être. En novembre 2015, des difficultés financières persistantes ont forcé l'organisme à mettre fin à ses services en Alberta, en Saskatchewan, au Manitoba, au Nouveau-Brunswick, à Terre-Neuve-et-Labrador et à l'Île-du-Prince-Édouard. Grâce à une restructuration, VON a pu être en mesure de maintenir des succursales en Nouvelle-Écosse.

RÉFLÉCHIR À LA QUESTION

Le rôle des bénévoles dans les soins de santé au Canada

Les bénévoles ont joué un rôle majeur dans le développement des soins de santé au Canada au fil des ans. Aujourd'hui, face aux pénuries généralisées de ressources humaines dans les services de soins de santé, tant dans les hôpitaux qu'au niveau communautaire, le système de soins de santé dépend de plus en plus des bénévoles.

1. Quels rôles les bénévoles continuent-ils de jouer dans les soins de santé? Identifiez quatre domaines qui bénéficieraient de la contribution de bénévoles.
2. Comment pensez-vous que les tendances sociales et démographiques actuelles affecteront les rôles des bénévoles et des organismes de bénévolat?
3. Si vous souhaitiez servir en tant que bénévole, quel organisme choisiriez-vous et pourquoi?

Société d'aide à l'enfance

La Société d'aide à l'enfance (SAE) de Toronto a été créée en 1891 par John Joseph Kelso. En 1893, il initie la *Loi pour la prévention de la cruauté* visant à protéger les enfants et les animaux, ainsi que la Loi sur la protection des enfants, qui fournit le premier filet de sécurité sociale aux nombreux enfants abandonnés et sans abri de la ville. La SAE a été créée avec le mandat d'assurer légalement la protection de ces enfants pauvres. Elle s'est vue accorder le droit légal de prendre soin des enfants abandonnés et négligés, de superviser leurs soins, ainsi que de retirer lorsque nécessaire à des parents la tutelle de leurs enfants et d'en assumer la charge (Until the

Last Child, 2014). Cela dit, son objectif initial était de fournir de la nourriture et un toit aux enfants défavorisés. Des enfants à risque de subir des préjudices ou des mauvais traitements et ayant besoin de protection étaient retirés de leur milieu familial et placés dans des foyers d'accueil ou des orphelinats, sans grands égards pour la cellule familiale ni efforts pour essayer de la préserver.

À l'origine, la SAE agissait en tant que membre du conseil d'administration et assumait les fonctions que les professionnels rémunérés exercent maintenant. Aujourd'hui, s'assurer que les enfants bénéficient d'un environnement sûr et bienveillant est toujours un objectif primordial, mais maintenir l'union des familles est également une priorité. La SAE supervise bon nombre des adoptions au Canada.

Régies par la *Loi sur les services à l'enfance et à la famille*, les sociétés d'aide à l'enfance de la plupart des provinces et des territoires continuent de fournir des services de protection de l'enfance en vertu des législations provinciales. Le gouvernement fournit des fonds et surveille les sociétés d'aide à l'enfance. Il élabore également des politiques pour soutenir les programmes de bien-être de l'enfance et délivre des permis aux foyers de groupe et aux foyers d'accueil pour enfants.

PEUPLES AUTOCHTONES : TERMES ET CONTEXTE

Pour bien apprécier l'histoire des soins de santé au Canada en ce qui concerne les peuples autochtones du pays, il est important de comprendre les divers termes qui se rapportent à eux, ainsi que le contexte dans lequel ces termes sont utilisés (encadré 1.3). Certains termes prêtent à confusion car ils se recoupent, alors que d'autres sont tombés en désuétude ou en disgrâce et ne sont plus utilisés, à moins qu'ils ne possèdent une connotation juridique. Les termes **Amérindiens** et **Autochtones**, par exemple, se rapportent tous deux aux premiers habitants de ce pays. Les termes **Premières Nations** et *Indiens* s'appliquent aux mêmes groupes de personnes au Canada, mais les termes *Indiens* et *Amérindiens* ou ne sont plus acceptables au Canada dans le premier cas, ou n'y sont plus guère utilisés dans le second, à l'exclusion des références aux lois fédérales, provinciales ou territoriales.

LE SAVIEZ-VOUS?
Les premières réserves au Canada

Bien qu'il y ait controverse quant au moment où les premières réserves ont été établies, il existe des documents indiquant que certaines des premières sont apparues dès 1637 en Nouvelle-France. Elles ont été établies par des missionnaires catholiques dans le but d'avoir un impact sur le mode de vie nomade de certains peuples autochtones, tels que les Innus et les Algonquins, et de les convertir à la foi catholique. Ces réserves n'avaient pas les composantes politiques des réserves créées plus tard en vertu de la *Loi sur les Indiens*.

Le Traité nᵒ 6 et la clause de l'armoire à pharmacie

Le Traité nᵒ 6 a été le seul traité qui comprenait une clause relative à la prestation de quelque type de soins de santé que ce soit pour les bandes qui l'ont signé. Cette clause demeure controversée aujourd'hui, car elle est loin de répondre aux besoins actuels en matière de soins de santé des groupes de population pour lesquels le traité a été signé.

Le Traité nᵒ 6 était une entente entre la Couronne et de nombreuses bandes des Premières Nations cries et stoney, signée en 1876 à Fort Carlton, Fort Pitt et Duck Lake. De nombreuses modifications ont été apportées au traité original au cours des années suivantes. Certaines bandes ont tenu leur bout et négocié de meilleures conditions. Le Traité couvrait des zones géographiques dans certaines parties de ce qui est maintenant l'Alberta et la Saskatchewan (Beal, 2005). Le Traité

ENCADRÉ 1.3   Les peuples autochtones au Canada : Termes et concepts

Le terme *Amérindiens* (semblable à *Autochtones*) fait référence aux premiers habitants de cette contrée. Largement adopté au Canada pour désigner les Premières Nations, les Inuits et les Métis, le terme est devenu populaire dans les années 1980, remplaçant les termes *Indiens* et *Indigènes*. C'est cependant le terme *Autochtones* qui s'est finalement imposé. Le terme « Amérindiens » est toujours utilisé dans la Constitution canadienne, et même le terme « Indiens » est encore présent aujourd'hui dans la *Loi sur les Indiens* de 1872. La *Loi sur les Indiens* a été modifiée à plusieurs reprises au fil des ans, mais le libellé utilisé dans la Loi est demeuré à peu près le même que dans sa forme originale.

Le terme *Indiens* tel qu'on l'entend ici a été appliqué aux peuples autochtones des Amériques, et l'origine de cette utilisation a été attribuée à Christophe Colomb, qui croyait avoir débarqué en Asie lorsqu'il est arrivé en Amérique à la fin du 15e siècle. Pendant de nombreuses années, ce terme a été appliqué indistinctement à tous les peuples autochtones d'Amérique du Nord, d'Amérique centrale et d'Amérique du Sud (quoiqu'il ne s'appliquait pas aux Inuits habitant dans les régions nordiques comme l'Arctique).

Le terme *Autochtones* est celui utilisé par les Nations Unies pour désigner des groupes de personnes qui, avec leurs descendants, sont les premiers habitants d'une région géographique (Relations Couronne-Autochtones et Affaires du Nord Canada, 2022). Ces groupes sont distincts des autres sociétés et maintiennent leurs propres cultures, structures politiques, pratiques de santé et politiques. En 2016, le gouvernement canadien a annoncé son appui sans réserve à la Déclaration des Nations Unies sur les droits des peuples autochtones. Depuis, le terme « *Autochtones* » a été largement utilisé au Canada pour désigner collectivement les Premières Nations, les Métis et les Inuits. Au Canada, le terme *Autochtones* est utilisé comme terme générique pour ces groupes de populations uniques. Bien qu'il y ait certains points communs entre ces populations, il y a aussi des différences. Par exemple, il est inexact de dire que les Autochtones du Canada vivent dans des **réserves**, ou dans des **bandes**. Ce fait est propre à certaines collectivités des Premières Nations, mais pas toutes.

Les *Premières Nations* englobent toutes celles qui vivaient sur le territoire maintenant connu sous le nom de Canada et dont les peuples étaient les premiers habitants de cette contrée, et incluent leurs descendants, mais n'englobent pas celles des communautés de l'Arctique, appelées *Inuits* (Bureau des initiatives autochtones, 2019). Le terme *Indiens* (tel que décrit ci-dessus) a été appliqué à ce groupe de population pendant de nombreuses années. Le terme *Premières Nations* a commencé à remplacer le terme *Indiens* dans les années 1970, et est aujourd'hui le terme à privilégier. La plupart des membres des Premières Nations trouvent le terme *Indiens* à la fois désuet et offensant, et ce d'autant plus que ce terme rappelle leur traumatisante histoire de colonisation et de pensionnats indiens. Il convient de noter que ce ne sont pas tous les membres des Premières Nations qui sont légalement considérés comme des Indiens, et encore faut-il pour ce faire qu'ils aient le statut d'Indiens tel que décrit dans la *Loi sur les Indiens*.

Le terme *Indiens* (tel que défini en 1876 par des critères énoncés dans la *Loi sur les Indiens*) fait référence à l'identité juridique de ceux qui répondent à ces critères (McCue, 2020).

Indiens inscrits : Le statut d'Indien est la qualité juridique d'un membre des Premières Nations qui est inscrit en vertu de la *Loi sur les Indiens*. Les Premières Nations inscrites sont admissibles à certains avantages et droits et sont admissibles à de nombreux programmes et services offerts par les gouvernements fédéral, provinciaux et territoriaux, y compris en matière de soins de santé, en vertu de la loi canadienne (Services aux Autochtones Canada, 2022b). Les membres des Premières Nations qui sont inscrites en vertu de la *Loi sur les Indiens* sont appelés **Indiens inscrits**, sans égard au fait que le terme *Indiens* n'est plus considéré comme acceptable.

Un *Indien non inscrit* est une personne qui s'identifie comme Indienne (et qui peut faire partie d'une bande), mais qui n'est pas inscrite auprès du gouvernement fédéral et qui n'est donc pas légalement reconnue comme Indienne en vertu de la *Loi sur les Indiens*.

Les *Indiens visés par un traité* sont des Indiens inscrits qui appartiennent à des communauté ou à des bandes des Premières Nations et qui ont signé des traités avec la Couronne (en Angleterre). Il y a environ 640 Premières Nations reconnues au Canada, représentant plus de 50 nations et 50 langues. Bien qu'il existe de nombreux points communs entre elles, les communautés des Premières Nations à travers le Canada diffèrent en termes de tailles, de structures et de façon dont elles gouvernent, ainsi qu'au niveau des pratiques de santé et des cérémonies qu'elles utilisent.

Les **Métis** du Canada possèdent une histoire et une culture distinctes, dont les origines remontent au début des années 1600, selon la Nation Métisse du Canada (s.d.). Cela dit, Bibliothèque et Archives Canada (2020) affirme que le peuple Métis est né dans les années 1700 lorsque les commerçants de fourrures européens (p. ex., ceux venus de France et d'Écosse) ont épousé des femmes autochtones, avec lesquelles ils ont eu des familles. Leurs descendants forment les communautés métisses du Canada. Les membres de ce groupe de population ne sont reconnus comme Indiens en vertu de la loi canadienne que depuis 1982. À l'époque, le paragraphe 35(2) de la Constitution canadienne de 1982 stipulait que les « peuples autochtones du Canada » comprenaient les Indiens, les Inuits et les Métis du Canada. Dans l'arrêt Powley, la Cour suprême a statué que les Métis ont « leur pleine qualité de peuples distincts, titulaires de droit », une caractéristique qu'ils partagent avec les Indiens (Premières Nations) et les Inuits du Canada (Bibliothèque et Archives Canada, 2020).

Il est important de noter que cette décision n'a *pas* accordé le statut d'Indien aux Métis ou aux Indiens non inscrits. En 2016, la Cour suprême du Canada a rendu une décision déclarant que la responsabilité d'adopter des lois sur les questions liées aux Métis et aux Indiens non inscrits revenait au gouvernement fédéral, et non aux gouvernements provinciaux. Cela a été considéré comme une décision importante, ouvrant peut-être la porte à une future législation liée aux droits des Métis.

Le terme *Inuits* fait référence aux peuples autochtones vivant dans les régions arctiques du Groenland, de l'Alaska et du Canada (quant aux **Innus**, ou Montagnais, il s'agit un clan autochtone algonquien vivant dans la forêt boréale canadienne). Au Canada, les Inuits vivent dans l'Inuit Nunangat, qui, en termes généraux, signifie « Patrie inuite », et qui est divisé géographiquement en quatre régions (Programme d'études des Premières Nations, Université de la Colombie-Britannique, 2009). Le terme *Esquimaux* autrefois utilisé a été remplacé par le terme *Inuits* dans les années 1980 lorsqu'il a été approuvé par le Conseil circumpolaire inuit pour représenter les groupes de population inuits dans les régions géographiques circumpolaires. Le terme *esquimau* est perçu comme une insulte raciale et comme désobligeant pour diverses raisons (Parrott, 2008).

Le terme *bande* est un terme qui a été imposé aux peuples autochtones du Canada en vertu de la *Loi sur les Indiens*, 1876). Il définit une « unité dirigeante » d'Indiens en vertu de cette loi. Les groupes de membres des Premières Nations vivant sur des terres désignées se sont vu confier des responsabilités gouvernementales limitées. L'objectif principal était de prendre le contrôle des communautés autochtones et d'assimiler les « Indiens » à la société coloniale (Crey, 2009). Aujourd'hui, les bandes sont aussi appelées Premières Nations (collectivités ou communautés). En 2020, le gouvernement du Canada a officiellement reconnu 619 Premières Nations. Bien que le ministère des Relations Couronne-Autochtones et Affaires du Nord Canada supervise certaines questions relatives aux Premières Nations, celles-ci fonctionnent comme des gouvernements locaux qui gèrent la plupart de leurs propres affaires, y compris l'éducation et, de plus en plus, les soins de santé ainsi que les questions sociales (p. ex., le bien-être de l'enfance).

> Le terme *réserve* fait référence à une section des terres de la Couronne mises de côté par le gouvernement fédéral (en vertu de la *Loi sur les Indiens*) pour être utilisée exclusivement par un groupe de membres des Premières Nations inscrits (Indiens inscrits) (Sensibilisation aux Autochtones Canada, s.d.). Certaines réserves ont été attribuées aux Premières Nations en vertu d'un traité, mais ce n'est pas le cas pour toutes. Une grande partie des terres ont été prises par le gouvernement sans négociation et sans le consentement des peuples des Premières Nations, ce qui est ironique puisqu'à l'ère préeuropéenne, les peuples autochtones avaient des droits traditionnels et pouvaient librement utiliser l'ensemble de la terre et de l'eau dans ce qui est devenu le Canada (Wilson et Hodgson, 2018). Quatre-vingts pour cent des réserves attribuées aux Premières Nations se trouvent dans des régions éloignées, sur des terres non souhaitables et loin des services de base. Les restrictions imposées par les gouvernements à travers le Canada, ainsi qu'un manque d'autonomie relativement à leurs terres et ressources, ont aggravé les disparités socioéconomiques et les iniquités subies par les peuples des Premières Nations. Il convient de noter qu'en 1985, une modification apportée à la *Loi sur les Indiens* est venue assouplir les restrictions, permettant aux Indiens non inscrits de vivre dans des réserves à la discrétion des chefs de bande.

nº 6 contenait bon nombre des clauses types que l'on trouve dans d'autres traités, comme la cession des droits fonciers autochtones, la relocalisation des bandes dans des réserves, et de nombreuses autres promesses faites par le gouvernement, dont bon nombre n'ont pas été tenues. Le traité était unique en ce que les négociateurs demandaient l'inclusion d'une clause précisant qu'une « armoire à pharmacie » devait être disponible pour chaque bande signataire du traité (Beal, 2005). Il était prévu que cette armoire à pharmacie soit conservée chez un agent des Indiens, qui était un fonctionnaire du gouvernement chargé des gens dans les réserves. L'agent des Indiens avait des pouvoirs étendus, qui comprenaient la gestion de l'utilisation de l'armoire à pharmacie. Ainsi, les Autochtones avaient peu de contrôle sur l'utilisation de l'armoire à pharmacie, et peu ou pas de pouvoir lorsqu'ils traitaient avec l'agent des Indiens au sujet d'autres questions (Maskwacis Cree Foundation, 2018).

Au fil du temps, les peuples autochtones impliqués dans le traité ont reconnu l'armoire à pharmacie comme une entente visant à fournir les soins de santé et les avantages nécessaires aux bénéficiaires admissibles. Les bandes pouvaient conserver leurs pratiques traditionnelles en matière de soins de santé, mais reconnaissaient que, parfois, elles avaient besoin d'aide.

TRADITIONS ET PRATIQUES AUTOCHTONES

L'ère préeuropéenne

Les peuples autochtones du Canada ont eu un système de soins de santé complexe et efficace pendant des milliers d'années avant d'entrer en contact avec des personnes de l'extérieur (l'**ère préeuropéenne**). Pendant des années, le savoir relatif aux cérémonies de guérison et aux pratiques de santé a été transmis d'une génération à l'autre par les guérisseurs, à la fois oralement et par le biais d'expériences « pratiques ». Très peu de ces informations ont été documentées, ce qui fait que nous ne disposons que d'une faible quantité de ressources écrites à cet égard.

La plupart des pratiques culturelles étaient enracinées dans des croyances holistiques et spirituelles, ainsi que dans une relation intégrale avec la nature (Consortium de développement professionnel régional de l'Alberta, s.d.). Les peuples autochtones dépendaient de leur environnement pour leur existence même, ce qui les a mené à développer une connaissance intime de leur environnement (parfois appelé *Terre-Mère*, un terme dont les peuples autochtones ne sont cependant pas à l'origine) ainsi qu'à une relation empreinte de respect envers lui. La vie des peuples autochtones était donc étroitement liée à la nature et à tout ce qu'elle avait à offrir. À ce titre, les peuples autochtones se sont connectés spirituellement avec le monde qui les entoure, ce qui leur a permis de survivre.

À l'époque, les guérisseurs autochtones se faisaient appeler *shamans (ou chamans)*, en plus de simplement *guérisseurs*. Il y avait aussi des sages-femmes, généralement des femmes connues sous le nom de donneuses de vie, de guérisseuses spirituelles et de guérisseuses herboristes (chapitre 5). Le rôle de guérisseur n'était donc pas exclusif aux hommes dans de nombreuses cultures autochtones, et les femmes et autres rôles sexospécifiques étaient depuis longtemps reconnus comme de puissants guérisseurs et leaders communautaires. Différents groupes appelaient différemment leurs guérisseurs. De nombreux termes ont été francisés depuis, et, dans certains cas, la signification de termes a été détournée par la perception que les colonisateurs avaient des guérisseurs. Contrairement à certaines croyances courantes, les Autochtones avaient souvent différents types de guérisseurs, et pas seulement une personne qui avait la charge des soins de santé au sein de leur communauté. Les soins médicaux et les cérémonies, ainsi que les conseils sur les relations et la vie en général, étaient étroitement liés, ce qui a donné lieu à un modèle de soins de santé véritablement holistique. Une personne pouvait aller consulter plusieurs guérisseurs différents, selon ses besoins spécifiques et l'aspect de son être qui se trouvait en déséquilibre, ce qui n'est pas si différent du concept d'équipes de soins de santé interprofessionnelles utilisé largement au Canada aujourd'hui.

LE SAVIEZ-VOUS?

La variance de genre dans les communautés autochtones

Historiquement, de nombreux groupes autochtones ont eu des genres multiples, et reconnaissaient entre trois et cinq rôles de genre. Ceux-ci incluent femmes, hommes, femmes-aux-deux-esprits, hommes-aux-deux-esprits, et transgenres. Toutes ces variances de genre étaient bien accueillies au sein des Premières Nations, et les personnes étaient traitées avec révérence et respect. Traditionnellement, une personne n'était pas jugée en fonction de son identité de genre, mais en fonction de son caractère et de sa contribution à sa communauté. Certaines tribus croyaient que la capacité de voir le monde à la fois à travers les yeux d'un homme et d'une femme était un don du Créateur. Certaines tribus habillaient leurs enfants avec des vêtements neutres jusqu'à ce que l'enfant décide de son identité de genre. Comme on pouvait s'y attendre, les Européens et les colons n'avaient quant à eux que peu, voire aucune tolérance à l'égard des variances de genre, et exigeaient que tout se conforme à leurs croyances religieuses et morales. Bien que les tribus avaient chacune leurs termes uniques pour identifier divers rôles de genre, collectivement, de nombreuses tribus ont officiellement adopté comme terme normalisé celui de « aux-deux-esprits » (« bispirituels ») de la langue ojibwée, en 1989 à Winnipeg, au Manitoba.

Source : D'après Brayboy, D., 13 septembre 2018). Two spirits, one heart, five genders. (« Deux esprits, un cœur, cinq genres. ») *Indian Country Today.* https://indiancountrytoday.com/archive/two-spirits-one-heart-five-genders

Les modes de vie actifs et les régimes alimentaires nutritifs des peuples autochtones ont contribué à leur excellente santé. Leurs sources de nourriture provenaient de la terre, de la chasse, de la pêche et de la récolte de la végétation locale. Selon leur région géographique, certaines bandes se déplaçaient de façon saisonnière afin de tirer le maximum de leurs sources de nourriture. Les rares maladies qu'attrappaient les Autochtones étaient parfois attribuées à de mauvais esprits, ou à un déséquilibre ou une discorde entre des entités telles que le corps, l'esprit, la communauté et la nature. L'histoire nous indique que l'arthrite et les abcès de la mâchoire étaient des maux présents chez les Autochtones. Les guérisseurs autochtones avaient leurs propres traditions ainsi qu'une compréhension de la guérison, et utilisaient des médicaments à base de plantes. Divers rituels, cérémonies et pratiques spirituelles étaient utilisés pour traiter certains de ces troubles, tandis que d'autres troubles étaient traités avec un assortiment de plantes, d'herbes, de racines et de champignons. Par exemple, les guérisseurs autochtones utilisaient l'écorce du saule, qui contient l'ingrédient de l'aspirine, pour traiter les maux de tête. Des parties du pissenlit étaient utilisées pour les affections cutanées telles que les furoncles, les abcès, les éruptions cutanées et les inflammations des articulations. La mousse de roche était utilisée pour les plaies ouvertes qui refusaient de guérir. Les groseilles aidaient pour la constipation. Nous retrouvons aujourd'hui de nombreuses médecines traditionnelles qui ont été incorporées dans les pratiques médicinales occidentales contemporaines. La situation géographique avait aussi une influence sur les traitements utilisés par les peuples autochtones. Les Inuits, par exemple, avaient des traitements pour les engelures.

Les rituels traditionnels et les cérémonies spirituelles comprennent la suerie, le cercle de guérison, les cérémonies de purification et la roue de médecine, et beaucoup de ces pratiques sont encore utilisées aujourd'hui. Tous ces rituels sont décrits ci-dessous, avec des explications de la nature holistique et spirituelle des pratiques de guérison traditionnelles. Les éléments de ces cérémonies diffèrent d'un groupe à l'autre en ce qui a trait à la façon dont les cérémonies et les pratiques de guérison sont exécutées. Par exemple, ce ne sont pas toutes les collectivités qui ont recours aux cérémonies de suerie. Dans certaines communautés, la religion a eu une incidence sur les pratiques traditionnelles, certaines encourageant une approche plus autochtone que d'autres, ce qui a entraîné un mélange de croyances.

Suerie

Dans certaines communautés, la *suerie* était l'une des méthodes de guérison traditionnelle les plus appréciées, et elle est encore utilisée par de nombreuses communautés aujourd'hui. C'est une cérémonie de purification et de guérison. Les préparatifs de ces cérémonies sont variables. Les personnes traitées peuvent, par exemple, être tenues de jeûner pendant un certain temps avant leur cérémonie. On pense que cela affaiblit le soi physique (puissant), rendant la personne vulnérable et donc plus réceptive aux conseils et aux enseignements du monde des esprits. Aujourd'hui, dans d'autres régions, il peut encore arriver que les Autochtones qui cherchent à obtenir une guérison lors d'une cérémonie de suerie soient tenus de jeûner avant leur cérémonie, mais ce n'est pas toujours le cas. Certains gardiens peuvent demander aux participants de s'abstenir de consommer de la drogue ou de l'alcool pendant un certain temps avant la cérémonie. Le résultat souhaité est que ceux qui participent à une cérémonie en ressortent avec un sens renouvelé d'eux-mêmes et une meilleure idée de la direction à prendre dans leur vie. Bien que ces cérémonies aient le plus souvent été associées à la purification et à la guérison, les chefs de cérémonie pouvaient attribuer un objectif différent à chaque cérémonie, par exemple la résolution de problèmes familiaux, et, plus près de nous, le traitement des dépendances (troubles liés à l'utilisation de substances).

Cercle de guérison

La configuration du *cercle de guérison* (ou cercle de partage) est une partie importante de la culture autochtone. Il a été structuré pour promouvoir une communication ouverte. Les participants aux cercles comprennent des personnes qui font face à des difficultés et à des problèmes dans leur vie quotidienne. Cette cérémonie commence parfois par la *purification*, soit la combustion de médicaments tels que la sauge ou le foin d'odeur. La purification exige que les participants balaient la fumée vers leur visage (yeux, oreilles, bouche) et sur tout leur corps. On croit que la fumée aide les participants à voir, à entendre et à comprendre les choses de manière positive ainsi qu'à parler sagement, consciencieusement et honnêtement, et que cela crée un environnement aimant (Mehl-Madrona & Mainguy, 2014). La guérison émotionnelle et spirituelle se produit à travers le cercle de discussion, ainsi qu'à travers la guérison et le renforcement des relations.

Traditionnellement, chaque fois que des prières sont dites et qu'il y a purification dans le contexte d'un cercle de discussion, on croit que l'énergie spirituelle des forces invisibles est à l'œuvre (conjointement avec l'énergie humaine). Souvent, les prières individuelles sont suivies d'une prière de groupe qui est dite être portée vers le Créateur par la fumée. Ensuite, un animateur fait des présentations de groupe puis explique les règles et la façon dont la séance sera menée. Pour certaines cérémonies, l'animateur passe une plume d'aigle ou un bâton de parole. La personne qui tient la plume ou le bâton est autorisée à parler (tous les membres du groupe se verront offrir la possibilité de parler s'ils le souhaitent).

LE SAVIEZ-VOUS?

L'importance de la plume d'aigle

La plume d'aigle a une signification spirituelle dans la culture des Premières Nations. L'aigle est considéré comme sacré car il vole plus haut que les autres oiseaux, et donc plus près du Créateur. La plume a été adoptée par les tribunaux de plusieurs administrations pour remplacer la Bible lorsque des membres des peuples autochtones ont à témoigner sous serment dans des situations liées aux tribunaux (affirmation solennelle ou serment). Cette mesure vise à rendre le processus juridique plus acceptable sur le plan culturel pour les peuples autochtones. En octobre 2017, la Gendarmerie royale du Canada (GRC) en Nouvelle-Écosse a adopté cette pratique au niveau des détachements, constituant une première au Canada pour la GRC.

Sources : Rice, W., 18 janvier 2016. *Eagle feathers now on hand for oaths at Ottawa courthouse* (« *Le palais de justice d'Ottawa accepte désormais les serments prêtés sur une plume d'aigle* »). http://www. cbc.ca/news/canada/ottawa/eagle-feathers-now-on-hand-for-oaths-at-ottawa-courthouse-1.3409212; Gendarmerie royale du Canada. (27 octobre 2017). *Avis aux médias : Distribution de plumes d'aigle dans les détachements de la GRC en N.-É.* https://www.grc.gc.ca/fr/nouvelles/2017/avis-aux-medias-distribution-plumes-daigle-detachements-grc-n-e; Thatcher, A. (3 octobre 2017). Prêter serment sur une plume d'aigle. *Gazette, 79*(4). https://www.rcmp-grc.gc.ca/fr/gazette/preter-serment-plume-daigle

La roue de médecine

Avec des concepts similaires au modèle holistique de bien-être dont il est question au chapitre 7, les peuples autochtones ont toujours adopté une approche holistique de la santé et du bien-être qui tient compte du bien-être mental, physique, culturel et spirituel non seulement au niveau des personnes, mais aussi de l'ensemble de la communauté. Ce cadre holistique intègre la *roue de médecine* (figure 1.1). La roue de médecine est utilisée par les peuples autochtones depuis des siècles pour l'enseignement, l'apprentissage, la santé et la guérison.

La roue de médecine prend typiquement la forme d'un cercle divisé en quatre quadrants, représentant quatre directions, commençant à l'est et se déplaçant méthodiquement par le sud, l'ouest, puis vers le nord. L'Est symbolise les domaines de l'esprit et de la vision; le Sud traite de la valeur et l'importance des relations, de la communauté et du cœur; l'Ouest se concentre sur le savoir autochtone et l'importance de la production continue de connaissances; et enfin, le Nord englobe des concepts et des idées sur la guérison, les mouvements et les actions qui guident la pratique (Bell, 2014). Les directions peuvent également représenter diverses entités telles que les étapes de la vie, les saisons de l'année ou les quatre dimensions d'une personne : spirituelle, physique, mentale et émotionnelle. En ce qui concerne ces dimensions, la personne doit reconnaître sa responsabilité envers elle-même à tous ces niveaux pour retrouver la santé. Parfois il y a, au centre de ce grand cercle, un plus petit cercle représentant l'holisme (plénitude), l'équilibre et l'harmonie (non représenté sur la figure 1.1).

Il représente la plénitude et l'interconnectivité qui existe entre le soi, l'individu, la famille, la communauté, la société dans son ensemble, et la création. Une autre partie du concept holistique

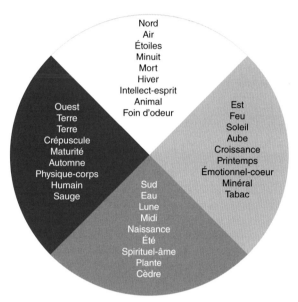

Fig. 1.1 **Roue de médecine autochtone.** Source : Joseph, B., 2013. *« What is an Aboriginal medicine wheel? »* *(Qu'est-ce qu'une roue de médecine autochtone?)* [billet de blog]. *Travailler efficacement avec les peuples autochtones.* https://www.ictinc.ca/blog/what-is-an-aboriginal-medicine-wheel. En suivant le lien fourni ici, vous trouverez des informations sur la structure, la fonction et l'utilisation de la roue de médecine (en anglais seulement). Vous trouverez une courte vidéo sur la roue de médecine au : https://youtu.be/S7nb4rJ_N14

est de comprendre la nature de l'équilibre, de l'harmonie et du fait de vivre une bonne vie. Une personne dont la santé est altérée, un état qui se manifeste sous la forme de symptômes ou de problèmes, est considérée comme vivant un déséquilibre faisant qu'elle n'est pas en harmonie avec elle-même.

Chaque quadrant est d'une couleur différente : le noir (ou bleu) représente le Nord, le rouge représente le Sud, le jaune représente l'Est, et le blanc représente l'Ouest.

Contact avec des étrangers

Certains des premiers contacts documentés avec les peuples autochtones remontent jusqu'au 16e siècle et impliquaient, selon les cas, des commerçants, des explorateurs et des colons russes, français, espagnols et britanniques. Les contacts qui avaient lieu à l'intérieur des terres impliquaient principalement des commerçants qui travaillaient pour la Compagnie de la Baie d'Hudson. Ils ont apporté avec eux de nombreuses maladies auparavant inconnues de cette partie du monde. Les peuples autochtones n'avaient pas d'immunité naturelle contre ces maladies, et les rituels et pratiques traditionnels étaient largement inefficaces en tant qu'options de traitement. Ces maladies comprenaient la variole, la tuberculose, la grippe, la coqueluche et la rougeole. L'effet sur la population autochtone a été dévastateur, entraînant la mort de milliers de personnes, y compris des guérisseurs et des aînés autochtones ayant des connaissances sur les pratiques culturelles et de guérison. Par conséquent, beaucoup d'informations précieuses sur les pratiques de soins de santé qui dépendaient de la tradition orale ont été perdues avec eux. Le grand nombre de décès au fil des décennies a fini par entraîner l'effondrement de nombreux groupes de population. De plus, le vaccin contre la variole découvert au début du 18e siècle était initialement rarement disponible pour la population autochtone, en raison du peu disponibilités, des difficultés posées par la situation géographique, et de la logistique entourant la distribution de vaccins. Cette situation s'est améliorée au milieu des années 1700 avec l'augmentation de la disponibilité des vaccins. En 1800, les progrès de la vaccination ainsi que les interventions de santé publique ont aidé à contrôler la propagation de la maladie.

L'*Acte de l'Amérique du Nord britannique* (1867) et la*Loi sur les Indiens* (1876) ont préparé le terrain pour l'assimilation des peuples autochtones, en venant imposer de nombreuses restrictions à leurs pratiques et à leur mode de vie. L'incapacité des guérisseurs autochtones à traiter avec succès les maladies nouvellement introduites au pays a permis aux non-Autochtones de discréditer les cérémonies de guérison traditionnelles et la légitimité des guérisseurs traditionnels. Ces deux lois étaient clairement discriminatoires et en contraste avec une proclamation antérieure émise par le roi George III.

LE SAVIEZ-VOUS?

La Proclamation royale – 1763

La Proclamation royale publiée par le roi George III établissait des lignes directrices pour les colonies européennes dans les régions occidentales de ce qui est devenu le Canada. Ces terres venaient d'être cédées à l'Angleterre par la France après la guerre de Sept Ans (1763). Entre autres ententes, la Proclamation établissait la structure de négociation de traités avec les peuples autochtones habitant de vastes régions du Canada, à l'exception des Maritimes, du Québec et du Sud de l'Ontario. La Proclamation stipulait que les colons ne pouvaient pas revendiquer les terres des Premières Nations à moins qu'elles ne soient d'abord achetées par la Couronne, et seule la Couronne pouvait acheter des terres des Premières Nations. Elle interdisait toute colonisation sur les « territoires indiens », ordonnait aux colons qui s'y trouvaient déjà de se retirer, et imposait des restrictions aux futures colonies (Éditeurs de l'Encyclopaedia Britannica, 2022).

Cette Proclamation faisait partie de la *Loi constitutionnelle* (article 25) qui, dans le cadre de la Charte des droits et libertés, stipule que le fait qu'elle garantit certains droits et libertés ne porte pas atteinte aux droits ou libertés des autochtones énoncés dans le document (comme le droit des peuples à disposer d'eux-mêmes, le droit à l'autonomie gouvernementale, et le droit de pratiquer leurs propres cultures et coutumes, y compris leurs langues et religions). Pour cette raison, cette Proclamation est parfois appelée la « Magna Carta indienne ».

La population autochtone a également souffert des effets dévastateurs de la vie dans les pensionnats indiens. Le traumatisme intergénérationnel et la souffrance que ces expériences ont entraînés se poursuivent aujourd'hui et affectent presque tous les aspects de leur vie, de leur santé physique et mentale jusqu'aux disparités socioéconomiques. La découverte de tombes non marquées sur les sites d'anciens pensionnats indiens en 2021 (un processus qui se poursuit lui aussi) n'a fait qu'ajouter aux douleurs émotionnelles et aux traumatismes des peuples autochtones (chapitre 10). Pour en savoir plus sur les pensionnats indiens, voir l'encadré 1.4.

Au fil des ans, les pratiques médicales occidentales ont largement remplacé les pratiques de guérison traditionnelles. De plus, l'accès aux services de santé dans les collectivités plus éloignées représente un défi constant. Les services sont aussi souvent limités en ce qui concerne les ressources humaines en santé, l'accès aux services diagnostiques et autres, ainsi que l'approvisionnement et les fournitures (chapitre 5), et parfois ils ne répondent pas aux critères énoncés dans la *Loi canadienne sur la santé*. Peu des objectifs et normes énoncés dans les

ENCADRÉ 1.4   Pensionnats indiens

Les pensionnats indiens étaient des pensionnats gérés par l'église, financés par le gouvernement fédéral et qui assumaient essentiellement les droits de garde des enfants autochtones (principalement âgés de 7 à 16 ans), bien que des enfants dès l'âge de 4 ans aient également été retirés de leur foyer. On estime que 150 000 enfants ont fréquenté ces pensionnats. Les enfants envoyés dans ces écoles venaient principalement des Premières Nations, mais il y avait aussi des enfants inuits et métis (Union of Ontario Indians, 2013). Les enfants métis n'étaient pas tous invariablement envoyés dans ces écoles; ceci dépendait parfois du degré avec lequel ils avaient intégré les modes de vie autochtones et étaient eux-mêmes intégrés dans les communautés dans lesquelles ils vivaient, de même que des politiques et de la confession religieuse de l'église qui dirigeait l'école (Logan, 2020). Un nombre croissant d'enfants inuits ont été placés dans des pensionnats dans les années 1950 après avoir été officiellement intégrés au système des pensionnats indiens (Commission de vérité et réconciliation, 2015a).

Le gouvernement avait deux objectifs à l'esprit lorsqu'il a créé les pensionnats indiens : éduquer les jeunes Autochtones, et, ce qui était possiblement l'objectif principal, intégrer les enfants autochtones dans la culture et la société euro-canadiennes et occidentales, avec comme objectif final de les assimiler dans le monde de « l'homme blanc » (Hanson et coll., 2020).

L'une des premières écoles de ce type a ouvert ses portes en 1831 à Brampton, au Manitoba, et la dernière a fermé ses portes à Punnichy, en Saskatchewan, en 1996, bien après que les horreurs et les injustices subies par ces enfants soient devenues bien connues. Ces enfants étaient arrachés à leur famille et à leur communauté, et dépouillés de leur identité, de leur langue et de leur culture. Ils ont été soumis à divers niveaux et types d'abus. Les mauvais traitements, une nutrition inadéquate et le refus de leur fournir les soins appropriés ont également entraîné la mort d'un grand nombre d'enfants. Comme nous l'avons mentionné précédemment, les « hôpitaux indiens » étaient souvent alignés sur les pensionnats indiens, ces derniers leur fournissant bon nombre de leurs patients, qui y subissaient là aussi des mauvais traitements et y ont été soumis à des traitements expérimentaux, entraînant souvent la mort.

La Convention de règlement relative aux pensionnats indiens de 2007 est le résultat de pressions exercées par des Autochtones qui avaient fréquenté des pensionnats indiens. Cela a été suivi d'excuses officielles de la part du premier ministre de l'époque, Stephen Harper, en 2008. Cette convention reconnaissait les souffrances infligées aux anciens élèves et les séquelles qu'elles ont entraînées, et est venue établir un fonds de plusieurs millions de dollars pour des programmes d'indemnisation individuels afin d'aider les anciens élèves à obtenir un traitement et à avancer sur la voie du rétablissement par l'entremise, entre autres ressources, de la Fondation autochtone de guérison. La convention comprenait également l'établissement du Programme de soutien en santé – Résolution des questions des pensionnats indiens, afin d'offrir un soutien aux personnes souffrant de troubles mentaux et de traumatismes émotionnels. Les fournisseurs de soins comprennent une équipe interprofessionnelle de travailleurs de la santé, y compris des Aînés autochtones, des travailleurs sociaux et des psychiatres. Cette convention n'était pas exempte de problèmes et a également fait l'objet de critiques relativement à certaines entorses à l'éthique, dont l'utilisation qui a été faite de l'argent, et les honoraires facturés par les avocats. La Commission de vérité et réconciliation (CVR) du Canada a été formée à ce moment-là pour enquêter sur ce qui s'est passé dans les pensionnats indiens, créer un récit historique, favoriser la guérison, et mener à une réconciliation entre les peuples autochtones et non-autochtones au Canada. Le juge Murray Sinclair était à la tête de cette commission. Le rapport, qui comportait 94 appels à l'action, a été publié en 2015. À propos de ce rapport, le commissaire en chef de la CVR Murray Sinclair a déclaré : « Nous vous avons décrit une montagne. Nous vous avons montré le chemin vers le sommet. Nous vous appelons maintenant à commencer l'ascension » (Canadian Friends Service Committee, s.d.).

De nombreux enfants des Premières Nations ne sont jamais rentrés chez eux, sans la moindre explication sur ce qui leur est arrivé, sinon de vagues explications. Les membres des Premières Nations affirment depuis des années que ces enfants sont morts de négligence, de mauvais traitements et de faim. En 2021, une communauté des Premières Nations de la Colombie-Britannique a fourni des preuves quant à ce qui est possiblement arrivé à certains des enfants disparus : des tombes non marquées contenant les restes d'un grand nombre de corps, présumés pour la plupart être ceux des enfants disparus, ont été trouvées sur le site d'un pensionnat. Un géoradar a été utilisé pour révéler l'emplacement des tombes. Depuis lors, de nombreux autres lieux de sépulture contenant des tombes non marquées ont été trouvés sur les sites de pensionnats dans d'autres endroits, révélant à nouveau les restes de ce qui semblent être principalement des enfants. Ceux-ci, pour le moment, sont considérés comme des « décès non documentés ». À mesure que d'autres lieux de sépulture sont découverts, le gouvernement fédéral et certaines provinces s'engagent à verser des millions de dollars aux communautés autochtones pour poursuivre les recherches visant à trouver et à identifier ces enfants. Il reste encore beaucoup à éclaircir et à découvrir, et ce processus pourrait prendre des années. La réponse à ces découvertes a été résumée par RoseAnne Archibald, chef nationale de l'Assemblée des Premières Nations (élue en 2021) : « Pour de nombreux Canadiens et pour les gens du monde entier, ces récentes découvertes de nos enfants, enterrés sans nom, sans marque, perdus et sans cérémonie, sont choquantes et incroyables » (Austen, 2021).

En septembre 2021, la Conférence des évêques catholiques du Canada a présenté des excuses pour son rôle dans les atrocités commises dans les pensionnats catholiques. C'était la première fois que l'Église catholique présentait des excuses, malgré toutes les pressions précédentes. Au printemps 2022, un groupe de délégués des Premières Nations, des Inuits et des Métis, qui comptait des survivants des pensionnats indiens, s'est rendu à Rome pour une réunion privée avec le pape François. L'objectif de la délégation était de favoriser la réconciliation entre les peuples autochtones et l'Église catholique et d'obtenir des excuses du pape pour le rôle que l'Église catholique a joué dans les pensionnats. Des excuses ont été présentées, lesquelles ont été acceptées par certains membres de la communauté autochtone, alors que pour d'autres elles n'ont pas paru particulièrement satisfaisantes. La question de l'indemnisation quant à elle demeure encore en suspens. Le pape a accepté de venir au Canada (en réponse à une invitation de la Conférence des évêques catholiques du Canada) pour favoriser, du moins en partie, la guérison et la réconciliation avec les peuples autochtones du Canada. La communauté autochtone voulait que le pape présente en sol canadien ses excuses pour le rôle que l'Église catholique a joué dans les pensionnats indiens.

Ces excuses attendues depuis longtemps ont été présentées le lundi 18 juin à Maskwacis, en Alberta. Dans ces excuses, le pape a dit : « Je suis affligé. Je demande pardon, en particulier, pour la manière dont de nombreux membres de l'Église et des communautés religieuses ont coopéré, même à travers l'indifférence, à ces projets de destruction culturelle et d'assimilation forcée des gouvernements de l'époque, qui ont abouti au système des pensionnats ». Si ces excuses ont été bien accueillies par certains, d'autres étaient plus mitigés à leur égard, estimant que le pape n'était pas allé assez loin dans ces excuses. Par exemple, il n'a fait aucune mention précise des types d'abus qui se sont produits dans ces institutions, et n'a pas davantage reconnu les décès de tant d'enfants.

Source : D'après l'Autorité sanitaire des Premières Nations. (s.d.). *Notre histoire, notre santé*. https://www.fnha.ca/wellness/our-history-our-health; Anderson, C., 27 juillet 2022. « 'The real work begins now': Three Indigenous leaders on the Pope's apology. » (« Le vrai travail commence maintenant » : Trois dirigeants autochtones se prononcent au sujet des excuses du pape.) *TVO Today*. https://www.tvo.org/article/the-real-work-begins-now-three-indigenous-leaders-on-the-popes-apology?gclid=Cj0KCQjw39uYBh-CLARIsAD_SzMSVhGWWUcvbitcbfYQ0wODt-R7rr1hcmOSv0f-0UWfR1OSTRdAf5igaApEIEALw_wcB déterminants de la santé de Santé Canada ont été atteints, ce qui continue d'en faire une préoccupation croissante, avec des iniquités particulièrement liées aux déterminants sociaux de la santé (chapitre 6).

Cependant, il existe des mouvements récents visant à redonner aux communautés autochtones la responsabilité de leurs soins de santé et à honorer la valeur des pratiques de santé traditionnelles. De nombreux hôpitaux, cliniques et centres de santé communautaires intègrent maintenant les pratiques de santé traditionnelles aux pratiques médicales occidentales.

À l'heure actuelle, les affections qui touchent le plus les populations autochtones sont le diabète, les maladies cardiaques, la tuberculose, le cancer, les maladies mentales, et la consommation de drogues et d'alcool. Les autochtones ont été durement touchés par le virus SARS-CoV-2 (COVID-19) pour plusieurs raisons, notamment les conditions de vie marquées par l'entassement dans les réserves et dans les communautés plus éloignées, les comorbidités et, dans une certaine mesure, une hésitation envers la vaccination en raison d'une méfiance bien fondée à l'égard de la médecine et des interventions occidentales.

LE SAVIEZ-VOUS?

Les pensionnats Autochtones à Terre-Neuve-et-Labrador

Des milliers d'enfants autochtones de Terre-Neuve-et-Labrador ont été retirés de leur famille et de leur collectivité entre 1949 et 1979 pour être placés dans des pensionnats. Bon nombre d'entre eux y ont subi des violences physiques et psychologiques semblables à celles subies par les enfants dans d'autres pensionnats. Ils ont également perdu leur langue et leur culture. Lorsque le premier ministre Stephen Harper a présenté ses excuses concernant les pensionnats indiens, il n'a pas inclus les survivants des pensionnats de Terre-Neuve-et-Labrador parce que ces pensionnats n'étaient pas gérés par le gouvernement fédéral lui-même. Les excuses présentées à ces survivants l'ont été par le premier ministre Justin Trudeau, en novembre 2017.

RÉFLÉCHIR À LA QUESTION

Traditions et pratiques culturelles liées à la santé

Les professionnels de la santé devraient connaître les traditions et les pratiques culturelles liées à la santé qui sont importantes pour les gens et les familles de leurs communautés. Intégrer ces pratiques dans le respect chaque fois que possible favorisera une meilleure compréhension des plans de traitement et contribuera à procurer une expérience positive aux patients, ce qui améliorera leurs résultats en termes de santé et, par le fait même, leur bien-être.
1. Identifiez les personnes ou les groupes au sein de votre communauté qui pourraient bénéficier d'approches culturellement spécifiques au niveau des soins de santé.
2. Au regard des traditions et pratiques culturelles, expliquez trois façons dont vous pourriez améliorer l'expérience des soins de santé d'au moins un des groupes que vous avez identifiés.

JUSQU'À NOUS : SANTÉ PUBLIQUE, SOINS INFIRMIERS ET ASSURANCE-MALADIE PUBLIQUE

Au début du 19e siècle, la prévalence des maladies infectieuses a atteint un sommet. En 1834, William Kelly, un médecin de la Marine royale britannique, conçut l'hypothèse qu'il existait peut-être une relation entre l'assainissement et les maladies, et il en déduisit que l'eau était possiblement un contaminant majeur. Bien que la façon dont les maladies se propageaient n'était pas clairement comprise, l'efficacité des pratiques de quarantaine pour limiter la propagation de certaines maladies n'en fut pas moins largement reconnue.

Le Haut et le Bas-Canada ont chacun fondé un bureau de santé en 1832 et en 1833, respectivement. Ces bureaux de santé ont fait appliquer des lois sur la quarantaine et l'assainissement, imposé des restrictions à l'immigration (pour prévenir la propagation des maladies) et mis un terme à la vente d'aliments avariés. Certaines mesures en matière de soins de santé ont suscité une énorme opposition de la part du public. Par exemple, au milieu des années 1800, un médecin de la Nouvelle-Écosse a tenté d'instaurer un vaccin contre la variole, récemment découvert au tournant du siècle et qui s'était avéré efficace en Angleterre. La résistance du public était forte malgré la preuve que le vaccin protégeait les personnes vaccinées contre la maladie. Par conséquent, la valeur des vaccins contre la variole n'a pas été pleinement appréciée avant les années 1900.

Au début des années 1900, les provinces ont commencé à mettre sur pied des organismes officiels pour gérer les questions de santé publique. Un Bureau de santé publique a été établi en Saskatchewan en 1909 et est devenu un ministère en 1923. Les provinces de l'Alberta, du Manitoba et de la Nouvelle-Écosse ont également établi des ministères de la Santé en 1918, 1928 et 1931, respectivement. Ces organismes de santé publique assumaient la responsabilité des questions de santé publique, comme la pasteurisation du lait, le dépistage de la tuberculose chez les vaches, la gestion des sanatoriums antituberculeux et le contrôle de la propagation des ITS. Les soins de santé maternelle et infantile sont devenus une priorité des initiatives de santé publique au début du 20e siècle. Les médecins et les infirmiers/ères ont activement fait la promotion de projets comme les cliniques de vaccination et l'éducation des parents.

Le rôle des soins infirmiers dans les débuts des soins de santé

Les soins infirmiers sont un élément essentiel des soins de santé au Canada depuis un temps qui remonte à avant la Confédération, lorsque l'Hôpital Hôtel-Dieu du Québec a lancé la première formation structurée pour les infirmiers/ères nord-américains/nes, sous la forme d'un apprentissage en soins infirmiers (Musée canadien de l'histoire, 2004).

En 1873, la première école de soins infirmiers a été établie au Mack's General and Marine Hospital de St. Catharine's, en Ontario (Université Mont Saint-Vincent, 2005). Une autre école d'infirmiers/ères ouvrit ses portes à l'hôpital général de Toronto en 1881. Au cours des cinquante années suivantes, de nombreuses écoles de soins infirmiers en milieu hospitalier ont été créées et, en 1919, l'Université de la Colombie-Britannique a offert le premier programme universitaire en soins infirmiers.

L'Association nationale canadienne des infirmières et infirmiers formés est devenue le premier organisme officiel de soins infirmiers au Canada en 1908, avec comme mandat d'offrir un soutien aux infirmiers/ères diplômés/es des programmes officiels. Dans la plupart des provinces et des territoires, les diplômés des programmes en milieu hospitalier détenaient un diplôme en soins infirmiers et étaient admissibles à passer des examens provinciaux et territoriaux pour devenir infirmiers.ères autorisés.es (IA). Au fil du temps, les écoles de soins infirmiers en milieu hospitalier ont fermé leurs portes, transférant la formation en soins infirmiers à d'autres établissements d'enseignement postsecondaire (collèges et universités). Par exemple, en 1973, le gouvernement de l'Ontario a mis un terme à tous les programmes de soins infirmiers en milieu hospitalier. Les écoles de soins infirmiers de l'Hôpital universitaire pour femmes, de l'Hôpital Wellesley et de l'Hôpital pour enfants malades ont fusionné, formant un programme de soins infirmiers à ce qui était à l'époque l'Institut polytechnique Ryerson (aujourd'hui l'Université métropolitaine de Toronto). Les diplômés continuaient de passer des examens provinciaux et territoriaux et détenaient soit un diplôme, soit un grade universitaire en soins infirmiers, selon le programme.

Dans les années 1990, les programmes de diplômes pour IA ont été progressivement abandonnés en faveur d'une entrée dans la profession au niveau du baccalauréat, sauf au Québec, où les étudiants peuvent encore obtenir un diplôme d'études collégiales [DEC] (Ordre des infirmières et infirmiers du Québec, s.d.). Aujourd'hui, il existe des programmes de transfert de diplôme grâce auxquels les étudiants peuvent commencer dans un collège communautaire et s'inscrire par la suite à un programme de diplôme universitaire pour terminer leur diplôme. Aujourd'hui, certains collèges communautaires s'associent à des universités pour permettre aux étudiants d'obtenir un diplôme en soins infirmiers, et d'autres collèges communautaires offrent encore maintenant des programmes menant à un grade professionnel, indépendants de toute affiliation à une université.

Les infirmiers/ères praticiens/nes (IP) ont fait leur apparition au Canada dans les années 1960. Aujourd'hui, les IP exercent dans toutes les administrations et dans divers contextes (voir le chapitre 5).

L'instauration de l'assurance-maladie

En 1914, préoccupés par la pénurie continue de médecins au sein de leur communauté, les résidents de la petite municipalité de Sarnia, en Saskatchewan, ont conçu le plan, et ce sans chercher à obtenir l'approbation du gouvernement, d'offrir à un médecin local 1 500 $ (à même l'argent des impôts municipaux) pour l'inciter à pratiquer la médecine dans la communauté plutôt que de s'enrôler dans l'armée. Le programme a porté ses fruits et, au cours des années suivantes, a attiré un certain nombre de médecins dans la région. En 1916, le gouvernement provincial a adopté la *Loi sur les municipalités rurales*, permettant officiellement aux municipalités de percevoir des impôts afin de recueillir des fonds pour retenir les médecins ainsi que pour administrer et entretenir les hôpitaux. En 1931, 52 municipalités de la Saskatchewan avaient adopté des plans similaires. Peu de temps après, les provinces du Manitoba et de l'Alberta ont emboîté le pas.

En 1919, la première tentative fédérale d'introduire un système de soins de santé public a fait partie d'une campagne électorale libérale. Cependant, une fois au pouvoir, les libéraux ont échoué dans leurs négociations visant à convaincre les provinces et les territoires de participer conjointement au financement, et le plan n'a pas été mis en œuvre.

À la suite de la Grande Dépression dans les années 1930, la pression publique en faveur d'un programme national de santé s'est accrue. Les Canadiens ont compris qu'un système de soins de santé plus sûr, plus abordable et plus accessible était nécessaire.

Premières tentatives d'instauration de l'assurance-maladie nationale

En 1935, le gouvernement conservateur de R. B. Bennett s'est engagé à s'attaquer à des problèmes sociaux tels que le salaire minimum, le chômage et l'assurance-maladie publique. Le gouvernement de Bennett proposa la *Loi sur l'emploi et la sécurité sociale* d'après l'avis de la Commission royale d'enquête sur les relations industrielles. Cette loi aurait conféré au gouvernement fédéral le droit de percevoir des impôts pour fournir des prestations sociales. Toutefois, la Loi a été déclarée inconstitutionnelle par la Cour suprême du Canada et le Conseil privé de la Grande-Bretagne, sur le motif qu'elle enfreignait l'autorité des provinces et des territoires.

Bien que l'emploi et la sécurité sociale fussent considérés comme la responsabilité des gouvernements provinciaux et territoriaux en 1937, peu de temps après, le gouvernement fédéral a commencé à gagner du terrain en faveur de la supervision des programmes sociaux. En 1940, sous la direction du premier ministre Mackenzie King, les gouvernements provinciaux et fédéral ont convenu de modifier l'*Acte de l'Amérique du Nord britannique* de sorte à permettre l'instauration d'un programme national d'assurance-emploi. En 1942, ce programme était pleinement opérationnel. Deux ans plus tard, en 1944, le gouvernement fédéral a adopté une autre loi instaurant des allocations familiales pour chaque enfant âgé de 16 ans et moins (souvent appelées « primes bébé »), ouvrant la voie à davantage de programmes sociaux, à la modification des programmes existants, et à une assurance-maladie officielle.

L'après-Seconde Guerre mondiale : Paysage politique

Des changements majeurs dans le paysage politique canadien ont suivi la Seconde Guerre mondiale. Les provinces et les territoires ont commencé à exercer plus d'autorité sur la vie sociale et économique de leurs populations. Un changement de mentalité, en grande partie en raison des effets dévastateurs de la Dépression, a fait naître l'idée que les gouvernements étaient responsables d'offrir aux citoyens un niveau de vie raisonnable et un accès acceptable aux services de base, tels que les soins de santé. Les Canadiens voulaient la sécurité et l'équité qu'un système de soins de santé public apporterait.

Les Canadiens, et tout particulièrement ceux de la classe moyenne, avaient ressenti l'impact de ne pas avoir accès à des soins de santé appropriés. Les riches d'un côté pouvaient se permettre des soins appropriés, et les pauvres de l'autre pouvaient se tourner vers les organismes de bienfaisance. La classe moyenne, en expansion, était prise entre les deux.

Dans le même temps, des découvertes médicales faisaient progresser les capacités de traitement, de soins et de diagnostic. Le passage des soins à domicile aux soins en milieu hospitalier, en particulier lorsqu'il s'agissait d'interventions médicales complexes, a engendré un besoin apparent d'une approche plus organisée en matière de soins de santé. Divers **mouvements sociaux** ont fait avancer ce programme, parce que les gens croyaient que la participation du gouvernement fédéral se traduirait par un financement plus stable et équitable, qui soutiendrait et favoriserait ensuite les découvertes médicales et les options de traitement.

En 1948, le gouvernement fédéral a créé un certain nombre de subventions pour financer le développement des services de soins de santé en partenariat avec les provinces. En 1952, ces subventions ont été complétées par un programme national de sécurité de la vieillesse pour les personnes âgées de 70 ans ou plus. La même année, les provinces et les territoires ont instauré une aide financière pour les personnes âgées de 60 à 69 ans, fournie avec le gouvernement fédéral sur une base de partage des coûts. En 1954, la loi a permis au gouvernement fédéral de financer des allocations pour les adultes handicapés et incapables de travailler. Toutes ces mesures ont contribué à améliorer la santé et le bien-être des Canadiens.

Malgré l'augmentation des demandes du public pour un système de soins de santé financé à l'échelle nationale, les provinces, les territoires et le gouvernement fédéral quant à eux ne parvenaient pas à s'entendre sur la façon dont ce système devait être mis en œuvre. Qui serait responsable de quoi et quel pouvoir le gouvernement fédéral détiendrait-il en ce qui concerne les questions sous contrôle provincial et territorial?

Dans sa recherche d'une solution viable, le gouvernement fédéral a finalement décidé d'offrir des fonds aux provinces et aux territoires pour les aider à payer les coûts des soins de santé; toutefois, il a également établi des restrictions quant à la façon dont les fonds pouvaient être dépensés.

Progrès vers les soins hospitaliers prépayés

Le Programme national de subventions en matière de santé de 1948 a marqué la première étape que le gouvernement fédéral a franchie dans les provinces et les territoires en matière de soins de santé. Dans le cadre de ce programme, le gouvernement fédéral offrait aux provinces et aux territoires un total de 30 millions de dollars pour améliorer et moderniser les hôpitaux, pour offrir de la formation aux fournisseurs de soins de santé, et pour financer la recherche dans les domaines de la santé publique ainsi que des traitements contre la tuberculose et le cancer. Bien accueillies dans toutes les provinces et tous les territoires, ces subventions ont donné lieu à une hausse soudaine de construction d'hôpitaux, qui s'est poursuivie pendant près de 30 ans.

Au cours de la décennie suivante, peu de progrès ont été réalisés dans l'instauration de régimes d'assurance complète dans les provinces et les territoires. Puis, en 1957, le gouvernement fédéral, sous la direction de John Diefenbaker, a instauré la *Loi sur l'assurance-hospitalisation et les services diagnostiques*. La Loi proposait que toute province ou tout territoire entendant mettre en œuvre un régime d'assurance-hospitalisation complète recevrait une aide fédérale sous la forme de 50 cents pour chaque dollar investi dans le régime, réduisant littéralement de moitié les dépenses des province et territoires en lien avec les services ainsi assurés, ce qui en faisait certainement pour eux une offre des plus attrayantes! Cinq provinces, de même que les Territoires du Nord-Ouest et le Yukon, ont adhéré au régime immédiatement. En 1961, toutes les autres administrations les avaient rejoint.

Cela dit, même avec l'aide financière du gouvernement fédéral, certaines provinces et certains territoires n'ont pas été en mesure de mettre en œuvre des services complets, principalement en raison de la répartition de leur population. Pour remédier à ce problème, le gouvernement fédéral a mis en place un système de paiement de péréquation, grâce auquel les provinces les plus riches partageraient les revenus avec les provinces les plus pauvres afin de s'assurer que toutes puissent offrir des services égaux. Ce programme est encore en place aujourd'hui, mais non sans controverse (chapitre 2).

La *Loi sur l'assurance-hospitalisation et les services diagnostiques* stipulait que tous les résidents d'une province ou d'un territoire avaient le droit de recevoir des services de soins de santé assurés, selon des modalités uniformes. Cette loi fournissait aux résidents des soins complets dans un hôpital de soins de courte durée aussi longtemps que le médecin le jugeait nécessaire. Les soins couverts comprenaient également ceux fournis dans des cliniques externes, mais pas dans des sanatoriums antituberculeux, des établissements psychiatriques ou des établissements de soins de longue durée.

Les procédures de diagnostic, de même que les services offerts pour certains travailleurs paramédicaux (p. ex., les physiothérapeutes) et à d'autres professionnels non médicaux, n'étaient couverts par les régimes d'assurance-maladie provinciaux et territoriaux que si ces soins étaient fournis en milieu hospitalier et sous la direction d'un médecin. Cette couverture a ouvert la voie à une énorme augmentation des admissions à l'hôpital, pas toujours aussi nécessaires les unes que les autres. Ceci car, si des **soins de santé prépayés** étaient disponibles sans frais à l'hôpital, pourquoi un patient irait-il ailleurs où il devrait payer? Par conséquent, les dépenses liées aux services hospitaliers ont augmenté de façon spectaculaire. Un bon exemple de ceci est le fait que certains médecins ont admis des patients dont le seul besoin était de perdre du poids. Une personne pouvait passer des semaines à l'hôpital pour y suivre un régime réduit en calories, jusqu'à ce qu'un nombre prédéterminé de livres aient été perdues. En outre, des patients étaient aussi admis avant une opération, et ce parfois pendant plusieurs jours pour y passer des tests diagnostiques liés à leur opération, ce qui a coûté des millions au système de soins de santé.

PROGRÈS ET LÉGISLATIONS PRÉCÉDANT LA *LOI CANADIENNE SUR LA SANTÉ* ET LES SOINS MÉDICAUX PRÉPAYÉS

Tommy Douglas, connu comme le père de l'**assurance-maladie** (quoique cela reste controversé, car le juge Emmett Hall est aussi parfois appelé le père de l'assurance-maladie du Canada), a été le premier ministre de la Saskatchewan de 1944 à 1961 (Institut de recherche Tommy Douglas, s.d.). Tommy Douglas a longtemps fait campagne pour un régime combiné et complet d'assurance-hospitalisation et frais médicaux que tout le monde pouvait se permettre. Il croyait fermement que la mise en œuvre d'un régime d'assurance-maladie sociale était une responsabilité gouvernementale et que les régimes d'assurance privés, bien qu'utiles, étaient discriminatoires à l'égard des personnes à faible revenu, des personnes handicapées et des personnes ayant de graves problèmes de santé.

En 1939, le gouvernement de la Saskatchewan a adopté la *Lois sur les services hospitaliers et médicaux dans les municipalités*, permettant aux municipalités de facturer un impôt foncier ou un impôt personnel pour financer les services hospitaliers et médicaux, ce qui en faisait ainsi un précurseur de l'assurance-hospitalisation complète dans la province. Huit ans plus tard, en 1947, le gouvernement de Tommy Douglas faisait adopter la *Loi sur l'assurance-hospitalisation*, garantissant aux résidents de la Saskatchewan des soins hospitaliers en échange d'un modeste paiement de primes d'assurance.

En 1960, Douglas était prêt à passer à l'étape suivante, consistant à fournir aux citoyens de la Saskatchewan des soins médicaux publics complets, en plus de l'assurance-hospitalisation. Ses premières tentatives pour instaurer l'assurance soins médicaux ont suscité une farouche opposition de la part des médecins de la Saskatchewan, qui craignaient d'être contrôlés par la province. Il s'est donc battu en menant une campagne électorale avec une plateforme promettant d'instaurer le programme d'assurance-maladie, et a été réélu en 1960. L'année suivante, il a quitté la Saskatchewan pour diriger le Nouveau Parti démocratique à Ottawa. Sous son successeur, le premier ministre Woodrow Lloyd, la *Loi sur l'assurance-maladie* de la Saskatchewan a été adoptée en 1961 et est entrée en vigueur en juillet 1962.

Le jour de l'entrée en vigueur de la loi sur l'assurance-maladie, les médecins de la Saskatchewan ont déclenché une grève des médecins à l'échelle de la province, qui a duré 23 jours. Au début d'août 1962, le gouvernement de la Saskatchewan a révisé la *Loi sur l'assurance-maladie* dans le but de rétablir la relation avec les médecins de la province. Un amendement a permis aux médecins d'exercer en dehors de ce régime, mais trois ans plus tard, la plupart des médecins travaillaient dans les limites du régime, trouvant que c'était la voie la plus facile à suivre. Facturer les patients séparément et percevoir l'argent dû s'avérait coûteux en soi en plus d'être chronophage, et ne résultaient qu'en une différence marginale en termes de rémunération. La plupart des autres provinces et territoires ont adopté des régimes semblables au cours des années suivantes. Aujourd'hui, les médecins sont rémunérés de plusieurs façons, en particulier ceux qui travaillent au sein d'équipes de soins primaires (p. ex., dotations par patient et postes salariés [voir le chapitre 8 à ce sujet]).

RÉFLECHIR À LA QUESTION

Médecine socialisée et grilles tarifaires imposées

La *Loi sur l'assurance-maladie de la Saskatchewan* est venue imposer la médecine socialisée, ainsi que des grilles tarifaires du même coup C'est une formule de financement qui persiste encore aujourd'hui à travers l'ensemble du pays Cela signifie que les médecins reçoivent un montant calculé pour chaque examen de patient, en fonction de la complexité de l'examen, de l'endroit où celui-ci a lieu (p. ex., clinique, ou domicile du patient) et du moment (p. ex., soir ou fin de semaine). Ce type de rémunération est appelé *rémunération à l'acte*. D'autres mécanismes de financement utilisés aujourd'hui comprennent les salaires, ainsi que le paiement aux médecins d'un montant fixe par an pour chaque patient (un mécanisme souvent utilisé conjointement avec le recours à des équipes de soins primaires). Le nombre de fois qu'un médecin voit un patient n'a aucune incidence sur le montant payé (voir la section « Financement par capitation ou par population », au chapitre 4).

1. Savez-vous le mécanisme à l'aide duquel la rémunération de votre médecin est assurée?
2. Pensez-vous que rémunérer les médecins à l'acte est plus rentable que de leur verser un montant forfaitaire par patient, par année*?*

Le gouvernement fédéral a maintenu son engagement à l'égard d'un programme d'assurance-maladie complète. L'encadré 1.5 résume le rapport Hall, la *Loi sur les soins médicaux* et la *Loi sur le financement des programmes établis (FPE)*, qui ont tous joué un rôle important dans l'établissement de la *Loi canadienne sur la santé*.

Événements suivant l'instauration de la *Loi FPE*

Au cours des quelques années qui ont suivi l'adoption de la *Loi FPE*, les dépenses en soins de santé ont continué d'augmenter considérablement, ce qui a entraîné des dépenses excessives pour les provinces et les territoires et a nécessité des compressions dans les soins de santé. Les

ENCADRÉ 1.5   La législation menant à la *Loi canadienne sur la santé*

Le rapport Hall (1960) – Commission royale d'enquête sur les services de santé
- A enquêté sur l'état des soins de santé au Canada et joué un rôle déterminant dans l'adoption de la *Loi sur les soins médicaux*, 1966
- Adoptée à la Chambre des communes le 8 décembre 1966
- Appuyait la création d'un régime national d'assurance-maladie
- Exigeait que le gouvernement fédéral partage le coût des régimes de soins de santé mis en œuvre par les juridictions qui répondent aux critères de la Loi (une formule de financement créée par Tommy Douglas)
- Suggérait la construction de nouvelles écoles de médecine et d'hôpitaux
- Recommandait que le nombre de médecins au Canada soit doublé entre 1966 et 1990
- Recommandait que les sociétés d'assurance-maladie privées du pays soient remplacées par 10 régimes publics d'assurance-maladie provinciaux
- Recommandait que le gouvernement fédéral conserve d'une part un contrôle étroit sur le financement des soins de santé, tout en accordant d'autre part aux provinces et aux territoires une certaine autorité sur la mise en œuvre de leurs services de soins de santé

Mise en œuvre de la *Loi sur les soins médicaux*, 1968
- La mise en œuvre du Programme d'assurance des soins médicaux a commencé le 1er juillet 1968, et en 1972, toutes les provinces et tous les territoires participaient au programme
- A permis à toutes les juridictions d'administrer le régime comme elles l'entendaient, pour autant qu'elles respectent les critères d'universalité, de transférabilité, d'intégralité et de gestion publique (reflétant ainsi la *Loi canadienne sur la santé*)
- Ne couvrait que les soins hospitaliers et les services des médecins
- A amené le gouvernement fédéral, les provinces et les territoires à reconnaître le besoin de soins de santé communautaires et à restructurer la formule de financement en raison de la flambée des coûts des soins médicaux et hospitaliers

La *Loi sur le financement des programmes établis*, 1977
- A instauré une nouvelle formule de financement de sorte à pouvoir affecter des fonds aux soins de santé et à l'éducation postsecondaire
- Instaurée en remplacement des programmes à coûts partagés, et où le financement est subdivisé à parts égales entre un **transfert global** de points d'impôt et un transfert en espèces
- Venue réduire les restrictions sur la façon dont les juridictions pouvaient dépenser l'argent, de sorte à leur permettre de financer des services de soins de santé communautaires
- A fourni plus d'argent de transfert pour un programme de services complémentaires de soins de santé, couvrant les soins intermédiaires dans les maisons de soins infirmiers, les soins de santé ambulatoires, les soins en établissement, ainsi que certaines composantes des soins à domicile

hôpitaux ont dû procéder à des allègements : des membres de leur personnel ont été mis à pied, certains services médicaux ont été **retirés de la liste des services couverts** ou complètement abandonnés, et les honoraires des médecins ont été plafonnés. En réponse, en 1978, les médecins indignés ont commencé à facturer aux patients des montants dépassant ce que le régime provincial ou territorial payait (conformément à la grille tarifaire négociée). Par exemple, si le régime d'assurance public payait 25 $ pour une visite chez le médecin, le médecin ajoutait un montant supplémentaire, par exemple 10 $, et demandait au patient de payer de sa poche pour ce service. Il s'agissait là d'une pratique appelée **dépassement de tarifs**, qui contrevenait aux principes de la *Loi sur les soins médicaux*.

L'opposition au dépassement de tarifs ne s'est pas faite attendre, le public affirmant que ces frais limitaient injustement l'accès aux soins de santé. Les tensions ont monté entre les médecins et le secteur public. Encore une fois, on a demandé au juge Emmett Hall de diriger un examen des services de santé, avec l'aide de la Dre Alice Girard du Québec. Le mandat consistait à examiner les questions qui avaient fait surface depuis le précédent rapport Hall, y compris celle de la légalité du dépassement de tarifs.

Les conclusions du juge Hall ont été publiées en 1980 dans un rapport intitulé *Programme de santé national et provincial du Canada pour les années 1980*. Le rapport indiquait que le dépassement de tarifs violait les principes de la *Loi sur les soins médicaux* et créait un obstacle pour ceux qui n'avaient pas les moyens de payer. Il recommandait de mettre un terme à la pratique de dépassement de tarifs tout en suggérant aussi que les médecins soient autorisés à pratiquer entièrement en dehors de la *Loi sur les soins médicaux*. Cela a permis aux patients d'éviter les médecins qui ne travaillaient pas dans les limites du régime d'assurance provincial ou territorial.

Les médecins qui choisiraient de se retirer du régime d'assurance public factureraient leurs services directement aux patients; après quoi ces derniers pourraient réclamer l'argent remboursé par leur régime d'assurance provincial ou territorial. Les médecins auraient aussi la possibilité de facturer leurs services au régime, après quoi celui-ci paieraient les patients, et les patient paieraient au final le médecin avec l'argent reçu, plus tout montant que les médecins factureraient au-delà des allocations du régime. Il s'agissait là d'un processus long et peu pratique.

Hall recommandait également que des normes nationales soient créées pour respecter les principes et les conditions de la *Loi sur les soins médicaux*, que le critère de l'accessibilité soit ajouté à la Loi, et qu'un Conseil national de la santé indépendant soit établi pour évaluer les soins de santé au Canada et suggérer des changements aux politiques et aux lois au besoin.

Les recommandations du deuxième rapport Hall ont été prises au sérieux, mais mises sur la glace jusqu'à ce que le Groupe de travail parlementaire sur les accords fiscaux entre le gouvernement fédéral et les provinces termine son examen l'année suivante. Ce groupe de travail était chargé d'examiner les ententes de financement en vertu de la *Loi FPE*, ainsi que les autres subventions que le gouvernement fédéral accordait aux provinces et aux territoires. Les recommandations du groupe de travail comprenaient d'ajuster les paiements de péréquation, de porter sur le gouvernement fédéral la responsabilité à l'égard de la répartition des revenus, ainsi que de séparer le financement des soins de santé et le financement de l'enseignement supérieur.

Ensemble, le rapport Hall et le rapport du Groupe de travail parlementaire sur les accords fiscaux entre le gouvernement fédéral et les provinces ont donné lieu à la *Loi canadienne sur la santé*, une nouvelle loi exhaustive qui est venue remplacer la *Loi sur l'assurance-hospitalisation et les services diagnostiques* et la *Loi sur les soins médicaux*.

LA *LOI CANADIENNE SUR LA SANTÉ* (1984)

La **Loi canadienne sur la santé** est entrée en vigueur en 1984, sous le gouvernement libéral du premier ministre Pierre Trudeau. Elle a reçu la **sanction royale** en juin 1985 et est toujours en place aujourd'hui, gouvernant, guidant, mais peut-être aussi limitant, notre système de prestation de soins de santé. L'objectif principal de cette Loi est d'offrir des soins de santé égaux, prépayés et accessibles aux Canadiens **admissibles** (encadré 1.6) et d'atteindre ainsi les objectifs de la politique canadienne en matière de soins de santé (encadré 1.7).

Critères et conditions de la *Loi canadienne sur la santé*

La *Loi canadienne sur la santé* a établi des critères et des conditions en ce qui concerne la prestation des soins de santé. Pour être admissibles aux paiements fédéraux, les provinces et les territoires doivent respecter les cinq critères mentionnés ci-dessous, ainsi que deux conditions supplémentaires (encadré 1.8).

ENCADRÉ 1.6   L'admissibilité aux soins de santé en vertu de la *Loi canadienne sur la santé*

Pour être admissible aux soins de santé au Canada, une personne doit être domiciliée et résider habituellement dans une province ou un territoire. Plus précisément, la *Loi canadienne sur la santé* emploie le terme « habitant », lequel y est défini comme une personne « domiciliée et résidant habituellement dans une province et légalement autorisée à être ou à rester au Canada, à l'exception d'une personne faisant du tourisme, de passage ou en visite dans la province » (Gouvernement du Canada, 1985, *Loi canadienne sur la santé*, 1985), article 2). Chaque province ou territoire détermine ses propres exigences minimales en ce qui concerne la résidence.

Source : Gouvernement du Canada, 1985. *Loi canadienne sur la santé*, L.R.C., 1985, ch. C-6. https://laws-lois.justice.gc.ca/fra/lois/c-6/page-1.html

ENCADRÉ 1.7   Les principaux objectifs de la politique canadienne de soins de santé

Vise à « Protéger, à promouvoir et à rétablir le bien-être physique et mental des résidents du Canada, et à leur donner, dans des conditions raisonnables, accès aux services de santé, sans que des obstacles financiers ou d'un autre ordre s'y opposent. »

Source : Gouvernement du Canada., 2020. *Loi canadienne sur la santé.* https://www.canada.ca/fr/sante-canada/services/systeme-soins-sante/systeme-sante-canadien-assurance-sante/loi-canadienne-sante.html

ENCADRÉ 1.8   La *Loi canadienne sur la santé* : Critères et conditions

Critères	Conditions
1. Gestion publique	1. Information
2. Intégralité	2. Reconnaissance
3. Universalité	
4. Transférabilité	
5. Accessibilité	

Source : Tiedemann, M., 2019. *La Loi canadienne sur la santé : Un aperçu – et des options.* Bibliothèque du Parlement, Ottawa. https://lop.parl.ca/sites/PublicWebsite/default/fr_CA/ResearchPublications/201954E?

Gestion publique

La *Loi canadienne sur la santé* stipule que chaque régime d'assurance-maladie provincial et territorial doit être géré par une autorité publique à but non lucratif. C'est-à-dire que le régime d'assurance-maladie ne doit pas être régi par une entreprise privée, et ne pas avoir comme objectif de générer un profit. Cette autorité publique rend compte au gouvernement provincial ou territorial de ses décisions concernant les niveaux de prestations et les services, et doit faire vérifier publiquement tous les documents et comptes.

Pour satisfaire aux critères de la Loi, les régimes de soins de santé doivent être supervisés par le ministère de la Santé, le département de la Santé, ou le ministère provincial ou territorial équivalent. Les services fournis sous l'égide du ministère ou département concerné sont distribués par l'intermédiaire de différents véhicules, mais principalement par l'intermédiaire des régies régionales de la santé ou l'équivalent.

Intégralité

Les régimes d'assurance-maladie provinciaux et territoriaux permettent aux personnes admissibles ayant un besoin médical d'avoir accès à des services prépayés et médicalement nécessaires, fournis par les médecins et les hôpitaux. Certains services offerts par les chirurgiens-dentistes, lorsqu'ils sont offerts en milieu hospitalier, sont également couverts. Les services inclus dans le régime provincial ou territorial doivent être offerts de façon équitable à tous les résidents assurés de la province ou du territoire; il ne doit pas y avoir d'obstacles à l'accès.

Chaque province ou territoire possède la latitude de choisir les services qui seront couverts par son régime spécifique. La couverture peut comprendre des composantes des soins à domicile ou en maisons de soins infirmiers, des soins chiropratiques, des soins oculaires sous réserve de conditions particulières, et un régime d'assurance-médicaments pour des groupes de population désignés. La couverture complète de ces services adaptés à la province ou au territoire doit être offerte à tous les résidents admissibles de la province ou du territoire en question. Les procédures qui sont considérées comme cosmétiques ne sont généralement pas couvertes, quoique si une telle procédure se révélait nécessaire pour une raison médicale, elle serait alors couverte (exemple de cas 1.1).

EXEMPLE DE CAS 1.1   Couverture de certains services pour bébé B.K.

Bébé B.K. a 3 jours. Sa mère aimerait qu'il soit circoncis. Cette procédure n'est pas considérée comme urgente ou médicalement nécessaire, et ne serait donc pas couverte par un régime public dans la plupart des régions. S'il advenait plus tard que bébé B.K. développe un problème de santé (phimosis) exigeant qu'il soit circoncis pour des raisons médicales, alors la procédure serait couverte par un régime provincial ou territorial. La procédure dans ce cas serait jugée médicalement nécessaire.

Universalité

Tous les résidents admissibles d'une province ou d'un territoire ont droit, selon des termes et conditions uniformes, à *tous* les services de santé assurés fournis en vertu du régime d'assurance-maladie provincial ou territorial.

Le gouvernement fédéral a permis aux provinces et aux territoires de décider s'ils facture-raient ou non des primes d'assurance à leurs résidents. Toutefois, même là où des primes sont facturées, les citoyens se trouvant dans l'incapacité de payer ne peuvent pas être empêchés d'avoir accès à des soins médicaux appropriés. Pour s'occuper de ces cas, la province ou le territoire peut subventionner des primes pour les personnes à faible revenu, sans se livrer ce faisant à de la discrimination sur quelque base que ce soit, comme le dossier médical antérieur, l'état de santé actuel, la race ou l'âge. L'*universalité* signifie que toutes les personnes sans exception sont également admissibles aux mêmes services de santé assurés que n'importe qui d'autre, sans égard à ce qu'elles soient jeunes ou vieilles, ou riches ou pauvres, non plus qu'à leur état de santé (exemple de cas 1.2).

EXEMPLE DE CAS 1.2   Primes et accès aux soins pour J.N.

J.N. vit en Colombie-Britannique, une province où les résidents ne sont pas tenus de payer des primes d'assurance-maladie. J.N. a besoin d'une arthroplastie du genou, qui est une opération couverte par le régime de soins de santé provincial. L'Ontario quant à elle facture des primes d'assurance-maladie. Si J.N. vivait en Ontario, qu'il était sans emploi et qu'il était bénéficiaire de l'aide sociale, cette opération serait-elle couverte?

Transférabilité

Les Canadiens qui déménagent dans une province ou un territoire différents continuent de profiter de la couverture de services de santé assurés par leur province d'origine pendant toute période d'attente dans la province ou le territoire où ils ont déménagé, en vertu de l'Accord de réciprocité (voir le chapitre 3). La plupart des juridictions imposent une attente de trois mois avant que l'assurance-maladie publique ne devienne active. En vertu de la Loi canadienne sur la santé, ce délai d'attente ne peut excéder trois mois. Les personnes qui déménagent au Canada depuis l'étranger peuvent également se faire imposer une période d'attente allant jusqu'à trois mois et sont donc encouragées à avoir une assurance privée en place durant cet intervalle (voir le chapitre 7).

Les Canadiens qui quittent le pays continueront d'être assurés pendant une période de temps prescrite en ce qui concerne les services de santé. Chaque province ou territoire établit son propre calendrier, lequel est habituellement soit de six mois moins un jour, soit de 183 jours. L'Ontario stipule qu'une personne peut passer jusqu'à 212 jours à l'extérieur du pays au cours d'une année donnée sans perdre sa couverture, tandis que l'Alberta, la Colombie-Britannique, le Manitoba et le Nouveau-Brunswick stipulent que pour la conserver, une personne doit rester dans la province pendant au moins six mois. En Nouvelle-Écosse, avec permission et sous certaines conditions, une absence temporaire pouvant aller jusqu'à un an est permise. Terre-Neuve-et-Labrador étend cette protection hors province jusqu'aux personnes qui ne passent que quatre mois dans la province durant l'année civile, ce qui en fait la province où cette exigence est la moins sévère, en partie en raison du nombre de travailleurs migrants dans la province. De plus, chaque administration offre une couverture pour des situations spéciales, telles que des absences liées à l'éducation ou au travail. Bien que les résidents canadiens soient couverts en ce qui concerne les soins nécessaires (c.-à-d. les premiers secours et les soins d'urgence) pendant qu'ils sont absents de leur province d'origine (p. ex., pour affaires ou pour des vacances), ils ne sont pas autorisés à demander des opérations chirurgicales non urgentes ou autres soins planifiés dans une autre province ou un autre territoire. Cela dit, dans certains cas, il peut être possible d'obtenir une approbation préalable de couverture pour une opération non urgente (exemple de cas 1.3). Habituellement, l'approbation n'est donnée que lorsque la procédure ne peut pas être effectuée à l'intérieur des délais de référence tels que déterminés par la province d'origine de la personne. Les sites Web des ministères de la Santé provinciaux et territoriaux offrent de l'information sur les détails de la couverture des soins de santé de chaque administration.

> **EXEMPLE DE CAS 1.3 Couverture d'une opération chirurgicale réalisée dans une autre région pour N.R.**
>
> N.R., 69 ans, a reçu une date pour une opération de remplacement de hanche non urgente qu'il doit subir dans six mois, dans sa province d'origine, la Nouvelle-Écosse. Cependant, il décide de rendre visite à sa sœur en Colombie-Britannique et de faire remplacer sa hanche dans cette province parce que les temps d'attente pour les opérations y sont plus courts. Pour s'assurer que le gouvernement de la Nouvelle-Écosse couvrira le coût de son opération en Colombie-Britannique, N.R. doit communiquer avec le ministère de la Santé de la Nouvelle-Écosse pour obtenir une *approbation préalable*. Si N.R se fait opérer sans demander l'approbation du ministère de la Santé de la Nouvelle-Écosse, ou si l'approbation lui est refusé, il devra payer de sa poche cette opération. Cependant, s'il advenait à N.R de tomber dans les escaliers et de se casser la hanche pendant sa visite à sa sœur, l'opération serait effectuée en Colombie-Britannique, et le coût total serait couvert sans conteste par sa province d'origine.
>
> À l'opposé, si N.R. se retrouvait avec une éruption cutanée ou un mal de gorge pendant sa visite à sa sœur, il pourrait consulter un médecin en Colombie-Britannique et le coût de la visite (et de tout traitement) serait couvert par le régime de soins de santé de la Nouvelle-Écosse dans le cadre de l'accord de réciprocité. Le régime de soins médicaux de la Colombie-Britannique facturerait dans ce cas directement le régime de soins de santé de la Nouvelle-Écosse.

Les services assurés reçus à l'extérieur de la province d'origine de la personne seront payés au taux de la province d'accueil, sauf par le Québec (chapitre 8).

Accessibilité

Le critère de l'accessibilité a été ajouté à la *Loi canadienne sur la santé* afin de s'assurer que les personnes admissibles dans une province ou un territoire ont un accès raisonnable à tous les services de santé assurés, et selon des termes et conditions uniformes. On parle d'*accès raisonnable* lorsqu'il est possible d'accéder aux services au moment et à l'endroit où ils sont disponibles. Il peut arriver qu'un service ne soit pas disponible pour une personne en raison de l'endroit où celle-ci vit, par exemple dans une collectivité rurale ou éloignée (exemple de cas 1.4). Il peut aussi arriver qu'un service ne soit pas disponible en raison d'une pénurie de lits ou d'un manque de fournisseurs de soins de santé capables de l'offrir. Les personnes qui ont besoin d'un service qui ne leur est pas disponible doivent pouvoir avoir accès à ce service au plus proche endroit où il est offert, que ce soit dans une autre ville ou dans une autre province, voire aux États-Unis (chapitre 3).

EXEMPLE DE CAS 1.4   Accès aux services pour M.T.

M.T. est une femme autochtone de 40 ans qui vit à Pickle Lake, en Ontario. Elle vient de recevoir un diagnostic de cancer du sein et, après son opération, elle a besoin d'une série de 21 traitements de radiothérapie. Elle s'est fait opérer à Thunder Bay, en Ontario, et a pu rentrer chez elle pour récupérer. Comme sa communauté n'a pas accès à la radiothérapie, M.T. devra retourner à Thunder Bay pour ces traitements, où elle devra passer près d'un mois loin de sa communauté, car les traitements doivent avoir lieu sur une base quotidienne. Conformément au critère d'accessibilité, M.T. serait envoyée à Thunder Bay pour ses traitements. Si la radiothérapie n'était pas disponible à Thunder Bay, ou si le temps d'attente était excessif, M.T. serait envoyée à Winnipeg, au Manitoba.

L'accessibilité s'applique également aux temps d'attente. Certaines administrations ont établi des temps d'attente maximaux pour certaines procédures. Si une personne se retrouve forcée d'attendre pour une intervention (p. ex., une arthroplastie de la hanche ou un pontage coronarien) au-delà de ce délai, la province ou le territoire enverra la personne ailleurs pour l'intervention (voir l'exemple de cas 1.3). Il est à noter, tel que mentionné précédemment, qu'une province ou un territoire ne paiera dans un tel cas pour le service que si celui-ci est bel et bien fourni à l'endroit le plus proche, et non à un endroit plus éloigné ou un sur lequel le patient aurait porté sa préférence.

Il survient parfois des situations où une personne devant subir à une date prévue une opération considérée comme sensible au temps voie son opération reportée, en raison de ce que les services dont elle a besoin ne sont pas disponibles à cette date. Cela s'est produit fréquemment tout au long de la pandémie de COVID-19. Même pendant la quatrième vague de la pandémie, les taux d'hospitalisation de personnes atteintes de la COVID-19 étaient élevés dans de nombreuses provinces et territoires, dont l'Alberta et la Saskatchewan. En septembre 2021, afin d'augmenter la capacité des unités de soins critiques (USC), ou unités de soins intensifs (USI), les Services de santé de l'Alberta ont annulé toutes les opérations non urgentes et les procédures externes, tout en reconnaissant dans le même temps que cette décision entraînait un risque de graves répercussions sur les patients, dont certains pourraient subir de graves conséquences (p. ex., patients atteints de cancer voyant leur opération reportée) (Services de santé de l'Alberta, 2021). Les hôpitaux fonctionnaient au-delà de leur capacité, et tout particulièrement au niveau des lits de soins intensifs et de la prestation de soins actifs. Il y avait également une pénurie de professionnels de la santé ayant les compétences nécessaires pour soigner ces patients. Des situations comme celle-ci, aussi malheureuses que nécessaires, ont une incidence sur le concept d'accessibilité (exemple de cas 1.5). Il est à noter que pendant la pandémie de COVID-19, presque toutes les administrations se sont retrouvées face à des circonstances similaires à un moment ou à un autre.

EXEMPLE DE CAS 1.5   Niveau de priorité des soins pour A.P.

A.P. avait reçu une date pour son pontage coronarien. Cependant, son opération a été annulée parce que l'hôpital était en surcapacité en raison d'un grand nombre de patients atteints de COVID-19. Tous les lits de soins intensifs étaient aussi occupés dans les hôpitaux environnants. Bien qu'une date avait été décidée pour l'opération d'A.P., cette opération n'était pas considérée comme une urgence, de sorte qu'il a dû attendre jusqu'à ce que les services dont il avait besoin soient disponibles. Pour ce qui est patients atteints de COVID-19 ayant besoin de lits de soins intensifs, ceux-là auraient été transférés au besoin à d'autres établissements dans d'autres provinces, ayant des lits disponibles. Compte tenue de la gravité de l'état des patients atteints de la COVID-19, leurs cas auraient la priorité sur celui d'A.P.

L'interprétation du terme *accès raisonnable* donne lieu à controverse. Une personne vivant à Churchill, au Manitoba, n'aura pas le même accès aux soins de santé qu'une personne vivant à Halifax, à Toronto ou à Vancouver. Aujourd'hui, la disponibilité des services varie même entre les milieux ruraux et urbains. Aux fins de la *Loi canadienne sur la santé*, l'accessibilité a été interprétée comme l'accès aux services lorsqu'ils sont disponibles. Elle ne garantit pas, dans le vrai sens du terme, l'« égalité » des services partout au Canada.

Les deux conditions suivantes ont été imposées aux provinces dans la *Loi canadienne sur la santé* :

- *Information.* Chaque province ou territoire doit fournir au gouvernement fédéral des informations sur les services de soins de santé assurés, incluant les services complémentaires, aux fins énoncées dans la *Loi canadienne sur la santé*.
- *Reconnaissance.* Les gouvernements provinciaux et territoriaux doivent reconnaître publiquement les contributions financières fédérales en ce qui concerne les services de soins de santé assurés et prolongés.

Interprétation de la *Loi canadienne sur la santé*

Le terme **médicalement nécessaire** est un terme subjectif qui a fait l'objet de chauds débats dans le contexte de la *Loi canadienne sur la santé* (voir aussi les chapitres 2 et 8). En règle générale, un médecin ou autre fournisseur de soins de santé admissible à facturer le régime provincial ou territorial se base sur son jugement clinique pour fournir à un patient des services médicalement nécessaires spécifiques, le tout comprenant généralement un examen, des tests diagnostiques, et le traitement lui-même. Il convient toutefois de noter que certaines administrations peuvent ne pas couvrir tous les tests diagnostiques et tous les traitements. La *Loi canadienne sur la santé* ne précise pas quels services devraient être assurés, ce qui laisse place à une certaine variabilité entre les administrations. Cela dit, ce qui est considéré comme médicalement nécessaire est raisonnablement uniforme à travers l'ensemble du pays. Les services complémentaires sont déterminés par chaque administration et peuvent varier encore davantage.

Les services médicaux (p. ex., l'accouchement par césarienne) ne doivent pas être fournis simplement pour la commodité des patients ou du médecin. En outre, lorsque plus d'un traitement est disponible, un médecin doit tenir compte du rapport coût-efficacité. Par exemple, devant deux options de traitement aux résultats similaires, un médecin doit recommander la moins coûteuse. Dans certaines administrations, il existe des lignes directrices relativement aux tests diagnostiques effectués à des fins préventives, notamment en ce qui concerne le moment où ils doivent être effectués et pour qui. Ces lignes directrices peuvent inclure l'âge du patient et les facteurs de risque.

Il y a parfois des divergences d'opinions entre médecins quant à ce qui est médicalement nécessaire ou non. Prenons comme exemple la réduction mammaire : un chirurgien du Manitoba pourrait déterminer que cette opération est médicalement nécessaire pour une patiente particulière ayant une forte poitrine, de ce que ses seins lui causent des maux de dos et des tensions musculaires. Un autre chirurgien pourrait quant à lui ne pas penser que la réduction mammaire est médicalement nécessaire pour cette patiente et qu'il s'agit plutôt d'une procédure esthétique, ce qui signifierait pour la patiente qu'elle devrait payer de sa poche l'opération.

RÉFLÉCHIR À LA QUESTION

Procédures et services médicalement nécessaires

Le terme *médicalement nécessaire* figure dans la *Loi canadienne sur la santé* pour identifier les procédures et les services qui sont couverts par les assurances-maladie provinciales et territoriales.
1. Recherchez le terme *médicalement nécessaire* dans deux sources.
2. Estimez-vous que ce terme est trop subjectif? Pensez à deux exemples.
3. Y a-t-il des services de santé dans votre province ou territoire qui ne sont pas couverts alors que, selon vous, ils devraient l'être?

Les médecins, par l'entremise de leur corps dirigeant, et les représentants du gouvernement (habituellement du ministère ou du département de la Santé) déterminent les services qui sont médicalement nécessaires et qui, par conséquent, sont assurés. À intervalles désignés, les provinces et les territoires réexaminent leurs listes de services assurés, ajoutant parfois des services, parfois en retirant.

Par exemple, il y a quelques années, de nombreuses administrations ont retiré la circoncision non urgente des nouveau-nés de la liste des services assurés parce que les études ne démontraient aucune raison médicale pour cette procédure, et que les administrations avaient conclu dans le même temps que les autres raisons (p. ex., la croyance qu'une personne circoncise est plus propre ou que le bébé devrait ressembler à son père) étaient sans validité. Cependant, la circoncision est toujours assurée lorsqu'il existe une raison médicale valable de le faire (voir l'exemple de cas 1.1).

La *Loi canadienne sur la santé* traite également du dépassement de tarifs et des **frais d'utilisation** (ou redevances d'utilisation – lesquels frais sont également abordés en vertu de la *Loi sur les soins médicaux*), c'est-à-dire des frais imposés pour un service de santé assuré que le régime d'assurance-maladie provincial ou territorial ne couvre pas (Tiedemann, 2019). À l'heure actuelle, en vertu de la Loi, les dépassements de tarifs et les frais d'utilisation ne sont pas autorisés parce qu'ils créent un obstacle entravant l'accès aux soins médicaux. Si une province ou un territoire autorise néanmoins le dépassement de tarifs ou les frais d'utilisation, le gouvernement fédéral totalisera le montant d'argent que la province ou le territoire a perçu grâce à ces pratiques et déduira ce montant du prochain transfert de fonds. Les partisans des frais d'utilisation croient qu'ils jouent un rôle utile dans le climat actuel des soins de santé. Par exemple, facturer les personnes qui utilisent le service des urgences pour des plaintes non urgentes (exemple de cas 1.6) est un exemple de la façon dont les frais d'utilisation pourraient être mis en œuvre.

EXEMPLE DE CAS 1.6   Frais d'utilisation pour K.J.

K.J., qui vit en Alberta, s'est rendu à l'urgence en raison d'un mauvais rhume. Le coût total de la visite serait normalement couvert par le régime provincial, mais l'hôpital a facturé à K.J. des frais supplémentaires parce qu'il s'est rendu à l'urgence au lieu d'aller voir son médecin. Ces frais supplémentaires sont des frais d'utilisation.

Services non couverts en vertu de la Loi canadienne sur la santé

Les soins de longue durée, les services de soins à domicile et les services prolongés ne sont *pas* inclus dans la *Loi canadienne sur la santé* et ne sont donc pas offerts aux Canadiens sur une base universelle. Ces services sont assujettis au régime d'assurance-maladie de chaque province ou territoire (voir les chapitres 3 et 5). Certaines juridictions, par exemple, fourniront un certain nombre d'heures de soins à domicile par semaine. Une fois la limite atteinte, le patient devra payer une agence de soins à domicile pour des soins supplémentaires. La législation interdisant les frais d'utilisation et le dépassement de tarifs ne s'applique pas aux services de soins de santé prolongés. Chaque province et territoire choisit les services facultatifs (c.-à-d. les services qui ne sont pas médicalement nécessaires) qui seront couverts par son régime de soins de santé.

Le montant de la couverture pour les services optionnels variera. Par exemple, il se peut que le régime d'une province couvre jusqu'à 200 $ par mois en services de physiothérapie. Tout service au-delà de ce montant sera assujetti à des frais d'utilisation et à un dépassement de tarifs qui, comme il a été mentionné, sont des pratiques permises pour ce qui touche aux services jugés non médicalement nécessaires en vertu de la Loi canadienne sur la santé.

APRÈS LA *LOI CANADIENNE SUR LA SANTÉ* : RAPPORTS COMMANDÉS ET ENTENTES

La plus grande partie de l'opposition à la Loi canadienne sur la santé était constituée de médecins et de personnes directement touchées par les restrictions énoncées dans celle-ci. En 1986, les médecins de l'Ontario ont participé à une grève de 25 jours pour s'opposer à cette loi, soutenant que le point clé n'était pas l'argent, mais la liberté professionnelle, une affirmation qui n'a pas été bien accueillie par le public. La même année, l'Association médicale canadienne s'est opposée à la mise en œuvre de la *Loi canadienne sur la santé* au motif qu'elle violait la *Loi constitutionnelle* de 1982. L'affaire est allée jusqu'à la Cour suprême du Canada, mais celle-ci n'y a pas donné suite.

Juste avant l'adoption de la Loi canadienne sur la santé, la plupart des provinces et des territoires avaient établi une certaine forme de dépassement de tarifs ou de frais d'utilisation, voire les deux, à la suite d'événements ayant mené à la mise en œuvre de la *Loi canadienne sur la santé*. Ces frais supplémentaires ne disparaîtraient pas du jour au lendemain. Au cours des deux années suivantes, le gouvernement fédéral a imposé des sanctions pécuniaires aux juridictions qui refusaient de se conformer, alimentant à nouveau le ressentiment et l'opposition. Le gouvernement fédéral a décidé de rembourser les provinces qui mettraient en œuvre des mesures correctives contre le dépassement de tarifs et les frais d'utilisation dans un délai de trois ans. La plupart des juridictions se sont conformées, mais ces pratiques n'ont pas été entièrement éliminées. Même aujourd'hui, certaines provinces et certains territoires défient cette partie de la Loi, ce qui entraîne chaque année des retenues de fonds, principalement liées aux frais d'utilisation dans des cliniques privées réputées par le gouvernement fédéral comme opérant en dehors de la loi (voir le chapitre 8).

Au cours de la décennie qui a suivi l'instauration de la *Loi canadienne sur la santé*, le système de soins de santé au Canada a connu des difficultés croissantes, qui persistent encore aujourd'hui. Au début, les hôpitaux avaient de la difficulté à fonctionner dans les limites de leurs budgets alloués. Les provinces et les territoires ont fait pression pour obtenir plus d'argent dans le but de maintenir des niveaux raisonnables de soins, mais le financement fédéral a au contraire continué de diminuer. Au début des années 1990, des hôpitaux ont restructuré, réduit leurs effectifs, redistribué des lits, mis à pied du personnel, sabré dans les services, et certains ont même fermé. Des médecins et des membres du personnel infirmier ont quitté le pays, et moins de diplômés ont poursuivi leur chemin dans ces carrières (et tout particulièrement en ce qui concerne les soins infirmiers), ce qui a entraîné une pénurie généralisée de ressources humaines en santé.

Certaines provinces et certains territoires ont réagi de façon proactive en établissant de nouvelles stratégies de soins de santé novatrices (encadré 1.9). Les soins à domicile sont devenus une priorité partout au Canada, suivis de près par les soins en milieu communautaire : le concept d'« équipes de soins de santé » reflétant la façon dont les soins primaires sont dispensés aujourd'hui a été instauré; l'accès aux services de soins primaires a été élargi (p. ex., au moyen de cliniques ouvertes après les heures normales de travail, ainsi que de lignes d'assistance téléphoniques et d'heures de bureau prolongées) et amélioré; et la **réforme des soins de santé primaires** a été mise en route. De plus, les infirmiers/ères praticiens/nes et autres fournisseurs de soins ont assumé davantage de responsabilités dans la prestation des soins primaires dans leurs domaines d'expertise (chapitre 3) (tableau 1.1).

ENCADRÉ 1.9   Stratégies de soins de santé parallèles

Le Nouveau-Brunswick a été l'une des premières administrations à prévoir les problèmes liés aux déficits de financement, aux compressions budgétaires, aux changements démographiques et aux besoins accrus en lits d'hôpitaux. La province a ouvert la voie vers les soins communautaires en établissant le programme extramural, décrit comme l'« hôpital sans murs », qui mettait l'accent sur la réduction de la longueur des séjours à l'hôpital et sur la prestation de soins ainsi que de soutien appropriés pour répondre aux besoins en matière de soins de santé à domicile et en milieu communautaire. Ce concept avait même en fait été instauré en 1979, cinq ans avant l'adoption de la *Loi canadienne sur la santé*.

Tout au long des années 1980 et 1990, diverses provinces et divers territoires ont mené des enquêtes sur l'état des soins de santé. Parmi ces enquêtes, notons entre autres la Commission royale chargée d'étudier les soins de santé de la Nouvelle-Écosse (1989), la Commission chargée d'étudier les orientations en soins de santé en Saskatchewan (1990), le Conseil du premier ministre sur la santé en Ontario (1991) et l'Examen des services de santé en Colombie-Britannique (1999).

Des rapports nationaux ont également été commandés. Par exemple, les premier, deuxième et troisième rapports sur la santé des Canadiens, publiés en 1996, 1999 et 2003, respectivement, ont examiné et résumé l'état de santé des Canadiens. Un rapport de 2016 sur la santé des Canadiens s'est penché plus en détail sur le nombre croissant de Canadiens atteints de maladies du cœur.

En 2002, la confiance du public dans le système de soins de santé a atteint son niveau le plus bas, les soins de santé prenant cette année-là le premier rang des préoccupations des Canadiens. À la suite de cette inquiétude, il y a eu celles concernant les services (ou plutôt le manque de services) au niveau de la santé mentale et des soins communautaires, ainsi que relativement à l'omission d'une stratégie nationale en fait d'assurance-médicaments. Les provinces et les territoires ont mis sur pied plusieurs commissions pour étudier diverses préoccupations concernant les soins de santé dans leurs propres régions, certaines de ces commissions menant à des résultats, d'autres non.

À l'échelle nationale, trouver des réponses aux lacunes dans les services de santé mentale et de soins à domicile est devenue une priorité qui s'est prolongée sur plusieurs années. En 2006, le Comité sénatorial permanent des affaires sociales, des sciences et de la technologie a terminé une étude pancanadienne sur la santé et les maladies mentales, suite à laquelle il a recommandé, entre autres, la création d'une Commission canadienne de la santé mentale pour combler les lacunes au niveau des services de santé mentale. Présidée par l'honorable Michael Kirby, la Commission de la santé mentale du Canada a été créée l'année suivante pour fournir des services de santé mentale à l'échelle nationale et en assurer la supervision. La création de la Commission de la santé mentale du Canada a été appuyée par toutes les juridictions, à l'exception du Québec.

En 2017, le gouvernement fédéral a fourni un financement ciblé pour les initiatives de santé mentale et de soins communautaires. En réponse aux pressions nationales visant à assurer la dignité des personnes atteintes d'une maladie en phase terminale, l'aide médicale à mourir (AMM) a été légalisée. Les procédures connexes ont été jugées être la responsabilité des praticiens de soins primaires, et sont supervisées par des médecins de famille et des infirmiers/ères praticiens/nes. L'AMM avait déjà subi plusieurs changements au cours des années précédentes. En mars 2021, les changements apportés à l'AMM sont devenus loi, et tout particulièrement en ce qui concerne les critères d'admissibilité (traités plus en détail aux chapitres 8, 9 et 10).

La méthode de prestation des soins primaires continue d'évoluer, et ce dans une direction due en grande partie à la pandémie de COVID-19. Les administrations ont mis en œuvre des codes de rémunération à l'acte permettant aux fournisseurs de soumettre des réclamations pour une plus grande variété de rendez-vous virtuels (voir les chapitres 3, 5 et 10). Aujourd'hui, le besoin d'accroître la capacité des services de santé mentale n'a jamais été aussi critique, compte tenu de la hausse des problèmes de santé mentale et de consommation de substances dans l'ensemble des groupes d'âge en raison de la pandémie, et ce y compris chez les enfants et les jeunes (voir les).

Source : D'après l'Office régional de la santé du Sud-Est. (s.d.). *Programme extramural.* https://www2. gnb.ca/content/gnb/fr/services/services_renderer.8975.Programme_extra-mural.html

TABLEAU 1.1   Les objectifs des soins primaires

Modèle médical de soins de santé	Objectifs des modèles réformés de soins primaires
Procurés par des médecins	Procurés par des équipes
Centrés sur la maladie	Accent sur la prévention des maladies et la promotion de la santé
En milieu hospitalier	En milieu communautaire
Curatifs (en relation avec la maladie)	Traitement des maladies, pouvant résulter en des vies saines malgré des maladies chroniques
Les problèmes sont isolés	Les soins sont complets et intégrés (c.-à-d. holistiques)
Fournisseur de soins de santé principalement	Soins collaboratifs impliquant des équipes interprofessionnelles, le patient, la famille et les proches

LE SAVIEZ-VOUS?

Le Québec et l'aide médicale à mourir

Le Québec a été la première province au Canada à légaliser l'aide médicale à mourir. Le projet de loi 52, la Loi concernant les soins de fin de vie, a été adopté en juin 2014. Le Québec a été la quatrième administration en Amérique du Nord à adopter une telle législation. Les autres se trouvent aux États-Unis; il s'agit des États de Washington, du Vermont et de l'Oregon.

Union sociale

En 1997, les **premiers ministres** provinciaux et territoriaux ont rencontré leurs homologues fédéraux pour former un programme de renouveau social qui exigeait que tous les gouvernements travaillent en collaboration sur ce que les premiers ministres ont appelé une *union sociale* (Secrétariat des conférences intergouvernementales canadiennes, 1999). L'entente reconnaissait la nécessité d'établir des normes nationales relativement aux droits sociaux et aux politiques connexes.

Les principes de l'entente comprenaient le fait de reconnaître que tous les Canadiens sont égaux. Elle demandait également de s'engager à respecter l'égalité, les droits et la dignité de tous les Canadiens et Canadiennes, à promouvoir l'égalité des chances pour tous et à offrir à ceux qui sont dans le besoin une aide appropriée, et de ne pas faire obstacle à leur mobilité à l'intérieur du Canada. Ce terme de *mobilité* fait référence à la possibilité pour les Canadiens de se déplacer librement à l'intérieur du pays pour rechercher des occasions, ainsi qu'aux mesures prises par les gouvernements à son égard pour éliminer tout obstacle fondé sur la résidence. Les Canadiens ont la possibilité d'utiliser les transferts monétaires provenant de programmes sociaux de soutien comme les soins de santé.

Des négociations difficiles ont suivi, principalement au sujet de la formule de financement fédéral et du degré d'autonomie que les provinces et les territoires auraient en ce qui concerne comment l'argent serait dépensé et dans quoi il irait (p. ex., traitements contre le cancer, améliorations des services d'urgence, soins de longue durée). L'entente définitive a été signée par toutes les provinces et tous les territoires, à l'exception du Québec, le 4 février 1999 (Asselin, 2001). Le Québec n'était pas disposé à signer quelque entente que ce soit qui n'appuyait pas clairement le droit de la province de se retirer inconditionnellement des programmes soutenus par le gouvernement fédéral ou initiés par celui-ci, ce que l'union sociale ne fournissait pas.

Dans l'entente finale, l'union a accepté de maintenir les cinq critères de la *Loi canadienne sur la santé* et de travailler continuellement à l'amélioration des soins de santé. Elle comprenait également un engagement à travailler en collaboration avec les peuples autochtones, leurs gouvernements et leurs organismes pour améliorer les soins de santé et les programmes sociaux. Le gouvernement fédéral a ensuite promis d'augmenter les dépenses en soins de santé de 11,5 milliards de dollars au cours d'une période s'étendant sur les 5 années suivantes, et commençant au cours de l'exercice 1999-2000.

Il serait malaisé de dire aujourd'hui si l'union sociale a vraiment entraîné des changements positifs. Les formules de financement fédéral ont changé (voir le chapitre 8); l'entente a creusé un fossé entre le Québec et le gouvernement fédéral; et certaines iniquités liées aux programmes sociaux sont évidentes. Prenons l'exemple de l'augmentation du taux de tuberculose chez les Inuits vivant dans l'Inuit Nunangat : il est 300 fois plus élevé que chez les Canadiens non-autochtones (Services aux Autochtones Canada, 2022a).

Rapports commandés

À la fin de 2002, trois rapports importants sur l'état des soins de santé au Canada avaient été commandés et publiés : le rapport Mazankowski, le rapport Kirby et le rapport Romanow. Voir l'encadré 1.10 pour les points clés de chacun de ces rapports.

La *Commission de vérité et réconciliation du Canada : Appels à l'action* (Commission de vérité et réconciliation du Canada, 2015b) traite également des questions de santé relatives aux peuples autochtones au Canada, et tout particulièrement les appels à l'action numéros 18 à 24. Ces appels à l'action visent les iniquités actuelles en matière de soins de santé pour les peuples autochtones. L'appel à l'action n° 18 indique que « la santé des Autochtones au Canada est le résultat direct des politiques des précédents gouvernements canadiens, y compris en ce qui touche les pensionnats, et de reconnaître et de mettre en application les droits des Autochtones en matière de soins de santé tels qu'ils sont prévus par le droit international et le droit constitutionnel, de même que par les traités » (TRCtalk (a), s.d.). Les autres appels à l'action sous « Santé » vont de demander au gouvernement de combler les écarts et les iniquités entre les non-Autochtones et les Autochtones, à répondre aux besoins en soins de santé des Métis, des Inuits et des Autochtones hors réserve en honorant leurs demandes de financement pour

ENCADRÉ 1.10   Les trois grands rapports sur l'état des soins de santé au Canada

Le rapport Mazankowski : *un cadre de réforme,* 2001

Mandaté par l'ancien premier ministre de l'Alberta Ralph Klein en août 2000 et présidé par Donald Mazankowski, ancien membre du Cabinet à l'époque du gouvernement Mulroney.

Objectif : Fournir des conseils stratégiques au premier ministre sur la préservation de services de santé de qualité et de leur amélioration future pour les Albertains

Points à retenir

- Fournissait un appui aux soins de santé privés en ce qu'il recommandait que les médecins soient autorisés à travailler dans des établissements de soins de santé privés après avoir consacré un certain temps au secteur public
- Recommandait, après examen, de retirer certains services de la liste de ceux couverts à l'époque par le régime provincial
- Recommandait la mise en œuvre d'un système de dossiers de santé électroniques et de cartes d'assurance-maladie électroniques à l'échelle de la province
- Suggérait que les impôts soient utilisés comme source d'augmentation des revenus et que les Albertains paient des primes d'assurance-maladie plus élevées (une suggestion qui n'a pas été bien reçue)

Résultats notables : En 2003, l'Alberta a mis en œuvre une initiative de dossiers de santé électroniques à l'échelle de la province, devenant ainsi la première province canadienne à le faire.

Le rapport Kirby : *La santé des Canadiens – Le rôle du gouvernement fédéral,* 2002)

Dirigé par le sénateur Michael J. Kirby

Objectif : Examiner l'état du système de soins de santé canadien et le rôle du gouvernement fédéral à cet égard

Points à retenir

- Possédait des similitudes importantes avec le rapport Mazankowski
- Affirmait que le système de soins de santé ne pourrait pas durer avec les niveaux de financement existants
- Recommandait la mise en œuvre de nouvelles taxes ou primes d'assurance déterminées en fonction du revenu
- Recommandait d'établir des limites aux temps d'attente, et qu'une fois la limite atteinte, le gouvernement devrait payer pour que le patient reçoive un traitement ailleurs, et ce même aux États-Unis, si nécessaire
- Recommandait un régime d'aide financé par le gouvernement pour les médicaments dans certaines circonstances où le coût des médicaments serait disproportionné par rapport aux revenus de personnes (ou de familles)
- Recommandait une dépense immédiate de 2 milliards de dollars au niveau de la technologie de l'information, y compris l'élaboration d'un système national pour les dossiers de santé électroniques, et d'un montant additionnel de 2,5 milliards de dollars sur cinq ans pour de l'équipement médical de pointe
- Suggérait des incitatifs gouvernementaux pour encourager les fournisseurs de soins de santé à revenir au Canada, ainsi que la création de fonds pour recruter et former des médecins et des infirmiers/ères

Résultats notables : Ce rapport n'a pas été aussi largement accepté que le rapport Romanow. Toutefois, l'Ontario a adopté l'idée de primes pour les soins de santé.

Le rapport Romanow : *Guidé par nos valeurs : l'avenir des soins de santé au Canada*, 2002

Dirigé par Roy Romanow, ancien premier ministre de la Saskatchewan et président de la Commission sur l'avenir des soins de santé au Canada

Objectif : Présenter des recommandations pour assurer la survie du système de soins de santé du Canada et envisager des initiatives de promotion de la santé et de prévention des maladies

Points à retenir
- Possédait des similitudes importantes avec le rapport Mazankowski
- A recueilli des informations et des conseils auprès des Canadiens dans le cadre de forums publics et de réunions tenues dans l'ensemble du pays
- Estimait que le système de soins de santé était durable, mais que des mesures immédiates (financement et révision) étaient nécessaires de la part de tous les ordres de gouvernement
- S'opposait à la privatisation des soins de santé, affirmant que tout nouveau régime créant des initiatives privées en matière de soins de santé devrait être découragé
- Recommandait la création du Conseil canadien de la santé, avec la charge de superviser l'amélioration des soins de santé, de mener des examens réguliers du système de soins de santé (p. ex., soins à domicile et en milieu communautaire, initiatives de réforme des soins primaires, ressources humaines en santé, mise en œuvre de régimes d'assurance-médicaments, temps d'attente) et de rendre compte des résultats au public
- Recommandait que les initiatives de réforme soient financées par l'excédent du gouvernement fédéral ou par une augmentation des impôts (p. ex., le gouvernement fédéral pourrait établir un transfert canadien en matière de santé dédié, avec des contributions en espèces uniquement)
- Recommandait d'ajouter le critère de responsabilisation à la *Loi canadienne sur la santé*
- Recommandait l'élargissement de la couverture des soins à domicile, des tests diagnostiques, des **soins palliatifs**, et des soins de santé mentale
- Suggérait que les prestations d'assurance-emploi et de sécurité d'emploi soient étendues aux membres de la famille et aux amis qui choisissent de prendre soin à domicile d'êtres chers malades ou mourants
- Recommandait que les **coûts exorbitants des médicaments** soient couverts, sous réserve de certaines conditions (p. ex., la capacité de payer)
- Recommandait qu'un organisme national contrôle le prix des médicaments, fournisse une liste centralisée des médicaments couverts par les régimes de santé publique, surveille l'innocuité et le coût des nouveaux médicaments requérant l'approbation du gouvernement fédéral pour utilisation, et examine l'efficacité ainsi que les résultats des médicaments en utilisation
- Recommandait de la création d'un autre organisme indépendant chargé d'examiner et d'approuver les médicaments d'ordonnance et de s'assurer que les Canadiens disposent de renseignements clairs et concis sur les médicaments qu'ils prennent
- Préconisait la mise sur pied d'un organisme central chargé de surveiller et de rationaliser les listes d'attente, mais sans toutefois recommander de limite en termes de temps d'attente

Résultats notables : Voir la section « Impact du rapport Romanow » plus loin dans ce chapitre.

Sources : Kirby, M. J. L., 2002. *La santé des Canadiens – Le rôle du gouvernement fédéral. Rapport final*. https://publications.gc.ca/site/fra/9.601677/publication.html; Mazankowski, D., 2001). *Un cadre de réforme : rapport du Conseil consultatif du premier ministre sur la santé*. https://open.alberta.ca/dataset/a2a779b1-9539-4d31-b6cf-399901520575/resource/098ed295-c86b-464b-9900-51c4c73feaa7/download/mazankowski-report-2001.pdf; Romanow, R., 2002). *Guidé par nos valeurs : l'avenir des soins de santé au Canada*. https://publications.gc.ca/collections/Collection/CP32-85-2002F.pdf; Until The Last Child, 2014. *L'histoire du bien-être de l'enfance au Canada*. https://www.untilthelastchild.com/the-history-of-child-welfare-in-canada/

des centres de santé autochtones de même qu'en respectant la valeur « des pratiques de guérison autochtones et [en les utilisant] dans le traitement de patients autochtones » (TRCtalk (b), s.d.). Cela doit être fait en collaboration avec les Aînés et les guérisseurs, lorsque ces patients en font la demande. L'appel à l'action n° 23 demande au gouvernement d'accroître nombre de professionnels autochtones travaillant dans le domaine des soins de santé, et le n° 24 demande à ce que les écoles de médecine et les écoles de sciences infirmières du Canada exigent de tous leurs étudiants qu'ils suivent un cours portant sur les questions liées à la santé qui touchent les Autochtones, y compris en ce qui a trait à l'histoire et aux séquelles des pensionnats. Les appels à l'action sont détaillés sur ce site Web : https://nctr.ca/wp-content/uploads/2021/04/4-Appels_a_l-Action_French.pdf. Veuillez prendre le temps de les lire et d'en discuter.

Impact du rapport Romanow

À la suite de la publication du rapport Romanow, le gouvernement fédéral, sous la direction du premier ministre Jean Chrétien, a déclaré que le rapport servirait de fondement à l'orientation des soins de santé au cours des prochaines années. En 2004, le gouvernement fédéral a affecté 10 milliards de dollars aux soins de santé, un montant qui sera distribué sur une période de 10 ans dans le but de régler les problèmes cernés dans le rapport.

Plusieurs des recommandations de Romanow ont été mises en œuvre. Le 1er avril 2004, le Transfert canadien en matière de santé (TCS) et le Transfert canadien en matière de programmes sociaux (TCPS) ont remplacé le Transfert canadien en matière de santé et de programmes sociaux (TCSPS), un montant fixe (transfert global) du gouvernement fédéral aux provinces destiné à payer les soins de santé, les études postsecondaires et l'aide sociale. Voir le chapitre 4 pour plus de détails à ce sujet.

Les campagnes de promotion de la santé ont été maintenues et ont même fait l'objet d'une promotion redoublée par tous les ordres de gouvernement. Des limites sur les temps d'attente ont été instaurées dans l'ensemble du pays, ainsi qu'une exigence demandant d'afficher les temps d'attente actuels sur Internet. Le Conseil canadien de la santé a été créé à la suite de l'Accord de 2003 des premiers ministres, mais il a par la suite été dissous par le gouvernement fédéral en 2014. Lors de la réunion des premiers ministres de 2004, les premiers ministres du Canada ont convenu d'un financement et d'initiatives supplémentaires pour le renouvellement des soins de santé, y compris du financement pour permettre aux membres des familles de rester à la maison afin de s'occuper de parents malades. Des initiatives de réforme des soins de santé primaires ont été mises à l'essai, mises en œuvre et révisées dans l'ensemble du Canada. Ce processus se poursuit à l'heure actuelle, et divers modèles de prestation de soins de santé primaires sont continuellement affinés pour en améliorer le rapport coût-efficacité et répondre aux besoins des collectivités qu'ils desservent. Des fonds ont été mis à disposition pour améliorer la technologie de l'information et le système de dossiers de santé électroniques dans toutes les régions. Dans certaines juridictions, cet argent a été utilisé efficacement, alors que dans d'autres, cela n'a pas été le cas. La mise en œuvre du système de dossiers médicaux électroniques et son efficacité demeurent fragmentaires et inégales d'un point de vue national, bien que des améliorations aient été apportées. Le programme de couverture des coûts exorbitants en médicaments (voir le chapitre 4) recommandé n'a pas été mis en œuvre, quoique d'un autre côté, la plupart des administrations en aient maintenant un. L'assurance-médicaments n'est pas uniforme d'un bout à l'autre du pays. Le Canada demeure le seul pays industrialisé doté d'un système de soins de santé universels qui n'a pas de régime national d'assurance-médicaments.

Voir l'entretien avec Roy Romanow sur Evolve, dans lequel il parle des lacunes de l'assurance-maladie aujourd'hui et partage ses réflexions au sujet des recommandations de son rapport qui n'ont pas été mises en œuvre.

Accords

Les résumés suivants des réunions des premiers ministres soulignent les plus récents **accords sur la santé** conclus entre le gouvernement fédéral et les gouvernements provinciaux et territoriaux.

Réunion des premiers ministres, 2000

En septembre 2000, les premiers ministres se sont réunis et ont convenu de travailler ensemble pour cerner les problèmes importants auxquels font face les soins de santé dans chaque province et territoire, pour établir l'ordre de priorité de ces préoccupations et pour s'engager à œuvrer en collaboration pour répondre à ces préoccupations à l'échelle provinciale, territoriale et nationale. Les principaux enjeux cernés lors de cette réunion comprenaient la promotion de la santé, l'accès en temps opportun aux services, l'état des services de soins primaires, la pénurie de professionnels de la santé, le manque de financement et de services pour les soins à domicile et en milieu communautaire, la gestion inefficace des dossiers de santé, le vieillissement de l'équipement de diagnostic, ainsi que le manque d'équipement et le coût élevé des médicaments pour les nombreux Canadiens qui n'ont pas de régime d'assurance-médicaments.

Un certain nombre d'autres réunions ont suivi. Des ententes ont été conclues, des engagements ont été pris, et des fonds ont été promis pour répondre aux préoccupations. L'engagement renouvelé lors des réunions subséquentes s'appuyait sur les promesses faites lors de la réunion des premiers ministres de septembre 2000.

Accord de 2003 des premiers ministres sur le renouvellement des soins de santé

En février 2003, le premier ministre du pays et les premiers ministres de sept provinces se sont rencontrés à Ottawa pour préciser l'orientation immédiate devant être empruntée relativement aux soins de santé au Canada. Le principal engagement pris était de préserver les soins de santé universels tels que sous l'actuelle *Loi canadienne sur la santé*. La plupart des préoccupations étaient les mêmes que celles abordées lors de la réunion des premiers ministres de 2000 (Santé Canada, 2003).

Un élément clé de cet accord était l'établissement de normes de soins pour les Canadiens, y compris l'accès aux fournisseurs de soins de santé 24 heures sur 24, 7 jours sur 7; l'accès rapide aux services de diagnostic et aux traitements; la mise en œuvre d'un système national de dossiers de santé électroniques; et une aide financière pour ceux qui ont besoin de médicaments, mais qui n'ont pas les moyens de s'en payer.

Sur une période de cinq ans, le Fonds pour la réforme de la santé créé lors de cette réunion a canalisé des fonds vers les soins primaires, vers un programme de couverture des coûts exorbitants en médicaments, et vers les services de soins à domicile. Par l'intermédiaire de ce fonds, le gouvernement fédéral a transféré de l'argent aux provinces et aux territoires afin qu'ils puissent répondre aux besoins particuliers de leurs résidents.

Les ministres ont également abordé la question des besoins uniques des peuples autochtones. Le gouvernement fédéral s'est engagé à travailler plus étroitement avec les gouvernements provinciaux, les gouvernements territoriaux et les dirigeants autochtones pour amener les services de soins de santé pour les Autochtones à un niveau d'égalité avec ceux offerts aux autres Canadiens.

Le programme de paiements de péréquation a été réexaminé pour s'assurer que toutes les provinces disposaient d'un financement adéquat pour fournir des services de soins de santé comparables à leurs citoyens. Comme il a été mentionné précédemment, c'est dans le cadre de cet accord que le *Transfert canadien en matière de santé* a été créé, séparant en deux la formule de financement qui combinait auparavant le financement fédéral pour les soins de santé et l'éducation postsecondaire.

Dans cet accord, le gouvernement fédéral s'engageait également à instaurer un *ensemble de prestations de compassion* par l'entremise du programme d'assurance-emploi, ainsi qu'une sécurité d'emploi par l'entremise du Code canadien du travail (selon la recommandation faite dans le rapport Romanow), afin d'assurer une sécurité financière et une sécurité d'emploi aux personnes qui s'absentent temporairement de leur travail pour prendre soin d'un proche (ou conjoint, conjointe ou enfant) gravement malade ou mourant. Cette recommandation a été mise en œuvre en 2012.

En 2016, le gouvernement fédéral a étendu les prestations versées de six semaines jusqu'à 26 semaines. La Nouvelle-Écosse, la première province à aligner son code du travail sur la législation fédérale, a étendu en 2016 le temps d'absence couvert à 28 semaines, et fut suivie à cet égard par la Saskatchewan et par Terre-Neuve-et-Labrador.

De plus, le Conseil canadien de la santé a été créé et s'est vu confier la responsabilité de rendre compte aux Canadiens des résultats en matière de santé (il a été dissous en 2014 après que le gouvernement fédéral ait jugé qu'il avait rempli son mandat).

Réunion des premiers ministres sur l'avenir des soins de santé, 2004

La réunion des premiers ministres sur l'avenir des soins de santé a été convoquée en suivi des ententes conclues en 2003, pour discuter des progrès réalisés et aller de l'avant avec d'autres propositions (Santé Canada, 2004). Lors de cette réunion, le premier ministre et les premiers ministres ont signé une deuxième entente, le gouvernement fédéral s'engageant à fournir une somme de 41 milliards de dollars sur une période de 10 ans pour les services de soins de santé. Encore une fois, les premiers ministres ont renouvelé leur engagement à s'appuyer sur les critères de l'actuelle *Loi canadienne sur la santé* et à travailler ensemble de manière constructive et ouverte. Ils ont promis de partager l'information et de démontrer une plus grande responsabilisation quant au fait de rendre compte au public des progrès réalisés. Le Conseil canadien de la santé s'est vu confier des responsabilités accrues pour rendre compte aux Canadiens des résultats en matière de santé.

Le premier ministre du pays, les premiers ministres des provinces et des territoires ainsi que les dirigeants autochtones ont créé ensemble le Fonds de transition pour la santé des Autochtones, qui a fourni 200 millions de dollars pour améliorer les services de soins de santé aux Autochtones afin de répondre aux besoins des peuples autochtones partout au Canada.

Conférence annuelle des ministres de la Santé, 2005

Lors de la Conférence annuelle des ministres de la Santé de 2005, une attention particulière a été accordée à la couverture des coûts exorbitants en médicaments mentionnée lors de réunions précédentes. Les ministres de la Santé ont discuté des mesures à prendre pour donner suite aux recommandations antérieures visant à normaliser le prix des médicaments dans l'ensemble du Canada, et se sont engagés à mieux contrôler la relation entre l'industrie pharmaceutique et les régimes d'assurance-maladie provinciaux et territoriaux (Gouvernement du Canada, 2005).

Accord de Kelowna, 2006

Les premiers ministres se sont réunis de nouveau à Kelowna, en Colombie-Britannique, où le gouvernement fédéral a promis de dépenser cinq milliards de dollars sur cinq ans pour améliorer la santé, le logement et l'éducation des Autochtones (Patterson, 2006). Les ministres ont également établi le *Plan directeur pour la santé des Autochtones*, un plan visant à réduire de façon importante les écarts entre les résultats pour la santé de la population canadienne en général et ceux des Autochtones, bien qu'il reste encore aux provinces et aux territoires de s'engager à l'égard du plan.

Quelques jours après la réunion, le gouvernement libéral minoritaire de Paul Martin est tombé, et les promesses énoncées dans l'Accord de Kelowna n'ont jamais été remplies.

Commission de la santé mentale du Canada (CSMC), 2007

Le Comité sénatorial permanent (le rapport Kirby) a recommandé la création d'une commission de la santé mentale chargée d'attirer l'attention sur la santé mentale au Canada. La CSMC cerne les problèmes liés à la santé mentale et formule des recommandations d'amélioration. Ces problèmes comprennent les dépendances (p. ex., drogues et alcool) et l'itinérance (souvent, l'itinérance va de pair avec les dépendances et d'autres problèmes de santé mentale). Le soutien comprend celui pour les détenus ayant des problèmes de santé mentale, le logement, les soins de santé, et un soutien aux personnes atteintes de maladie mentale ainsi qu'à leurs familles. Plus récemment, l'accent a été mis sur la gestion des crises des opioïdes qui explosent partout au pays, en soutenant les toxicomanes avec des centres de réduction des dommages ainsi que des programmes de réadaptation.

La CSMC présente des rapports annuels sur ses progrès et ses réalisations, et elle définit de nouvelles stratégies. Le dernier rapport s'intitule *Pour faire progresser la Stratégie en matière de santé mentale pour le Canada : Cadre d'action, 2017-2022)* (CSMC, 2016).

Les consultations qui ont eu lieu en 2015 ont inclus des personnes de partout au Canada, aux rôles et antécédents variés. Le dénominateur commun était l'intérêt et l'investissement de nombreux intervenants relativement à la santé mentale (p. ex., les politiciens et les décideurs, les fournisseurs de soins de santé, les soignants, les personnes préoccupées, la communauté autochtone ,et les personnes qui ont interagi avec le système de santé mentale).

Les priorités continues comprennent l'élaboration de stratégies pour répondre aux problèmes de santé mentale actuels, allant de la gestion de la crise des opioïdes qui sévit dans tout le pays à la prestation de services de santé mentale et de soutien à l'afflux de réfugiés ainsi que de **demandeurs d'asile** qui sont venus au Canada au cours des dernières années (CSMC, 2016).

LE SAVIEZ-VOUS?

Le soutien en santé mentale pour les nouveaux Canadiens

La santé mentale et le bien-être des réfugiés sont une priorité pour l'Association canadienne pour la santé mentale (ACSM). Le soutien aux nouveaux Canadiens dans le besoin est une affaire complexe qui doit tenir compte de la culture ainsi que des efforts pour s'adapter à un nouveau mode de vie et, pour beaucoup, pour surmonter les traumatismes antérieurs vécus (p. ex., trouble de stress post-traumatique [TSPT]). Partout au pays, des collectivités incluent des traitements en santé mentale dans des cliniques ainsi que dans des centres spécialisés. Par exemple, en 2016, l'Hôpital universitaire pour femmes de Toronto (Crossroads) a collaboré avec l'ACSM et a créé un programme de santé mentale et de bien-être appelé Nouveau départ. Saskatoon comprend l'évaluation de la santé mentale et des traitements à sa clinique de santé communautaire et d'engagement des réfugiés. Une ressource affirme que jusqu'à 80 % des femmes et des enfants acceptés au Canada ont besoin d'un soutien en santé mentale. Les réfugiés reçoivent des services de santé médicale de base dans le cadre du Programme fédéral de soins de santé intérimaires. La question de la fourniture d'autres types de services médicaux, comme des soins de santé mentale, est laissée à chaque province et territoire pour qu'ils décident de la façon dont les réfugiés devraient accéder à ces services.

L'Accord sur la santé de 2014

En 2011, le ministre fédéral des Finances a annoncé une nouvelle formule pour le TCS. Selon les termes du nouvel accord (valables du 1er avril 2014 au 31 mars 2024), le gouvernement fédéral continuerait de verser les paiements de transfert à 6 % par année, jusqu'à l'exercice 2016-2017. Après cette période (et au moins jusqu'en 2024), les dollars de transfert seraient liés au taux du produit intérieur brut (PIB) et seraient garantis de ne pas tomber en dessous de 3 %. De plus, en vertu de cet accord, les transferts provinciaux et territoriaux du TCS ont été rajustés de sorte que les paiements devaient être répartis sur une base *en argent* égale par habitant seulement (à l'exclusion des points d'impôt). Aucune condition n'était attachée quant à la façon dont l'argent était dépensé. Cet accord a été élaboré unilatéralement par le gouvernement fédéral : les provinces et les territoires n'ont pas eu leur mot à dire dans la législation, ce qui a entraîné des troubles et de la discorde et a divisé les provinces et les territoires. L'espoir était que si un nouveau gouvernement était élu en 2016, un nouvel accord serait négocié. Le nouveau gouvernement, avec à sa tête le premier ministre Justin Trudeau, a été formé en 2016.

L'Accord sur la santé de 2017

La ministre fédérale de la Santé a rencontré les premiers ministres à la fin de 2016 pour entamer des pourparlers sur un nouvel Accord canadien sur la santé. Le ministre fédéral des Finances et la ministre de la Santé ont présenté une offre rédigée unilatéralement, proposant une augmentation annuelle de 3,5 % des transferts canadiens en matière de santé et de 11,5 milliards de dollars sur une période d'un an, à dépenser pour des initiatives de santé mentale et de soins à domicile. Toutes les administrations ont d'abord rejeté l'offre, souhaitant de nouvelles négociations. Présentant un front uni, les premiers ministres ont répliqué, demandant une augmentation annuelle des transferts de TCS de 5,2 %. Ils voulaient également que le gouvernement fédéral retire toute condition sur la façon dont l'argent devait être dépensé. Le gouvernement fédéral a refusé de négocier, affirmant qu'il s'agissait d'une offre à prendre ou à laisser, mais a indiqué que les provinces et les territoires pouvaient s'adresser au gouvernement fédéral et négocier en privé. La Nouvelle-Écosse (recevant 287,8 millions de dollars), le Nouveau-Brunswick (recevant 230 millions de dollars) et Terre-Neuve-et-Labrador (recevant 160 millions de dollars) ont été les premières provinces à rompre ce front uni, en négociant leurs propres conditions pour accepter un nouvel accord (Nouveau-Brunswick, Cabinet du premier ministre, 2016). Ces ententes ont été suivies par d'autres avec le Nunavut, le Yukon et les Territoires du Nord-Ouest, puis une avec la Saskatchewan qui, en plus de recevoir un financement supplémentaire, cherchait aussi résolution à un différend avec le ministère au sujet de la politique de la Saskatchewan d'autoriser des examens privés (c.-à-d. payants) d'imagerie par résonance magnétique (IRM), ce qui contrevenait aux termes et conditions de la Loi canadienne sur la santé. La Saskatchewan devait prouver que cette politique n'entraînait pas de désavantage pour le système public et devait garantir un examen IRM public pour chaque examen privé acheté.

L'entente avec la Colombie-Britannique (février 2017) prévoyait que celle-ci reçoive un milliard de dollars pour les soins à domicile et les services de santé mentale, plus 10 millions de dollars à consacrer à la lutte contre la crise des opioïdes à laquelle la province était confrontée (voir le chapitre 10) et qui, à cette date, ne s'était pas étendue de manière significative à d'autres administrations.

En mars 2017, l'Ontario a signé une entente de 10 ans d'une valeur de 4,2 milliards de dollars, plus un financement supplémentaire de 2,3 milliards de dollars pour les soins à domicile, et de 1,9 milliard de dollars pour des initiatives liées à la santé mentale (Santé Canada, 2017). L'Alberta a accepté une entente donnant à la province 10,3 milliards de dollars sur 10 ans, dont 703,2 millions de dollars pour les soins à domicile et 586 millions de dollars pour la santé mentale. L'entente avec le Québec a été conclue après qu'Ottawa a accepté de reconnaître le Québec comme une région distincte, reconnaissant le Québec comme une province d'« asymétrie », et supprimant les lignes directrices sur la façon dont l'argent devait être dépensé. Le Manitoba a été la dernière province à signer l'accord. Les conditions comprenaient un paiement unique de cinq milliards de dollars en 2017, à utiliser pour aider à gérer la crise des opioïdes de la province ainsi que les maladies rénales, plus un soutien supplémentaire pour les programmes de soins à domicile (Dacey et Glowacki, 2017).

Dans tous les cas, les fonds supplémentaires reçus (en plus du TCS de 3 %) devaient être dépensés conformément aux modalités de chaque entente (p. ex., répartis entre les soins à domicile et les services de santé mentale). De plus, toutes les administrations étaient libres de demander du financement supplémentaire selon les circonstances. Par exemple, les Territoires du Nord-Ouest ont reçu des fonds supplémentaires pour le transport médical et l'innovation.

RÉSUMÉ

1.1 Les peuples autochtones habitaient depuis des milliers d'années ce qui est devenu le Canada avant d'entrer en contact avec des étrangers (ce *qu'on appelle l'ère préeuropéenne*). Ils avaient des pratiques et des traitements de soins de santé efficaces. Les colons européens ont amené des médecins et des infirmiers/ères (dont beaucoup sont venus avec l'armée) au pays au cours des 16e et 17e siècles et ont intégré à certaines de leur pratiques celles des peuples autochtones. Au cours du 18e siècle et au début des années 1800, les organismes bénévoles ont joué un rôle clé dans la prestation des soins de santé au Canada. Le concept de santé publique a vu le jour au début des années 1800 et, avec l'adoption de l'*Acte de l'Amérique du Nord britannique* en 1867, les gouvernements fédéral et provinciaux se sont partagé les responsabilités en matière de soins de santé, lesquelles sont devenues au fil du temps plus structurées et officialisées. Un résultat de ceci a été que le gouvernement de l'époque a commencé peu à peu à financer des hôpitaux, et la première école de soins infirmiers a été établie en 1873 à St. Catharine's, en Ontario.

1.2 Pour avoir une réelle compréhension de l'histoire des soins de santé au Canada en ce qui concerne les peuples autochtones, il est important de comprendre les divers termes qui se rapportent à eux, ainsi que le contexte dans lequel ces termes sont utilisés, et les concepts de « bandes » et de « réserves ». Certains termes prêtent à confusion car ils se recoupent, alors que d'autres sont tombés en disgrâce et ne sont plus utilisés, à moins qu'ils ne possèdent une connotation juridique. Le terme *Autochtones* désigne les Premières Nations, les Métis et les Inuits. Le terme *Inuits* a remplacé le terme *Esquimaux* dans les années 1980. Les Premières Nations dont les membres sont considérés comme des Indiens inscrits se sont vu attribuer des terres appelées *réserves* où vivre, et qui étaient assorties de certains droits. En ce qui concerne les soins de santé pour les peuples autochtones, le Traité nᵒ 6 a été le seul traité qui comprenait une clause relative à la prestation de quelque type de soins de santé que ce soit pour les bandes qui l'ont signé. Cette clause demeure controversée aujourd'hui, car elle est loin de répondre aux besoins actuels en matière de soins de santé des groupes de population pour lesquels le traité a été signé.

1.3 Les peuples autochtones du Canada ont eu un système de soins de santé complexe et efficace pendant des milliers d'années avant l'ère préeuropéenne. Pendant des années, le savoir relatif aux cérémonies de guérison et aux pratiques de santé a été transmis d'une génération à l'autre par les guérisseurs, à la fois oralement et par le biais d'expériences pratiques.

Très peu d'informations qui s'y rapportent ont été documentées. Par conséquent, il existe peu de documents écrits sur ces pratiques. La plupart des pratiques culturelles autochtones étaient enracinées dans des idéaux et des croyances holistiques et spirituelles, ainsi que dans une relation intégrale avec la nature et la « Terre-Mère » (un terme qui n'est en fait pas originaire des peuples autochtones). Avec la colonisation, la médecine et le savoir occidentaux ont rapidement supplanté les cérémonies et les pratiques traditionnelles des populations autochtones, et diminué l'importance d'une grande partie de leurs connaissances et cérémonies traditionnelles (dont beaucoup sont réapparues et demeurent efficaces aujourd'hui). Les peuples autochtones du Canada ont beaucoup souffert de la colonisation, et notamment des abus et des atrocités indicibles et tragiques qu'ils ont subis dans les pensionnats. La découverte récente de tombes anonymes sur le terrain de pensionnats indiens révélant les restes de nombreuses personnes, la majorité semblant être des enfants, est venue ajouter encore davantage à leur peine.

1.4 Au début du 19e siècle, un médecin de la Marine royale britannique a conçu l'hypothèse qu'il existait peut-être un lien entre l'assainissement et les infections, ouvrant la voie à des mesures de santé publique et à l'établissement d'organismes officiels de santé publique dans les provinces. Parallèlement, des établissements d'enseignement formels pour les infirmiers/ères ont été fondés. En 1873, la première école de soins infirmiers a été établie au Mack's General and Marine Hospital de St. Catharine's, en Ontario. En 1916, le gouvernement de la Saskatchewan a adopté la *Loi sur les municipalités rurales*, permettant officiellement aux municipalités de percevoir des impôts afin de recueillir des fonds pour retenir les médecins ainsi que pour administrer et entretenir les hôpitaux. La voie vers l'assurance-maladie a commencé avec la première tentative fédérale d'introduire un système de soins de santé public en 1919. Après la Seconde Guerre mondiale, les gouvernements ont commencé à penser qu'ils avaient l'obligation d'offrir aux Canadiens un meilleur niveau de vie, y compris un accès à des soins de santé de qualité. Des soins hospitaliers prépayés ont été instaurés en 1948 et ont été bien accueillis par toutes les administrations. Peu de temps après, la Saskatchewan a été l'instigatrice d'une campagne organisée visant à intégrer les soins médicaux et hospitaliers dans le système de soins de santé public.

1.5 Le gouvernement fédéral s'est engagé à mettre en œuvre un système national de soins de santé complet, et un certain nombre de rapports et de mesures législatives ont suivi. Le rapport Hall, la *Loi sur les soins médicaux* et la *Loi sur le financement des programmes établis* ont tous joué un rôle important avant l'adoption de la *Loi canadienne sur la santé*. En 1957, le gouvernement fédéral a présenté la *Loi sur l'assurance-hospitalisation et les services diagnostiques*, qui a été le précurseur des soins de santé prépayés pour tous les Canadiens. Les soins de santé prépayés tels que nous les connaissons aujourd'hui sont entrés en vigueur en 1984 avec l'adoption de la *Loi canadienne sur la santé*.

1.6 Les cinq critères établis par la *Loi canadienne sur la santé* de 1984 pour la prestation des soins de santé sont la gestion publique, l'intégralité, l'universalité, la transférabilité et l'accessibilité. Les deux conditions énoncées dans la Loi canadienne sur la santé sont l'information et la reconnaissance. La *Loi canadienne sur la santé* décrit précisément les services de soins de santé prolongés qui sont considérés comme médicalement nécessaires et qui sont donc assurés. Le terme *médicalement nécessaire* est subjectif et a fait l'objet de débats dans le contexte de la *Loi canadienne sur la santé*. Le *dépassement de tarifs* et les *frais d'utilisation* ne sont autorisés que pour les services jugés non médicalement nécessaires en vertu de cette loi. Les provinces et les territoires sont responsables de l'établissement de lignes directrices en ce qui concerne les autres services qui sont couverts (c.-à-d. ceux qui ne sont pas jugés médicalement nécessaires en vertu de la *Loi canadienne sur la santé*).

1.7 Des médecins ainsi que l'Association médicale canadienne se sont opposés à la *Loi canadienne sur la santé* au motif qu'elle limitait le dépassement de tarifs et les frais d'utilisation, et qu'elle violait la liberté professionnelle. Au cours de la décennie qui a suivi l'instauration de la Loi canadienne sur la santé, les difficultés croissantes du système de soins de santé ont amené certaines provinces et certains territoires à établir des stratégies novatrices en matière de soins de santé, et une réforme des soins de santé primaires a commencé à avoir lieu. En 1997, les premiers ministres se sont réunis avec le gouvernement fédéral pour collaborer dans le cadre de l'union sociale et clarifier le rôle du gouvernement fédéral en matière de financement. À la fin de 2002, trois rapports importants sur l'état des soins de santé au Canada avaient été commandés et publiés : le rapport Mazankowski, le rapport Kirby et le rapport Romanow. Plusieurs réunions de premiers ministres au cours des 15 dernières années ont donné lieu à la création de nouveaux accords sur la santé.

1.8 L'accord sur la santé négocié sous la direction du premier ministre Paul Martin a fourni aux provinces et aux territoires un modèle de financement qui a duré jusqu'en 2014. Les transferts fédéraux garantissaient aux juridictions une augmentation de 6 % par année jusqu'à cette date. En 2014, le gouvernement Harper a imposé unilatéralement un accord qui réduisait le montant du Transfert canadien en matière de santé (TCS) à 3 % par année, soit le pourcentage du PIB.

L'accord de 2017 négocié (encore une fois unilatéralement) par le gouvernement Trudeau a conservé la même formule pour le TCS, mais a offert des fonds supplémentaires destinés à des services spécifiques, soit les soins à domicile et les soins de santé mentale. Les provinces et les territoires ont d'abord présenté un front uni, refusant les termes de cet accord à prendre ou à laisser. Le gouvernement fédéral a offert de négocier en privé avec chaque juridiction et, lentement, les provinces et les territoires en sont venus à signer des ententes individuelles. Les provinces et les territoires ont collaboré pour soutenir les services de soins de santé pendant la pandémie de COVID-19. Des initiatives sont en place pour remédier aux lacunes liées aux soins de longue durée qui sont devenues apparentes pendant la pandémie. Parmi les autres questions sur lesquelles le gouvernement fédéral s'est engagé à travailler avec les provinces et les territoires, mentionnons les préoccupations au sujet des services de santé mentale et des changements climatiques.

QUESTIONS DE RÉVISION

1. Quelles étaient les responsabilités en matière de soins de santé des gouvernements fédéral et provinciaux énoncées dans l'*Acte de l'Amérique du Nord britannique*?
2. Quels organismes s'occupaient des besoins des Canadiens en matière de soins de santé aux 18e et 19e siècles?
3. Quelles sont les trois pratiques traditionnelles de guérison de la population autochtone du Canada? Décrivez-les brièvement.
4. Expliquez ce que sont le Traité n° 6 et l'armoire à pharmacie.
5. Comment et quand l'assurance-maladie a-t-elle été instaurée pour la première fois au Canada?
6. Comment et quand le concept de soins hospitaliers prépayés a-t-il été instauré au Canada?
7. Énumérez et décrivez trois lois qui ont joué un rôle important dans la création de la *Loi canadienne sur la santé*.
8. Quels sont les critères et les conditions de la *Loi canadienne sur la santé* et que signifient-ils?
9. Qu'entend-on par les termes *médicalement nécessaire*, *dépassement de tarifs* et *frais d'utilisation*, et comment sont-ils liés les uns aux autres dans le contexte de la *Loi canadienne sur la santé*?
10. Quels étaient les objectifs de la réforme des soins primaires?
11. Pourquoi la population autochtone du Canada a-t-elle été si touchée par les maladies lorsque des non-Autochtones sont arrivés au Canada?

12. Décrivez deux cérémonies de guérison importantes pour les membres des Premières Nations au Canada. Quelles sont celles qui sont pratiquées aujourd'hui?
13. Comment les pensionnats indiens ont-ils affecté la population autochtone au Canada?
14. Énumérez et décrivez trois rapports importants sur l'état des soins de santé au Canada.

RÉFÉRENCES

Alberta Health Services. (2021, September 3). *AHS postpones scheduled surgeries due to COVID-19.* https://www.albertahealthservices.ca/news/Page16174.aspx.

Alberta Regional Professional Development Consortium. (n.d.). *Conversation guide: History of First Nation Peoples in Alberta.* https://www.albertaschoolcouncils.ca/public/download/documents/57305.

Allen, L., Hatala, A., Ijaz, S., et al. (2020). Indigenous-led health care partnerships in Canada. *CMAJ : Canadian Medical Association Journal = journal de l'Association medicale canadienne, 192*(9), E208–E216. doi:10.1503/cmaj.190728.

Asselin, R. B. (2001). *The Canadian social union: Questions about the division of powers and fiscal federalism.* Library of Parliament. https://publications.gc.ca/Collection-R/LoPBdP/BP/prb0031-e.htm.

Austen, I. (2021, June 7). *How thousands of Indigenous children vanished in Canada.* New York Times. Updated March 28, 2022. https://www.nytimes.com/2021/06/07/world/canada/mass-graves-residential-schools.html.

Beal, B. (2005). Treaty 6. *Indigenous Saskatchewan Encyclopedia.* University of Regina Press. https://teaching.usask.ca/indigenoussk/import/treaty_6.php.

Bell, N. (2014). *Teaching by the medicine wheel.* https://www.edcan.ca/articles/teaching-by-the-medicine-wheel/.

Canadian Blood Services. (2022). *About Canadian Blood Services.* https://www.blood.ca/en/about-us.

Canadian Friends Service Committee. (n.d.) Truth and Reconciliation. https://quakerservice.ca/our-work/truth-and-reconciliation/.

Canadian Intergovernmental Conference Secretariat. (1999). *A framework to improve the social union for Canadians: An agreement between the Government of Canada and the governments of the provinces and territories.* https://scics.ca/en/product-produit/agreement-a-framework-to-improve-the-social-union-for-canadians/.

Canadian Museum of History. (2004). *A brief history of nursing in Canada from the establishment of New France to the present.* https://www.historymuseum.ca/cmc/exhibitions/tresors/nursing/nchis01e.shtml.

Chin, J. (2020, July 4). The chilling history of the hospital that's been abandoned for 24 years in Edmonton. *Malone Post.* https://malonepost.com/posts/abandoned-hospital-edmonton.

Crey, K. (2009). *Bands. First Nations and Indigenous Studies.* The University of British Columbia. https://indigenousfoundations.arts.ubc.ca/bands/.

Crown-Indigenous Relations and Northern Affairs Canada. (2022). *Indigenous peoples and communities.* https://rcaanc-cirnac.gc.ca/eng/1100100013785/1529102490303.

Dacey, E., & Glowacki, L. (2017). *Manitoba final province to sign health-care pact with feds.* CBC News. https://www.cbc.ca/news/canada/manitoba/funding-health-manitoba-1.4255391.

Editors of Encyclopaedia Britannica. (2022, September 16). Proclamation of 1763. *Encyclopaedia Britannica.* https://www.britannica.com/event/Proclamation-of-1763.

First Nations Studies Program, University of British Columbia. (2009). Royal Proclamation, 1763. https://indigenousfoundations.arts.ubc.ca/royal_proclamation_1763/#:~:text=The%20Royal%20Proclamation%20is%20a,won%20the%20Seven%20Years%20War.

Government of Canada. (1985). *Canada Health Act.* R.S.C., 1985, c. C-6. https://laws-lois.justice.gc.ca/eng/acts/c-6/page-1.html.

Government of Canada. (2005). *Annual conference of Federal–Provincial–Territorial Ministers of Health.* https://www.canada.ca/en/news/archive/2005/10/annual-federal-provincial-territorial-ministers-health-conference.html.

Hanson, E., Gamez, D., & Manuel, A. (2020). *The residential school system.* Indigenous Foundations. https://indigenousfoundations.arts.ubc.ca/residential-school-system-2020/.

Health Canada. (2003). *First ministers' accord on health care renewal.* https://www.hc-sc.gc.ca/hcs-sss/delivery-prestation/fptcollab/2003accord/nr-cp_e.html.

Health Canada. (2004). *First ministers' meeting on the future of health care 2004: A 10-year plan to strengthen health care.* https://www.canada.ca/en/health-canada/services/health-care-system/health-care-system-delivery/federal-provincial-territorial-collaboration/first-ministers-meeting-year-plan-2004/10-year-plan-strengthen-health-care.html.

Health Canada. (2017). *Canada reaches health funding agreement with Ontario* [Press release]. https://www.canada.ca/en/health-canada/news/2017/03/canada_reaches_healthfundingagreementwithontario.html.

Héma-Québec. (n.d.) Blood management in Québec. https://www.hema-Québec.qc.ca/hema-Québec/profil/gestion-du-sang-au-Québec/index.en.html.

Indigenous Awareness Canada. (n.d.). What is a reserve? https://indigenousawarenesscanada.com/indigenous-awareness/what-is-a-reserve/.

Indigenous Services Canada. (2022a, March 24). Inuit Tapiriit Kanatami and the Government of Canada share commitment to end tuberculosis in Inuit Nunangat. https://www.canada.ca/en/indigenous-services-canada/news/2022/03/inuit-tapariit-kanatami-and-the-government-of-canada-share-commitment-to-end-tuberculosis-in-inuit-nunangat.html.

Indigenous Services Canada. (2022b). *About Indian Status.* https://www.sac-isc.gc.ca/eng/1100100032463/1572459644986.

Leung, C. (2014). *Charles Camsell Indian Hospital.* Eugenics Archive. https://eugenicsarchive.ca/discover/institutions/map/543a2cb5d2e5248e4000001a.

Library and Archives Canada. (2020, September 29). *Métis Nation.* https://www.bac-lac.gc.ca/eng/discover/aboriginal-heritage/metis/Pages/introduction.aspx.

Logan, T. E. (2020). Métis experiences at residential school. *The Canadian Encyclopedia.* https://www.thecanadianencyclopedia.ca/en/article/metis-experiences-at-residential-school.

Maskwacis Cree Foundation. (2018). *Submission of the Maskwacis Cree to the Expert Mechanism on the Rights of Indigenous Peoples Study on the right to health and Indigenous Peoples with a focus on children and youth.* (pp. 6, 13, 17, 18, 20, 23). https://www.ohchr.org/sites/default/files/Documents/Issues/IPeoples/EMRIP/Health/MaskwacisCree.pdf.

McCue, H. A. (2020, May 11). *Indian. The Canadian Encyclopedia.* https://www.thecanadianencyclopedia.ca/en/article/indian-term.

Mehl-Madrona, L., & Mainguy, B. (2014). Introducing healing circles and talking circles into primary care. *The Permanente Journal, 18*(2), 4–9. doi:10.7812/TPP/13-1.

Mental Health Commission of Canada (MHCC). (2016). *Advancing the mental health strategy for Canada: A framework for action (2017–2022).* https://www.mentalhealthcommission.ca/wp-content/uploads/drupal/2016-08/advancing_the_mental_health_strategy_for_canada_a_framework_for_action.pdf.

Mount Saint Vincent University. (2005). *Formal training for nurses, the beginning.* https://www.msvu.ca/library/archives/nhdp/history.htm.

New Brunswick, Office of the Premier. (2016, December 22). *Revised: Canada–New Brunswick health accord signed.* [Press release]. https://www2.gnb.ca/content/gnb/en/news/news_release.2016.12.1242.html.

Office of Indigenous Initiatives. (2019). *Terminology guide.* Queen's University. https://www.queensu.ca/indigenous/ways-knowing/terminology-guide#:~:text=Inuit%20are%20another%20Aboriginal%20group,legally%2Ddefined%20Indians%20and%20M%C3%A9tis.

Ordre des infirmieres et infirmiers du Québec. (n.d.). How to obtain a nursing permit from the Ordre des infirmieres et infirmiers du Québec. https://www.oiiq.org/sites/default/files/uploads/pdf/admission_a_la_profession/infirmiere_formee_hors_Québec/obtain_nursing_permit.pdf.

Parrott, Z. (2008). Eskimo. *The Canadian Encyclopedia.* https://www.thecanadianencyclopedia.ca/en/article/eskimo.

Patterson, L. L. (2006). *Aboriginal roundtable to Kelowna Accord: Aboriginal policy negotiations (2004–2005).* https://caid.ca/AboPolNeg2006.pdf.

St. John Ambulance Canada. (2022). *About St. John Ambulance.* https://sja.ca/en/about-us/st-john-ambulance.

Tiedemann, M. (2019). *The Canada Health Act: An overview.* Library of Parliament Research Publications. https://lop.parl.ca/sites/PublicWebsite/default/en_CA/ResearchPublications/201954E?#a2-2.

Tommy Douglas Research Institute. (n.d.). About the Tommy Douglas Institute. https://www.georgebrown.ca/about-the-tommy-douglas-institute.

TRCtalk (a). (n.d.). Call to Action #18. http://courseware.acadiau.ca/trctalk/call-to-action-18/.

TRCtalk (b). (n.d.). Call to Action #22. http://courseware.acadiau.ca/trctalk/call-to-action-22/.

Truth and Reconciliation Commission of Canada. (2015a). *Canada's Residential Schools: The Inuit and Northern Experience. The Final Report of the Truth and Reconciliation Commission of Canada, Volume 2.* McGill-Queen's University Press.

Truth and Reconciliation Commission of Canada. (2015b). *Truth and Reconciliation Commission of Canada: Calls to action.* https://www2.gov.bc.ca/assets/gov/british-columbians-our-governments/indigenous-people/aboriginal-peoples-documents/calls_to_action_english2.pdf.

Union of Ontario Indians. (2013). *An overview of the Indian residential school system.* https://www.anishinabek.ca/wp-content/uploads/2016/07/An-Overview-of-the-IRS-System-Booklet.pdf.

Until the Last Child. (2014). *The history of child welfare in Canada.* https://www.untilthelastchild.com/the-history-of-child-welfare-in-canada/.

Wilson, K., & Hodgson, C. (2018). *Pulling together: Foundations guide.* BCcampus. https://opentextbc.ca/indigenizationfoundations/.

Le rôle du gouvernement fédéral dans les soins de santé

OBJECTIFS D'APPRENTISSAGE

2.1 Expliquer les objectifs et les responsabilités de Santé Canada.
2.2 Discuter des soins de santé que le gouvernement fédéral fournit aux Peuples autochtones.
2.3 Expliquer la structure organisationnelle de Santé Canada.
2.4 Décrire les organismes du portefeuille de la Santé du Canada.
2.5 Discuter de l'organisation interne avec laquelle Santé Canada collabore.
2.6 Résumer le protocole d'intervention du Canada en cas de maladies infectieuses.

TERMES CLÉS

Bureau	Médicaments brevetés	Réaction hypoglycémique
Direction générale	Pandémie	Syndrome respiratoire aigu
Inuits	Peuples autochtones	sévère (SRAS)

Le portefeuille de la Santé du Canada se compose d'un certain nombre d'agences et d'organismes dirigés par le ministre de la Santé et le ministre de la Santé mentale et des Toxicomanies (qui agit également à titre de ministre associé de la Santé). Le portefeuille de la Santé lui-même est composé de Santé Canada, de l'Agence de la santé publique du Canada (ASPC), des Instituts de recherche en santé du Canada (IRSC), du Conseil d'examen du prix des médicaments brevetés et de l'Agence canadienne d'inspection des aliments (Santé Canada, 2017). Collectivement, le portefeuille de la Santé fonctionne avec un budget annuel de plus de 3,8 milliards de dollars et emploie environ 12 000 personnes.

Le gouvernement fédéral, en collaboration avec des organismes fédéraux et non gouvernementaux, des partenaires autochtones et d'autres intervenants, a désigné des responsabilités dans des domaines qui ont une incidence directe et indirecte sur la santé et les soins de santé des Canadiens.

Cela dit, le gouvernement fédéral a peu ou pas de pouvoir sur les décisions prises concernant la gestion quotidienne des services de soins de santé qui touchent la plupart des Canadiens, et aucun pouvoir juridique sur les soins de santé offerts dans les provinces et les territoires. Les provinces et les territoires protègent farouchement leur autorité en matière de soins de santé dans leurs relations individuelles avec le gouvernement fédéral. D'autre part, les provinces et les territoires veulent et ont besoin d'un soutien financier fédéral, qui s'accompagne de stipulations, dont la plupart sont fondées sur la *Loi canadienne sur la santé*, comme nous l'avons vu au chapitre 1.

Le présent chapitre examine la structure et la fonction des diverses organisations qui composent le portefeuille de la Santé du Canada, ainsi que certaines des responsabilités de Santé Canada en tant que fournisseur de soins envers **les Peuples autochtones** du Canada. Vous trouverez ici une discussion sur l'énoncé de mission, la philosophie et l'engagement de Santé Canada à l'égard des soins de santé au Canada. Ces engagements fournissent la base sur laquelle le ministère a été construit et les valeurs avec lesquelles il s'efforce de fonctionner. Malgré les meilleures intentions du monde, de nombreuses questions ne sont pas traitées de façon efficace et uniforme, et les problèmes avec le système de soins de santé canadien persistent. Certaines de ces vulnérabilités sont devenues plus évidentes depuis le début de la pandémie de COVID-19, dont la moindre n'est pas une grave pénurie de ressources en santé humaine, y compris les médecins et les infirmiers/ères, qui a une incidence sur les unités de soins aux patients dans les hôpitaux et les services d'urgence (DE; ce qui entraîne de longs temps d'attente et même la fermeture temporaire des urgences dans certaines régions).

SANTÉ CANADA : OBJECTIFS, RESPONSABILITÉS ET LEADERSHIP

L'énoncé de mission détaillé de Santé Canada comprend de l'information sur son objectif, ses valeurs et ses activités. Le site Web de Santé Canada décrit cette institution fédérale comme « chargée d'aider les Canadiens à maintenir et à améliorer leur santé, de veiller à ce que des services de santé de haute qualité soient accessibles et de travailler à réduire les risques pour la santé » (Santé Canada, 2022a).

Ayant pour mandat d'assurer un leadership national en matière de soins de santé et de maximiser les stratégies de promotion de la santé et de prévention des maladies, Santé Canada s'est engagée à collaborer avec les provinces, les territoires et les partenaires autochtones dans le cadre de coentreprises, comme la création de politiques et le financement de projets. Santé Canada supervise également le transfert d'argent et de points d'impôt aux provinces et aux territoires pour la santé, l'éducation et les programmes sociaux. L'Accord sur la santé de 2017 a vu la majorité des administrations négocier leurs propres ententes avec le gouvernement fédéral pour le financement des soins de santé. Santé Canada joue un rôle autoritaire, en veillant à ce que les provinces et les territoires demeurent conformes à la *Loi canadienne sur la santé* et en imposant des sanctions à ceux qui ne respectent pas les principes de la Loi. C'est par son contrôle sur les paiements de transfert pour le financement des soins de santé que le gouvernement fédéral exerce la plus grande partie de son influence, parfois appelée « pouvoir de dépenser ».

En tant que fournisseur de soins, Santé Canada est responsable des soins de santé pour les forces armées, les vétérans et les services correctionnels; il couvre le coût des services de santé pour les membres de la Gendarmerie royale du Canada (GRC) lorsqu'ils ont des traumatismes liés au travail et des blessures à leur santé physique ou mentale. En 2012, le gouvernement fédéral a transféré la responsabilité de tous les autres aspects de la GRC à la province ou au territoire où les personnes résident. Les soins aux Autochtones au Canada sont coordonnés avec Services aux Autochtones Canada, dont il est question ci-dessous.

En collaboration avec le Programme fédéral de santé intérimaire (PFSI), Santé Canada autorise la couverture temporaire des soins de santé de base pour les personnes protégées, les demandeurs d'asile et les réfugiés réinstallés qui ne sont pas admissibles à la couverture provinciale ou territoriale (encadré 2.1). À la suite de la guerre en Ukraine, le Canada a réinstallé temporairement un certain nombre d'Ukrainiens par le biais d'une voie nouvellement créée appelée l'autorisation de voyage d'urgence Canada-Ukraine. De plus, les Ukrainiens qui se trouvent actuellement au Canada et qui ont un permis de visiteur peuvent demander la prolongation de leur permis. La couverture des soins de santé étendue aux Ukrainiens qui viennent au Canada dans le cadre de ce régime varie quelque peu d'une province ou d'un territoire à l'autre, mais les personnes doivent en faire la demande dans la province ou le territoire où elles ont l'intention de s'établir. Terre-Neuve-et-Labrador, par exemple, offrira une couverture pour les services médicaux et de santé mentale ainsi qu'une couverture pour les médicaments d'ordonnance. Une couverture similaire est offerte en Ontario et en Colombie-Britannique à l'arrivée des réfugiés (Gouvernement de la Colombie-Britannique, 2022). De nombreux citoyens canadiens ont ouvert leur maison pour accueillir des Ukrainiens et leur donner l'aide dont ils ont besoin pour s'établir au Canada.

En tant que principale source d'information pour les Canadiens, Santé Canada mène des projets de recherche et fournit une rétroaction sur l'élaboration de politiques. Le ministère

---

ENCADRÉ 2.1 Demandeurs d'asile

Le Programme fédéral de santé intérimaire (PFSI) autorise la couverture (temporaire) des soins de santé de base pour les personnes protégées, les demandeurs d'asile et les réfugiés réinstallés qui ne sont pas admissibles à la couverture provinciale ou territoriale. Cette couverture supplémentaire comprend des soins de la vue et des soins dentaires limités et des prestations de médicaments. Les réfugiés syriens réinstallés au Canada dans le cadre de l'opération réfugiés syrien avaient une couverture de santé immédiate et ont obtenu le statut de résident à leur arrivée. En 2021, dans le cadre d'un programme appelé Programme de réinstallation des Afghans, le Canada a commencé à accepter et à réinstaller les ressortissants afghans et, dans certains cas, leurs familles, qui avaient aidé les Canadiens pendant la guerre en Afghanistan. Le Canada a fait l'objet de vives critiques en raison de l'inaction à faire sortir les ressortissants afghans et leurs familles du pays dans les jours précédant le retrait des troupes et la prise de contrôle du pays par les talibans. À l'époque, le Canada s'était engagé à accepter 40 000 réfugiés, mais l'adoption a été lente, ce pour quoi le gouvernement fédéral a été critiqué, laissant des milliers de ressortissants afghans languir dans leur pays, craignant pour leur vie (Immigration, Réfugiés et Citoyenneté Canada, 2022; Walker, 2022).

---

interagit avec des organisations équivalentes dans d'autres pays et avec l'Organisation mondiale de la Santé (OMS) pour tenir les canadiens au courant des préoccupations en matière de santé dans le monde entier. Santé Canada émet des alertes et des avertissements aux voyageurs pour les régions où les problèmes de santé sont préoccupants. Le ministère collabore avec l'ASPC pour produire et mettre en œuvre des campagnes nationales de promotion de la santé et de prévention des maladies, comme des campagnes de vaccinations, de mode de vie actif et de lutte contre le tabagisme.

Leadership

Santé Canada est dirigé par le ministre de la Santé et le ministre de la Santé mentale et des Toxicomanies, nommés par le premier ministre du Canada (qui sont tous deux des représentants élus). Ce sont des postes que le premier ministre peut réattribuer à tout moment pendant le mandat du parti au pouvoir. Le ministre de la Santé est responsable du maintien et de l'amélioration de la santé des Canadiens, y compris de la supervision de plus de 20 lois et règlements connexes liés à la santé. Le ministre fédéral de la Santé est responsable du portefeuille de la Santé, à l'exception des responsabilités attribuées au ministre de la Santé mentale et des Toxicomanies (Santé Canada, 2022a). À l'occasion, le ministre fédéral de la Santé peut également être responsable d'autres portefeuilles (Nazir et Taha, 2018).

Les responsabilités de la ministre de la Santé sont les suivantes :
- Superviser Santé Canada et d'autres organismes du portefeuille de la Santé
- Collecte et analyse de renseignements effectués en vertu de la *Loi sur la statistique*
- Travailler en collaboration avec les gouvernements provinciaux et territoriaux

Le ministre fédéral de la Santé ne s'occupe pas systématiquement de questions internes au sein des provinces ou des territoires. Toutefois, l'établissement d'une relation de travail positive avec les premiers ministres (c.-à-d. les chefs de ministère provinciaux et territoriaux) et les dirigeants autochtones est essentiel pour améliorer le système de soins de santé du Canada dans l'ensemble du pays.

Le sous-ministre de la Santé est un poste nommé par la fonction publique. Le sous-ministre de la Santé travaille avec le ministre de la Santé, gère les activités désignées au sein du ministère et peut assumer les fonctions assignées au ministre de la Santé si le ministre est temporairement indisponible. Plusieurs sous-ministres adjoints de la santé sont également nommés dans la fonction publique.

D'autres organismes, comme le Secrétariat ministériel et l'administrateur en chef de la santé publique, travaillent avec le ministre de la Santé, le sous-ministre de la Santé et le sous-ministre délégué de la Santé. Leur objectif principal est de fournir un leadership à l'ASPC, dont le mandat principal est de gérer les initiatives de promotion de la santé et de sécurité sanitaire. Ce mandat n'a jamais été aussi évident que pendant la **pandémie** de COVID-19, car l'ASPC collabore avec les organismes de santé publique provinciaux et territoriaux ainsi qu'avec des partenaires internationaux pour surveiller l'état de la COVID-19, activer et évaluer continuellement les mesures de sécurité et la gestion des vaccins existants et émergents, la capacité de dépistage des provinces et des territoires et la surveillance continue des nouvelles variantes; comme le BA5, considéré comme responsable de ce qu'on a appelé la septième vague pandémique dans certaines administrations au Canada à l'été 2022.

SOINS DE SANTÉ ET PEUPLES AUTOCHTONES

La surveillance juridictionnelle en ce qui concerne la prestation et le paiement des soins de santé pour les peuples autochtones au Canada est une mosaïque. Il est souvent difficile de savoir qui est admissible à quels services, qui fournit ces services, ce que ces services comprennent et qui les paie.

Les gouvernements fédéraux, provinciaux et territoriaux partagent certains éléments des soins de santé pour les Peuples autochtones. Par exemple, il existe trois versions semblables du programme des services de santé non assurés (SSNA) du gouvernement fédéral, le régime dominant qui offre des services non assurés à certains bénéficiaires inuits et des Premières Nations. Les services de santé non assurés de Services aux Autochtones Canada visent ceux qui font partie des ententes sur les revendications territoriales du Nunavut et des ententes avec les Inuvialuit; le Programme des services de santé non assurés du gouvernement du Nunatsiavut est offert aux bénéficiaires de l'Accord sur les revendications territoriales des Inuits du Labrador; et le Programme des services de santé assurés et non assurés de la Régie des services de santé et des services sociaux du Nunavik est offert à ceux qui font partie de la Convention de la Baie James et du Nord québécois.

La discussion sur les services de soins de santé présentée ci-dessous est de nature générale et ne traite pas de toutes les lois ou organisations qui fournissent du soutien et des services de soins de santé aux Peuples autochtones du Canada.

Relations Couronne-Autochtones et Affaires du Nord Canada et Services aux Autochtones Canada

En 2017, Affaires autochtones et du Nord Canada a été dissoute et remplacée par deux nouveaux ministères, Relations Couronne-Autochtones et Affaires du Nord Canada et Services aux Autochtones Canada, à compter de juin 2019 (Gouvernement du Canada, 2022a; Services aux Autochtones Canada, 2017). L'encadré 2.2 résume la répartition des responsabilités entre ces deux organisations.

Relations Couronne-Autochtones et Affaires du Nord Canada a été créé pour préserver, promouvoir et renouveler les relations entre tous les ordres de gouvernement et entre le gouvernement fédéral et les Premières Nations, les Inuits et les Métis.

Services aux Autochtones Canada (SAC) supervisent la prestation de services de santé sélectionnés (financés par le gouvernement fédéral) qui ne sont pas couverts par les provinces ou les territoires aux Premières Nations vivant dans les réserves (Indiens inscrits) et aux communautés inuites. De plus, SAC fournit aux Autochtones de l'information et des ressources qui sont disponibles sur le site Web du gouvernement du Ministère. Cela comprend des renseignements à jour sur la santé des Autochtones, les programmes sociaux, l'éducation, la qualité de l'eau dans les collectivités des Premières Nations, les services non assurés des Premières Nations et le logement.

Les services de santé offerts comprennent les soins primaires, les programmes de promotion de la santé et de prévention des maladies, l'éducation à la santé, ainsi que la consommation de

ENCADRÉ 2.2   **Répartition des responsabilités entre relations Couronne-Autochtones et Affaires du Nord et Services aux Autochtones Canada**

Relations Couronne-Autochtones et Affaires du Nord	Services aux Autochtones Canada
Communautés autochtones	Cartes de statut et certificat de statut d'Indien
Traités et accords	Équité en matière de santé des Autochtones
Affaires du Nord et nouveau cadre stratégique pour l'Arctique et le Nord	Principe de Jordan
Reconnaissance des droits des Autochtones et discussions sur l'autodétermination	Éducation
Nouveaux mécanismes bilatéraux permanents	L'eau dans les collectivités des Premières Nations
Commission de vérité et réconciliation du Canada : Appels à l'action :	Logement des Premières Nations
pensionnats autochtones	Infrastructure communautaire des Premières Nations
Publication du rapport d'enquête nationale sur les femmes et les filles autochtones disparues et assassinées.	Programmes sociaux
	Établissement d'une nouvelle relation financière
	Gestion des urgences

D'après le gouvernement du Canada. (2022). *Services aux Autochtones Canada.* https://www.canada.ca/fr/services-autochtones-canada.html

substances, la santé mentale et les programmes de développement de l'enfant. Des prestations supplémentaires, comme les soins dentaires et les soins de la vue, la couverture des médicaments et l'intervention en cas de crise, sont offertes aux personnes admissibles dans le cadre du Programme des services de santé non assurés (SSNA).

SAC finance ou fournit directement des services aux Premières Nations et aux Inuits qui s'ajoutent à ceux offerts par les provinces et les territoires, y compris les soins de santé primaires, la promotion de la santé et les prestations de santé supplémentaires.

Il convient de noter que plusieurs provinces se sont associées au gouvernement fédéral pour faciliter l'autonomie des Autochtones en matière de soins de santé (Services aux Autochtones Canada, 2021). L'une des premières était la Colombie-Britannique. Cadre tripartite, un cadre d'entente créant une régie de la santé des Premières Nations à l'échelle de la province. Cela a donné aux Premières Nations le pouvoir de concevoir, de gérer et d'offrir des programmes de soins de santé aux Premières Nations de la Colombie-Britannique (Services aux Autochtones Canada, 2021). Parmi ses nombreuses initiatives, l'Administration a mis sur pied l'Unité des modes de vie sains pour la promotion et la prévention de la santé qui appuie les membres des Premières Nations de la région. En plus des stratégies de promotion de la santé et de prévention des maladies, il y a une formation continue adaptée à la culture pour les professionnels de la santé et de la parasanté. Les programmes de cybersanté dans lesquelles l'Administration a investi utilisent diverses technologies électroniques telles que les dossiers de santé électroniques, les capacités de télésanté et Panorama, une application logicielle utilisée à l'échelle nationale pour relier la Régie de la santé des Premières Nations (RSPN) à d'autres organismes de santé qui échangent de l'information et font la promotion d'initiatives de santé publique. L aRSPN fonctionne selon des lignes directrices uniques en matière de gouvernance et de responsabilisation et agit comme une ressource pour les communautés autochtones partout au Canada qui veulent contrôler leurs propres soins de santé (Régie de la santé des Premières Nations, 2022).

L'objectif à long terme est de faire en sorte que les Premières Nations et les Inuits administrent les fonds désignés de manière à ce qu'ils aient une autonomie sur la conception et la prestation de leurs propres services de soins de santé. La réalité est qu'il y a un long chemin à parcourir pour s'assurer que toutes les communautés autochtones ont des soins de santé équitables, peu importe où elles vivent (Blackstock, 2008).

La prestation de soins de santé adéquats et la lutte contre les inégalités flagrantes dans les soins de santé (en particulier dans les communautés éloignées) demeurent un défi. Le système est complexe, avec parfois des conflits de compétence sur le ministère ou même sur le gouvernement responsable du paiement de certains services de santé. Cela peut entraîner une interruption, un refus ou un retard des services requis.

LE SAVIEZ-VOUS?

Principe de Jordan

Jordan River Anderson était un petit garçon de la Nation crie de Norway House qui, à sa sortie de l'hôpital, avait besoin de soins spécialisés à domicile pour un trouble musculaire. Le gouvernement du Manitoba et le gouvernement fédéral se sont disputés pour savoir qui devrait payer pour les soins à domicile de Jordan pendant plus de 2 ans, pendant lesquels Jordan a dû rester à l'hôpital. Jordan est mort avant même de retourner chez lui. Il avait 5 ans.

À la suite de cette tragédie, le *principe de Jordan* a été mis en œuvre à la suite d'un projet de loi d'initiative parlementaire, qui a été adopté à l'unanimité par le Parlement en 2007.

Si la famille d'un enfant des Premières Nations estime qu'elle ne reçoit pas les services ou les fournitures de soins de santé dont l'enfant a besoin, elle doit communiquer avec les autorités régionales et présenter une demande en vertu du principe de Jordan.

Le principe de Jordan stipulait initialement que s'il y avait un désaccord entre deux gouvernements (p. ex., les provinces, les territoires, le gouvernement fédéral) ou deux ministères au sein d'un gouvernement au sujet de qui devrait payer pour les services dont un enfant indien inscrit a besoin – et que le service est offert aux enfants non autochtones au Canada – le gouvernement ou le ministère dont on a d'abord communiqué doit payer pour ces services. Ce gouvernement ou ce ministère peut par la suite demander un remboursement conformément au protocole de compétence, afin de s'assurer que les besoins de l'enfant sont satisfaits sans retard injustifié.

Les applications de ce principe au cours de la dernière décennie ont été controversées, certaines affaires ayant été portées devant le Tribunal des droits de la personne. En 2017, le Tribunal canadien des droits de la personne a rendu une décision qui comprenait une définition élargie et modifiée du principe de Jordan (Services aux Autochtones Canada, 2018) :
- Les enfants des Premières Nations sont admissibles, peu importe leur lieu de résidence, dans une réserve ou à l'extérieur de celles-ci (le projet de loi initial stipulait que l'enfant devait être un Indien inscrit).
- Le principe de Jordan ne se limite pas aux enfants handicapés.
- Les services requis doivent être fournis et payés par le ministère ou l'organisation contactés en premier, *sans* conférence ni examen des politiques ou d'autres procédures administratives, afin d'éviter les retards dans la mise en œuvre d'un service demandé.
- Si un service demandé ne répond pas aux paramètres normalisés des services offerts à d'autres enfants, le ministère contacté doit effectuer une évaluation pour s'assurer que des services égaux et adaptés à la culture sont offerts à cet enfant.

Le principe de Jordan peut encore s'appliquer dans certaines situations qui ne concernent pas de différends relatifs aux paiements ou à la prestation de services entre les administrations ou les services. Voir l'encadré 2.3 pour un résumé des services élargis en vertu du principe de Jordan.

Source : Assemblée des Premières Nations. (29 septembre 2021). *La Cour fédérale du Canada confirme l'intégralité de la décision du TCDP.* https://afn.ca/fr/toutes-les-nouvelles/nouvelles/la-cour-federale-du-canada-confirme-integralement-la-decision-du-tcdp/

ENCADRÉ 2.3   Résumé des services élargis selon le principe de Jordan

Santé	Social	Éducation
Mobilité et équipement connexe	Le travailleur social	Fournitures scolaires
Services offerts par les aînés	Activités terrestres	Services de tutorat
Évaluations et examens préalables	Soins de relève (individuels ou de groupe)	Assistants d'enseignement
Fournitures et équipement médicaux	Programmes spécialisés fondés sur les croyances et les pratiques culturelles	Évaluations psychoéducationnelles
Accéder aux services de santé mentale	Préposé aux services de soutien à la vie	Technologie d'assistance et électronique

Source : Services aux Autochtones Canada. (21 novembre 2019). *Le principe de Jordan Principes d'égalité matérielle.* https://www.sac-isc.gc.ca/fra/1583698429175/1583698455266

De plus, le racisme systémique, qui semble être présent dans l'ensemble du système de soins de santé, impose d'autres iniquités en ce qui a trait à la qualité des soins de santé que les Autochtones reçoivent parfois, aggravées par la discrimination et le manque apparent de respect et l'abandon de l'obligation de diligence. Cette situation est illustrée par le décès de Joyce Echaquan en septembre 2020 et les événements troublants qui ont conduit à son décès. Les détails de son expérience sont discutés au chapitre 9. Le 10 février 2021, Services aux Autochtones Canada a promis 2 millions de dollars à la communauté de Joyce Echaquan, pour faire avancer leur travail et défendre la mise en œuvre du principe de Joyce, un concept qui a émergé à la suite de son décès (encadré 2.4). L'argent sera également utilisé à d'autres fins, y compris pour promouvoir le principe de Joyce auprès des professionnels de la santé et pour éduquer les Peuples autochtones sur leurs droits lorsqu'ils font l'interface avec le système de soins de santé.

Les Métis et les soins de santé

Il y a des années, la population métisse du Canada a mis le gouvernement fédéral au défi d'être reconnue comme un peuple distinct en vertu de la *Loi sur les Indiens* et, par conséquent, d'avoir les mêmes droits que les « Indiens » et les Inuits. Les communautés métisses voulaient également être admissibles à recevoir des prestations de soins de santé semblables à celles offertes à certaines Premières Nations. Malgré la décision d'avril 2016 selon laquelle le gouvernement fédéral avait une responsabilité constitutionnelle à l'égard des Métis et des Indiens non inscrits, peu de choses se sont passées concrètement en ce qui concerne la prestation de soins de santé à l'un ou l'autre de ces groupes de population (encadré 2.5). Certaines administrations offrent des

---

ENCADRÉ 2.4   Principe de Joyce

L'objectif du Principe de Joyce est de fournir des conseils qui garantiront aux Peuples autochtones un accès équitable aux services sociaux et de santé, ainsi que le droit à la « meilleure santé physique, mentale et émotionnelle possible ».

Source : Services aux Autochtones Canada. (10 février 2021). *Le gouvernement du Canada accorde deux millions de dollars au Conseil des Atikamekw de Manawan et au Conseil de la Nation Atikamekw pour soutenir le Principe de Joyce.* Communiqué de presse. https://www.canada.ca/fr/services-autochtones-canada/nouvelles/2021/02/le-gouvernement-du-canada-accorde-deux-millions-de-dollars-au-conseil-des-atikamekw-de-manawan-et-au-conseil-de-la-nation-atikamekw-pour-soutenir-l.html

---

ENCADRÉ 2.5   Arrêt Daniels

L'arrêt Daniels décrit l'issue d'une affaire qui a été rendue à la Cour suprême du Canada (*Daniels c. Canada*) concernant les responsabilités du gouvernement fédéral à l'égard des Métis et des Indiens non inscrits. Le 14 avril 2016, après 17 ans de conflits de compétence, la Cour suprême a statué que le gouvernement fédéral avait une responsabilité constitutionnelle à l'égard des Métis et des Indiens non inscrits, une décision considérée comme une victoire pour tous les peuples autochtones du Canada. Cela comprend l'obligation d'offrir un accès égal aux soins de santé, à l'éducation et aux droits de chasse, ainsi qu'aux mêmes programmes et services, y compris les services de santé non assurés (SSNA), aux Métis et aux Indiens non inscrits vivant au Canada. Malgré l'arrêt, la couverture des soins de santé pour les Métis et les Indiens non inscrits demeure fracturée.

Une grande partie du financement fédéral pour les Métis est distribuée par l'entremise du Ralliement national des Métis, auquel certains groupes par ailleurs admissibles n'appartiennent pas.

Sources : Congrès des peuples autochtones. *Arrêt Daniels : Daniels c. Canada, une décision historique de la Cour suprême.* https://www.abo-peoples.org/en/daniels-decision/; Cour suprême du Canada, *Daniels c. Canada.* 2016 CSC 12, [2016] 1 RCS 99. Affaire no 35945. https://scc-csc.lexum.com/scc-csc/scc-csc/fr/item/15858/index.do

prestations de santé supplémentaires à la population métisse vivant dans cette province ou ce territoire.

La Direction générale de la santé et du mieux-être de la Nation métisse de l'Ontario offre des programmes et des services de santé qui adhèrent aux valeurs et aux croyances traditionnelles. Ils offrent également des webinaires sur la santé et le bien-être et sur la santé mentale, la toxicomanie et la sensibilisation au jeu (Nation métisse de l'Ontario, 2022). Les Territoires du Nord-Ouest ont le Programme de prestations de santé pour les Métis, financé par les impôts territoriaux et supervisé par la Croix Bleue de l'Alberta. Les avantages ressemblent beaucoup à ceux offerts par le gouvernement fédéral (Saskatchewan Health Authority, 2022). Pour être admissible, la personne doit être un Métis auto-identifié et signer une déclaration indiquant qu'elle n'est inscrite nulle part en tant qu'Indien inscrit. De plus, la personne doit présenter une lettre indiquant qu'elle est membre d'un gouvernement autochtone ou d'une organisation autochtone dont les membres ont (ou prétendent) avoir des droits autochtones dans les Territoires du Nord-Ouest confirmés par l'article 35 de la *Loi constitutionnelle*. L'Alberta s'associe aux peuples et aux communautés autochtones en mettant en œuvre un programme appelé Indigenous Wellness Core, qui offre des prestations de santé aux Premières Nations, aux Inuits et aux Métis (gouvernement des Territoires du Nord-Ouest, 2021).

La Saskatchewan offre une gamme de services et de programmes de santé et adaptés à la culture, y compris le Randall Kinship Centre, le Four Directions Community Health Centre à Regina et des services de counseling autochtone. De plus, les Services aux Métis et aux Services de santé de la Saskatchewan offrent une variété de soutien aux Autochtones qui naviguent dans le système de soins de santé, y compris des liens avec les aînés et d'autres personnes qui peuvent faciliter le soutien traditionnel et adapté à la culture et l'accès aux cérémonies traditionnelles (Saskatchewan Health Authority, 2014). La Saskatchewan n'offre pas de prestations aux Métis en tant que telles en dehors de celles financées par le gouvernement fédéral.

Le Tribunal des droits de la personne et l'indemnisation des enfants autochtones et le principe de Jordan

En 2007, une plainte a été déposée auprès du Tribunal des droits de la personne par la Société de soutien à l'enfance et à la famille des Premières Nations et l'Assemblée des Premières Nations contre le gouvernement fédéral, alléguant que les services de protection de l'enfance fournis aux enfants et aux familles des Premières Nations dans les réserves ne répondaient pas aux mêmes normes de soins que ceux reçus par les autres enfants et qu'ils étaient clairement discriminatoires. Le Tribunal des droits de la personne a commencé à entendre des témoignages en 2013 et a rendu sa décision en janvier 2016. Le tribunal a statué que le gouvernement fédéral avait, en fait, pratiquer de la discrimination à l'égard des enfants des Premières Nations et que les soins fournis aux Premières Nations dans les réserves étaient inadéquats, comme on le prétendait.

Une décision d'un tribunal de 2019 a ordonné au gouvernement fédéral de verser 40 000 $ à chaque personne admissible (Société de soutien à l'enfance et à la famille des Premières Nations du Canada, 2016). Les personnes admissibles à une indemnisation comprenaient le tuteur principal des enfants (parents, grands-parents ou principal dispensateur de soins). Le gouvernement fédéral a contesté cette décision. Le 29 septembre 2021, la Cour suprême du Canada a confirmé la décision de 2019.

La Cour suprême a également convenu avec le Tribunal canadien des droits de la personne que tous les enfants des Premières Nations devraient être admissibles aux services offerts en vertu du principe de Jordan, peu importe leur statut en vertu de la *Loi sur les Indiens* ou l'endroit où ils vivaient. En outre, un article de la décision indiquait que les enfants qui n'avaient pas reçu les services publics requis ou qui avaient connu un retard dans la réception de ces services (en vertu du principe de Jordan) étaient également admissibles à une indemnisation. Cela comprend la période allant du 12 décembre 2007, date à laquelle le principe de Jordan a été initialement adopté par la Chambre des communes, au 2 novembre 2017, lorsque le tribunal a ordonné au Canada d'apporter des modifications au principe de Jordan et d'examiner certaines demandes qui ont été faites précédemment. L'indemnisation a également été accordée aux enfants qui n'ont pas reçu de service public essentiel ou qui ont connu des retards dans l'accès à ces services entre le 1er avril 1991 et le 11 décembre 2007.

En janvier 2022, le gouvernement fédéral et les dirigeants des Premières Nations ont finalement négocié une entente de principe en vertu de laquelle le gouvernement a convenu de fournir une compensation financière aux membres des Premières Nations admissibles. Le règlement s'élevait à 40 milliards de dollars, dont 20 milliards de dollars serviraient à réformer le système de protection de l'enfance, réparti sur cinq ans (Stefanovich & Boisvert, 2022). L'accord final a été signé en juillet 2022.

Services fournis aux peuples autochtones au Canada

Tous les Autochtones, en tant que résidents d'une province ou d'un territoire et peu importe où ils vivent au Canada ou quel que soit leur statut juridique en vertu de la *Loi sur les Indiens*, sont admissibles aux mêmes services de soins de santé que les non-Autochtones, comme le prévoient la Constitution canadienne et la *Loi canadienne sur la santé*. Services aux Autochtones Canada finance et fournit également des services et des programmes désignés dans les collectivités des Premières Nations et des Inuits (Services aux Autochtones Canada, 2021). Ces avantages sont semblables à ceux offerts aux personnes qui ont une couverture de soins de santé par l'entremise de leur employeur.

Santé Canada et l'ASPC fournissent des fonds pour des services particuliers aux Autochtones vivant en milieu urbain ou en milieu rural et nordique. Il existe des subventions et d'autres contributions monétaires pour promouvoir la santé et lutter contre les maladies chroniques et infectieuses et les blessures.

Services de santé non assurés

Services aux Autochtones Canada offre des services de santé non assurés (SSNA) aux Premières Nations admissibles (Indiens inscrits) ainsi qu'à certains **Inuits** qui sont inscrits auprès de l'une des quatre organisations inuites de revendications territoriales et reconnues par celle-ci

ENCADRÉ 2.6   Services de santé non assurés : un bref aperçu*

Avantages	Exemples d'avantages
Médicaments	Les médicaments fournis sont semblables à ceux d'autres régimes publics, à des exceptions près comme certains narcotiques, les médicaments contre la toux à base de codéine, les stimulants de croissance des cheveux et ceux disponibles avec un formulaire de soumission indépendant.
La vision	La plupart des services de routine, y compris la première paire de lunettes d'une personne (avec des restrictions sur les montures et les lentilles)
Soins dentaires	Les soins dentaires de routine, y compris les procédures telles que les traitements de canal, les appareils orthodontiques; une prédétermination des procédures est nécessaire
Voyages pour raison médicale	Les déplacements terrestres, par voie d'eau ou aérien (commercial ou de caractère), l'ambulance terrestre/aérienne; comprennent les repas et l'hébergement; peut inclure une couverture des coûts pour une escorte selon les circonstances; le montant payé et la durée varient selon la région et les circonstances médicales. Voir l'exemple de cas 2.1.
Santé mentale	Les services d'intervention en cas de crise à court terme, de counseling et de toxicomanie ne sont offerts par les SSNA que lorsqu'aucun autre service de santé mentale n'est disponible. Ces services dans les Territoires du Nord-Ouest et au Nunavut sont couverts par le gouvernement territorial, et non par les SSNA. Des services de counseling sont offerts aux survivants des pensionnats autochtones, aux enfants et aux petits-enfants dans le cadre du Programme de soutien en santé pour la résolution des questions des pensionnats indiens.

*Remarque : Ces exemples ne sont pas exhaustifs; de plus, des exceptions et des conditions s'appliquent à la plupart des avantages.
Source : D'après Services aux Autochtones Canada. (2021). *Programme de soutien en santé : résolution des questions des pensionnats indiens.* https://www.sac-isc.gc.ca/fra/1581971225188/1581971250953

EXEMPLE DE CAS 2.1   Voyage : Soins médicaux pour W.A.

Le petit frère d'E.A., W.A., âgé de 6 ans, a eu besoin d'une intervention chirurgicale. Sa mère n'était pas en mesure de l'accompagner, alors E.A. est allé comme son escorte. Ils ont pris un vol régulier de leur maison à Rankin Inlet à Ottawa. W.A. a subi une intervention chirurgicale et a été hospitalisé pendant 4 jours. E.A. a séjourné dans un hôtel désigné pendant cette période. Après que W.A. ait reçu son congé de l'hôpital, il a dû rester dans la ville pendant une autre semaine pour un suivi, et il est resté avec E.A. à l'hôtel. L'hébergement, les repas et les frais de déplacement étaient couverts par le gouvernement fédéral.

(Services aux Autochtones Canada, 2022). Il s'agit notamment des régions d'Inuvialuit (Territoires du Nord-Ouest et Yukon), du Nunavik (dans le Nord du Québec), du Nunatsiavut (Labrador) et du Nunavut. L'encadré 2.6 donne un aperçu des SSNA.

De nombreuses administrations collaborent avec les populations autochtones à l'établissement de modèles de prestation de soins de santé qui reflètent la culture, les pratiques traditionnelles et les besoins de chaque collectivité. Dans certaines administrations, les communautés autochtones ont assumé l'autorité de la prestation des soins de santé, y compris les dispositions relatives aux soins de santé traditionnels dans la structure des systèmes de soins de santé provinciaux et territoriaux. Le Manitoba, l'Ontario, l'Île-du-Prince-Édouard et le Yukon, par exemple, permettent aux sages-femmes traditionnelles d'exercer, à l'exception des contrôles précisés dans les codes des professionnels de la santé réglementés connexes. L'Ontario a élargi cette exemption pour inclure les guérisseurs traditionnels autochtones. En 2019, un protocole d'entente tripartite a été signé par la Commission de la santé et des services sociaux des Premières Nations du Québec et du Labrador, le Canada et le Québec, qui engageait les partenaires à travailler à l'établissement d'un nouveau modèle de gouvernance de la santé et des services sociaux.

DIVISIONS DE SANTÉ CANADA

La composition organisationnelle de Santé Canada est complexe et parfois déroutante. Bien que la structure de Santé Canada change fréquemment (tout comme l'apparence, le contenu et l'organisation du site Web de Santé Canada), la fonction et les responsabilités globales de chaque division demeurent relativement uniformes. Le rôle que joue Santé Canada dans la prestation des soins de santé dépend en grande partie de sa structure organisationnelle et de ses liens de collaboration avec le portefeuille de la Santé du Canada (figure 2.1).

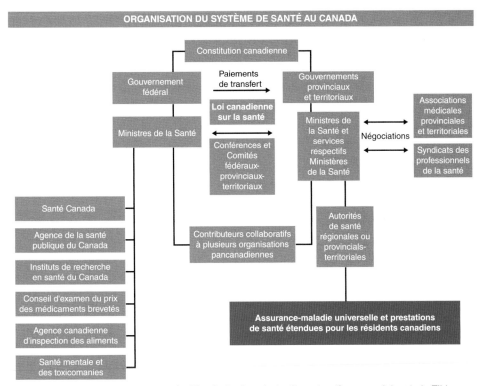

Fig. 2.1 Organigramme du portefeuille de la Santé du Canada. (Source : Adapté de Tikkanen, R. Osborn, R., Mossialos, E., et coll. (2020). *Profils du système de soins de santé international : Canada.* https://www.commonwealthfund.org/international-health-policy-center/countries/canada#:~: text=Canada%20has%20a%20decentralized%2C%20universal,on%20a%20per%2Dcapita%20basis)

Directions générales, bureaux et directions

Le cadre lui-même comprend un grand nombre **de directions générales** et d'organismes, chacun ayant de nombreuses divisions. Certains, comme le Secrétariat ministériel, supervisent le financement, la fonction et l'organisation de Santé Canada. D'autres divisions sont plus directement alignées sur les initiatives publiques et les soins de santé. Une sélection de ces divisions est abordée dans ce chapitre.

Bureau de l'audit et de l'évaluation

Le Bureau de l'audit et de l'évaluation est le système de surveillance interne indépendant de Santé Canada. Le Bureau effectue des vérifications internes et fait rapport au sous-ministre de la Santé. Le Bureau examine les différents ministères et **bureaux** pour s'assurer qu'ils fonctionnent correctement, conformément à leur mandat et de manière rentable. En collaboration avec les provinces et les territoires, le Bureau de l'audit et de l'évaluation veille également à ce que les subventions gouvernementales soient utilisées comme prévu.

Direction générale du contrôleur ministériel

La Direction générale du dirigeant principal des finances (DGDPF) supervise l'utilisation des ressources ministérielles de Santé Canada et veille à ce que les finances soient dépensées efficacement. La Direction générale veille également à ce que les unités organisationnelles respectent les politiques et les règlements du gouvernement; coordonne la gestion des risques; améliore la mesure du rendement et la production de rapports; et surveille l'exécution du cadre de responsabilisation. La DGDPF supervise également la gestion financière des organismes centraux, y compris l'ASPC.

Direction des services corporatifs

La Direction des services corporatifs fournit du soutien et des services à Santé Canada dans les domaines de la gestion des ressources humaines, de la santé au travail, de la gestion des urgences et de la sécurité, de l'accès à l'information et de la protection des renseignements personnels, et de la technologie de l'information.

Secrétariat du Ministère

Le Secrétariat du Ministère fait le lien entre les cadres supérieurs (nommés) et les niveaux politiques (élus) de Santé Canada. Ce bureau exécutif clarifie, réoriente ou répond aux communications de toutes les divisions de Santé Canada traitant des demandes, par exemple, qui relèvent de la *Loi sur l'accès à l'information et de la Loi sur* la *protection des renseignements personnels*.

Direction générale de la santé environnementale et de la sécurité des consommateurs

La Direction générale de la santé environnementale et de la sécurité des consommateurs (DGSESC) fait la promotion de modes de vie, de travail et de loisirs sécuritaires et sains pour les Canadiens. La DGSESC fournit de l'information sur l'innocuité de divers produits – par exemple, les jouets, les détecteurs de fumée, les cosmétiques et les habitudes de vie – dans le but d'aider les Canadiens à faire des choix constructifs (p. ex. un mode de vie actif, de saines habitudes nutritionnelles et l'évitement des comportements à risque comme le tabac, la consommation de drogues et d'alcool). La DGSESC se préoccupe également des dangers environnementaux, comme le bruit, et des contaminants qui ont une incidence sur l'eau potable et les indices de qualité de l'air. La Direction de la sécurité et de l'environnement relève de cette direction générale et collabore avec le gouvernement fédéral à l'élaboration d'initiatives et de politiques sur l'eau, l'air et les changements climatiques à l'échelle nationale.

Direction des produits de santé naturels et sans ordonnance (DPSNSO)

La Direction des produits de santé naturels et en vente libre (DPSNSO) évalue l'innocuité et l'efficacité de produits comme les médicaments sur ordonnance et en vente libre, les produits alimentaires naturels et les médicaments vétérinaires avant qu'ils ne soient mis sur le marché. La Direction générale des produits de santé et des aliments fournit également de l'information sur ces produits afin que les Canadiens puissent faire leurs propres choix quant à leur utilisation et à leur consommation, conformément à leurs philosophies individuelles en matière de santé et de mode de vie. Voici quelques-uns des bureaux et des directions qui relèvent de la Direction générale des produits de santé et des aliments (Santé Canada, 2022b).

RÉFLÉCHIR À LA QUESTION

Désinfectant pour les mains

Pendant l'épidémie de COVID-19, il y avait initialement une forte demande de désinfectants pour les mains et les surfaces et pas assez de produits disponibles. En réponse, Santé Canada a autorisé l'utilisation temporaire d'éthanol de qualité technique dans les désinfectants à base d'alcool. L'éthanol de qualité technique contient des impuretés que l'on ne trouve pas dans l'éthanol de qualité pharmaceutique et alimentaire et est associé à certains dangers pour la santé, y compris l'irritation de la peau et les éruptions cutanées. Les produits ont été introduits sur le marché le 15 avril 2020 et retirés en août de la même année. Les mises en garde sur les bouteilles de désinfectant pour les mains comprenaient « Adultes seulement, ne pas utiliser sur la peau éraflée ou si vous êtes enceinte ou si vous allaitez » ainsi que des instructions pour signaler tout effet indésirable à Santé Canada.

1. Saviez-vous que des produits contenant de l'alcool à l'éthanol de qualité technique étaient sur le marché? Avez-vous lu des avertissements sur les bouteilles de désinfectant? Pourquoi ou pourquoi pas?
2. Comment Santé Canada aurait-elle pu rendre cette information plus accessible au grand public?
3. Pensez-vous que Santé Canada a réagi de façon appropriée à la pénurie de désinfectant pour les mains? Expliquez votre réponse.

Sources : Association de santé publique de la Colombie-Britannique. (6 août 2020). *Rappel de certains désinfectants pour les mains qui contiennent de l'éthanol de qualité technique.* https://phabc.org/recall-of-certain-hand-sanitizers-that-contain-technical-grade-ethanol/; Santé Canada. (18 janvier 2022). *Fabricants de désinfectants pour les mains et de désinfectants à surface dure utilisant de l'éthanol de qualité technique.* https://www.canada.ca/fr/sante-canada/services/medicaments-produits-sante/naturels-sans-ordonnance/legislation-lignes-directrices/covid19-ethanol-technique-desinfectants-mains/fabricants.html

Direction des médicaments biologiques et radiopharmaceutiques. La Direction des médicaments biologiques et radiopharmaceutiques contrôle l'introduction et l'utilisation des médicaments biologiques, qui sont fabriqués à partir de plantes, de micro-organismes ou d'animaux, et qui comprennent des vaccins. Parfois appelés produits biopharmaceutiques, ces médicaments peuvent être utilisés pour traiter des conditions telles que la maladie de Crohn, la colite ulcéreuse, la sclérose en plaques, la polyarthrite rhumatoïde et le diabète. La Direction supervise également l'utilisation de médicaments qui ont des propriétés radioactives, le plus souvent utilisés pour traiter les cancers. Des matières radioactives sont également utilisées dans certains tests de diagnostic. Cette Direction contrôle indirectement le sang et les produits sanguins. Elle supervise également la réglementation sur l'utilisation des tissus humains, des cellules, ainsi que des organes pour les greffes.

Direction des produits thérapeutiques. La Direction des produits thérapeutiques est chargée d'évaluer l'innocuité, les avantages et les risques des médicaments thérapeutiques avant qu'ils ne soient mis en vente au Canada. C'est là que les scientifiques évaluent la qualité et la légitimité des essais cliniques sur les médicaments, ainsi que des évaluations fondées sur des données probantes concernant l'efficacité et la qualité d'un médicament d'ordonnance. Les médecins demandent à cette Direction la permission de prescrire des médicaments qui ne sont pas sur le marché lorsque les thérapies existantes ont échoué (p. ex. médicaments expérimentaux).

Les médecins peuvent demander l'accès à des médicaments pour les patients atteints de problèmes de santé graves, pouvant mettre leur vie en danger, qui ne sont pas disponibles au Canada dans le cadre du Programme d'accès spécial (PAS). L'accès à ces médicaments, s'il est accordé, se ferait pour des raisons humanitaires ou dans des situations d'urgence après que les traitements conventionnels se soient avérés inefficaces ou ne soient pas disponibles.

LE SAVIEZ-VOUS?

Demandes de médicaments pour des raisons humanitaires

Le Programme d'accès spécial (PAS) est une voie facilitant l'accès des médecins aux médicaments qui ne sont pas disponibles pour la vente au Canada. Les médecins peuvent demander l'accès à des médicaments pour les patients atteints de maladies graves ou potentiellement mortelles sur une base humanitaire ou d'urgence et pour lesquels les thérapies conventionnelles ont échoué ou ne conviennent pas. Ces médicaments sont utilisés pour des conditions telles que les dyscrasies sanguines, les maladies auto-immunes et le cancer. On peut également demander au PAS de répondre au besoin de médicaments spécifiques pendant une crise sanitaire régionale ou nationale, comme pendant la pandémie de COVID-19.

Sources : Santé Canada. (30 mai 2022). *Programmes d'accès spécial de Santé Canada : Demander un médicament.* https://www.canada.ca/fr/sante-canada/services/medicaments-produits-sante/acces-special/medicaments.html; Santé Canada (15 août 2005). *Programme d'accès spécial — Médicaments.* https://www.canada.ca/fr/sante-canada/services/medicaments-produits-sante/acces-special/medicaments/programme-acces-special-medicaments.html

Bureau de la politique et de la promotion de la nutrition. Le Bureau de la politique et de la promotion de la nutrition fait la promotion et l'appui d'une saine alimentation au moyen de lignes directrices sur la nutrition et l'alimentation fondées sur des données probantes, comme le *Guide alimentaire canadien.* En 2019, le gouvernement fédéral a mis à jour le *Guide alimentaire canadien* afin d'encourager les Canadiens à manger plus de protéines végétales; remplacer les jus de fruits et les boissons sucrées par de l'eau; manger plus de fruits, de légumes, de céréales et de légumineuses; et cuisiner et prendre des repas avec la famille et les amis à la maison (Santé Canada, 2019). (Voir aussi l'encadré 2.7 sur le premier *Guide alimentaire* pour les Premières Nations, les Inuits et les Métis.) Le *Guide alimentaire pour les peuples autochtones* a également été mis à jour et est disponible dans de nombreuses langues.

Direction des produits de santé naturels et sans ordonnance. La Direction des produits de santé naturels et sans ordonnance autorise quels produits de santé contenant des ingrédients naturels et quels médicaments en vente libre peuvent être vendus au Canada. Les produits de santé réglementés par la direction comprennent les médicaments homéopathiques, les vitamines et les minéraux, les médicaments en vente libre et les médicaments traditionnels chinois. La Direction applique les exigences en matière de licences pour les produits de santé naturels et stipule les exigences en matière d'emballage et d'étiquetage. Par exemple, l'emballage du produit doit indiquer les allégations santé, les ingrédients, le mode d'emploi et les effets indésirables potentiels. Les fabricants de produits de santé naturels doivent documenter et déclarer tout effet indésirable identifié par les consommateurs. Santé Canada a le pouvoir de demander des modifications à l'étiquette et de retirer tout produit de santé naturel du marché en tout temps. S'il y a une plainte ou des plaintes au sujet d'un produit de santé, après enquête, le produit peut être retiré du marché de façon permanente ou temporaire jusqu'à ce que des changements soient apportés (si c'est la recommandation).

ENCADRÉ 2.7 Le tout premier Guide alimentaire pour les Premières Nations, les Inuits et les Métis

En avril 2007, le tout premier guide alimentaire national pour les populations des Premières Nations, des Inuits et des Métis, *Bien manger avec le Guide alimentaire canadien – Premières nations, Inuits et Métis*, a été lancé à Yellowknife.

Les versions précédentes du Guide avaient été adaptées à des régions précises du Canada, ce qui appuyait les traditions locales et la disponibilité des aliments. Il s'agissait du premier guide à refléter les besoins des peuples autochtones à l'échelle nationale. Les lignes directrices et les principes généraux sont les mêmes que pour tout le monde, mais ce guide traite des différences culturelles et des choix alimentaires traditionnels, par exemple, la bannique en tant que produit céréalier et les viandes traditionnelles et le gibier sauvage. Des « instantanés » ou des versions abrégées du *Guide alimentaire canadien* sont également produits dans un certain nombre de langues autochtones.

Voir https://www.canada.ca/fr/sante-canada/services/guide-alimentaire-canadien/ressources/en-bref/langues.html Pour un *Guide alimentaire* interactif en plusieurs langues. Sources : OASIS DE L'ADC (7 février 2019). *Qu'y a-t-il de différent dans le nouveau Guide alimentaire canadien?* https://oasisdiscussions.ca/2019/02/07/eat-well-live-well-whats-different-about-in-canadas-new-food-guide/; Santé Canada. (2019). *Bien manger avec le Guide alimentaire canadien – Premières Nations, Inuits et Métis.* https://www.canada.ca/fr/sante-canada/services/guide-alimentaire-canadien/contexte/historique-guide-alimentaire/bien-manger-guide-alimentaire-canadien-premieres-nations-inuit-metis.html

---

LE SAVIEZ-VOUS?

L'utilisation de produits de santé naturels

L'utilisation de produits naturels demeure une préoccupation pour de nombreux fournisseurs de soins de santé au Canada. Ce ne sont pas tous les consommateurs qui se rendent compte qu'un produit naturel peut contenir des ingrédients nocifs ou interférer avec les médicaments d'ordonnance. Par exemple, la combinaison d'un antidépresseur sur ordonnance (ISRS, ou inhibiteurs de la reprise de la sérotonine) avec le millepertuis (un stimulant à base de plantes utilisé pour la dépression) peut causer des nausées, des vomissements, de l'agitation, des étourdissements et des maux de tête. En outre, lorsqu'il est combiné avec des ISRS, une condition mortelle appelée *syndrome de sérotonine* peut se produire si elle passe inaperçue. Le millepertuis peut également réduire l'efficacité des contraceptifs oraux (Mayo Clinic, 2022).

Le ginseng, un autre médicament à base de plantes populaire, peut augmenter la pression artérielle et ne doit pas être pris par une personne souffrant d'hypertension ou qui est sur un traitement antihypertenseur. Même l'ail, lorsqu'il est pris avec des médicaments hypoglycémiants (utilisés par les personnes atteintes de diabète), peut provoquer une baisse de la glycémie et, éventuellement, une **réaction hypoglycémique**.

Les raisons pour lesquelles les gens prennent des produits de santé naturels et à base de plantes comprennent la réduction ou la prévention de la maladie, le maintien de la santé ou le traitement d'une maladie. Les individus peuvent prendre ces produits selon les directives d'un médecin homéopathe, un médecin, et en conjonction avec des médicaments prescrits. Le meilleur des deux mondes est lorsque les thérapies médicales conventionnelles fonctionnent en tandem avec des produits naturels et à base de plantes et des fournisseurs de soins alternatifs. Il est intéressant de dire que 71 % des Canadiens ont utilisé des produits de santé naturels comme des vitamines et des minéraux, des produits à base de plantes médicinales et des médicaments homéopathiques.

Direction des produits de santé commercialisés. Par l'entremise de la Direction des produits de santé commercialisés (DPSC), Santé Canada recueille de l'information sur les effets indésirables des produits de santé et des aliments et s'assure que le public est au courant des risques cernés.

Les Canadiens peuvent déclarer les effets indésirables des produits de santé et des médicaments et obtenir de l'information sur l'innocuité de ceux-ci au moyen de rapports en ligne; voir Ressources Web sur Evolve). Le Programme Canada Vigilance, qui est le point de contact pour les fournisseurs de soins de santé et les consommateurs, recueille et évalue toutes les déclarations d'effets indésirables présumés aux produits de santé commercialisés au Canada (Santé Canada, 2022b).

LE SAVIEZ-VOUS?

Quelle est la rigueur des tests?

Tous les médicaments pharmaceutiques doivent faire l'objet de tests et d'essais rigoureux avant d'être approuvés pour utilisation au Canada. D'autre part, Santé Canada permet à ceux qui fabriquent des produits de santé naturels de faire bon nombre des mêmes allégations que les sociétés pharmaceutiques (au sujet de leurs produits) sans les mêmes normes, tests, essais et protocoles stricts. À titre d'essai, une émission de CBC a créé un médicament pour enfants fictifs, l'a soumis à Santé Canada pour approbation avec des documents photocopiés d'un vieux livre homéopathique, et a reçu l'approbation. Regardez CBC Marketplace, « How Health Canada Licensed a Fake Children's Remedy as 'Safe and Effective' » (voir ci-dessous). Après avoir regardé cette vidéo, discutez de vos pensées et réactions avec un camarade de classe ou en petit groupe.

Vidéo : *Comment Santé Canada a homologué un faux remède pour enfants comme étant « sûr et efficace ».* CBC. Marketplace. https://www.youtube.com/watch?v=pCADoLKMSFc

Direction générale des communications et des affaires publiques

La Direction générale des communications et des affaires publiques se consacre à l'amélioration de la circulation de l'information au sein de Santé Canada et avec les partenaires nationaux et régionaux de la prestation des soins de santé, les médias, le grand public et d'autres intervenants. Les bureaux de cette Direction comprennent les Services d'éthique et d'ombudsman interne (qui est une ressource confidentielle et impartiale qui fournit un soutien aux employés de Santé Canada) et la Division de la planification et des opérations (qui assure le leadership en ce qui concerne les ressources humaines, les contrats, les finances et la planification stratégique).

Direction générale de la politique stratégique

La Direction générale de la politique stratégique (DGPS) élabore et met en œuvre les politiques du gouvernement fédéral en matière de soins de santé, administre la *Loi canadienne sur la santé*, crée des règlements et des lois sur la protection de la santé, s'occupe de l'évolution des problèmes et autorise les nouveaux organismes à déclarer de l'information au besoin. Elle vise à promouvoir des politiques réalisables qui assurent la mise en œuvre d'initiatives de soins de santé rentables et axées sur les priorités auxquelles participent plusieurs directions. La DGPS collabore avec de nombreux organismes professionnels et de recherche, des ministères provinciaux et territoriaux, ainsi qu'avec diverses directions de programmes du portefeuille de la Santé du gouvernement.

Ministère des Services juridiques

Le ministère des Services juridiques fournit des services juridiques à Santé Canada et à l'ASPC. Il s'agit d'un intermédiaire par lequel certains services du ministère de la Justice sont mis à la disposition de Santé Canada et de l'ASPC. Les services juridiques comprennent des questions telles que les conseils stratégiques, l'élaboration de propositions législatives et le soutien aux litiges. Les Services juridiques fournissent également de l'aide au besoin aux personnes au niveau ministériel et à la haute direction, y compris des conseils concernant le droit de l'accès à l'information et de la protection des renseignements personnels, le droit administratif et le droit constitutionnel.

L'équipe d'intervention en matière d'opioïdes

L'équipe d'intervention en matière d'opioïdes supervise la réglementation des drogues et des substances en vertu de la *Loi réglementant certaines drogues et autres substances*. L'une des principales responsabilités de l'équipe d'intervention en matière d'opioïdes est de fournir une plateforme aux provinces, aux territoires, aux municipalités, aux organismes de santé, aux professionnels de la santé et à d'autres intervenants pour collaborer et produire des stratégies d'intervention efficaces à la crise des opioïdes au Canada (ainsi qu'à d'autres substances problématiques). Pour ce faire, l'équipe collabore avec de nombreux autres ministères et organismes, dont l'Institut canadien d'information sur la santé (ICIS), l'ASPC, la GRC et le Service correctionnel du Canada. À l'heure actuelle, l'équipe collabore avec toutes les administrations pour faire face à la hausse de la consommation d'opioïdes et aux décès connexes survenus avant et pendant la pandémie de COVID-19 (Locke, 2022; Agence de la santé publique du Canada [ASPC], 2019a). Au cours de la première année de la pandémie, Statistique Canada a signalé une augmentation des décès apparemment liés à la toxicité des opioïdes de 95 % par rapport à l'année précédente (Gouvernement du Canada, 2022b).

Plusieurs facteurs peuvent avoir contribué à l'augmentation de la crise des surdoses (pendant la pandémie), y compris l'augmentation de l'offre de médicaments toxiques et contaminés; l'augmentation de l'anxiété, du stress et des sentiments d'isolement; et un accès réduit aux services dont dépendent les personnes qui utilisent des drogues (voir le chapitre 10).

Agence de réglementation de la lutte antiparasitaire

L'Agence de réglementation de la lutte antiparasitaire réglemente l'utilisation des pesticides au Canada afin d'assurer un minimum de dommages à la santé humaine et à l'environnement. Les pesticides dont l'utilisation est approuvée par ce ministère sont examinés et réévalués sur un cycle de 15 ans. Par l'entremise de cet organisme, Santé Canada traite toute situation de non-conformité aux normes réglementaires. L'Agence collabore avec les provinces et les territoires ainsi qu'avec les intervenants à l'échelle internationale, y compris l'Environmental Protection Agency des États-Unis, le Groupe de travail technique sur l'Accord de libre-échange nord-américain et l'Organisation de coopération et de développement économiques, afin d'assurer l'élaboration continue de politiques et de règlements connexes.

Direction générale des substances contrôlées et du cannabis

La Direction générale des substances contrôlées et du cannabis s'efforce d'assurer la distribution et l'utilisation appropriées et légales des substances contrôlées, en soulignant l'impact négatif de l'utilisation inappropriée et illégale de ces drogues sur les Canadiens. Il est important de noter que la *Loi réglementant certaines drogues et autres substances* s'applique en vertu des mandats de plusieurs lois fédérales et conventions internationales.

Plusieurs directions du cannabis s'occupent de la conformité, de l'octroi de licences et de l'accès médical, ou de la politique stratégique pour superviser la production, l'utilisation et la distribution sûres et légales du cannabis au Canada. Les responsabilités comprennent la création et l'application de politiques et de règlements concernant la consommation de cannabis à des fins médicales et récréatives, comme l'exige la loi. Le contrôle des produits comestibles qui peuvent être vendus et où relève également de la responsabilité de ces directions. Un site Web du gouvernement du Canada fournit des renseignements complets sur le cannabis, y compris ses utilisations et ses formes, ses effets sur la santé et ses risques, ainsi que les lois et les règlements qui contrôlent sa distribution dans les provinces et les territoires (gouvernement du Canada, 2022c).

ORGANISMES QUI COMPOSENT LE PORTEFEUILLE DE LA SANTÉ DU CANADA

Plusieurs organismes indépendants du portefeuille de la Santé du Canada collaborent à divers niveaux et relèvent directement du ministre de la Santé. Les fonctions de certains de ces organismes sont décrites ci-après.

Agence canadienne d'inspection des aliments (ACIA)

La plus haute priorité de l'ACIA est l'atténuation des risques pour la salubrité des aliments afin de protéger la santé et la sécurité des Canadiens. L'organisme collabore avec l'industrie, les consommateurs, les organisations fédérales, provinciales et municipales et les organisations intergouvernementales et non gouvernementales pour protéger les Canadiens contre les risques évitables pour la santé liés aux aliments, aux végétaux et aux zoonoses. L'Agence assure un accès sûr et durable aux ressources animales et végétales, invoque les rappels d'aliments et les alertes animales (maladies chez les animaux entrant dans la chaîne alimentaire) et offre une tribune au public pour signaler les préoccupations en matière d'étiquetage ou de salubrité des aliments.

L'ACIA est le plus grand organisme de réglementation à base scientifique au Canada, employant plus de 1 200 scientifiques dans de nombreux ministères ayant des responsabilités précises, y compris le diagnostic des problèmes au sein de la chaîne alimentaire et les activités de surveillance. Le Laboratoire de Charlottetown, à l'Île-du-Prince-Édouard, par exemple, surveille la détection des maladies dans les plantes et les agents pathogènes du sol et surveille l'innocuité des produits végétaux importés et exportés. Le Centre national des maladies animales exotiques, situé à Winnipeg, au Manitoba, est un laboratoire sécurisé qui fournit une expertise et des technologies de pointe pour prévenir, détecter, contrôler et signaler les maladies existantes et émergentes. Cette installation sert également de laboratoire de référence pour l'Organisation mondiale de la santé animale (OMSA) pour la peste porcine classique et la grippe aviaire. Saskatoon abrite un laboratoire qui teste les aliments pour animaux à la recherche de parasites et de médicaments qui pourraient avoir été administrés aux animaux.

Instituts de recherche en santé du Canada (IRSC)

Les IRSC dirigent et financent la recherche partout au Canada, y compris les initiatives concernant les facteurs sociaux, culturels et environnementaux qui ont une incidence sur la santé de

---

ENCADRÉ 2.8   Instituts de recherche en santé du Canada

Vieillissement
Recherche sur le cancer
Santé circulatoire et respiratoire
Santé des femmes et des hommes
Génétique
Services et politiques de santé
Développement et santé des enfants et des adolescents
Santé des Autochtones
Maladies infectieuses et immunitaires
Appareil locomoteur et arthrite
Neurosciences, santé mentale et toxicomanie
Nutrition, métabolisme et diabète
Santé publique et des populations

Source : Instituts de recherche en santé du Canada. (2015). *Instituts des IRSC*. https://cihr-irsc.gc.ca/f/9466.html

la population. Les IRSC distribuent le financement de la recherche en fonction des priorités et des besoins, en élargissant la recherche au besoin et en recrutant et en formant des chercheurs scientifiques. Il incombe également aux IRSC de s'assurer que l'information recueillie et analysée sur la recherche est utilisée correctement, par exemple, pour élaborer des politiques ou pour produire des produits et des services pour lesquels un besoin a été déterminé.

Les IRSC exploitent 13 instituts de recherche à l'échelle nationale (encadré 2.8) avec un budget de financement de plusieurs millions de dollars. Plus de 10 000 scientifiques et chercheurs de divers hôpitaux, universités et instituts de recherche participent à l'agence. Les projets de recherche ciblés, continus et axés sur la santé comprennent ceux liés à la recherche biomédicale, à la science clinique et aux systèmes et services de soins de santé (Instituts de recherche en santé du Canada, 2022).

Conseil d'examen du prix des médicaments brevetés (CEPMB)

Le CEPMB est un organisme de « surveillance » qui surveille les prix des **médicaments brevetés** afin d'assurer l'équité pour les fabricants et les consommateurs. Un cadre fondé sur les risques permet au CEPMB d'évaluer les médicaments brevetés qui présentent le plus grand potentiel de surévaluation. Cette évaluation est fondée sur deux facteurs : (1) l'avantage du médicament pour le consommateur et (2) l'impact du coût d'un médicament sur la valeur et l'abordabilité. Ce processus donne lieu à une meilleure évaluation de l'impact d'un médicament sur la santé de la population , par exemple, celui des médicaments plus récents et plus coûteux utilisés par une population vieillissante, dont bon nombre ont un revenu limité.

Si l'on pense qu'un fabricant surfacture un médicament, le comité d'examen offre d'abord au fabricant la possibilité d'ajuster volontairement son prix. Si l'entreprise refuse, une audience judiciaire peut avoir lieu, avec une décision exécutoire de la Cour fédérale.

Le CEPMB surveille également les tendances continues en matière de ventes, de prix et de distribution de médicaments brevetés. Ce conseil fonctionne indépendamment des autres organisations de Santé Canada qui s'occupent de la sécurité et de l'inspection des produits.

Le CEPMB ne participe pas au prix des médicaments génériques, qui sont traditionnellement beaucoup moins chers que les médicaments de marque. Le montant que les provinces et les territoires dépensent pour les médicaments génériques fluctue considérablement. Une entente entre les administrations pour acheter certains médicaments génériques en vrac a réduit les prix de certains médicaments.

RÉFLÉCHIR À LA QUESTION

Protection par brevet pour les médicaments

Des milliards de dollars sont dépensés chaque année pour la recherche, le développement et les essais cliniques afin de tester l'innocuité et l'efficacité des nouveaux médicaments. La protection par brevet accorde 20 ans aux entreprises pharmaceutiques pour réaliser un profit sur les médicaments qu'elles ont mis sur le marché. Les entreprises qui produisent des médicaments génériques ne peuvent produire des versions génériques de médicaments de marque qu'après l'expiration d'un brevet, afin qu'elles puissent mettre sur le marché des marques génériques moins chères de médicaments brevetés.

1. À votre avis, quelle est la durée idéale de la protection par brevet et pourquoi?
2. Si le délai de protection par brevet pour les nouveaux médicaments était raccourci, comment pensez-vous que les sociétés pharmaceutiques pourraient réagir (quelles mesures pourraient-elles prendre)?
3. Pensez-vous que les sociétés pharmaceutiques qui ont développé les vaccins contre le coronavirus devraient se passer de la protection par brevet pour ces vaccins? Pourquoi ou pourquoi pas?

Agence de la santé publique du Canada (ASPC)

La haute direction de l'ASPC comprend le ministre de la Santé, le ministre de la Santé mentale, l'administrateur en chef de la santé publique, le président et le vice-président exécutif de l'ASPC. Il y a 10 directions générales sous l'égide de l'ASPC, y compris la Direction générale de la sécurité sanitaire et des opérations régionales, la Direction générale de la gestion des mesures d'urgence et la Direction générale du laboratoire national de microbiologie (située à Winnipeg).

Cet organisme joue un rôle central dans la recherche, les politiques et l'élaboration de programmes de promotion de la santé des populations. L'ASPC travaille avec d'autres organisations du portefeuille de la Santé du Canada ainsi qu'avec les provinces, les territoires et d'autres intervenants pour prévenir les blessures et réduire l'incidence des maladies chroniques. L'Agence fait la promotion de la santé en motivant les Canadiens à adopter des modes de vie sains et à réduire les comportements à risque. L'ASPC intervient également en cas d'urgence de santé publique et d'éclosion de maladies infectieuses à l'échelle nationale et internationale, plus récemment la pandémie de COVID-19.

En ce qui concerne les activités de « veille sanitaire », l'ASPC intervient en cas de rappels d'aliments, d'intoxications alimentaires et d'autres risques et éclosions; fait le suivi des éclosions de grippe saisonnière, de rougeole et d'autres maladies infectieuses; et recommande des mesures correctives et préventives.

L'ASPC organise, affiche et met à jour l'information en ligne sur les questions de santé. Cela comprend les avertissements aux voyageurs liés aux éclosions de maladies et les renseignements sur les vaccins (p. ex. grippe et COVID-19). L'ASPC joue un rôle important en tenant les Canadiens au courant des enjeux liés à la pandémie de COVID-19. Cela comprend la surveillance des indicateurs épidémiologiques de la COVID-19 afin de détecter et de communiquer rapidement les nouvelles tendances préoccupantes (p. ex., les variants qui mutent à mesure que les infections à la COVID-19 continuent de se propager). L'administrateur en chef de la santé publique fait périodiquement des annonces publiques pour informer les Canadiens des nouveaux risques et tendances et recommander des mesures de sécurité.

Autres organismes travaillant avec Santé Canada

Santé Canada collabore avec d'autres agences et organisations canadiennes dans diverses affaires touchant la santé des Canadiens. Cela comprend l'échange d'information, de politiques et de pratiques exemplaires touchant presque tous les aspects des soins de santé.

Agence canadienne des médicaments et des technologies de la santé (ACMTS)

L'ACMTS a été créée à la suite d'efforts de collaboration entre les gouvernements fédéraux, provinciaux et territoriaux en 1989. Il s'agit d'un organisme indépendant à but non lucratif qui fournit aux autorités, aux intervenants et aux décideurs pertinents des données de recherche pour permettre de prendre des décisions objectives et fondées sur des données probantes sur les médicaments, les tests diagnostiques et les dispositifs médicaux, dentaires et chirurgicaux utilisés dans le système de soins de santé canadien. L'ACMTS collabore avec divers organismes d'évaluation des technologies de la santé partout au Canada pour évaluer les instruments techniques à tout moment au cours de leur utilisation. Par exemple, après que Santé Canada a examiné un médicament à prendre en considération dans les programmes publics de médicaments et les organismes de cancérologie du Canada, l'ACMTS effectue un examen du remboursement pour déterminer la rentabilité clinique et la rentabilité du médicament par rapport aux autres, évitant ainsi le dédoublement. Une fois qu'un médicament est approuvé, les régimes publics d'assurance-médicaments partout au Canada (sauf au Québec) décident s'ils couvriront le coût du médicament.

Agrément Canada/Organisation de normes en santé (HSO)

Agrément Canada est un organisme sans but lucratif qui effectue sur place, des évaluations par des tiers, propres à l'organisation, des soins de santé, des services sociaux et diagnostiques et de l'ensemble des systèmes de soins de santé (Agrément Canada, s.d.). Les normes de référence sont adaptées à des organisations comparables (p. ex., on s'attendrait à ce qu'un établissement de diagnostic respecte les normes de soins qui diffèrent de celles d'un établissement de soins de longue durée).

La participation au processus d'agrément est volontaire dans certaines administrations et obligatoire dans d'autres. Le processus d'évaluation est, pour la plupart, sur un cycle de quatre ans pour s'assurer que les normes de soins et de pratique requises et recommandées sont maintenues.

Formé en 2017 et accrédité plus tard cette année-là par le Conseil canadien des normes, l'Organisation des normes en santé (HSO), à but non lucratif, élabore des programmes d'évaluation et des normes de soins à l'usage des soins de santé, du diagnostic et des services sociaux. HSO est le seul organisme d'élaboration de normes au Canada qui se concentre sur l'élaboration de normes de soins pour les services de santé et les services sociaux. Agrément Canada utilise des outils de HSO dans ses processus d'accréditation et d'évaluation.

L'élaboration des normes HSO est basée sur les dernières recherches et preuves mondiales. Les examens des normes sont effectués au moyen de processus qui comprennent la consultation des personnes qui utilisent les services ainsi que de ceux qui les fournissent.

L'Institut canadien d'information sur la santé (ICIS)

L'ICIS travaille en étroite collaboration avec les Instituts de recherche en santé du Canada et Statistique Canada pour recueillir et assimiler des renseignements provenant des hôpitaux, des cliniques, des établissements de soins de longue durée et d'autres établissements de soins de santé sur le système de soins de santé du Canada et la santé des Canadiens. Les données fournissent des renseignements précieux et complets pour planifier, organiser et mettre en œuvre des politiques et des stratégies qui améliorent le rendement du système de soins de santé partout au Canada (voir le chapitre 6).

Financé par les gouvernements fédéraux, provinciaux et territoriaux, l'ICIS relève d'un conseil d'administration indépendant qui représente les ministères de la Santé, les régies régionales de la santé, les hôpitaux et les dirigeants du secteur de la santé de partout au pays. L'ICIS cartographie les tendances des soins de santé au Canada en travaillant avec 28 systèmes d'information nationaux et provinciaux (bases de données) pour recueillir des données sur l'établissement des coûts et la prestation des services de soins de santé ainsi que sur l'approvisionnement et la distribution des fournisseurs de soins de santé. L'organisation produit un rapport annuel d'information générale et plusieurs rapports spécifiques. L'information recueillie par l'ICIS sert à amorcer et à faire progresser l'amélioration de la qualité et de la prestation des soins de santé, du rendement du système et des stratégies de santé de la population à l'échelle nationale.

Sécurité publique Canada

Sécurité publique Canada est le ministère fédéral responsable de la sécurité publique, de la gestion des urgences et de la protection civile ainsi que de la sécurité nationale. Les ministères de la Santé de toutes les provinces et de tous les territoires collaborent avec Sécurité publique Canada pour faire face aux menaces nationales et mondiales, allant de la santé et des risques naturels au terrorisme et aux cyberattaques.

Statistique Canada

Statistique Canada est un service du gouvernement fédéral dont l'objectif principal est de recueillir et de publier des statistiques exactes sur presque tous les aspects de la vie au Canada. Statistique Canada est largement utilisé par tous les ordres de gouvernement ainsi que par les organismes participant aux initiatives de santé publique et de santé de la population.

Tous les cinq ans, au cours de la première et de la sixième année de chaque décennie, Statistique Canada effectue un recensement national, envoyé à un ménage sur cinq. En vertu de la loi, les ménages participants doivent effectuer ce recensement. En 2010, au milieu de nombreuses controverses, le gouvernement fédéral a remplacé le questionnaire détaillé du recensement par une enquête nationale courte et volontaire auprès des ménages. En 2011, un court recensement obligatoire a également été envoyé à un ménage sur trois (auquel deux questions sur la langue avaient été ajoutées). Le questionnaire détaillé du recensement a été rétabli en 2016 et envoyé à un ménage sur quatre et peut maintenant être rempli en ligne. Dans le nouveau recensement, les questions sur le revenu ont été éliminées, et Statistique Canada a reçu la permission d'accéder aux dossiers de Revenu Canada pour obtenir des renseignements sur les fichiers du revenu et des prestations des particuliers. Les questions sur la religion ont été éliminées. Le recensement national le plus récent a eu lieu en 2021. Les données de ce recensement sont diffusées par étapes jusqu'à l'automne 2022. L'information du recensement est importante et utilisée de plusieurs façons qui sont avantageuses pour les entreprises, les collectivités et les particuliers. Par exemple, il est utilisé pour répondre aux besoins d'une communauté, tels que les besoins en matière de transport, choisir l'emplacement des écoles et évaluer les besoins en soins de santé des villes ou des régions d'une ville. Les renseignements sont également utilisés par Statistique Canada à des fins statistiques (p. ex. immigration, croissance démographique, densité de population, hospitalisations et tendances en matière de santé et de maladie).

ORGANISATIONS MONDIALES EN COLLABORATION AVEC SANTÉ CANADA

Pour que le gouvernement fédéral fournisse du leadership, des conseils et une orientation sur les questions de soins de santé sur une base nationale, il doit interagir régulièrement avec des organisations mondiales, telles que l'Organisation mondiale de la Santé (OMS), l'Organisation panaméricaine de la santé (OPS) et les Centres américains de contrôle et de prévention des maladies (CDC) des États-Unis. Ces organisations émettent des avertissements et des avis sur les menaces pour la santé régionale et mondiale, y compris la maladie à virus Zika et la maladie de Lyme, qui se sont propagées dans les Amériques au cours des dernières décennies. La maladie de Lyme, par exemple, est présente dans la plupart des régions du Canada. La maladie de Lyme n'est souvent pas diagnostiquée rapidement, ce qui peut entraîner des problèmes de santé graves et à long terme pour les individus.

Organisation mondiale de la santé (OMS)

En tant qu'autorité de l'Organisation des Nations Unies (ONU) sur les questions de santé, l'OMS joue un rôle de chef de file dans les questions de santé à l'échelle mondiale. L'organisation est le fer de lance de la recherche mondiale, fournit un soutien technique aux membres, surveille et évalue les tendances en matière de santé et établit des normes dans les domaines de la santé et de la médecine. L'OMS recommande des politiques et des mesures concernant les initiatives de santé de la population. Elle joue également un rôle déterminant dans la collecte d'informations et de statistiques sur les questions de santé et la coordination des réponses aux menaces pour la santé mondiale et l'élaboration de lignes directrices pour aider les pays à prévenir la propagation des maladies infectieuses (par exemple, COVID-19).

En 2021, 194 pays au total comptaient parmi les membres de l'OMS. Chaque pays membre de l'ONU peut devenir membre de l'OMS en acceptant sa constitution. Les pays extérieurs à l'ONU peuvent être admis en tant que membres si leurs demandes sont approuvées par un vote majoritaire de l'Assemblée mondiale de la Santé. Les administrations qui ne sont pas responsables de leurs affaires internationales (régions d'un pays, par exemple) peuvent devenir membres associés si elles sont approuvées. Les États membres de l'OMS sont regroupés en six régions : la Région africaine, la Région des Amériques, la Région de l'Asie du Sud-Est, la Région européenne, la Région de la Méditerranée orientale et la Région du Pacifique occidental. Chaque région dispose d'un bureau régional couvrant des États membres spécifiques.

L'OMS recueille des données et fournit à la communauté internationale des conseils et des orientations sur une grande variété de sujets de santé, y compris la qualité de l'air et la santé environnementale, le diabète, l'obésité, la santé cardiovasculaire, la santé mentale, les vaccins et la vaccination (y compris les recommandations de voyage). L'OMS fournit également un soutien technique dans les pays, par exemple en aidant à l'élaboration de plans stratégiques pour les professions médicales, infirmières et obstétricales.

L'OMS, comme le Canada et de nombreux autres pays, souligne le rôle important des déterminants sociaux de la santé (voir le chapitre 6) pour ce qui est d'influencer la possibilité pour une personne de mener une vie saine, les facteurs de risque de contracter des maladies (physiques et mentales) et leur incidence sur l'espérance de vie.

LE SAVIEZ-VOUS?

Le Canada et l'Organisation mondiale de la Santé

Le Canada collabore depuis longtemps avec l'Organisation mondiale de la Santé (OMS), ayant travaillé pendant des décennies avec l'OMS dans le domaine de la vaccination mondiale contre la poliomyélite, des traitements contre la tuberculose et d'autres problèmes de santé internationaux. De nombreux Canadiens auraient également pris connaissance du travail de cette organisation intergouvernementale pendant la pandémie de SRAS de 2003 et, plus récemment, la pandémie de COVID-19. L'OMS a également surveillé et partagé des informations sur la variole du singe, qu'en juillet 2022, l'OMS a déclaré être une urgence de santé publique de portée internationale (voir chapitre 10).

Organisation panaméricaine de la santé (OPS)

L'Organisation panaméricaine de la santé (OPS) vise à améliorer la santé et le niveau de vie dans les Amériques. Cette agence internationale de santé publique sert de Bureau régional pour les Amériques de l'OMS. Les pays membres comprennent les 35 nations qui composent les Amériques. Étant donné que de nombreux États membres manquent de soins de santé de base, d'eau potable et d'assainissement adéquat, l'une des principales priorités de l'OPS est de promouvoir des stratégies actuelles, efficaces et communautaires de soins de santé primaires.

Centres de contrôle et de prévention des maladies (CDC)

Le Canada travaille en étroite collaboration avec les Centres de contrôle et de prévention des maladies (CDC), un organisme fédéral américain basé à Atlanta, en Géorgie, qui est responsable de la prévention, du contrôle et de la gestion des maladies à l'échelle mondiale. Les CDC collaborent avec les organismes canadiens, échangeant de l'information, des résultats de recherche et des initiatives de surveillance concernant les menaces pour la santé nationales et internationales.

Organisation de coopération et de développement économiques (OCDE)

L'Organisation de coopération et de développement économiques (OCDE) compte 38 pays membres (dont le Canada) qui adhèrent aux principes de la démocratie et d'une économie de marché libre. Par l'entremise de cette organisation, les gouvernements comparent les expériences stratégiques et cherchent des réponses à des problèmes communs (gouvernement du Canada, 2021). L'organisation, entre autres, mesure la qualité des soins médicaux dans les pays membres et évalue les résultats en matière de santé. Par exemple, un rapport intitulé,: Statistique de l'OCDE sur la santé en 2021 est une vaste base de données sur la santé offrant des sources détaillées de statistiques sanitaires comparables sur une variété de sujets de santé et de systèmes de soins de santé, y compris tous les pays de l'OCDE. Il s'agit d'un outil essentiel pour les analyses comparatives fondées sur des données probantes.

LE SAVIEZ-VOUS?

Enquête sur les politiques de santé internationales du Fonds du Commonwealth

L'enquête sur les politiques de santé internationales du Fonds du Commonwealth fournit chaque année des informations comparables provenant de 11 pays sur certains aspects du système de soins de santé de chaque pays. Ces pays comprennent l'Allemagne, l'Australie, le Canada, les États-Unis, la France, la Norvège, la Nouvelle-Zélande, les Pays-Bas, la Suède et la Suisse.

Le Fonds du Commonwealth est une organisation privée à but non lucratif basée aux États-Unis qui dirige le développement des enquêtes. Les informations utilisées dans les rapports sont recueillies auprès de l'OCDE et de l'OMS ainsi que les données d'enquête. Les domaines mesurés comprennent la continuité des soins, l'expérience des patients, la promotion de la santé et la prévention des maladies, l'accès aux soins de santé, l'équité et les résultats en matière de santé (71 domaines sont mesurés au total).

Dans le rapport publié en août 2021, le système de soins de santé du Canada s'est classé avant-dernier (devant les États-Unis). Le Canada s'est classé au dixième rang pour ce qui est de l'équité et des résultats en matière de soins de santé, au neuvième rang pour ce qui est de l'accès aux soins, au septième rang pour ce qui est de l'efficacité administrative et au quatrième rang pour le processus de soins.

Sources : Neustaeter, B. (4 août 2021). *Le système de santé du Canada s'est classé avant-dernier parmi 11 pays : Reportage.* Nouvelles de CTV. https://www.ctvnews.ca/health/canada-s-health-system-ranked-second-last-among-11-countries-report-1.5533045#:~:text=CANADA'S%20RANKING,%2C%20 New%20Zealand%2C%20and%20Norway; Tollinsky, N. (30 septembre 2021). Le système de santé du Canada obtient de piètres résultats par rapport à ses pairs. *Technologie canadienne des soins de santé.* https://www.canhealth.com/2021/09/30/canadas-healthcare-system-scores-poorly-against-peers/#:~:text=The%20Commonwealth%20Fund's%202021%20report,was%20at%20the%20 very%20bottom; Institut canadien d'information sur la santé. (s.d.) *Métadonnées du Fonds du Commonwealth.* https://www.cihi.ca/fr/metadonnees-du-fonds-du-commonwealth

COVID-19 ET GRIPPE SAISONNIÈRE : UN REGARD PLUS ATTENTIF

Grippe saisonnière

La grippe est une infection respiratoire causée par le virus de la grippe de types A, B ou C. Les types A et B sont responsables de la plupart des infections. Le virus H1N1 est un sous-type de grippe A (aussi connu sous le nom de « grippe porcine »), qui, en 2009, a été déclaré pandémie par l'OMS. Le type C provoque des symptômes plus légers. La saison de la grippe au Canada et dans d'autres régions de l'hémisphère Nord dure généralement d'octobre au début du printemps; le moment exact varie quelque peu, tout comme la gravité de l'infection. Les plus vulnérables à cette infection sont les enfants de moins de 5 ans, les adultes de plus de 65 ans, ceux qui ont d'autres pathologies et les personnes immunodéprimées.

Chaque année, tous les Canadiens se voient offrir le vaccin antigrippal. Le vaccin antigrippal, disponible pour les types A et B seulement, est mis à jour chaque année. Les experts de l'OMS se réunissent deux fois par an (en février ou mars et en septembre) pour examiner les données provenant d'études de surveillance, de laboratoire et cliniques, analyser les informations du Système mondial OMS de surveillance et de riposte à la grippe et décider de la formule du prochain vaccin antigrippal.

L'hiver 2020-2021 a vu moins de cas de grippe et même de rhume. Cela a été attribué aux mesures de santé publique mises en place pour atténuer la propagation de la COVID-19, en particulier le port de masques faciaux, le lavage fréquent des mains et la distanciation physique. À l'inverse, la saison grippale 2022-2023 a commencé plus tôt, avec une augmentation du nombre de cas et une augmentation des cas de COVID-19, des infections, ainsi que du virus respiratoire syncytial (VRS) affectant les enfants en particulier (Gouvernement du Canada, 2022d, 2022e).

LE SAVIEZ-VOUS?

Vaccin à forte dose

Il est conseillé aux personnes âgées de recevoir un vaccin à forte dose (nom de marque Fluzone High-Dose) qui contient quatre fois la quantité d'antigène du vaccin antigrippal régulier. Il a été démontré que ce vaccin stimule une réponse immunitaire plus élevée. Elle est recommandée parce qu'à mesure que nous vieillissons, notre système immunitaire s'affaiblit et ne réagit pas aussi efficacement à la dose standard de vaccination antigrippale. Certaines administrations n'ont plus ce vaccin au début de la saison, ce qui incite les personnes âgées à se faire vacciner dès qu'ils sont disponibles.

Source : Centres américains de contrôle et de prévention des maladies (CDC). (26 août 2021). *Grippe (grippe). Adultes de 65 ans et plus.* https://www.cdc.gov/flu/highrisk/65over.htm

Protocoles pour les épidémies et les pandémies

En cas d'éclosion ou d'épidémie (ou de pandémie), les stratégies de surveillance, de confinement et de traitement doivent suivre les lignes directrices déterminées par tous les ordres de gouvernement, ainsi que par les autorités régionales de santé publique qui travaillent avec d'autres intervenants, comme les médecins, les hôpitaux ou les établissements de soins de longue durée.

L'état de préparation à la grippe au Canada

Les éclosions de grippe sont des événements récurrents, mais imprévisibles qui peuvent avoir de graves répercussions sur les économies mondiales et nationales, ainsi que sur la santé des populations. L'OMS est chargée de surveiller la menace d'une éventuelle grippe mondiale et émet des alertes appropriées basées sur des critères spécifiques, comme indiqué dans le document d'orientation de l'OMS, *Gestion du risque de grippe pandémique,* qui a été mis à jour en

2017-2018 par rapport aux orientations précédentes (2013) afin d'inclure une meilleure harmonisation avec les procédures pertinentes des Nations Unies pour la gestion des urgences ainsi que les stratégies d'utilisation des vaccins disponibles au début d'une pandémie (OMS, 2017). Les lignes directrices éclairent et harmonisent les interventions nationales et internationales en cas de pandémie (pas seulement pour la grippe).

Au Canada, le document *Préparation du Canada en cas de grippe pandémique : Guide de planification pour le secteur de la santé* est une ligne directrice élaborée par des experts en politiques des gouvernements fédéraux, provinciaux et territoriaux en cas de pandémie de grippe (ASPC, 2019b). Des mises à jour et des améliorations sont apportées à ces lignes directrices au fur et à mesure qu'elles deviennent disponibles. Par exemple, des changements importants ont été apportés après la pandémie du **syndrome respiratoire aigu sévère (SRAS) de** 2003, et de nouveau après la pandémie de grippe H1N1 de 2009, le premier véritable test de cette version de la ligne directrice, lorsque de précieuses leçons ont été tirées sur la communication, la surveillance, les méthodes de suivi, le confinement et le traitement à la suite de ces événements. La dernière mise à jour a été faite en 2020. L'annexe B de ce document fournit des directives sur les stratégies et la planification en cas de pandémie d'influenza pour les collectivités des Premières Nations et les conseils tribaux, ainsi que pour les services de santé publique, les régies régionales de la santé et les provinces (ASPC, 2021).

Les nouveaux ajouts aux lignes directrices soulignent que chaque ordre de gouvernement, lorsque cela est jugé nécessaire, doit ajuster les stratégies de gestion des risques en fonction des besoins uniques d'une région ou d'une collectivité donnée. Le Guide encourage une approche « prenez ce dont vous avez besoin » à ses recommandations, en reconnaissant que la façon la plus efficace de gérer une urgence sanitaire nationale doit tenir compte de la situation dans chaque communauté, et que chaque communauté - et les individus au sein de ces communautés - a des besoins différents.

LE SAVIEZ-VOUS?

Comprendre les termes

Les différences entre une éclosion, une épidémie et une pandémie sont décrites comme suit :

Éclosion : Poussée d'une maladie infectieuse, à l'échelle mondiale ou dans une région donnée, ou en tant qu'événement localisé (p. ex., la grippe saisonnière ou la grippe dans un établissement de soins de longue durée ou sur un étage d'un hôpital de soins de longue durée).

Épidémie : Une épidémie se produit lorsque l'incidence d'une maladie infectieuse augmente (habituellement soudainement) au-dessus du nombre moyen ou prévu de cas dans une région géographique spécifique. Une épidémie implique généralement des problèmes de santé plus graves qui touchent à la fois les personnes en bonne santé et les personnes considérées comme vulnérables (p. ex. les personnes très jeunes ou plus âgées, les personnes ayant des problèmes de santé chroniques et celles dont le système immunitaire est affaibli).

Pandémie : Une transmission soutenue d'une maladie infectieuse à l'échelle mondiale (p. ex. la pandémie de grippe A [H1N1] de 2009 et la COVID-19). La gravité de la maladie et son taux de mortalité ne définissent pas les caractéristiques d'une pandémie.

COVID-19

Le gouvernement fédéral a ouvert la voie, avec les recommandations de l'OMS, en établissant des protocoles spécifiques que le Canada devait suivre une fois que la COVID-19 a été déclarée pandémie. Les provinces et les territoires, en collaboration avec les autorités locales de santé publique qui ont suivi les lignes directrices de l'administration, ont établi et adapté les règles et les règlements à l'échelle municipale. Le gouvernement fédéral a six principaux secteurs de responsabilité en ce qui concerne la gestion de la pandémie à l'échelle nationale :

- Protéger la santé des Canadiens et collaborer avec les gouvernements compétents et les dirigeants des communautés autochtones pour s'assurer que les Canadiens disposent des renseignements les plus récents sur tous les aspects de la pandémie (enjeux actuels, vaccinations, protocoles et lignes directrices, etc.)
- Fournir des conseils aux voyageurs, en collaboration avec l'OMS (y compris des informations sur les fermetures et les ouvertures de frontières) et des restrictions (p. ex., en juillet 2022, après une brève interruption, les tests aléatoires pour les voyageurs internationaux ont été rétablis dans les principaux aéroports du Canada et l'utilisation de l'application Arrive-CAN est restée en place)
- Soutenir la recherche sur les protocoles et l'obtention de vaccins, assurer leur viabilité (p. ex. entreposage adéquat) et organiser la distribution des vaccins dans l'ensemble du pays
- Gérer les besoins en matière de santé des communautés autochtones, des membres des Forces armées canadiennes, des membres des institutions fédérales et du personnel consulaire à l'étranger
- Activer les organismes fédéraux, provinciaux et territoriaux, au besoin, pour qu'ils réagissent de manière collaborative aux menaces pour la santé publique à divers niveaux (p. ex. plan fédéral-provincial-territorial d'intervention en matière de santé publique pour les événements biologiques)
- Travailler avec toutes les administrations pour s'assurer que le gouvernement fédéral maintient tous les services relevant de sa compétence tout en travaillant dans les limites de la santé publique et des restrictions gouvernementales (figure 2.2)

Responsabilités du gouvernement fédéral :contribuer à la réponse internationale à la COVID-19

Le Canada, comme d'autres pays, a des obligations internationales et nationales lorsque des menaces mondiales liées à une éclosion infectieuse apparaissent. Voici un résumé des responsabilités du Canada à l'égard de la pandémie de COVID-19 :

- Travailler avec les ministres de la Santé et des Finances du G7 pour collaborer sur les questions liées à la COVID-19 et chercher des solutions fondées sur des données probantes aux problèmes en évolution qui touchent la santé et le bien-être de leurs groupes de population
- Fournir une aide financière à l'OMS pour aider les groupes de population vulnérables. Cela comprend la fourniture de vaccins par l'intermédiaire d'une organisation internationale appelée *COVAX* (encadré 2.9). Le Canada et d'autres pays ont pris du retard par rapport à leurs engagements envers les pays à revenu faible ou intermédiaire afin de distribuer le nombre de vaccins nécessaires pour vacciner leurs populations (gouvernement du Canada, 2022f).
- Don d'équipement de protection individuelle (EPI), de tests diagnostiques (pour la COVID-19) et de médicaments thérapeutiques

RÉSUMÉ

2.1   Santé Canada a une grande variété de responsabilités, dont la moindre n'est pas la collaboration avec divers ministères du portefeuille de la Santé ainsi qu'avec des partenaires internationaux. Cela s'ajoute au fait de jouer un rôle autoritaire, en veillant à ce que les provinces et les territoires demeurent conformes à la *Loi canadienne sur la santé* et en imposant des sanctions à ceux qui ne respectent pas les principes de la Loi. En tant que fournisseur de soins, Santé Canada est responsable des soins de santé pour les forces armées, les vétérans et les services correctionnels; il couvre le coût des services de santé pour les membres de la GRC lorsqu'ils ont des traumatismes liés au travail et des blessures à leur santé physique ou mentale. Santé Canada coordonne également les soins pour d'autres groupes

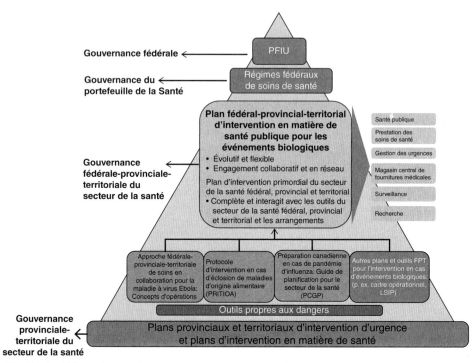

Fig. 2.2 La hiérarchie des plans d'intervention d'urgence à tous les ordres de gouvernement.

1. Au sommet de la pyramide se trouve le Plan fédéral d'intervention d'urgence (PFIU), qui décrit la structure de gouvernance fédérale que tous les ministères fédéraux doivent activer lorsqu'ils sont confrontés à une intervention d'urgence à risque définie.

2. Le deuxième niveau montre les plans fédéraux de soins de santé, qui illustrent le fait que les plans fédéraux de soins de santé comme le Plan d'intervention d'urgence du portefeuille de la Santé (qui détaille les étapes à suivre en cas d'urgence) doivent être harmonisés avec le PFIU.

3. Le troisième niveau de la pyramide est le Plan fédéral-provincial-territorial d'intervention en matière de santé publique en cas d'événements biologiques. Ce plan décrit la structure de gouvernance du secteur de la santé fédéral-provincial-territorial (FPT). Les activités qui seront facilitées par ce plan d'intervention comprennent la santé publique, la prestation des soins de santé, la gestion des urgences, les contre-mesures médicales, la surveillance et la recherche.

4. Au niveau de la pyramide (à l'appui du Plan fédéral-provincial-territorial d'intervention en matière de santé publique en cas d'événements biologiques) se trouvent les plans et les procédures des administrations utilisés par les secteurs de la santé connexes pour une variété de dangers possibles, comme les interventions en cas d'éclosion de maladie à virus Ebola, les maladies transmissibles par le sang et les lignes directrices canadiennes sur la planification et l'intervention en cas de pandémie d'influenza.

5. Au cinquième niveau de la pyramide se trouvent des outils spécifiques au danger, qui sont destinés à illustrer des plans supplémentaires pour des dangers spécifiques non inclus dans l'illustration.

6. Au bas de la pyramide se trouvent les plans provinciaux et territoriaux d'intervention d'urgence et les plans d'intervention en matière de santé. Comme l'exige la loi, toutes les administrations du Canada et les ministères de la Santé tiennent à jour des plans d'intervention d'urgence. Ces plans décrivent la gouvernance provinciale et territoriale du secteur de la santé.

Source : Gouvernement du Canada. (2017). *Plan fédéral-provincial-territorial d'intervention en matière de santé publique en cas d'événements biologiques.* https://www.canada.ca/fr/sante-publique/services/mesures-interventions-urgence/plan-intervention-matiere-sante-publique-cas-incidents-biologiques.html. Annexe L, figure 3.

ENCADRÉ 2.9   COVAX : Une explication

Accélérateur d'accès aux outils de lutte contre la COVID-19 (ACT) est une collaboration mondiale visant à fournir un accès accéléré aux tests, aux équipements, aux vaccins et aux médicaments pour traiter le coronavirus. L'objectif du pilier COVAX de l'ACT est de fournir un accès aux vaccins, quel que soit le prix. Géré conjointement par la Coalition pour les innovations en matière de préparation aux épidémies, l'Organisation mondiale de la Santé et Gavi (une organisation internationale travaillant avec les secteurs public et privé dont le mandat est de fournir un accès aux vaccins aux enfants dans les pays en développement), COVAX s'associe à des organisations telles que l'UNICEF pour aider à la fourniture de vaccins et de produits.

Source : Basé sur Gavi. (s.d.). *Qu'est-ce que COVAX?* https://www.gavi.org/fr/facilite-covax

de population, y compris les demandeurs d'asile et des groupes définis d'Autochtones au Canada.

2.2   Les responsabilités en matière de soins de santé pour les Peuples autochtones sont partagées entre les gouvernements fédéraux, provinciaux et territoriaux (la plupart des programmes sont offerts en collaboration avec Services aux Autochtones Canada). Les soins de santé pour les Peuples autochtones sont au mieux une mosaïque. Il est parfois difficile de savoir qui est admissible à quels services, quels sont ces services et quel ordre de gouvernement les fournit et les paie. Par exemple, il existe trois versions semblables du programme des services de santé non assurés (SSNA) du gouvernement fédéral, le régime dominant qui offre des services non assurés à certains bénéficiaires inuits et aux Premières Nations. Il y a des années, la population métisse du Canada a mis le gouvernement fédéral au défi d'être reconnue comme un peuple distinct en vertu de la *Loi sur les Indiens* et, par conséquent, d'avoir les mêmes droits que les « Indiens » et les Inuits, et d'être admissible à des prestations de soins de santé semblables à celles offertes à certaines Premières nations. Malgré la décision d'avril 2016 selon laquelle le gouvernement fédéral a une responsabilité constitutionnelle à l'égard des Métis et des Indiens non inscrits, peu de choses se sont passées concrètement en ce qui concerne la prestation de soins de santé à l'un ou l'autre de ces groupes de population.

2.3   La structure organisationnelle de Santé Canada comprend un grand nombre de directions générales et d'organismes, chacun comptant de nombreuses divisions. Ces directions générales et bureaux ont des obligations spécifiques et certaines sont divisées en divisions fonctionnelles au sein de la même catégorie générale de responsabilités. Par exemple, la Direction des produits de santé naturels et sans ordonnance évalue l'innocuité et l'efficacité de ces produits comme les médicaments sur ordonnance et en vente libre, les produits alimentaires naturels et les médicaments vétérinaires avant qu'ils ne soient mis sur le marché. Les subdivisions de cette direction comprennent la Direction des produits biologiques et radiopharmaceutiques, la Direction des produits thérapeutiques et la Direction des produits de santé naturels et sans ordonnance. Ces directions distinctes sont toutes interventionnelles et font partie de la même catégorie générale.

2.4   Plusieurs organismes autonomes travaillent en collaboration avec Santé Canada et relèvent directement du ministre de la Santé. Ces organismes comprennent l'Agence de la santé publique du Canada (ASPC), les Instituts de recherche en santé du Canada (IRSC), la Commission de contrôle des renseignements sur les matières dangereuses et le Conseil d'examen du prix des médicaments brevetés. L'ASPC joue un rôle important dans les initiatives de promotion de la santé et de prévention des maladies; fait le suivi des éclosions de grippe saisonnière, de tuberculose, de rougeole et d'autres maladies; et recommande des mesures correctives et préventives. L'ASPC a joué un rôle déterminant dans la surveillance de la réponse du Canada à la pandémie de COVID-19.

2.5   Santé Canada est active à l'échelle internationale, travaillant avec plusieurs organisations pour améliorer la santé à l'échelle nationale et internationale. L'Organisation mondiale de la Santé (OMS), un acteur clé dans de telles initiatives, assure un leadership en matière de santé à l'échelle mondiale. L'OMS reconnaît les menaces pour la santé, comme elle l'a fait pour le coronavirus, et initialise les alertes pandémiques en réponse aux informations recueillies. L'Organisation panaméricaine de la santé vise à améliorer la santé et le niveau de vie dans les Amériques. L'Organisation de coopération et de développement économiques mesure la qualité des soins médicaux dans les pays membres et évalue les résultats en matière de santé.

2.6   La saison de la grippe au Canada et dans d'autres régions de l'hémisphère Nord dure généralement d'octobre jusqu'au début du printemps; le moment exact varie quelque peu, tout comme la gravité de l'infection. Les plus vulnérables à cette infection, ainsi qu'à d'autres telles que le coronavirus et ses variantes, sont les enfants de moins de 5 ans, les adultes de plus de 65 ans, les personnes ayant d'autres pathologies et les personnes immunodéprimées et non vaccinées. Chaque année, tous les Canadiens se voient offrir le vaccin antigrippal. Le vaccin antigrippal, disponible pour les types A et B seulement, est mis à jour chaque année. En mars 2022, trois doses du ou des vaccins contre la COVID-19 avaient été offertes à toutes les personnes vivant au Canada, dont une quatrième à certains groupes de population. L'OMS dispose d'une orientation mise à jour qui éclaire et harmonise les réponses nationales et internationales en cas de pandémie. Le Canada dispose d'un plan national d'intervention en cas de pandémie, tout comme les provinces et les territoires qui réagissent de façon appropriée à l'échelle régionale à une telle menace.

QUESTIONS DE RÉVISION

1. Quelles sont les principales responsabilités du ministre de la Santé?
2. Pour quels groupes de population le gouvernement fédéral fournit-il des services de santé?
3. Quel était le fondement du principe de Joyce?
4. Discutez des prestations offertes par le Programme des services de santé non assurés.
5. Quel est le principe de Jordan et quels avantages ce principe offre-t-il aux enfants autochtones dans le cadre des services élargis?
6. Quelles sont les responsabilités de la Direction des produits de santé naturels et sans ordonnance?
7. En quoi les fonctions et les responsabilités de l'Institut canadien d'information sur la santé et des Instituts de recherche en santé du Canada diffèrent-elles?
8. Identifiez deux organisations internationales avec lesquelles Santé Canada travaille et énumérez brièvement leurs fonctions.
9. À quelle fréquence un recensement est-il effectué au Canada et à quoi servent les renseignements recueillis?
10. Quelle est la différence entre Fluzone et le vaccin antigrippal régulier?
11. Expliquez les différences entre une épidémie, une épidémie et une pandémie.
12. Qu'est-ce que COVAX?

RÉFÉRENCES

Accreditation Canada. (n.d.). *Qmentum Accreditation Program*. https://accreditation.ca/qmentum-accreditation/.

Blackstock, C. (2008). Jordan's Principle: Editorial update. *Paediatrics and Child Health, 13*(7), 589–590.

Canadian Institutes of Health Research. (2022). *Research in priority areas*. https://cihr-irsc.gc.ca/e/50077.html.

First Nations Child and Family Caring Society of Canada. (2016). *Victory for first nations children. Canadian human rights tribunal finds discrimination against first nations children living on-reserve. Information sheet.* https://fncaringsociety.com/sites/default/files/Information%20Sheet%20re%20CHRT%20Decision.pdf.

First Nations Health Authority. (2022). *About the FNHA.* https://www.fnha.ca/about/fnha-overview.

Government of British Columbia. (2022). *Welcoming Ukraine.* https://www2.gov.bc.ca/gov/content/tourism-immigration/ukraine/welcome#healthcare.

Government of Canada. (2021). *Canada and the organisation for economic Cooperation and development (OECD).* https://www.international.gc.ca/world-monde/international_relations-relations_internationales/oecd-ocde/index.aspx?lang=eng.

Government of Canada. (2022a). *Crown-Indigenous Relations and Northern Affairs Canada.* https://www.canada.ca/en/crown-indigenous-relations-northern-affairs.html.

Government of Canada. (2022b). *Opioid- and stimulant-related harms in Canada.* https://health-infobase.canada.ca/substance-related-harms/opioids-stimulants/.

Government of Canada. (2022c). *Cannabis.* https://www.canada.ca/en/health-canada/services/drugs-medication/cannabis.html.

Government of Canada. (2022d). *FluWatch report: October 2, 2022 to October 15, 2022 (weeks 40–41).* https://www.canada.ca/en/public-health/services/publications/diseases-conditions/fluwatch/2021-2022/weeks-40-41-october-2-october-15-2022.html.

Government of Canada. (2022e). *COVID-19 epidemiology update.* https://health-infobase.canada.ca/covid-19/.

Government of Canada. (2022f). *Canada's aid and development assistance in response to the COVID-19 pandemic.* https://www.international.gc.ca/world-monde/issues_development-enjeux_developpement/global_health-sante_mondiale/response_covid-19_reponse.aspx?lang=eng.

Government of Northwest Territories. (2021). *Métis health benefits program.* Alberta Blue Cross. https://www.hss.gov.nt.ca/sites/hss/files/resources/metis-health-benefits.pdf.

Health Canada. (2017). *Health portfolio.* https://www.canada.ca/en/health-canada/corporate/health-portfolio.html.

Health Canada. (2019). *Canada's food guide.* https://food-guide.canada.ca/en/.

Health Canada. (2022a). *Health Canada.* https://www.canada.ca/en/health-canada.html.

Health Canada. (2022b). *Health products and food branch.* https://www.canada.ca/en/health-canada/corporate/about-health-canada/branches-agencies/health-products-food-branch.html.

Immigration, Refugees, and Citizenship Canada. (2022, March 30). *Canada marks 10,000 arrivals of Afghan refugees.* https://www.canada.ca/en/immigration-refugees-citizenship/news/2022/03/canada-marks-10000-arrivals-of-afghan-refugees.html.

Indigenous Services Canada. (2017, December 4). *Government of Canada moving forward with departmental changes needed to renew the relationship with Indigenous peoples.* https://www.canada.ca/en/indigenous-services-canada/news/2017/12/government_of_canadamovingforwardwithdepartmentalchangesneededto.html.

Indigenous Services Canada. (2018). *Definition of Jordan's principle from the Canadian human rights tribunal.* https://www.sac-isc.gc.ca/eng/1583700168284/1583700212289.

Indigenous Services Canada. (2021). *Indigenous health care in Canada.* https://www.sac-isc.gc.ca/eng/1626810177053/1626810219482.

Indigenous Services Canada. (2022). *Inuit client eligibility for non-insured health benefits.* https://www.sac-isc.gc.ca/eng/1585310583552/1585310609830.

Locke, G. (2022, January 9). *2021 deadliest-ever year for drug overdose deaths in British Columbia. World Socialist Website.* https://www.wsws.org/en/articles/2022/01/09/opio-j09.html.

Mayo Clinic. (2022). *Serotonin syndrome.* https://www.mayoclinic.org/diseases-conditions/serotonin-syndrome/symptoms-causes/syc-20354758.

Métis Nation of Ontario. (2022). *Healing & wellness.* https://www.metisnation.org/programs-and-services/healing-wellness/.

Nazir, T., & Taha, N. (2018). Pharmacy health system in Canada: An adoptable model for advanced clinical and pharmaceutical care. *Journal of Applied Pharmacology, 10,* 6–14. doi:10.21065/19204159/10.06.

Public Health Agency of Canada (PHAC). (2019a). *Updated numbers on opioid-related overdose deaths in Canada.* https://www.canada.ca/en/public-health/news/2019/04/updated-numbers-on-opioid-related-overdose-deaths-in-canada.html.

Public Health Agency of Canada (PHAC). (2019b). *Canadian pandemic influenza preparedness: Planning guidance for the health sector.* https://www.canada.ca/en/public-health/services/flu-influenza/canadian-pandemic-influenza-preparedness-planning-guidance-health-sector.html.

Public Health Agency of Canada (PHAC). (2021). *On-reserve First Nations communities: Canadian pandemic influenza preparedness: Planning guidance for the health sector.* https://www.canada.ca/en/public-health/services/flu-influenza/canadian-pandemic-influenza-preparedness-planning-guidance-health-sector/influenza-pandemic-planning-considerations-in-on-reserve-first-nations-communities.html.

Saskatchewan Health Authority. (2014). *First Nations and Métis health service: Our service.* https://www.saskatoonhealthregion.ca/locations_services/Services/fnmh/service/Pages/What-We-Do.aspx.

Saskatchewan Health Authority. (2022). *First nations and Métis health: Programs and services.* https://www.rqhealth.ca/department/native-health/first-nations-and-metis-health-programs-and-services.

Stefanovich, O., & Boisvert, N. (2022). *Ottawa releases early details of landmark $40B First Nations child welfare agreement.* CBC News. https://www.cbc.ca/news/politics/first-nations-child-welfare-agreements-in-principle-1.6302636.

Walker, M. (2022). *March 16). Afghan interpreters voice frustrations over delays in bringing families to Canada.* CTV News. https://toronto.ctvnews.ca/afghan-interpreters-voice-frustrations-over-delays-in-bringing-families-to-canada-1.5822611.

World Health Organization. (2017). *Pandemic influenza risk management: A WHO guide to inform and harmonize national and international pandemic preparedness and response.* https://apps.who.int/iris/handle/10665/259893.

Le rôle des gouvernements provinciaux et territoriaux dans les soins de santé

OBJECTIFS D'APPRENTISSAGE

3.1 Discutez des éléments communs de la prestation des soins de santé entre les provinces et les territoires.

3.2 Décrivez les différences et les similitudes entre les régies régionales et les autorités sanitaires uniques.

3.3 Expliquez comment les provinces et les territoires financent les services de soins de santé.

3.4 Discutez des détails de l'assurance-maladie publique et privée au Canada.

3.5 Décrivez quels hôpitaux et services de soins de santé sont assurés en vertu des régimes de santé publique.

3.6 Expliquez la prévalence des régimes d'assurance-médicaments et de soins dentaires au Canada.

TERMES CLÉS

Frais d'exécution d'ordonnance	Numéro d'identification du médicament (DIN)	Régionalisation
Franchise	Quote-part	Services améliorés
Liste des formulaires	Rationalisation	Soins continus

Le présent chapitre donne un aperçu de la structure des systèmes de soins de santé provinciaux et territoriaux, en mettant l'accent sur les éléments communs entre eux et en soulignant les différences importantes. Il est important de noter que même si les détails de la façon dont chaque administration finance et met en œuvre des services de soins de santé particuliers ne peuvent pas être couverts ici, le chapitre vous donnera une compréhension générale et un aperçu de la façon dont chaque province et territoire gère son propre système de soins de santé à l'intérieur et à l'extérieur des limites de la *Loi canadienne sur la santé*. Vous remarquerez que la plupart des services de soins de santé rendus au Canada sont semblables; les différences sont liées à la façon dont certains services sont fournis et aux variations entre ceux qui sont financés par l'État en dehors de la *Loi canadienne sur la santé* (p. ex. l'assurance-médicaments, les soins à domicile, les soins communautaires et de longue durée et les prestations supplémentaires).

Ce chapitre suit trois familles – deux qui sont nouvelles au Canada et une qui déménage d'une province à l'autre – alors qu'elles interagissent avec le système de soins de santé de leurs provinces respectives pour répondre à leurs besoins en matière de soins de santé. Les familles seront abordées dans les exemples de cas : la famille J en Colombie-Britannique (exemple de cas 3.1), la famille W au Nouveau-Brunswick (exemple de cas 3.2) et la famille L-O, qui a déménagé de la Saskatchewan à l'Ontario (exemple de cas 3.3).

EXEMPLE DE CAS 3.1   La famille J

J.J. est un citoyen canadien, né à Vancouver. Il a déménagé en Allemagne avec sa mère et son père quand il était très jeune. Il est souvent revenu au Canada pour des vacances et pour rendre visite à des parents. Le 20 février, J.J. (maintenant âgé de 40 ans) et sa famille sont retournés vivre au Canada, atterrissant à Vancouver, en Colombie-Britannique. La famille de J.J. comprend sa femme, A.J., âgée de 36 ans (qui attend des jumeaux), et leurs trois enfants : E.J., âgé de 16 ans; L.J., 10 ans; et C.J., 3 ans. Bien qu'il connaisse assez bien le Canada, J.J. n'a aucune idée de la façon de présenter une demande de couverture de soins de santé, des documents dont il a besoin et de l'endroit où les obtenir, et de la façon de trouver un médecin de famille. Il ne sait même pas quels services sont spécifiquement couverts par le régime de soins médicaux de la Colombie-Britannique.

EXEMPLE DE CAS 3.2   La famille W

La famille W a demandé le statut d'immigrant deux ans avant son arrivée et a été acceptée il y a six mois. Q.W., âgé de 36 ans, et sa femme, L.W., âgée de 35 ans, sont arrivés au Nouveau-Brunswick le 15 janvier avec leurs deux enfants : un fils, H.W., âgé de 10 ans, et une fille, N.W., âgée de 6 ans. Q.W., un médecin, aimerait obtenir une certification en tant que médecin au Nouveau-Brunswick lorsqu'ils seront établis et financièrement stables, mais il se rend compte que cela prendra du temps et de l'argent. L.W. est une architecte qui aimerait aussi retourner à l'école. À l'heure actuelle, leurs fonds sont limités. La famille n'a pas de problèmes de santé actuels.

EXEMPLE DE CAS 3.3   La famille L-O

C.L. et son partenaire, K.O., déménagent de la Saskatchewan à l'Ontario. C.L. a été muté par sa société d'ingénierie. K.O., un inhalothérapeute prévoit chercher du travail lorsqu'ils s'installeront à Toronto. Ils ont un fils, R.L-O, qui a 15 ans.

RÉGIMES DE SOINS DE SANTÉ PROVINCIAUX ET TERRITORIAUX

Division des pouvoirs

Les Canadiens et les non-Canadiens demandent souvent : « Le Canada a-t-il un régime national d'assurance-maladie? » La réponse est non. Le Canada a mis en œuvre des soins de santé universels par 13 régimes d'assurance à payeur unique, chacun administré et exploité par une province (10) ou un territoire (3). Un plan national signifierait qu'il y aurait un plan dans l'ensemble du pays administré par une seule organisation (p. ex., le gouvernement fédéral). Les soins de santé universels, d'autre part, signifient que tous les citoyens admissibles d'un pays particulier ont une couverture de santé assurée, qui peut être obtenue par l'entremise d'une variété de régimes de soins de santé dans chaque province ou territoire. Il existe des similitudes fondamentales avec chaque régime, mais chaque province et territoire est libre d'offrir des soins de santé de la manière qui convient le mieux aux besoins en matière de soins de santé ou aux résidents de chaque administration. Comme nous l'avons mentionné au chapitre 1, ces programmes sont souvent appelés collectivement *l'assurance-maladie*.

Bien que le gouvernement fédéral travaille en partenariat avec les provinces et les territoires pour fournir des soins de santé, les provinces et les territoires conservent l'essentiel de la responsabilité de leur prestation. En vertu de la *Loi constitutionnelle* (encadré 3.1), les gouvernements provinciaux et

---

ENCADRÉ 3.1 La *Loi constitutionnelle* : une clarification

L'acte de l'Amérique du Nord britannique de 1867 est devenu la *Loi constitutionnelle* en 1982, lorsque la Grande-Bretagne a renoncé au pouvoir de faire les lois du Canada, y compris sa Constitution. Entre autres choses, la *Loi constitutionnelle* décrit le partage des responsabilités en matière de soins de santé.

---

territoriaux surveillent les questions liées à la santé personnelle de leurs populations – la promotion d'une bonne santé, les soins préventifs, le maintien de la santé, ainsi que le diagnostic et le traitement des problèmes de santé. Comme il est indiqué au chapitre 1, pour recevoir un financement fédéral continu pour les soins de santé, les provinces et les territoires doivent respecter les principes et les conditions de la *Loi canadienne sur la santé*, qui les oblige à exploiter un régime d'assurance-maladie qui couvre les soins hospitaliers et les traitements médicalement nécessaires pour les résidents admissibles. La Loi ne porte pas sur les détails de la prestation supplémentaire de soins de santé publics ou privés (à moins que les services privés ne contreviennent aux principes et aux conditions de la Loi). Par exemple, la *Loi canadienne sur la santé* ne traite pas des soins à domicile, des soins de longue durée ou de la couverture des services diagnostiques. Chaque province et territoire contrôle quels services supplémentaires sont couverts et comment ils sont fournis.

Structure des soins de santé provinciaux et territoriaux : un aperçu

Au sein de chaque gouvernement provincial et territorial, il y a un département ou un ministère de la Santé qui est affecté à la gestion des soins de santé. Les ministères ou départements de la Santé supervisent une variété de subdivisions, de directions, d'organismes et de programmes qui assument des responsabilités pour diverses questions et types de soins de santé. Les ministères collaborent également avec d'autres partenaires de services de la collectivité, certains financés par le gouvernement, d'autres privés ou sans but lucratif, et d'autres une combinaison d'initiatives gouvernementales et privées.

Chaque ministère est dirigé par un membre élu du Parlement nommé par le premier ministre au poste de ministre de la Santé. En règle générale, un gouvernement nomme également un sous-ministre de la Santé (parfois plus d'un), qui n'est pas (comme au gouvernement fédéral) un député élu. Un ou plusieurs sous-ministres délégués et un comité de gestion peuvent également être affectés. Ultimement responsable du système de soins de santé de la province ou du territoire, le ministère de la Santé compte de nombreux organismes au sein du ministère qui relèvent de lui. Ces organisations fournissent leadership, orientation et soutien aux partenaires de prestation de services, qui comprennent les autorités sanitaires provinciales et territoriales (centralisées), les régies régionales de la santé, les conseils régionaux, les médecins, les autorités de santé publique et d'autres fournisseurs de soins de santé. Un bon exemple est la collaboration entre le ministère de la Santé et les autorités de santé publique de chaque administration pendant la pandémie. L'orientation et la surveillance fournies par la santé publique ont été inestimables pour guider les provinces et les territoires tout au long de la pandémie, et continuent de le faire.

L'une des plus grandes responsabilités des ministères consiste à mettre en œuvre et à réglementer le régime d'assurance-maladie provincial ou territorial, c'est-à-dire la supervision des soins hospitaliers et médicaux. Dans certaines administrations, cette responsabilité appartient à une seule autorité. Dans d'autres, deux organismes administratifs partagent cette tâche : l'un s'occupe des hôpitaux et d'autres établissements de soins de santé ; l'autre, des soins médicaux. Par exemple, en Colombie-Britannique, la Medical Services Commission administre le régime de soins médicaux. Le gouvernement, par l'entremise du ministère des Services de santé, administre les services hospitaliers en vertu de la *Loi sur l'assurance-hospitalisation*, remboursant aux établissements les services médicalement nécessaires qu'ils fournissent. Mais à l'Île-du-Prince-Édouard, Santé Î.-P.-É. administre à la fois les régimes d'hôpitaux et de services médicaux. Les ministères provinciaux et

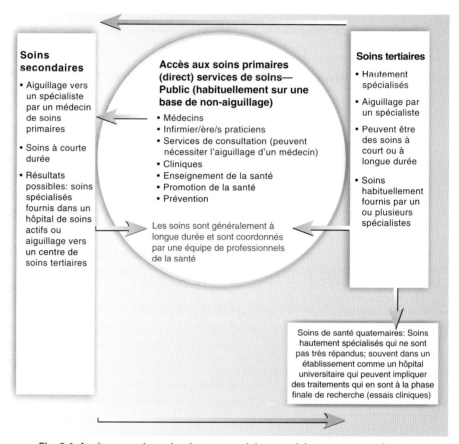

Fig. 3.1 Accès aux soins primaires, secondaires, tertiaires et quaternaires.

territoriaux doivent également superviser la négociation des salaires et d'autres politiques avec les associations professionnelles de médecins (p. ex. l'Ontario Medical Association, la British Columbia Medical Association). Les comités sont généralement créés pour gérer ces négociations.

Toutes les provinces et tous les territoires offrent trois catégories générales de soins de santé : primaire, secondaire et tertiaire. Certains fournissent également des soins quaternaires. L'interaction entre ces catégories est illustrée à la figure 3.1.

Les soins primaires désignent les services de « premier contact » auxquels le public a un accès direct. Traditionnellement, une personne allait voir un fournisseur de soins primaires, qui est pour la plupart un médecin de famille ou un/e infirmier/ère practicien/ne, pour obtenir des conseils médicaux. Cependant, une approche d'équipe interprofessionnelle en matière de soins primaires qui peut varier, permet aux personnes de contacter une variété de fournisseurs pour un traitement initial (en plus d'un médecin ou d'un/e infirmier/ère praticien/ne), allant d'un chiropraticien, d'un physiothérapeute, d'un nutritionniste, d'un conseiller ou d'un psychologue. Les établissements de soins primaires comprennent le bureau ou l'établissement du fournisseur, une variété de cliniques (sans rendez-vous, accès rapide, soins ambulatoires) et le service d'urgence. Si le fournisseur de soins primaires d'un patient ne peut pas gérer le problème de santé du patient ou estime que le patient a besoin d'évaluations plus approfondies et spécialisées, il dirigera le patient vers un spécialiste qui fournit des soins secondaires.

Les soins secondaires ont lieu lorsqu'un patient est envoyé voir un spécialiste (demandant une consultation), ce qui nécessite généralement un aiguillage (p. ex., d'un médecin, d'un/e

---

EXEMPLE DE CAS 3.4   M. A.B. : Niveaux de soins

M. A.B., qui vit à Saskatoon, est allé voir son médecin de famille au sujet de maux de tête persistants. Après quelques semaines, les maux de tête se sont aggravés, ce qui a incité son médecin à commander une imagerie par résonance magnétique (IRM). L'IRM a révélé une croissance de son cerveau—*soins primaires*. Le médecin de famille a dirigé M. A.B. vers un neurologue — *soins secondaires*. Après une enquête plus approfondie, le neurologue a conclu que M. A.B. avait une tumeur maligne, qui pourrait nécessiter une intervention chirurgicale. Le neurologue l'a dirigé vers un neurochirurgien au Département de neurochirurgie de l'Université de la Saskatchewan — *soins tertiaires*. Après une chirurgie hautement spécialisée avec des résultats défavorables, le neurochirurgien a consulté un autre spécialiste qui menait des essais cliniques en oncologie neurochirurgicale pour une nouvelle procédure qui a été combinée à d'autres interventions—*soins quaternaires*.

---

infirmier/ère praticien/ne ou d'une sage-femme). Le médecin référent est tenu d'envoyer un rapport détaillé (consultation) sur le patient au spécialiste, concernant la raison de l'aiguillage, y compris les tests de laboratoire et de diagnostic. Un spécialiste aide le fournisseur de soins primaires à diagnostiquer le problème de santé d'un patient et ordonne le traitement approprié, mais la participation du spécialiste est généralement à court terme. Les soins secondaires peuvent comprendre l'admission dans un hôpital général ou l'aiguillage vers un établissement hautement spécialisé, qui fournit des soins tertiaires.

Des *soins tertiaires* hautement spécialisés nécessitent également un aiguillage. Un centre de cancérologie ou de cardiologie, par exemple, fournirait des soins tertiaires. D'autres exemples incluent des établissements qui se spécialisent dans le traitement des patients brûlés, la neurochirurgie, la santé mentale complexe et les soins palliatifs. Dans un établissement de soins tertiaires, le patient peut recevoir des soins du spécialiste référent ou d'un autre spécialiste (ou des deux). Une fois les soins considérés comme terminés, le patient peut être renvoyé au spécialiste traitant, qui le renversera ensuite chez son fournisseur de soins primaires, habituellement un médecin de famille. Par ailleurs, le centre de soins tertiaires lui-même peut renvoyer le patient chez le médecin de famille.

Enfin, *les soins quaternaires* sont une extension des soins tertiaires et encore plus spécialisés, impliquant parfois des procédures expérimentales. Les hôpitaux qui font de la recherche (souvent liée à des universités) peuvent fournir ce niveau de soins. L'exemple de cas 3.4 montre comment chaque niveau de soins fonctionne dans un scénario pratique.

Bien qu'il soit ultimement responsable de tous les aspects des soins de santé, le département ou le ministère de la Santé de la province ou du territoire attribue des responsabilités à divers ministères. La méthode la plus courante de prestation de soins primaires, secondaires et tertiaires/quaternaires au départ était dans le cadre d'un modèle régional utilisant des organisations communément appelées *régies régionales de la santé* (RRS). La situation évolue lentement, de nombreuses administrations revenant à une autorité sanitaire centralisée.

RÉGIES RÉGIONALES ET UNIQUES DE LA SANTÉ

Au début des années 1990, en raison de l'augmentation du coût des soins de santé et de la demande croissante de services dans divers contextes, de nombreux gouvernements ont mené des forums publics, des examens et d'autres études pour déterminer un moyen d'améliorer la prestation des soins de santé. Il y a eu un accord entre les provinces par l'entremise des dirigeants politiques, et un engagement a été pris à l'égard d'un programme national ou pancanadien. **La régionalisation** a été la première réforme pancanadienne coordonnée importante. La conclusion : décentraliser les décisions sur les questions de soins de santé par la régionalisation

---

ENCADRÉ 3.2   Les régies régionales de la santé : une définition

Les régies régionales de la santé (RRS) sont des organismes de soins de santé autonomes responsables de l'administration des soins de santé dans une région géographique définie au sein d'une province ou d'un territoire. Par l'entremise de conseils de gouvernance nommés ou élus, les RRS gèrent le financement ou la prestation des services de soins de santé communautaires et institutionnels dans leur région. Les régies sont parfois appelées *autorités sanitaires locales*. Les entités régionales de l'Ontario (maintenant remodelées) ont été appelées *réseaux locaux d'intégration des services de santé*.

(encadré 3.2), un concept d'évaluation du besoin de types précis de soins et de prestation des soins qui conviennent le mieux à un groupe de population dans une région géographique donnée. Quatre objectifs souhaités pour la mise en œuvre d'une approche régionalisée ont été partagés par toutes les provinces et tous les territoires. Le premier consistait à regrouper les services de soins de santé sur un vaste continuum de soins, le deuxième consistait à mettre l'accent sur la promotion de la santé et la prévention des maladies, le troisième à faire participer le public et le dernier à mettre en œuvre une gouvernance appropriée et efficace. La gouvernance des RRS varie. Elles sont généralement supervisées par un conseil d'administration. Dans certaines régions, le gouvernement provincial nomme les membres du conseil d'administration; dans d'autres, les membres du conseil d'administration sont composés d'un mélange de personnes élues et nommées de divers horizons. Les RRS dans les provinces et les territoires du Canada diffèrent en termes de taille, de structure, de responsabilité et de nom.

Les effets souhaités de la régionalisation sur les soins primaires comprennent la conception de soins au sein d'une communauté qui fournit aux individus le type et le niveau de soins les mieux adaptés dans la région; par exemple, il peut y avoir un besoin de services de soins primaires mieux adaptés à une population âgée, ou de soins plus adaptés à un groupe démographique culturellement diversifié. Les autorités régionales sont responsables du financement des services, des installations et parfois des professionnels de la santé dans leur zone de recrutement. Un médecin travaillant dans le Nord, par exemple, peut se voir attribuer un mécanisme de financement appelé *budget global* : un médecin de famille décide d'exercer dans les régions rurales de Terre-Neuve-et-Labrador. Il accepte un contrat pour travailler dans une zone désignée pendant deux ans et est payé par le gouvernement de Terre-Neuve-et-Labrador.

Autorités sanitaires uniques

Bien qu'au départ, toutes les provinces et tous les territoires aient adopté l'approche régionalisée de la prestation des soins de santé, au cours des dernières années, plusieurs administrations redeviennent une seule autorité sanitaire (encadré 3.3). La décision de revenir à un système centralisé de prestation des soins de santé a été prise pour diverses raisons (quelque peu différentes pour chaque administration), y compris le désir de créer une plus grande distance par rapport à toute la « paperasserie » bureaucratique et aux services à plusieurs niveaux et de rendre les services plus cohérents et plus faciles d'accès. Il est important de noter qu'aucune étude officielle fondée sur des données probantes n'a permis de déterminer quel modèle fonctionne le mieux.

Rationalisation/centralisation des services de santé

La plupart des administrations ont adopté une approche centralisée pour la prestation des services de soins de santé comme autre moyen de réduire les coûts et d'améliorer la qualité et la continuité des soins aux patients. Cela a mené à la **rationalisation** (ou à la centralisation) des services de santé au sein des collectivités –en particulier dans les hôpitaux. Les grands hôpitaux ont été fusionnés en

---

ENCADRÉ 3.3 Administrations ayant des régies régionales de la santé ou une seule autorité sanitaire

Régie régionale de la santé (RRS)	Office unique de la santé
Colombie-Britannique : 5 RRS, Régie de la santé des Premières Nations	Alberta: Alberta Health Authority
Manitoba : 5 RRS	Saskatchewan : Autorité sanitaire de la Saskatchewan
Nouvelle-Écosse : 2 RRS	Ontario : Santé Ontario
Terre-Neuve-et-Labrador : 4 RRS	Nouvelle-Écosse : Régie de la santé de la Nouvelle-Écosse
Nouveau-Brunswick : 2 RRS	Île-du-Prince-Édouard : Autorité sanitaire de l'Île-du-Prince-Édouard
	Nunavut : Région sanitaire du Nunavut (service dans 25 collectivités)
	Yukon : Région sanitaire du Yukon
	Terrirorites du Nord-Ouest : Autorité des services de santé et des services sociaux des Territoires du Nord-Ouest
	Québec : ministère de la Santé et des Services sociaux, qui chapeaute les soins de santé dans la province, partageant les responsabilités avec les réseaux de la santé et des services sociaux

---

un seul organisme administratif offrant des services spécialisés dans différents sites ou campus. Dans d'autres communautés, un hôpital peut agir comme un centre régional pour le cancer, par exemple, tandis qu'un autre agirait comme centre régional pour les services cardiaques ou mères-enfants. Par exemple, le Women's College Hospital de Toronto est passé d'un hôpital de soins actifs à un centre ambulatoire spécialisé dans la santé des femmes. La fusion des hôpitaux et la redistribution des services ont entraîné la fermeture d'un certain nombre de petits hôpitaux partout au pays. Les régions rurales allouaient souvent les services que l'on trouve normalement dans un plus grand hôpital de soins actifs à des hôpitaux plus petits dans les villes environnantes afin de justifier leur maintien ouvert. Par exemple, certains services de réadaptation ont été transférés dans un hôpital communautaire, tandis que certains types de chirurgies (p. ex. chirurgie de la cataracte) ont été transférés à un autre endroit.

APPROCHES PROVINCIALES ET TERRITORIALES DE LA PRESTATION DES SOINS PRIMAIRES

La structure hiérarchique de base de chaque administration est brièvement décrite ici, ainsi qu'un résumé des divers organismes de soins primaires que chaque province et territoire utilise dans la prestation des services de soins primaires. Toutes les administrations ont une gamme de cliniques (soins ambulatoires, sans rendez-vous, soins d'urgence), qui sont également abordées au chapitre 5.

Colombie-Britannique

En Colombie-Britannique, le ministère de la Santé travaille en collaboration avec une autorité sanitaire provinciale, cinq autorités régionales et la Régie de la santé des Premières Nations pour offrir des soins de santé dans la province. Le ministère de la Santé établit des lignes

---

ENCADRÉ 3.4   Objectifs pour 2021-2022 de la Régie de la santé des Premières Nations

1. Renforcer la gouvernance de la santé existante des Premières Nations.
2. Continuer d'appuyer le point de vue des Premières Nations sur la santé et le bien-être.
3. Promouvoir l'excellence dans les programmes et services actuels.
4. Continuer de gérer l'organisation efficacement, améliorant ainsi la santé des membres des Premières Nations.

Source : D'après l'Autorité sanitaire des Premières Nations. (10 juin 2021). *Le plan sommaire des services de l'ASPN : Un plan opérationnel pour l'exercice 2021-2022.* https://www.fnha.ca/about/news-and-events/news/the-first-nations-health-authority-releases-2021-22-summary-service-plan

---

directrices sur le rendement et l'évaluation pour la prestation des soins de santé et les résultats en matière de rendement. Les RRS supervisent le financement, la planification et la prestation des soins personnalisés requis dans leurs régions géographiques. Une autre autorité régionale, la Provincial Health Services Authority, collabore avec les cinq RRS pour mettre en œuvre des programmes provinciaux (Bureau du vérificateur général de la Colombie-Britannique, s.d.).

Les RRS gèrent également des conseils de santé communautaire (CSC), qui offrent une variété de services dans toute la province, y compris des cliniques de soins primaires, la promotion de la santé, les services de lutte contre les dépendances, les soins à domicile, les services communautaires de santé mentale et les services spécialisés, tels que l'aide aux nouveaux immigrants, le soutien aux nouvelles mères et les centres d'accueil en santé des jeunes. La gamme de services offerts par chaque CSC reflète les besoins de la collectivité qu'il dessert.

La Régie de la santé des Premières Nations, comme il en est question au chapitre 2, a assumé la responsabilité d'offrir des programmes et des services de soins de santé adaptés et culturellement sécuritaires aux membres des Premières Nations de la province (anciennement supervisés par la Direction générale de la santé des Premières Nations et des Inuits de Santé Canada – Région du Pacifique). La RSPN publie un plan sommaire annuel des services de santé décrivant les buts et les objectifs de l'organisation (encadré 3.4).

Soins primaires

Les soins primaires en Colombie-Britannique font l'objet d'une transition vers des réseaux de soins primaires dans le but d'en avoir plus de 40 en place d'ici 2024 environ. Ces réseaux deviendront le centre de médecine de famille comme dans d'autres administrations.

Réseaux de soins primaires. Les intervenants ainsi que les dirigeants autochtones qui collaborent avec le ministère de la Santé ont contribué à l'élaboration du cadre pour les réseaux de soins primaires en Colombie-Britannique. Les Aînés seront disponibles pour offrir du soutien, du leadership et des connaissances traditionnelles aux peuples autochtones; cela permettra de s'assurer que les établissements continueront d'assurer la prestation de soins individualisés et culturellement sécuritaires aux Autochtones.

Comme c'est le cas pour d'autres organismes de soins de santé primaires, ces réseaux offrent une gamme complète de services de soins primaires offerts par une équipe interprofessionnelle et fonctionnent avec des heures d'ouverture prolongées (voir le chapitre 5).

Centres d'urgence et de soins primaires. Comme solution de rechange au service des urgences, les centres de soins primaires et d'urgence de la Colombie-Britannique offrent un accès aux personnes qui ont besoin de rendez-vous le jour même nécessitant des soins de santé urgents et non urgents. La plupart des centres disposent d'un équipement de diagnostic, dont le type varie selon le centre. Ces centres ont élargi leurs heures d'ouverture, y compris les fins de semaine et les jours fériés.

RÉFLÉCHIR À LA QUESTION

Qu'est-ce que les soins primaires signifient pour vous?

Les soins primaires sont le premier point de contact qu'une personne établit avec le système de soins de santé, habituellement un médecin de famille ou un/e infirmier/ère praticien/ne. Considérez-vous l'un ou l'autre des fournisseurs de soins primaires suivants? Pourquoi ou pourquoi pas?

1. Vous consultez un pharmacien pour vos vaccins contre la grippe et la COVID-19.
2. Un ambulancier paramédical s'occupe de vous dans une ambulance après un accident.
3. Vous consultez une diététiste, un travailleur social, un psychologue, un chiropraticien ou un physiothérapeute.

Alberta

En 1994, le gouvernement de l'Alberta a adopté une loi, la *Regional Health Authorities Act,* pour abolir près de 200 conseils locaux d'hôpitaux et de santé publique existants et les remplacer par 17 RRS. En 2004, les 17 RRS ont été réduites à 9, et les commissions du cancer, de la santé mentale et des toxicomanies se sont poursuivies.

En 2008, le gouvernement de l'Alberta a réduit les neuf RRS à un seul organisme appelé l'Alberta Health Services Board. L'Alberta Health Services Board original a été dissous par le gouvernement provincial (en raison de différends financiers) et réintroduit en 2017. Le conseil d'administration est responsable de la gouvernance des Services de santé de l'Alberta (AHS), en collaboration avec le ministère de la Santé de l'Alberta. Le conseil a également assumé la responsabilité de l'Alberta Mental Health Board, de l'Alberta Cancer Board et de l'Alberta Alcohol and Drug Abuse Commission. Les responsabilités de ce modèle de gouvernance sont de renforcer l'approche de l'Alberta en matière de gestion des services de soins de santé, y compris l'accès chirurgical, les soins de longue durée, la gestion des maladies chroniques, les services de toxicomanie et de santé mentale et l'accès aux soins primaires.

Soins primaires

Les soins primaires sont dispensés au moyen de trois modèles en Alberta, tous offrant des services de santé primaires interprofessionnels en équipe, dirigés par un médecin ou un/e infirmier/ère praticien/ne (Gouvernement de l'Alberta, 2022). Ces modèles de soins primaires sont également appelés « centre de médecine de famille », c'est-à-dire un endroit qui répond aux besoins du patient en matière de soins de santé, soit directement, soit par aiguillage (p. ex., pour des soins spécialisés ou pour la santé mentale ou le soutien social), tout en maintenant la continuité des soins. Les trois modèles sont les réseaux de soins primaires, les centres de santé communautaire et les cliniques de soins familiaux.

Réseaux de soins primaires. Les réseaux de soins primaires sont le modèle de prestation de soins primaires le plus courant dans la province. Les réseaux ont été formés à la suite d'un partenariat entre AHS et des groupes de médecins de soins primaires et de famille (environ 84 % des médecins de soins primaires dans la province desservent environ 3,8 millions de personnes). La province a fourni du financement pour le Programme de soutien aux infirmiers/ères praticien/nes du Réseau de soins primaires, qui appuie l'utilisation de l'expertise des infirmiers/ères praticien/nes dans le milieu des soins primaires, comblant ainsi les lacunes dans les services de soins connexes (gouvernement de l'Alberta, 2021).

Cliniques de soins familiaux. Les cliniques de soins familiaux offrent un accès direct à une variété de services non éphémères dans les régions mal desservies de l'Alberta. Les cliniques de soins familiaux sont souvent gérées par un/e infirmier/ère praticien/ne et, comme dans le cas des réseaux de soins primaires, comprennent une équipe interprofessionnelle de professionnels de la santé. Les personnes peuvent voir n'importe quel membre de l'équipe sans recommandation d'un médecin (p. ex., consultation, diététiste, podiatre).

Centres de santé communautaire. Les centres de santé communautaire offrent des services de soins primaires dans le cadre de programmes sociaux et d'autres programmes communautaires, y compris des soins préventifs, la promotion de la santé, des services de soins aux bébés et aux enfants, des immunisations, la lutte contre les maladies transmissibles et des services de santé scolaire. Ces centres sont plus actifs pour servir les populations vulnérables, y compris les réfugiés et les immigrants, les sans-abri, les membres de la communauté LGBTQ2S, ainsi que les Autochtones de la province (ce contexte est décrit plus en détail au chapitre 5).

Réseaux cliniques stratégiques. Les réseaux cliniques stratégiques se concentrent sur l'amélioration de la santé dans des domaines spécifiques, y compris les soins maternels et infantiles, les soins cardiaques, les soins contre le cancer, la santé mentale et les programmes de soins intensifs.

Saskatchewan

La prestation des soins de santé en Saskatchewan est supervisée par la Saskatchewan Health Authority (SHA), qui est le plus grand organisme de la province. Établie en 2017, la SHA remplace 12 RRS.

Soins primaires

En 2016, s'appuyant sur les recommandations d'un comité consultatif parrainé par le gouvernement, la SHA est passée à l'action avec la recommandation de promouvoir les soins de santé primaires en équipe dans la province. Cela a été accompli grâce aux efforts de collaboration du ministère de la Santé, due la SHA et de la Saskatchewan Medical Association. Le modèle adopté pour la prestation des soins primaires a pris la forme de réseaux de soins primaires dans le but d'améliorer la prestation des services de soins de santé à l'échelle locale, adaptés aux besoins de chaque communauté (Saskatchewan Health Authority, 2021). L'information est fournie aux équipes de soins de santé qui travaillent au sein de chaque réseau pour aider à définir le type de soins qui convient le mieux à chaque région. Ces renseignements comprennent des données démographiques, comme les groupes d'âge (p. ex., une population plus jeune ou plus âgée, ou une combinaison de personnes) et la prévalence de certains types de maladies chroniques (p. ex. diabète, maladies cardiaques, maladie pulmonaire obstructive chronique [MPOC]). Il peut être déterminé qu'une communauté doit mettre l'accent sur la promotion de la santé et la prévention des maladies liées à des préoccupations telles que l'obésité, le tabagisme ou l'hypertension. Le passage aux réseaux de santé aura peu d'impact sur les patients, dont certains n'ont peut-être aucune idée du réseau auquel ils appartiennent (c'est-à-dire à quel point la transition à travers la province est censée être transparente). L'organisation des réseaux est décrite comme étant « interne », la SHA travaillant dans les coulisses avec les cabinets de médecins, les intervenants et les partenaires communautaires pour mettre en œuvre les améliorations dans les soins primaires. Les patients auront la possibilité de passer d'un réseau à l'autre pour recevoir des soins. Conformément au modèle de réseau de soins primaires, les équipes interprofessionnelles avec des partenaires communautaires coordonneront les soins à de nombreux niveaux, des fournisseurs de soins primaires, des pharmaciens, de la santé publique et des services des Premières Nations aux services de soins communautaires et à domicile, en passant par les soins en établissement et de longue durée. La figure 3.2 démontre l'interconnectivité et l'inclusivité de tous les aspects des services de soins de santé fournis par les réseaux de santé.

Manitoba

À l'heure actuelle, le Manitoba compte cinq RRS. Chacune est supervisée par un conseil d'administration dirigée par un président qui relève en dernier ressort du ministère de la Santé.

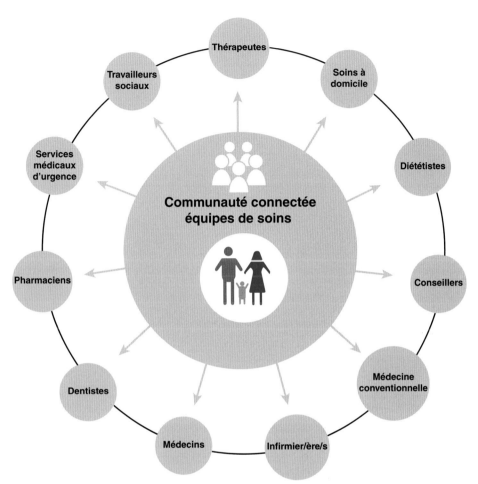

Fig. 3.2 Réseaux de santé : Stratégie de soins connectés. *SMU,* Service médical d'urgence. (Source : Régie de la santé de la Saskatchewan. (s.d.). *Réseaux de santé en Saskatchewan* (p. 18). https://www.saskhealthauthority.ca/sites/default/files/2021-04/Presentation-2019-09-TBC-HealthNetworksPhysician-v01.pdf)

Les RRS, de concert avec leurs partenaires communautaires, évaluent et priorisent les besoins de la collectivité, allant des soins primaires aux soins de longue durée, à domicile et en milieu communautaire, en passant par les services de santé publique. De nombreuses régions sont divisées en sections géographiques plus petites appelées *zones communautaires* (ZC), qui sont composées de deux à quatre régions *géographiques appelées grappes de quartier* (Office régional de la santé de Winnipeg, 2022). Chaque région est profilée à des intervalles désignés par la ZC pour déterminer les besoins particuliers en matière de santé de cette région. Ces évaluations sont liées à de nouvelles initiatives de soins primaires.

Soins primaires

Le gouvernement du Manitoba est en train de remodeler la prestation des soins primaires par l'entremise des cliniques à domicile et de Mes équipes de santé, en travaillant en collaboration pour offrir des soins axés sur le patient aux patients au sein de leur propre communauté.

Cliniques à domicile. Une clinique à domicile est l'endroit où se trouve le fournisseur de soins primaires du patient (un médecin de famille ou un/e infirmier/ère praticien/ne, ou les deux). Les cliniques à domicile doivent être enregistrées auprès de Santé et Soins aux aînés Manitoba (Santé Manitoba, s.d.; Soins communs Manitoba, 2022a, 2022b). Les dossiers médicaux d'un patient se trouvent à la clinique d'attache de la personne. Il est conseillé aux personnes de confirmer à quelle clinique à domicile elles appartiennent ainsi qu'à leur fournisseur de soins primaires. Une fois cette décision prise, les patients doivent s'inscrire auprès de la clinique de leur choix. Les patients peuvent toujours voir d'autres fournisseurs (p. ex., dans une clinique sans rendez-vous) sans pénalité. Grâce à des systèmes de dossiers de santé électroniques, leurs renseignements médicaux seront envoyés à leur clinique à domicile s'ils reçoivent des soins ailleurs. Le fournisseur qu'une personne choisit lui fournira des soins centralisés (aussi appelés **soins longitudinaux**), allant des examens physiques aux soins de problèmes médicaux courants, en passant par l'enseignement de la santé et les soins préventifs.

Mon équipe à domicile. Mon équipe à domicile est une collaboration entre les régies régionales de la santé, les pratiques de soins primaires payants et les organismes communautaires. L'équipe planifie, élabore et fournit collectivement et en collaboration des services de soins primaires améliorés pour un secteur communautaire ou un groupe de population particulier. Ces équipes partagent des ressources, de l'information et des responsabilités communes et normalisées, fournissant des services de soins primaires à leurs patients collectifs en temps opportun et de manière efficace (Santé Manitoba, s.d.; Office régional de la santé de Winnipeg, 2022).

La structure et les services offerts par chaque équipe sont déterminés par les besoins de la population que l'équipe dessert. Cela comprend des heures d'ouverture élargies, des services mobiles et d'approche, ainsi que des séances de soutien en santé mentale et de consultation de groupe. De plus, les équipes organiseront des services de santé publique et de soins à domicile. Il est à noter que, comme ces équipes sont encore en cours de développement, elles ne seront pas toutes en mesure d'offrir une gamme complète de services tant qu'elles ne seront pas plus établies.

Soins communs au Manitoba. Soins communs Manitoba a été créé à la suite des recommandations d'un rapport provincial de planification des services cliniques et préventifs en 2015 (le rapport Peachey) (Peachy, 2017) et d'un rapport sur le développement durable et l'innovation de KPMG, soumis en 2017 (KPMG, 2017).

Au Manitoba, Soins communs facilite les soins centrés sur le patient grâce à des stratégies axées sur l'organisation et la coordination des soins préventifs intégrés dans l'ensemble du spectre des soins primaires (Friesen, 2017; Soins communs Manitoba, 2022a, 2022b). Grâce à des soins axés sur le patient, des services sont offerts aux collectivités en réponse aux besoins en matière de santé de chaque collectivité, en plus de soutenir une structure administrative centralisée.

Ontario

En Ontario, le ministère de la Santé et le ministère des Soins de longue durée demeurent collectivement responsables des soins de santé financés par l'État dans la province (gouvernement de l'Ontario, 2022). Jusqu'en 2019, 14 sociétés appelées *Réseaux locaux d'intégration des services de santé* (RLISS) étaient responsables de la mise en œuvre des services de soins de santé pour les régions désignées de l'Ontario; ils étaient fondés sur une approche axée sur la santé de la population et la promotion de la santé. Ces organisations à but non lucratif, qui relèvent du Ministère et qui sont financées par celui-ci, fonctionnent dans le cadre d'ententes négociées avec le Ministère. La fonction et les responsabilités des RLISS étaient semblables à celles des RRS en ce sens qu'elles étaient directement responsables d'organismes allant des hôpitaux, des organismes de services de soutien communautaire et des services de santé mentale aux centres de soins primaires et d'accès communautaire (le point d'entrée pour les Ontariennes et Ontariens qui devaient demander des soins à domicile et être admis dans des établissements de soins de longue durée).

Au début de 2019, le gouvernement de l'Ontario (en vertu de la *Loi de 2019 sur les soins de santé pour la population*) a apporté des changements radicaux à la structure du système de soins de santé provincial. Les agences et les organismes de santé ont été regroupés en un seul « super » organisme appelé *Santé Ontario*. Santé Ontario est dirigé par un chef de la direction et un conseil d'administration. Les 14 RLISS ont été réduits à cinq pour permettre la transition du financement et des responsabilités à Santé Ontario et, en fin de compte, l'intégration dans les équipes Santé Ontario (Team Dapasoft, 2019).

Les équipes Santé Ontario (qui remplacent lentement les RLISS) sont composées d'un certain nombre de fournisseurs locaux comme les hôpitaux, les organismes de soins primaires, les organismes de soins à domicile et les organismes de santé mentale (gouvernement de l'Ontario, 2019). Pour former une équipe de santé, les candidats doivent présenter une demande de désignation au ministère. S'ils sont acceptés, ils reçoivent une enveloppe de financement intégrée et concluent une entente de responsabilité avec le ministère. Chaque équipe est responsable d'une zone géographique plus petite que les RLISS; ils sont en mesure de fournir des services de santé plus ciblés et individualisés aux petites collectivités. L'objectif final est d'avoir environ 50 équipes à travers l'Ontario lorsque le programme atteindra sa maturité. D'autres changements sont en cours. Par exemple, en 2021, le ministère a transféré le Réseau Trillium pour le don de vie et les soins sans but lucratif des RLISS à Santé Ontario.

La modernisation et l'amélioration des services de soins à domicile et en milieu communautaire dans la province sont l'une des priorités du ministère, car elle permet également de relever les défis qui ont été posés pendant la pandémie de COVID-19 (ministère de la Santé de l'Ontario et ministère des Soins de longue durée, 2021). En 2021, le gouvernement a repris le transfert des services de soins à domicile et en milieu communautaire à Santé Ontario, qui a été retardé en raison de la pandémie. La transition demeure en cours et prendra du temps afin de minimiser l'interruption des services. Les RLISS, jusqu'à ce que la transition soit terminée, fonctionneront sous un nouveau nom : services de soins à domicile et en milieu communautaire, et fonctionneront à peu près de la même façon jusqu'à ce que les RLISS soient éliminés progressivement et que la transition de l'organisme vers les équipes Santé Ontario soit terminée.

Soins primaires

À l'heure actuelle, les soins primaires en Ontario sont offerts par l'entremise d'un certain nombre de modèles différents d'organisation des soins primaires. Il y a plus de similitudes que de différences dans la façon dont les soins de santé sont dispensés par l'un ou l'autre de ces modèles. Ils prodiguent tous des soins en utilisant une approche interprofessionnelle basée sur l'équipe. Les principales différences sont liées aux responsabilités spécifiques des membres de l'équipe, à la composition des professionnels de la santé au sein de l'équipe, à la rémunération et à la gestion administrative. Les modèles d'inscription aux soins primaires et les centres de santé communautaire sont abordés plus en détail au chapitre 5.

En janvier 2022, 297 organismes en Ontario fournissaient des services de soins de santé primaires dans le cadre de soins interprofessionnels en équipe (187 équipes de santé familiale [ESF], 75 centres de santé communautaire (CSC), 25 cliniques dirigées par des infirmiers/ères praticiens/nes et 10 centres d'accès aux services de santé pour les Autochtones (CASSA) (encadré 3.5), et il y a maintenant d'autres nouvelles équipes interdisciplinaires de soins primaires autochtones (M. Perrin, communication personnelle, 26 novembre 2021).

À l'heure actuelle, les équipes Santé Ontario n'auront pas d'incidence sur les modèles de prestation des soins primaires. L'objectif à la maturité des équipes Santé Ontario sera une responsabilité financière et clinique unique. Jusqu'à présent, on ne sait pas exactement comment cela aura une incidence sur les fournisseurs de facturation du Régime d'assurance maladie de l'Ontario qui n'ont pas actuellement d'ententes de responsabilisation avec le ministère de la Santé et Santé Ontario.

> **ENCADRÉ 3.5   Centres d'accès aux services de santé pour les Autochtones en Ontario**
>
> Façonnés après les centres de santé communautaire, les centres d'accès aux services de santé pour les Autochtones sont des organismes de soins primaires, communautaires et communautaires. Ils offrent une gamme de services de soins primaires qui combinent des programmes traditionnels de guérison, des programmes culturels, des programmes de promotion de la santé et de développement communautaire ainsi que des services sociaux aux communautés autochtones. Les autres services comprennent la consultation en matière de toxicomanie, les pratiques de guérison traditionnelles (au lieu de la médecine occidentale), le soutien en santé mentale et l'emploi des jeunes.

Source : D'après Alliance pour des communautés plus saines. (s.d.) *Centres d'accès aux services de santé pour les Autochtones.*https://www.allianceon.org/centres d'accès aux services de santé pour autochtones#contenu-principal

Dans le domaine des soins primaires, les ESF, les cliniques dirigées par des infirmiers/ères praticiens/nes et les CASSA ont conclu des ententes de responsabilisation avec le ministère de la Santé (Direction des soins de santé primaires) et les CSC ont conclu des ententes de responsabilisation multiservices avec Santé Ontario (anciennement avec les RLISS).

Centres de soins de santé primaires autochtones. Les centres de soins de santé pour autochtones ont été mis en place en Ontario en 2021. Il s'agit d'organismes de soins de santé axés sur la culture et les Autochtones dont l'objectif est d'offrir aux Autochtones de l'Ontario des services de soins primaires, sécuritaires et impartiaux sur le plan culturel. Les services sont fondés sur une approche des soins fondée sur les besoins en matière de santé et de bien-être. Ces centres sont neutres sur le plan du « statut » et soutiennent les Autochtones dans les réserves et hors de celles-ci. Les membres comprennent les AHACs, les centres d'accès aux services de santé pour les Autochtones (CASSA), d'autres fournisseurs régis par les Autochtones et des chercheurs en santé autochtones partenaires (Conseil des soins de santé primaires autochtones, s.d.).

> **LE SAVIEZ-VOUS?**
>
> *Un cours sur les soins adaptés et culturellement sécuritaires*
>
> L'Indigenous Primary Care Health Council a créé une occasion d'apprentissage appelée Foundations of Indigenous Cultural Safety. Le cours s'adresse aux personnes qui travaillent dans le domaine des soins de santé et enseigne l'importance de fournir aux Autochtones des soins à la fois adaptés à la culture et sécuritaires. Le cours est d'une durée de trois heures et disponible en ligne par l'intermédiaire de Indigenous Primary Care Health Council (https://www.iphcc.ca/ontario-ics-program/). La Colombie-Britannique offre également un cours sur la sécurité culturelle offert aux fournisseurs de soins de santé appelé San'yas Indigenous Cultural Safety Training Program (https://sanyas.ca/).

Québec

Le Système de santé et de services sociaux du Québec est composé de deux niveaux de gestion, le ministère de la Santé et des Services sociaux, qui chapeaute les soins de santé dans la province, partageant les responsabilités avec les réseaux de la santé et des services sociaux.

Ceux-ci sont répartis dans 18 régions sanitaires. L'objectif est à la fois de maintenir et d'améliorer la santé de la population dans chaque région à l'aide d'une approche axée sur la population. Pour ce faire, nous avons amélioré l'accès à une vaste gamme de services de santé et de services sociaux intégrés.

Les Centres intégrés de santé et de services sociaux (CISSS) et les Centres intégrés universitaires de santé et de services sociaux (CIUSSS) sont au cœur des réseaux locaux qui collaborent avec de nombreux organismes et agences pour répondre aux besoins de santé et psychosociaux des résidents du Québec. Il s'agit de différents types d'établissements tels que les hôpitaux, les centres locaux de services communautaires (p. ex. les groupes de médecine familiale et les cliniques médicales), les centres d'hébergement et de soins de longue durée (CHSLD), les centres jeunesse, les centres de réadaptation (pour les personnes ayant une déficience physique ou intellectuelle), les centres pour les personnes souffrant de troubles liés à l'utilisation de substances, ainsi que les organismes de communication. Il est à noter que les centres du CIUSSS sont situés dans une région sanitaire où une université offre un programme médical de premier cycle complet ou exploite un centre désigné comme institut universitaire dans le domaine social.

Ces réseaux fournissent des services de soins de santé complets et accessibles aux populations de leur région en concluant, du moins en partie, des ententes de services avec des partenaires et des intervenants dans leur région de service locale. Les centres universitaires assurent un accès continu aux soins primaires, secondaires et tertiaires et un suivi adéquat pour les populations qu'ils desservent.

Les soins primaires sont offerts dans le cadre de divers modèles de prestation de soins primaires. Il s'agit notamment de groupes médicaux, qui sont des groupes de médecins de soins primaires qui travaillent avec d'autres professionnels de la santé et des services sociaux (Gouvernement du Québec, 2022). Si le médecin d'un patient n'est pas disponible, il peut voir un autre médecin au sein du groupe.

Dans le groupe de médecine familiale universitaire, les soins supervisés peuvent être prodigués par des médecins résidents familiaux, des internes et des étudiants, ainsi que par des étudiants d'autres disciplines liées à la santé.

Les cliniques médicales et les centres locaux de services communautaires offrent une gamme de services sur place, dans les écoles ou dans les lieux de travail. Les services vont des soins des plaies et des changements de pansement, des vaccinations (p. ex. grippe, COVID-19 ou immunisation des enfants) et des services psychosociaux aux programmes de soins préventifs et à la gestion des maladies chroniques (gouvernement du Québec, s.d.)

Les organisations travaillent avec des équipes interprofessionnelles de professionnels de la santé. Les patients qui ne sont pas inscrits dans une clinique (ou dont le médecin n'est pas disponible) peuvent généralement obtenir un rendez-vous dans une super clinique. Ces cliniques offrent une variété de services de soins de santé primaires pour toutes les questions de santé, sauf les questions urgentes.

Pour un soutien psychosocial, les patients peuvent communiquer avec leur centre local de services communautaires (CLSC), qui offre aux patients des services d'évaluation individuelle et d'aiguillage pour les plaintes de nature sociale ou psychologique. Un travailleur psychosocial est accessible dans la plupart des centres sans rendez-vous le jour et le soir pendant la semaine et à des endroits précis le week-end.

Nouveau-Brunswick

Le ministère de la Santé du Nouveau-Brunswick est responsable de tous les soins de santé dans la province, y compris la supervision du financement, de la planification et de la prestation de certains services de soins de santé par l'entremise des deux régies régionales de la santé de la province, le Réseau de santé Vitalité et le Réseau de santé Horizon (gouvernement du Nouveau-Brunswick, s.d.) Un conseil d'administration supervise le fonctionnement de chaque RRS. Ces RRS sont responsables des services hospitaliers, des services des centres de santé communautaire, des services de soins à domicile et en milieu communautaire, de la plupart des services de santé publique, des services de santé mentale et de lutte contre les dépendances et de certains services tertiaires comme les soins cardiaques et la neurochirurgie. Le ministère de la Santé conserve des responsabilités pour d'autres services tels que les soins de longue durée et Ambulance Nouveau-Brunswick. Le Nouveau-Brunswick a également créé FacilicorpNB, qui est responsable des services non cliniques désignés tels que les services d'information sur la santé et la gestion du matériel (FacilicorpNB, 2015).

Soins primaires

Les médecins de soins primaires du Nouveau-Brunswick exercent de façon indépendante ou en tant que membres d'un organisme de soins primaires appelé *équipe de santé familiale* (présent dans d'autres provinces et territoires). La première équipe de santé familiale a été créée au Nouveau-Brunswick il y a dix ans. Les organismes de soins primaires du Nouveau-Brunswick, comme ceux d'autres administrations, comptent beaucoup sur les infirmiers/ères praticiens/nes pour fournir des soins primaires, car il y a une pénurie de médecins de soins primaires dans la province. En 2018, Médecine familiale Nouveau-Brunswick a introduit un nouveau concept pour les cabinets de groupe et les cliniques exploitées par un groupe de médecins, et en 2021, huit cliniques étaient en activité dans la province. Ces cliniques médicales offrent des soins après les heures de travail et un nouveau modèle de rémunération et mettent l'accent sur le recrutement de jeunes médecins de famille. Le modèle de paiement mixte (utilisé dans d'autres administrations) est un mélange de financement par capitation et de rémunération à l'acte, ainsi que d'une rémunération supplémentaire si un médecin travaille le soir et la fin de semaine. Le Nouveau-Brunswick compte également un certain nombre de centres communautaires.

Nouvelle-Écosse

En 2015, les neuf autorités sanitaires de district précédentes ont été fusionnées en une seule – Régie de la santé de la Nouvelle-Écosse (NHSA en anglais). Les services de santé sont organisés dans quatre régions. La Régie de la santé de la Nouvelle-Écosse (NSHA) travaille également avec le Centre de santé Izaak Walton Killam (IWK), un hôpital indépendant de soins tertiaires pour les femmes et les enfants, pour planifier et fournir des soins primaires, des soins de santé communautaire et des soins actifs. La nouvelle autorité unique est également responsable du Programme de soins contre le cancer de la Nouvelle-Écosse (gouvernement de la Nouvelle-Écosse, s.d.).

Soins primaires

À l'heure actuelle, les médecins de famille en pratique indépendante fournissent des soins à la majorité des résidents de la Nouvelle-Écosse. La province a mis en place des équipes de soins primaires, ajoutant souvent des infirmiers/ères praticiens/nes et d'autres professionnels de la santé à une pratique existante. Les équipes comprennent des médecins de soins primaires, des infirmiers/ères autorisés/es, des infirmiers/ères auxiliaires autorisés/es, des travailleurs sociaux et des diététistes (Régie de la santé de la Nouvelle-Écosse, 2021, 2022). Il y a une pénurie de médecins en Nouvelle-Écosse (comme dans d'autres administrations) et le gouvernement continue de recruter activement des médecins et des infirmiers/ères praticiens/nes.

Île-du-Prince-Édouard

Le ministère de la Santé et du Mieux-être de l'Île-du-Prince-Édouard (Î.-P.-É.) a créé Santé Î.-P.-É. en 2010 pour promouvoir le concept d'un système de soins de santé « à une seule île ». L'île a déjà fourni des soins de santé dans le cadre d'un modèle de prestation régionalisé. Santé Î.-P.-É. est supervisé par un conseil d'administration qui est nommé par le ministre de la Santé et du Mieux-être. Santé Î.-P.-É. se compose de deux divisions : les services de première ligne et les mesures de soutien. Les services de première ligne comprennent les hôpitaux communautaires et les soins de santé primaires, y compris cinq réseaux de soins de santé primaires, les soins à domicile et de longue durée, et les services de santé mentale et de lutte contre les dépendances. Les mesures de soutien comprennent la responsabilité des services financiers, la gestion de l'information sur la santé, les affaires médicales (p. ex., les programmes de résidence, le don de tissus et d'organes), ainsi que le développement et l'innovation de l'entreprise.

Soins primaires

Les soins primaires à l'Île-du-Prince-Édouard sont fournis pour la plupart par l'entremise de cinq réseaux de soins primaires auxquels participent des centres de santé (gouvernement de l'Île-du-Prince-Édouard, s.d.). La province a également des centres d'urgence qui offrent des heures prolongées aux patients comme solution de rechange à l'urgence. À l'Île-du-Prince-Édouard, les soins d'un patient au sein d'un réseau de soins primaires établi sont appelés centre de médecine de famille (Collège des médecins de famille de l'Île-du-Prince-Édouard, 2019).

Terre-Neuve-et-Labrador

Le ministère de la Santé et des Services communautaires de Terre-Neuve-et-Labrador offre des soins de santé provinciaux par l'entremise de quatre RRS, qui sont responsables de la promotion de la santé et des initiatives de prévention des maladies, des services familiaux et de réadaptation, de la toxicomanie et de la santé mentale, de la santé publique, des services ambulanciers et des soins actifs et de longue durée. Ce ministère compte également de nombreuses divisions ayant des rôles et des responsabilités uniques (p. ex. l'École de médecine de l'Université Memorial, le Centre des services d'information sur la santé de Terre-Neuve-et-Labrador, le ministère de la Santé et du Mieux-être et la Division des services médicaux). Le ministère de la Santé et du Mieux-être assure le leadership, les politiques, la planification et l'orientation pour la prestation des soins de santé dans la province. De plus, le ministère supervise la législation et les finances liées à la santé. La Division des services médicaux est responsable de la prestation des services médicaux, pharmaceutiques et dentaires dans la province. Les RRS ont le pouvoir d'accorder des privilèges hospitaliers aux médecins qualifiés.

Soins primaires

À Terre-Neuve-et-Labrador, les médecins travaillent comme praticiens indépendants ou sont employés par les RRS, travaillant dans des équipes de soins de santé primaires. La structure et la fonction des équipes de soins de santé primaires sont plus fluides que dans d'autres administrations, les membres de l'équipe et les services conçus pour relever les défis géographiques uniques des régions rurales de la province. L'initiative du cadre des soins de santé primaires du gouvernement, intitulée *Personnes en santé, familles en santé, collectivités en santé (2015-2025)*, vise à améliorer la prestation des services de soins primaires dans la province (ministère de la Santé et des Services communautaires, 2014) avec quatre objectifs à l'esprit. Le premier consiste à inciter les personnes et les familles à assumer la responsabilité de leurs propres soins de santé (y compris la prévention); le deuxième consiste à fournir une équipe de soins primaires à chaque résident de la province; le troisième est de s'assurer que les soins sont accessibles et complets; et enfin, le quatrième consiste à veiller à ce que tous les services soient connectés dans l'ensemble du spectre des soins de santé. Le cadre des soins primaires tient également compte des déterminants socioéconomiques de la santé dans l'élaboration de stratégies visant à améliorer la santé des résidents de la province (en reconnaissant l'impact considérable de ces déterminants sur la santé des personnes et des groupes de population).

Il demeure difficile de fournir des soins de santé adéquats à ceux qui vivent dans des collectivités plus éloignées. Le taux de roulement des médecins est élevé et il est difficile d'attirer des médecins dans la région. Les soins sont fournis par l'entremise de petits centres dotés d'une variété de professionnels de la santé, souvent des infirmiers/ères, des infirmiers/ères praticiens/nes, ou les deux. Les médecins visitent les communautés éloignées par rotation. Comme dans les territoires, un plus grand nombre de collectivités éloignées sont reliées par l'utilisation de rendez-vous virtuels, de rendez-vous téléphoniques et d'autres technologies de l'information.

Régions du Nord

Dans les régions du Nord, les médecins de soins primaires exercent habituellement dans de grands centres au sein d'une équipe de soins primaires qui travaille habituellement dans un hôpital ou une clinique. Les médecins visitent les centres de santé communautaires isolés par rotation. Les infirmiers/ères praticiens/nes et les infirmiers/ères autorisés/es fournissent la plupart des services de soins primaires aux groupes de population au sein et autour de leurs communautés.

Territoires du Nord-Ouest

En 2016, six des régies de la santé et des services sociaux ont été fusionnées en un seul organisme, l'Administration des services de santé et des services sociaux des Territoires du Nord-Ouest (Pratique T.N.-O., s.d.). En 2022, la population du territoire était de 45 504 habitants (World Population Review, 2022). L'objectif primordial était d'améliorer la coordination et la prestation des services de santé avec la participation des résidents du territoire. Il reste deux autorités sanitaires. L'autorité des services de santé et des services sociaux de Hay River continuera de fournir des soins dans sa région avec son propre conseil de gestion, tandis que l'Agence des services communautaires Tł̜ı̜chǫ fournira des soins en vertu de la *Loi sur l'assurance-hospitalisation et l'administration des services de santé et des services sociaux.*

Dans les Territoires du Nord-Ouest, Yellowknife, Inuvik, Hay River ou Fort Smith sont les plus grandes collectivités dotées d'hôpitaux ou de centres de santé. L'hôpital territorial Stanton et deux cliniques de soins de santé primaires sont situés à Yellow Knife. L'hôpital d'Inuvik compte 50 lits offrant des soins actifs, des services de réadaptation ainsi que des services de soins de longue durée. Il y a neuf médecins qui visitent les communautés environnantes. La Hay River Health Authority a un établissement avec 19 lits de soins actifs et 25 lits de soins de longue durée et d'aide à la vie autonome. D'autres services comprennent des capacités de diagnostic telles que l'échographie et la mammographie. Il y a neuf établissements de soins de longue durée dans les Territoires du Nord-Ouest (Institut canadien d'information sur la santé [ICIS], 2021).

Yukon

Le vaste territoire du Yukon compte moins de personnes que la plupart des villes de taille moyenne ailleurs au Canada, avec une population d'environ 38 640 habitants. Cette population devrait atteindre 43 000 habitants d'ici 2025. D'ici là, on estime que 18 % de la population aura 65 ans et plus, tandis que la proportion de personnes de moins de 25 ans diminuera à 25 %. La majorité de la population du Yukon (75 %) vit à Whitehorse et dans les environs. Le plus grand défi est de fournir des soins de santé au reste de la population environnante.

Le territoire n'a pas de RRS ou d'organisations similaires. Le ministère de la Santé et des Services sociaux (MSSS) gère et fournit toutes les composantes des soins de santé par l'entremise des divisions suivantes : services de santé, services sociaux, soins continus et services ministériels. La Division des services de santé est responsable des programmes de soins infirmiers communautaires et de santé communautaire, y compris les centres de santé communautaire, qui fournissent des soins de première ligne. La Direction des soins continus supervise les soins en établissement et à domicile en plus des programmes de soins de jour et de soins palliatifs. Le territoire compte trois hôpitaux à Whitehorse (56 lits), Dawson City et Watson Lake, chacun avec 6 lits (Société des hôpitaux du Yukon, 2021). L'hôpital de Whitehorse offre une gamme complète de services et l'accès à des spécialistes. L'hôpital dispose d'un appareil d'IRM et d'une salle de chimiothérapie. Les soins primaires sont offerts dans les hôpitaux ainsi que dans les centres de santé communautaire et les postes de soins infirmiers situés dans les petites collectivités. Il s'agit principalement d'infirmiers/ères autorisés/es et d'infirmiers/ères praticien/nes, dont la plupart font une rotation dans la collectivité sur une période de quatre à six mois. Le territoire compte quatre établissements de soins de longue durée situés à Whitehorse et un à Dawson City (gouvernement du Yukon, 2022).

Nunavut

Le Nunavut s'étend sur un cinquième de la masse terrestre du Canada et compte 25 collectivités réparties dans trois régions : Baffin, Kivalliq et Kitikmeot. Environ 85 % de la population d'environ 32 000 personnes du territoire est inuite. Au Nunavut, le ministère de la Santé est responsable de la prestation des soins de santé ainsi que de l'élaboration des politiques et des lois régissant le système de soins de santé. Comme dans les autres régions du Nord, les soins primaires sont fournis par des infirmiers/ères autorisés/es, des infirmiers/ères praticien/nes et des médecins visiteurs, avec un recours généralisé à la vidéoconférence. Le Nunavut compte environ 22 centres de santé communautaire et 3 centres de santé régionaux : Cambridge Bay, Rankin Inlet et l'Hôpital général Qikiqtani d'Iqaluit.

Iqaluit a une clinique de médecine familiale et est le seul hôpital du Nunavut. Ottawa est le principal centre d'aiguillage. Le financement des soins de santé est géré et distribué de façon centralisée, une partie importante des dépenses étant liée aux déplacements pour raison médicale et aux traitements à l'extérieur du territoire en raison de lacunes dans l'infrastructure, comme les capacités de diagnostic et de service. L'accès rapide et équitable aux services de soins de santé est plus difficile dans les territoires du Canada (encadré 3.6).

Les services de soins continus comprennent deux centres de soins continus, trois établissements de soins de longue durée et un établissement pour enfants handicapés. Ces lits sont continuellement pleins, ce qui oblige les gens à être déplacés hors de leur collectivité et parfois hors de leur territoire pour obtenir un logement convenable (gouvernement du Nunavut, 2015). Une évaluation des besoins en soins continus de 2015 au Nunavut estime que jusqu'à 72 lits seront nécessaires d'ici 2035. Un nouvel établissement est prévu à Rankin Inlet qui devrait offrir divers niveaux de soins, ainsi que des services d'aide à la vie autonome et de soins en établissement (ministère de la Santé du Nunavut, s.d.). Dans tous les territoires, les établissements de soins de longue durée sont passés à un modèle familial traditionnel axé sur la famille.

ENCADRÉ 3.6   Accessibilité des soins de santé pour les peuples autochtones dans le Nord canadien

L'accessibilité aux services fait référence à l'accès raisonnable aux services de soins de santé par rapport à l'endroit où cette ou ces personnes vivent. L'emplacement géographique a une grande incidence sur l'accessibilité des services de soins de santé. Les peuples autochtones des territoires (principalement les Inuits) et les Premières Nations qui vivent dans les régions éloignées du nord de certaines provinces du Canada n'ont accès qu'aux services de soins de santé de base. Sinon, les personnes doivent être transportées hors de leur communauté (souvent à des centaines de kilomètres) vers de plus grands centres de traitement, comme pour la chirurgie, les traitements contre le cancer, même pour avoir un bébé. Les personnes doivent souvent voyager seules et faire face à leurs problèmes de santé sans le soutien de leurs amis et des membres de leur famille. La figure 3.3 illustre les distances que certains Autochtones doivent parcourir s'ils ont besoin de soins de santé à l'extérieur de leur collectivité. Certains problèmes de santé peuvent être réglés dans les grands hôpitaux régionaux, comme à Yellowknife, à Whitehorse ou à Iqaluit. Si ces hôpitaux ne peuvent pas traiter la personne, elle doit être transportée par avion vers les hôpitaux ou les centres de traitement des grandes villes comme Ottawa, Winnipeg ou Edmonton.

QUI PAIE POUR LES SOINS DE SANTÉ? RÔLES PROVINCIAUX ET TERRITORIAUX

Chaque province et territoire dispose d'une méthode (p. ex. primes, taxe sur la masse salariale, recettes générales) de financement des services de soins de santé qui ne sont pas couverts par le financement fédéral. Les organismes privés et bénévoles fournissent des revenus importants pour des services ou des hôpitaux spécifiques. Par exemple, lorsqu'un hôpital communautaire construit une nouvelle aile, une subvention gouvernementale couvre habituellement une partie des dépenses, tandis que les groupes de bénévoles et les administrations municipales constituent souvent le reste. Une campagne de construction formelle, souvent lancée par l'hôpital en cours d'expansion, fournit un canal pour les dons.

Primes d'assurance-maladie

Chaque province et territoire détermine comment les soins de santé seront payés, ce qui, jusqu'à récemment, incluait les primes d'assurance-maladie en Ontario et en Colombie-Britannique. En 2020, le gouvernement de la Colombie-Britannique a éliminé les primes de soins de santé en faveur d'une taxe sur la santé des employés pour aider à payer les soins de santé dans la province. L'Ontario est la seule région au Canada qui facture des primes de soins de santé à ses résidents.

Les primes sont payées par l'entremise du régime d'impôt sur le revenu des particuliers des provinces. Dans la plupart des cas, les primes sont automatiquement déduites de la rémunération d'un employé ou de la pension d'une personne si le revenu imposable du particulier est supérieur à 20 000 $ par année (gouvernement de l'Ontario, 2021). Les personnes qui gagnent moins que cela ne paient rien.

Les Indiens inscrits de l'Ontario doivent payer des primes si le revenu qu'ils gagnent dans une réserve dépasse 20 000 $, ce qui constitue un revenu imposable. Ils n'ont pas à payer de primes en fonction du revenu gagné dans une réserve (lorsque leur revenu n'est pas imposable). L'Ontario offre une aide en matière de primes à ceux qui en ont besoin, et les primes sont fondées sur le revenu.

Il convient de noter que les primes payées pour l'assurance-maladie privée sont déductibles d'impôt, mais celles versées à la province de l'Ontario ne le sont pas. Le paiement de primes et d'autres recettes fiscales ne contrevient pas à la *Loi canadienne sur la santé* tant que les résidents ne se voient pas refuser les services médicalement nécessaires en raison d'une incapacité de payer.

Taxe sur la masse salariale

Certaines administrations, dont la Colombie-Britannique, le Manitoba, l'Ontario, le Québec et Terre-Neuve-et-Labrador, prélèvent une taxe sur la masse salariale. Il s'agit d'une taxe perçue auprès des employeurs qui recueille spécifiquement des fonds pour les soins de santé qui peuvent s'étendre à l'éducation et aux services sociaux. C'est ce qu'on appelle aussi une *taxe dédiée*. Le montant payé dépend de nombreux facteurs. Terre-Neuve-et-Labrador a une taxe sur la santé et l'éducation postsecondaire (masse salariale) dans laquelle un impôt de 2 % est payable par les employeurs dont la rémunération annuelle dépasse un seuil d'exemption prédéterminé (gouvernement de Terre-Neuve-et-Labrador, s.d.). En janvier 2019, ce seuil a été relevé de 2 millions de dollars à 2,3 millions de dollars. Le gouvernement de l'Ontario a également augmenté son exemption de la taxe scolaire et de la santé (TSS) pour 2020 de 490 000 $ à 1 million de dollars en raison de « circonstances spéciales » causées par la COVID-19 dans la province (Rotfleisch, 2021). La TSS de la Saskatchewan est appliquée à un taux de 6 % sur certains biens et services. Les employeurs dont la masse salariale est inférieure à un certain montant peuvent être exemptés; d'autres peuvent payer un montant réduit en fonction de leur salaire.

Autres sources de financement

En plus du financement fédéral (dont il est question au chapitre 4), les gouvernements provinciaux, territoriaux et municipaux fournissent certains fonds pour des services tels que les mesures de santé préventives, les services médicaux et hospitaliers (patients hospitalisés et externes), le traitement des maladies chroniques, les soins à domicile et communautaires et de réadaptation, et les soins de longue durée.

Les ministères provinciaux et territoriaux de la Santé financent et réglementent les hôpitaux. Ils peuvent également contribuer financièrement à des organismes de santé communautaire, à des services offerts par certains fournisseurs de soins de santé (autres que des médecins) et à des établissements d'enseignement et de recherche.

Distribution des fonds

La façon précise dont les finances sont organisées et administrées varie d'une province et d'un territoire à l'autre. Dans certaines provinces, par exemple, le ministère responsable des soins de santé peut gérer directement l'assurance-hospitalisation et médicale, la cardiologie et les soins contre le cancer. D'autres provinces ou territoires peuvent établir des organismes publics distincts pour superviser et financer ces services. À l'heure actuelle, les gouvernements des administrations ayant des RRS fournissent des enveloppes de financement, du moins en partie, à leur RRS. Les RRS financent à leur tour les hôpitaux et les services de soins de santé dans leurs régions en fonction des besoins particuliers de chaque région. Par exemple, une RRS responsable de l'embauche d'infirmiers/ères communautaires passerait des contrats avec des agences de soins infirmiers privées pour fournir des soins dans une certaine région. La combinaison d'infirmier/ères est également prise en compte (p. ex. infirmiers/ères autorisés/es [IA], infirmiers/ères auxiliaires licenciés/es [IAA], infirmiers/ères auxiliaires autorisés/es [IPA], préposés aux services de soutien à la vie [PSSP]). En gérant ses propres fonds, chaque agence de soins infirmiers embaucherait ensuite les infirmiers/ères pour fournir des soins. Dans les administrations dotées d'une seule autorité sanitaire, le financement est distribué directement aux organisations locales en fonction de la structure et de la fonction du modèle de prestation des soins de santé adopté par la province ou le territoire.

Dans certaines administrations, d'autres ministères fournissent des fonds pour des services supplémentaires liés aux soins de santé. Par exemple, le ministère du Travail pourrait superviser les questions de santé au travail, et le ministère des Services sociaux et communautaires pourrait fournir des services (p. ex. consultation, foyers de groupe, éducation de l'enfance en difficulté) aux personnes ayant des problèmes de santé particuliers, comme des troubles d'apprentissage et des handicaps physiques.

Les provinces et les territoires allouent également des fonds aux prestations supplémentaires (p. ex. fournitures médicales, médicaments sur ordonnance, appareils auditifs). Dans les administrations dotées d'un cadre régionalisé, ces fonds, le plus souvent distribués par l'entremise des RRS, financent des installations et des services régionaux.

Pendant la pandémie de COVID-19, le gouvernement fédéral a fourni (et continue de fournir) du financement à toutes les provinces pour les aider à faire face aux dépenses liées à la pandémie, y compris les vaccinations. Par exemple, en juillet 2021, le gouvernement fédéral a alloué 5 milliards de dollars répartis également par habitant dans toutes les administrations pour soutenir les campagnes de vaccination (ministère des Finances Canada, 2021). Les provinces et les territoires sont responsables du déploiement de la vaccination pour leurs propres résidents.

ASSURANCE-MALADIE PRIVÉE ET PUBLIQUE

L'assurance-maladie au tiers joue un rôle important dans la compensation des coûts des services qui ne sont pas couverts par les services de santé provinciaux et territoriaux. Environ 60 %

des Canadiens ont une assurance-maladie privée, offerte soit par l'entremise d'avantages sociaux collectifs, soit achetée personnellement. Les avantages sociaux collectifs couvrent l'employé et sa famille et les personnes à charge pour une sélection de biens et de services jugés non médicalement nécessaires, tels que les soins de la vue et les soins dentaires, la physiothérapie, les visites chiropratiques, les services infirmiers privés, les appareils fonctionnels et les services médicaux améliorés (p. ex., une chambre d'hôpital privée ou semi-privée). *Notez que certains de ces biens et services comportent généralement des conditions, telles que l'âge, le revenu et certains problèmes de santé.* Obtenir une assurance-maladie privée n'est pas toujours simple; les compagnies d'assurance, pour la plupart, exigent que les individus soient en bonne santé. Les personnes ayant des facteurs de risque élevés ou des conditions préexistantes peuvent se voir refuser une couverture privée, avoir des restrictions sur leur police d'assurance ou payer beaucoup plus cher pour la couverture.

Les 40 % de Canadiens qui n'ont pas d'assurance-maladie privée comprennent ceux qui sont au chômage, sous-employés ou travailleurs autonomes (tous des facteurs de risque si l'on considère les déterminants socioéconomiques de la santé). L'absence de couverture des médicaments semble être la plus grande difficulté. Depuis un certain nombre d'années, le gouvernement fédéral envisage le concept d'un régime universel d'assurance-médicaments.

Toutes les provinces et tous les territoires offrent à certains groupes de population une couverture gratuite (parfois limitée) des médicaments d'ordonnance, encore une fois, habituellement en fonction de critères tels que l'âge (p. ex., les personnes de plus de 65 ans), le revenu ou le coût écrasant de certains médicaments jugés médicalement nécessaires, qui sont parfois appelés *dépenses exorbitantes en médicaments* (p. ex., les produits biologiques).

Régimes d'assurance provinciaux
Conditions d'admissibilité

Tous les critères suivants doivent être respectés pour qu'une personne soit admissible à l'assurance-maladie provinciale ou territoriale :
- Citoyenneté canadienne ou statut de résident permanent
- Résident de la province ou du territoire où il demande une couverture santé
- Résider physiquement dans cette province ou territoire pendant au moins cinq mois de l'année (ce critère varie légèrement d'une province ou d'un territoire à l'autre)

Les bébés nés dans une province ou un territoire donné sont assurés dès la naissance dans la plupart des cas.

Les personnes qui ont un permis d'études ou de travail, délivré en vertu de la *Loi sur l'immigration et la protection des réfugiés* du gouvernement fédéral, peuvent être considérées comme des résidents pour une période désignée. Les résidents permanents ne sont soumis à aucun délai; une personne qui obtient la résidence permanente a presque tous les mêmes droits et privilèges qu'un citoyen canadien (elle ne peut pas voter ou occuper une charge publique). Les demandeurs d'asile, les personnes protégées ou les réfugiés au sens d'une convention ont une couverture limitée en vertu du gouvernement fédéral jusqu'à ce qu'ils obtiennent la permission de rester au Canada.

Les modalités pour assurer d'autres groupes de population peuvent être obtenus sur les sites Web provinciaux ou territoriaux de la santé. Aucun Canadien ne peut se voir refuser des soins hospitaliers ou médicaux médicalement nécessaires, quelles que soient les circonstances.

Demande de couverture

Les documents requis pour l'assurance-maladie provinciale ou territoriale sont similaires. Habituellement, un citoyen du Canada doit présenter une preuve de cette citoyenneté, une preuve de résidence dans une province ou un territoire particulier et une preuve supplémentaire (ou à l'appui) d'une pièce d'identité personnelle (tous les documents originaux). Pour prouver la citoyenneté, un certificat de naissance, un passeport, une carte de citoyenneté ou de résidence canadienne, ou des documents similaires sont requis. Pour démontrer la résidence provinciale ou territoriale, une cotisation d'impôt sur le revenu, un relevé de prestations fiscales pour enfants ou une facture de services publics ou d'impôt foncier est acceptable. Une preuve d'identification personnelle nécessite quelque chose avec une pièce d'identité avec photo, comme une carte d'identité d'employé ou un permis de conduire. Dans chaque province et territoire, les nouveaux arrivants doivent présenter une demande de couverture d'assurance-maladie au département ou au ministère de la Santé. Le processus de demande et la documentation requise peuvent varier. Des instructions précises sur la présentation d'une demande de couverture des soins de santé se trouvent sur les sites Web individuels des ministères de la Santé provinciaux et territoriaux. Les processus de demande de la Colombie-Britannique, du Nouveau-Brunswick et de l'Ontario sont illustrés ici alors que nos trois familles, la famille J (exemple de cas 3.1(a)), la famille W (exemple de cas 3.2(a) et la famille L-O (exemple de cas 3.3(a)) présentent une demande de couverture provinciale en matière de soins de santé.

Les documents requis par toute personne qui déménage au Canada (qui n'a pas déjà été citoyen canadien) comprennent les dossiers d'identité d'immigration canadienne (ou un document de résident permanent et un dossier d'établissement, p. ex., un tampon d'entrée sur les passeports ou un seul document de voyage). Les réfugiés syriens qui se sont réinstallés au Canada entre novembre 2015 et 2016 ont obtenu le statut de résident à leur arrivée, de sorte qu'ils incluraient ces documents lorsqu'ils présenteraient une demande de couverture de soins de santé dans la province ou le territoire où ils prévoient vivre. Les personnes qui arrivent au Canada en provenance de l'Ukraine auront la permission de vivre et de travailler au Canada pendant une période pouvant aller jusqu'à trois ans, mais pas le statut de résident permanent immédiat.

EXEMPLE DE CAS 3.1(A)   La famille J : Présenter une demande de soins de santé en Colombie-Britannique

La famille J doit présenter une demande de soins de santé dès son arrivée en Colombie-Britannique. Ils ont plusieurs moyens d'obtenir des formulaires de demande, dont le plus simple est de les télécharger à partir du site Web du Régime de services médicaux. Cette famille peut également appeler un numéro sans frais pour être connectée au centre de service le plus proche de la Colombie-Britannique pour obtenir de l'aide. Les formulaires peuvent être remplis en ligne (les informations seront enregistrées sur l'ordinateur jusqu'à ce que le formulaire soit soumis au cas où le remplissage prend quelques jours). De plus, un service de formulaires par télécopieur est offert par le gouvernement provincial 24 heures sur 24, 7 jours sur 7. La couverture commence *trois mois* après l'arrivée et la preuve de résidence dans la province.

Pour compléter l'inscription au Régime et obtenir une carte de services photo de la Colombie-Britannique, la famille J doit se rendre à un bureau de délivrance des permis de conduire de la Insurance Corporation de la Colombie-Britannique (à compter de janvier 2018). La famille doit apporter plusieurs documents, y compris deux pièces d'identité telles que des documents d'immigration et des passeports. Puisque J.J. est né au Canada, il aurait besoin d'apporter son certificat de naissance. Les parents J.J. et A.J. doivent signer une déclaration indiquant qu'ils vivent maintenant en Colombie-Britannique et faire prendre leur photo. Ils doivent également apporter des documents pour leurs enfants E.J., L.J. et C.J. J.J. s'est interrogé sur l'assurance privée au lieu du Régime et on lui a dit que l'inscription au régime public était obligatoire, mais qu'il pouvait demander une assurance complémentaire privée s'il le souhaitait. Parce que la famille J immigre au Canada, ils savaient qu'ils avaient la possibilité de souscrire une assurance privée pour couvrir le temps d'attente de trois mois.

EXEMPLE DE CAS 3.2(A) **La famille W : Présenter une demande de couverture santé au Nouveau-Brunswick**

Q.W. et L.W. ne peuvent soumettre leurs propres formulaires de demande de couverture de soins de santé qu'à leur arrivée au Nouveau-Brunswick. Les trois enfants peuvent être ajoutés au formulaire de leurs parents (comme pour tous les enfants de moins de 19 ans dans toutes les administrations). Les formulaires peuvent être téléchargés et apportés à un bureau de Service Nouveau-Brunswick ou remplis et envoyés par voie électronique. Les formulaires de demande ne doivent pas être postés. Les documents originaux requis doivent être soumis avec le formulaire de demande. Ces documents comprennent une copie de tous les dossiers d'identification de l'immigration canadienne, un timbre d'entrée sur les passeports, une preuve d'identification personnelle (p. ex., un certificat de naissance ou un certificat de baptême) et une preuve de résidence (contrat de location ou bail). Une fois que leur demande a été examinée et que la famille est considérée comme admissible, elle recevra une lettre de confirmation, qui vérifiera la date de début de sa couverture de santé (à la date de confirmation ou près de celle-ci). N'oubliez pas que le Nouveau-Brunswick a éliminé la période d'attente, sauf pour les Canadiens qui déménagent d'une autre province ou d'un autre territoire conformément à l'accord de réciprocité. Il faut jusqu'à huit semaines pour que leur carte médicale du Nouveau-Brunswick arrive – par la poste – jusqu'à ce qu'ils utilisent un document papier temporaire avec un numéro d'assurance-maladie.

EXEMPLE DE CAS 3.3(A) **La famille L-O : Demander une couverture santé en Ontario**

C.L-O., K.L-O., et leur fils R.L-O. ont déménagé de la Saskatchewan à l'Ontario et sont arrivés le 14 février. Parce qu'ils déménagent d'une autre province, leur protection commencerait le premier jour du troisième mois après leur arrivée, soit le 1er mai (le reste du mois au cours duquel ils ont déménagé, plus deux mois). Toutefois, la couverture de santé de la famille de la Saskatchewan les couvrira jusqu'à ce que le Régime d'assurance-santé de l'Ontario (PSO) prenne la relève conformément à l'accord de réciprocité. Pour présenter une demande, ils ont besoin d'une preuve de citoyenneté canadienne (p. ex., certificat de naissance ou passeport), d'une pièce d'identité personnelle (p. ex., permis de conduire) et d'une preuve de résidence en Ontario (p. ex., facture de services publics, contrat de location). Ils peuvent présenter une demande de couverture en ligne ou remplir une copie papier du formulaire de demande et l'apporter à un centre de Service Ontario. Leurs cartes d'identité avec photo de l'Assurance-santé leur seront envoyées par la poste. Leur fils, R.L-O., qui a 15 ans, recevra également automatiquement une couverture complète pour les médicaments d'ordonnance jusqu'à son vingt-cinquième anniversaire. R.L-O. sera également couvert pour les médicaments de l'Assurance-santé+ jusqu'à ce qu'il atteigne l'âge de 25 ans, tant qu'il n'est pas couvert par un régime d'assurance privé. Il est à noter que s'ils avaient déménagé de l'extérieur du pays, ils auraient dû attendre trois mois complets.

En vertu de la *Loi canadienne sur la santé*, comme l'indiquent les trois études de cas, le délai d'attente pour la couverture santé ne doit pas dépasser trois mois; par conséquent, toutes les provinces et tous les territoires doivent s'y conformer, bien qu'il y ait quelques variations. Dans la plupart des cas, la protection commencera le premier jour du troisième mois après qu'une personne ou une famille a déménagé de façon permanente dans une province ou un territoire. D'autres régions exigeront que la personne ou la famille attende trois mois complets (le reste du mois au cours duquel elle est arrivée plus trois mois complets de plus), comme il est indiqué en Colombie-Britannique (voir cas 3.1[a], la famille J au Nouveau-Brunswick) (voir cas 3.2[a], la famille W) a supprimé la condition d'avoir à attendre trois mois pour la plupart des nouveaux arrivants.

En vertu de l'accord de réciprocité (encadré 3.7), les titulaires d'une carte d'assurance-maladie sont admissibles à des services de soins de santé partout au Canada (sauf au Québec), sauf exception; par exemple, les gens ne peuvent pas demander une chirurgie élective dans une autre province ou demander un service qui n'est pas assuré dans leur province ou territoire d'origine.

Cartes d'assurance-maladie

Une fois qu'une demande est approuvée, le département ou le ministère de la Santé délivre au demandeur une carte d'assurance-maladie, identifiée par un numéro pour la province ou le territoire dans lequel il réside. Certaines administrations attribuent un numéro à toute une famille, et plus tard, lorsque les enfants atteignent un certain âge, délivrent aux enfants un numéro de santé individuel. D'autres administrations délivrent un numéro d'assurance-maladie personnel à chaque personne. En Ontario, par exemple, les bébés reçoivent un numéro d'assurance-maladie individuel à la naissance.

ENCADRÉ 3.7 Accord de réciprocité

L'entente de réciprocité appuie le principe de la transférabilité de l'assurance-maladie (voir le chapitre 1) entre les provinces et les territoires. Dans le cadre de l'entente, la province d'origine d'une personne paiera pour les services de santé requis dans une autre province ou un autre territoire aux taux imposés par la province ou le territoire d'accueil. Cette entente interprovinciale n'est pas obligatoire. Par exemple, le Québec n'a pas signé cette entente.

En raison de cette entente, les Canadiens, pour la plupart, ne seront pas confrontés à des frais au point de service pour les services hospitaliers et médicaux médicalement requis lorsqu'ils voyageront au Canada. Dans la plupart des cas, une personne peut recevoir des soins dans une province d'accueil en présentant simplement sa carte Santé, et la province d'origine du patient paiera la province d'accueil pour la prestation des services. Si vous recevez des services de soins de santé au Québec, par exemple, pour une infection des voies respiratoires, vous devrez payer à l'avance pour le service et au taux facturé pour ce service au Québec (au lieu du montant payé dans votre province d'origine). Vous pouvez soumettre le reçu pour le service au ministère de la Santé de votre province d'origine aux fins de remboursement. Voir l'exemple de cas 3.5.

Source : D'après Santé Canada. (2007). *Système de soins de santé — Loi canadienne sur la santé.*

EXEMPLE DE CAS 3.5 M.K. et les accords de réciprocité

M.K., un résident de 20 ans du Nouveau-Brunswick, rend visite à des amis en Saskatchewan. Pendant son séjour, M.K. a développé un mal de gorge grave et persistant et a rendu visite à un médecin local. Le coût de la visite en Saskatchewan était de 45 $. Le coût du même service au Nouveau-Brunswick, où vit M.K., n'est que de 35 $. Le bureau du médecin (en Saskatchewan) a présenté une facture au régime de soins de santé du Nouveau-Brunswick par le biais d'une facturation réciproque. Le régime de soins de santé du Nouveau-Brunswick versera les 45 $ au médecin de la Saskatchewan, même si le service dans cette province est de 10 $ de moins. M.K. ne paie rien de sa poche pour la visite.

Considérons maintenant la situation si M.K. vient du Québec. Si les frais pour la même visite chez le médecin sont de 35 $ au Québec, le régime de santé du Québec ne paiera que 35 $ au médecin de la Saskatchewan (où le coût était de 45 $), et M.K. devra payer 10 $ de sa poche au point de service. Le Québec n'honore pas le barème de frais de la province ou du territoire hôte s'il est plus élevé que le sien. Cependant, M.K. pourrait récupérer son argent auprès du gouvernement de la Saskatchewan en soumettant sa facture au régime provincial de soins de santé.

Presque sans exception, les établissements de soins de santé exigent que les personnes présentent leur carte d'assurance-maladie au point de service. Si la carte d'assurance-maladie ne contient pas de photo, on peut également demander à la personne une pièce d'identité avec photo (p. ex., un permis de conduire) avec une adresse actuelle. (Dans de nombreuses administrations, seuls les fournisseurs de soins de santé financés par les provinces ou les territoires peuvent demander à une personne de produire une carte d'assurance-maladie valide; la carte elle-même ne devrait jamais être utilisée à des fins d'identification.)

Les exceptions comprennent la Colombie-Britannique, où la carte d'identité avec photo est structurée à de telles fins. Dans cette province, n'importe qui peut remplacer sa carte de soins existante par une carte photo de BC Services. Plutôt que d'avoir deux cartes (une carte de soins et un permis de conduire), une personne peut avoir les informations sur les deux cartes combinées en une seule carte.

Les cartes d'assurance-maladie sont habituellement validées électroniquement chaque fois qu'elles sont présentées au point de service. Si un message « non valide » s'affiche (p. ex., si la carte a expiré ou a été déclarée perdue, ou si un changement d'adresse non signalé s'est produit depuis), le titulaire de la carte peut être invité à payer pour le service qu'il souhaite obtenir. Après avoir trouvé la carte d'assurance-maladie ou renouvelé une carte invalide, la personne peut soumettre le reçu pour le service qu'elle a payé au ministère pour remboursement. Dans les petits centres où les fournisseurs de soins connaissent les patients, ils peuvent faire des exceptions ou ne pas exiger que la personne montre sa carte à chaque visite. Dans la même situation, si une carte d'assurance-maladie apparaît comme invalide et l'est, le cabinet du médecin ne peut pas soumettre les frais de service jusqu'à ce que le patient revienne avec une carte valide (ne pas facturer la personne pour la visite).

Une carte d'assurance-maladie non valide ressemble beaucoup à une carte de crédit expirée. La plupart des administrations envoient un avis au titulaire de la carte bien avant la date d'expiration. Cette date peut également apparaître sur l'ordinateur lorsqu'elle est validée – si c'est le cas, l'assistant administratif est susceptible de faire savoir au patient si la carte est sur le point d'expirer.

LE SAVIEZ-VOUS?
L'utilisation du « X » comme choix concernant l'identification du genre

Depuis 2016, l'Ontario délivre des cartes d'assurance-maladie qui n'identifient pas le sexe d'une personne. Depuis 2017, les personnes peuvent mettre un « X » dans l'espace pour leur sexe sur leur permis de conduire et leur passeport. Il s'agit d'assurer l'inclusion et le respect de ceux qui veulent rester neutres sur le plan du genre, ainsi que de ceux qui ont été marginalisés en ce qui concerne l'identité de genre et les résidents non binaires. En 2017, le Yukon, les Territoires du Nord-Ouest, le Nunavut et Terre-Neuve-et-Labrador ont emboîté le pas, l'Alberta et la Saskatchewan en 2018, la Nouvelle-Écosse et le Nouveau-Brunswick en 2019, le Manitoba en 2020 et l'Île-du-Prince-Édouard en 2021 adoptant également cette pratique.

La Colombie-Britannique délivre à chaque bébé une carte d'assurance-maladie avec « U » comme marqueur de genre, à la demande des parents; ils veulent que l'enfant décide lui-même du genre avec lequel s'identifier, ou même qu'il reste neutre.

Ces changements ont nécessité des modifications à la *Loi sur les statistiques de l'état civil* dans chaque administration. De plus, dans toutes les provinces et tous les territoires, les personnes trans peuvent changer de genre sans avoir à subir de chirurgie de changement de sexe, ce qui n'a pas toujours été le cas.

En 2019, le gouvernement fédéral a modifié la législation permettant aux Canadiens de marquer « X » (lié au sexe) sur les documents d'identité canadiens, qui comprennent les passeports, les certificats de citoyenneté et les cartes de résident permanent.

Fraude par carte d'assurance-maladie

Il y a fraude sur les cartes d'assurance-maladie lorsqu'une personne utilise la carte d'assurance-maladie d'une autre personne pour obtenir des services médicalement assurés, lorsqu'un non-résident d'une province ou d'un territoire falsifie des renseignements pour obtenir ou conserver une carte d'assurance-maladie, ou lorsqu'une personne continue d'utiliser les services de santé dans une province ou un territoire où elle n'est plus un résident admissible. La fraude par carte d'assurance-maladie est un problème important partout au Canada, qui entraîne un coût énorme – des millions de dollars – pour les provinces et les territoires. Il est pratiquement impossible de détecter l'utilisation frauduleuse d'anciennes cartes d'assurance-maladie qui n'ont pas de caractéristiques de sécurité particulières ou d'identification avec photo. Les anciennes cartes d'assurance-maladie rouges et blanches de l'Ontario n'ont plus été acceptées après juillet 2020, ce qui a obligé les personnes à être transférées sur la carte d'assurance-maladie avec photo plus sûre. La plupart des administrations ont maintenant des cartes d'assurance-maladie avec photo pour les personnes de plus d'un certain âge – habituellement 15 ou 16 ans – et des mesures de sécurité accrues pour protéger les informations sur les cartes, telles qu'une couche de finition holographique et une impression à l'encre ultraviolette cachée qui ne peut être vue que sous la lumière ultraviolette. Ces cartes doivent être renouvelées à des intervalles désignés, contrairement aux cartes de style plus ancien qui n'ont jamais expiré. Certaines cartes nécessitent également des signatures. Une bande magnétique sur la carte d'assurance-maladie contient des renseignements codés, comme le nom et l'adresse du titulaire. La carte de Santé et Services Manitoba (également appelée certificat d'enregistrement) a été mise à jour en juin 2021 et est un document papier avec un numéro à vie à neuf chiffres (délivré à une famille ou à une personne). La carte a également un numéro d'enregistrement personnel ou familial à six chiffres. Il n'y a pas de pièce d'identité avec photo.

Les cartes perdues doivent être signalées immédiatement, tout comme les changements d'adresse ou de nom. Toutes les provinces et tous les territoires ont un protocole à suivre pour les cartes d'assurance-maladie perdues ou manquantes. Dès qu'une carte est signalée perdue ou manquante, elle n'est pas valide. Lorsque l'utilisateur demande une nouvelle carte, il recevra un document temporaire à utiliser jusqu'à l'arrivée de la nouvelle carte. Souvent, un trou sera perforé dans la carte non valide pour signifier qu'elle ne peut plus être utilisée. Une personne reconnue coupable de fraude par carte d'assurance-maladie en vertu de l'article 380 du Code criminel du Canada peut être condamnée à des amendes de plusieurs milliers de dollars et à une peine d'emprisonnement.

Services assurés et non assurés

Les gouvernements provinciaux et territoriaux sont responsables de l'administration du régime d'assurance-maladie dans leur administration. Ils doivent décider d'une multitude de choses, y compris le besoin de différents types de lits d'hôpitaux (p. ex. soins actifs, réadaptation et soins de longue durée), la combinaison de professionnels de la santé et la structure du système qui desservira le mieux les diverses régions de la province ou du territoire. De plus, les gouvernements compétents approuvent les budgets des hôpitaux et négocient les honoraires des médecins avec les associations médicales.

En vertu de la *Loi canadienne sur la santé*, les services hospitaliers et médicaux médicalement nécessaires sont assurés partout au Canada, en plus des soins hospitaliers (voir le chapitre 1). La *Loi canadienne sur la santé* n'inclut pas les soins de longue durée, les établissements d'hébergement et de réadaptation, ni les services de soins à domicile et en milieu communautaire. Ces services sont prévus par les lois provinciales et territoriales; par conséquent, l'uniformité à l'échelle du pays en ce qui concerne les services offerts, le coût des services à la personne et la façon dont ils sont gérés – publics ou privés, à but lucratif ou à but non lucratif – varie.

Toutes les administrations offrent des prestations et des services supplémentaires en dehors de la *Loi canadienne sur la santé*. Les gouvernements déterminent ensuite les lignes directrices d'admissibilité pour des services particuliers, les formules de financement et la durée pendant laquelle ces services seront assurés. Les prestations supplémentaires comprennent les services de soins de santé tels que les soins optométriques, dentaires, de physiothérapie ou chiropratiques. Dans toutes les provinces et tous les territoires, la chirurgie dentaire est couverte si elle doit être effectuée dans un hôpital (p. ex. fractures faciales ou dentaires, tumeurs, chirurgie reconstructive et autres raisons médicalement nécessaires). Une approbation préalable est habituellement requise pour les procédures autres que les évaluations et les soins dentaires réguliers (p. ex., les obturations).

Toutes les provinces et tous les territoires offrent des services particuliers (p. ex. soins de la vue, soins dentaires, prestations pharmaceutiques) à certains groupes de population, comme ceux qui reçoivent de l'aide au revenu ou des suppléments de revenu garanti et les personnes handicapées. De nombreuses administrations offrent également certains de ces services aux enfants de familles à faible revenu. Il convient de noter qu'il existe certaines différences entre les administrations en ce qui concerne les services fournis et les groupes.

Soins de santé privés

Bien que certaines cliniques strictement privées au Canada soient perçues comme illégales en vertu des principes de la *Loi canadienne sur la santé*, de nombreuses cliniques et services de ce genre existent partout au pays. Certains contournent les principes juridiques de la Loi en grande partie en offrant des services qui ne sont pas techniquement considérés comme médicalement nécessaires (voir le chapitre 8). Par exemple, les cliniques privées peuvent fournir aux patients un large éventail de tests diagnostiques (notés comme un dépistage préventif). Un bon exemple est lorsque les personnes enceintes veulent une échographie pour voir leur bébé en développement et parfois pour savoir si elles ont un garçon ou une fille (c'est en dehors de toute imagerie diagnostique qui peut être commandée par leur médecin, qui serait couvert par le régime public).

Admissibilité aux cliniques privées

Les cliniques privées peuvent légalement offrir des services (privés) à certains groupes de population, y compris les cas d'indemnisation des accidents du travail, les employés du gouvernement fédéral, les détenus sous responsabilité fédérale et les membres de la GRC, ainsi qu'à toute personne vivant à l'extérieur du Canada ou qui vit à l'extérieur de la province dans laquelle le service est offert. J.J., par exemple, qui vit en Colombie-Britannique, ne pourrait pas légalement avoir une arthroplastie du genou non urgente en privé en Colombie-Britannique, mais il pourrait le faire en Alberta parce qu'il n'est pas un résident de cette province (bien sûr, il devrait payer pour la procédure). La façon dont les cliniques privées sont en mesure de fonctionner dans des cadres juridiques est abordée au chapitre 8. Il existe des zones « grises » qui repoussent les limites de ce qui est légal.

Partenariats public-privé

Les cliniques privées travaillent souvent dans le cadre d'un partenariat public-privé avec le système public en plus d'offrir des services entièrement privés aux patients admissibles. Cela se produit lorsque le gouvernement d'une province ou d'un territoire passe des contrats pour des services choisis, allant d'interventions chirurgicales mineures (chirurgie de la cataracte, par exemple, ou réparation d'une hernie) à des laboratoires et à des installations de diagnostic ou de chirurgie, habituellement sans frais pour le patient. Cela est souvent fait pour réduire les temps d'attente dans le système public, comme c'est le cas actuellement, car de nombreuses administrations tentent de « rattraper » les retards subis pendant la pandémie de COVID-19.

Délivrance de permis aux cliniques privées

Les cliniques privées facturent des frais substantiels aux personnes qui utilisent leurs services pour des procédures telles que la chirurgie de l'épaule, du poignet, du genou et de la hanche. Il existe de nombreuses cliniques offrant ces procédures à travers le pays, mais la plupart ne sont pas autorisés à garder un patient pendant la nuit. Les réparations de l'épaule et du poignet sont le plus souvent des chirurgies d'une journée. Les arthroplasties de la hanche et du genou sont de plus en plus effectuées sous forme de chirurgies d'un jour, mais seulement pour les patients en bonne santé autrement, ceux qui sont généralement plus jeunes et ceux qui ont les ressources nécessaires pour être en mesure de se gérer à la maison lorsqu'ils reçoivent leur congé le jour de la chirurgie. Il s'agit d'un défi pour les personnes qui voyagent à l'extérieur de leur province d'origine ou de l'extérieur du pays pour la chirurgie. Comme il a été mentionné précédemment, le Québec compte plus d'établissements de soins de santé privés que dans d'autres administrations (les types de cliniques privées qui exercent leurs activités au Québec en vertu de la loi sont traités en détail au chapitre 8, ainsi que la légalité des cliniques privées en Colombie-Britannique).

Chaque administration qui exploite des cliniques privées le fait en vertu d'une loi propre à la province. Canadian Surgical Solutions est une clinique privée de Calgary qui appartient à Centric Health et qui est l'une des nombreuses cliniques privées au Canada qui offrent une sélection d'interventions chirurgicales. L'établissement est accrédité par le College of Physicians and Surgeons d'Alberta en vertu de l'accréditation des établissements chirurgicaux non hospitaliers pour effectuer des interventions chirurgicales en séjour hospitalier et des procédures de séjour d'un jour. Les chirurgiens de cette clinique travaillent dans le système public et privé (ce qui n'est pas permis au Québec). Un autre exemple est Gateway Surgery à Calgary, où les arthroplasties du genou et de la hanche sont effectuées en plus d'autres services. Une personne qui demande une chirurgie de la hanche doit avoir une consultation initiale, qui coûte 450 $ + TPS (correspondance personnelle avec J. Carson, coordonnateur des réservations chirurgicales, Chirurgie Gateway). Le coût d'une arthroplastie de la hanche (2022) est de 29 500 $ + TPS (correspondance personnelle avec J. Carson, coordonnateur des réservations chirurgicales, Chirurgie Gateway). Cela comprend tous les coûts chirurgicaux, une nuitée à l'établissement après la chirurgie et tous les rendez-vous de suivi postopératoires, mais pas les frais de déplacement ou d'hébergement. Les patients sont invités à rester une ou deux nuits dans un hôtel après leur sortie de la clinique. À leur retour à la maison, les examens postopératoires peuvent être effectués virtuellement, et les patients peuvent s'adresser à leur fournisseur de soins primaires pour des évaluations des plaies, le retrait des pinces ou des sutures et d'autres besoins postopératoires, qui pour les Canadiens sont couverts par le régime public dans la province ou le territoire où ils vivent. La physiothérapie de suivi est habituellement la responsabilité financière du patient.

Cliniques privées et soins préventifs

Un certain nombre de cliniques privées offrent des services de « bien-être », qui se concentrent sur les modes de vie sains, la prévention des maladies et la promotion de la santé. Il s'agit notamment de ce que l'on appelle parfois des cliniques privées « boutiques » qui exercent leurs activités partout au pays et qui offrent un ensemble de services financés par des fonds publics et privés, décrits comme un *régime de santé personnalisé et complet sur le mode de vie.*

Ces groupes (p. ex., les centres de soins de santé Copeman de Vancouver, de Calgary et d'Edmonton) facturent des frais d'inscription et des frais d'adhésion annuels. Pour un prix (p. ex., 40 000 $), une personne peut s'inscrire au programme « élite » de Copeman, dans lequel les patients reçoivent la garantie d'un accès rapide à une impressionnante équipe de professionnels de la santé, y compris des fournisseurs de soins primaires, des diététistes, des psychologues et des spécialistes, ainsi qu'à une gamme d'autres services. Il peut s'agir de consultations avec une diététiste, d'analyses génétiques, de pharmacogénétique, de soutien et de coaching sur le mode de vie et de séances de planification stratégique. Malgré le fait que les membres paient des

---

ENCADRÉ 3.8   La présence de cliniques privées

D'importantes préoccupations existent partout au Canada au sujet des cliniques privées. Au premier plan se trouve la crainte que la disponibilité des cliniques privées allonge les temps d'attente pour ceux qui utilisent le système public parce que les cliniques privées utilisent les services de médecins et d'autres fournisseurs de soins de santé qui travaillent également dans le système public. Certains croient que le temps des médecins dans le système public sera réduit; d'autres soutiennent que les médecins qui travaillent dans le secteur privé le font pendant leur temps même, ce qui n'interfère pas avec les services offerts dans le système public. Par exemple, au Canada, un chirurgien peut n'avoir que deux jours de salle d'opération (dans le système public) à sa disposition par semaine, ce qui laisse trois jours par semaine pendant lesquels il ne peut pas effectuer d'interventions chirurgicales. Ces jours-là, le chirurgien peut voir les patients dans une clinique privée, effectuant des procédures, réduisant ainsi les temps d'attente dans le système public.

Services améliorés

Une autre préoccupation est que les patients qui paient pour **des services améliorés** passeront injustement au sommet des listes d'attente en raison des revenus supplémentaires pour la clinique ou l'hôpital. Par exemple, dans de nombreuses administrations, un patient ayant une arthroplastie de la hanche dans le système public recevra des offres de « mises à niveau » à un produit supérieur pour la pièce de rechange utilisée dans la procédure (par exemple, le titane), ce qui génère des revenus pour l'hôpital.

Une clinique privée effectuant une chirurgie de la cataracte pour le système public peut « regrouper » une chirurgie au laser non assurée avec la chirurgie de la cataracte assurée. Le patient qui paie pour la partie laser de la procédure pourrait être propulsé sur la liste, tandis que quelqu'un qui veut une chirurgie de routine de la cataracte continue d'attendre.

On peut deviner dans quelle mesure un système à deux vitesses se développera au Canada. La disponibilité de cliniques et de services privés donne à penser que, sous une forme ou une autre, un système à deux niveaux continuera d'exister.

---

frais annuels, les cliniques facturent toujours le régime provincial pour une bonne partie de leurs services, y compris les visites au bureau et certains tests de laboratoire et de diagnostic (Husni et coll., 2017).

Les frais sont généralement déductibles d'impôt, et de nombreux services sont couverts par une assurance tiers. Les critiques de ce type de soins de santé privés soulignent que ces frais sont bien hors de portée de la famille canadienne moyenne.

Les autres services que les Canadiens paient souvent à titre privé comprennent la consultation, la physiothérapie, la médecine sportive, les évaluations de la santé des voyageurs, les tests génétiques et les tests de pharmacogénomiques. L'émergence de ces cliniques privées soulève de nombreuses préoccupations (encadré 3.8).

Consultation

Partout au Canada, les services de consultation et de psychothérapie sont terriblement sous-financés, particulièrement en présence d'un besoin croissant de services de santé mentale exacerbé par la pandémie de COVID-19. Les Canadiens (de tous âges) ont été touchés négativement par les règles et les restrictions liées à la pandémie, y compris l'isolement social, le stress lié aux enfants scolarisés à la maison, le travail à domicile, la perturbation de l'emploi ou le congédiement, et les soucis financiers.

La plupart des organismes de soins primaires offriront des séances de consultation limitées dans le cadre du panier d'initiatives de prévention et de soutien offertes aux patients inscrits auprès de ce groupe particulier. Sinon, l'assurance privée (si une personne a accès à un régime) couvrira un nombre limité de séances. Les régimes d'assurance exigent souvent qu'un conseiller ou un psychologue ait un certain niveau de scolarité (habituellement un doctorat), ce qui limite l'accès prépayé à un grand nombre de professionnels de la santé mentale. Les dépenses personnelles pour une heure de consultation ou de psychothérapie peuvent être supérieures à 100 $. Pendant la pandémie, de nombreux Canadiens ont trouvé des « coachs de bien-être » en ligne et se sont tournés vers eux pour obtenir de l'aide. Les coachs de bien-être reçoivent un certificat après avoir terminé un programme en ligne de différentes durées, dont certains peuvent prendre jusqu'à huit mois à compléter et peuvent ou non avoir une composante pratique. De plus en plus, les psychologues, les travailleurs sociaux et d'autres personnes ayant fait des études en consultation offrent des séances virtuelles privées, qui sont presque toujours payées de la poche du patient.

SERVICES HOSPITALIERS ET MÉDICAUX ASSURÉS ET NON ASSURÉS

Services hospitaliers

En milieu hospitalier, les services assurés pour les patients hospitalisés comprennent l'hébergement standard à l'hôpital, les repas, certains médicaments (dans certaines régions, les patients sont invités à apporter leurs propres médicaments), les services de salle d'opération et de salle d'accouchement, les installations anesthésiques, les services de diagnostic et de laboratoire, les fournitures médicales et chirurgicales de routine utilisées pour les patients hospitalisés, les soins infirmiers de routine et certains services de réadaptation (p. ex., la physiothérapie reçue à l'hôpital, qui varie selon l'administration). Les régimes provinciaux et territoriaux ne couvrent pas les soins infirmiers privés à moins qu'ils ne soient ordonnés par un médecin, auquel cas les soins deviennent médicalement nécessaires et sont couverts. Veuillez noter que le coût d'une chambre privée peut être couvert par le régime provincial ou territorial dans certaines circonstances (p. ex., pour les patients atteints de maladies infectieuses comme la COVID-19 nécessitant l'isolement ou pour des raisons humanitaires).

Les services hospitaliers ambulatoires assurés comprennent les traitements d'urgence, la chirurgie d'un jour, les procédures diagnostiques et radiologiques dans un hôpital ou dans des centres de diagnostic privés (p. ex., des cliniques externes de cancérologie ou orthopédiques). De plus, la plupart des provinces et des territoires assurent les services de physiothérapie, d'ergothérapie et d'inhalothérapie pendant une période limitée si cela est jugé médicalement nécessaire.

Services médicaux

En vertu de la *Loi canadienne sur la santé*, les soins médicalement nécessaires fournis par un médecin (c.-à-d. un fournisseur de soins primaires ou un spécialiste) sont un service assuré. Les règles régissent également les services assurés fournis par un spécialiste. Par exemple, dans la plupart des provinces et des territoires, un médecin doit diriger un patient vers un spécialiste; le patient peut revoir le spécialiste pour le même problème au cours d'une année civile. Après cela, ou pour un nouveau symptôme ou une plainte, le fournisseur de soins primaires ou l'infirmier/ère praticien/ne doit fournir une autre demande de consultation. Dans la plupart des provinces et des territoires, lorsqu'un patient demande l'avis d'un deuxième spécialiste, le régime provincial ou territorial paiera pour cette visite si le médecin de famille fournit une autre demande d'aiguillage. Cependant, après avoir reçu un deuxième avis, le patient devrait habituellement payer pour d'autres consultations même s'il est référé par son fournisseur de soins primaires.

Chaque province et territoire produit sa propre liste de services assurés, qui est examinée périodiquement par le département ou le ministère de la Santé et l'association médicale de la province ou du territoire. À l'heure actuelle, certains services peuvent être retirés de la liste et d'autres ajoutés. Étant donné que l'expression « médicalement nécessaire » est subjective, les services varient d'une province ou d'un territoire à l'autre. Le régime provincial de l'Ontario ne couvre plus ce qu'on appelait autrefois un *bilan annuel*, mais recommande maintenant une évaluation moins approfondie, appelée un *examen périodique de la santé* ou *visite*, limitée à une visite par patient par période de 12 mois. La Colombie-Britannique et plusieurs autres administrations ne couvrent pas d'examen de santé annuel; l'étendue d'un examen est plutôt axée sur les plaintes. Un autre exemple concerne les différences dans la couverture des implants cochléaires et de l'entretien connexe, qui varient d'une province ou d'un territoire à l'autre.

Les médecins, en particulier dans les groupes de soins primaires, peuvent choisir d'offrir à leurs patients une sélection de services qui ne sont pas jugés médicalement nécessaires par leur régime de soins de santé provincial ou territorial. Étant donné que les groupes de soins primaires offrent des soins en équipe, ces services peuvent inclure des conseils diététiques, des services de podiatrie, de la consultation sur le deuil, l'accès à des séances de psychothérapie et une gamme de services de soins préventifs.

Pour d'autres services non assurés (p. ex., les examens physiques d'un tiers requis pour un permis de conduire lié au travail), les médecins peuvent facturer les patients directement, ou ils peuvent facturer un tiers — une compagnie d'assurance, la Commission de la sécurité professionnelle et de l'assurance contre les accidents du travail(CSPAAT), ou un employeur ou un autre payeur. Le montant qu'un médecin facture pour les services non assurés dépend des lignes directrices établies par l'association médicale gouvernante (encadré 3.9).

RÉFLÉCHIR À LA QUESTION

Paiements en bloc

Les fournisseurs de soins primaires (ainsi que les spécialistes) sont tenus d'informer les patients du prix de toute intervention, évaluation ou traitement *non* couvert par leur régime provincial ou territorial avant qu'un service non assuré ne soit effectué. Les patients paient généralement de leur poche chaque fois qu'un service non assuré est effectué. Certains médecins, cependant, offrent aux patients une alternative appelée *un plan de paiement forfaitaire*, par lequel les patients paient des frais fixes pour des services sélectionnés (non assurés) sur une période prédéterminée, généralement pas moins de trois mois. Des exemples de tels services comprennent les examens médicaux pour l'emploi ou le camp, les notes de retour à l'école ou de retour au travail, et les vaccinations de voyage. Le médecin ne doit pas refuser de services et ne doit pas démontrer un traitement préférentiel aux patients qui paient des honoraires de bloc.

1. Si vous aviez un traitement fourni par un médecin, et appreniez par la suite que le service n'était pas assuré et que vous étiez tenu de payer pour cela, que feriez-vous?
2. Seriez-vous plus susceptible d'opter pour un plan de paiement en bloc ou un plan de paiement à l'utilisation pour les services non assurés?
3. Si vous avez envisagé un plan de paiement en bloc, quelles questions auriez-vous pour votre fournisseur?

ENCADRÉ 3.9 Services médicaux non assurés (facturables) par rapport aux services médicaux assurés

Services non assurés	Services assurés
• Renouvellement de l'ordonnance par téléphone	• Visite chez un médecin et ordonnance écrite au bureau
• Conseils aux voyageurs	• Consultation ou conseils concernant des questions de santé
• Rendez-vous manqués	• Pas de frais si un avis est donné pour des rendez-vous manqués
• Achèvement d'un formulaire (p. ex., passeport, test de condition physique du conducteur ou du pilote)	• Visite chez le médecin et diagnostic d'une maladie gardant le patient à la maison
• Note de retour au travail ou de rentrée scolaire	• Médecin envoyant des dossiers pertinents à un spécialiste
• Télécopie ou transfert de dossiers médicaux	• Réduction mammaire parce que les seins lourds causaient des problèmes de dos et d'épaule
• Tests cutanés de tuberculose nonmédicale (TB)	• Vaccinations systématiques des enfants
• Dépistage de la tuberculose en raison d'une exposition possible	• Conseils donnés sur une ligne de télésanté de groupe de soins primaires
• Interventions esthétiques (p. ex., réduction mammaire)	
• Vaccinations non assurées	
• Conseils téléphoniques (selon les lignes directrices de pratique)	

Remarque : Les services qui ne sont pas assurés varient; de nombreux organismes ou groupes de soins primaires offrent des services « regroupés », qui peuvent comprendre des conseils aux voyageurs, de la consultation (p. ex. abandon du tabac, diététique et deuil), le renouvellement des ordonnances et des conseils téléphoniques. Ces groupes peuvent également offrir des cliniques de verrue (l'enlèvement de verrue était historiquement une procédure non assurée). Les évaluations physiques par des tiers, certaines vaccinations et le fait de remplir la plupart des formulaires d'assurance demeurent souvent non assurés dans les groupes de soins primaires.

Services ambulanciers

Dans la plupart des administrations, les services d'ambulance terrestre et aérienne sont soit sous gestion régionale, et les coûts sont partagés avec le gouvernement provincial ou territorial, ou ces services sont fournis par le secteur privé au moyen de contrats axés sur le rendement. Étant donné que les services ambulanciers ne sont pas visés par la *Loi canadienne sur la santé*, les provinces et les territoires peuvent établir leurs propres lignes directrices, y compris des barèmes de frais pour ces services.

Les personnes qui utilisent une ambulance, même pour des raisons médicalement nécessaires, peuvent être responsables **d'une quote-part** (exemple de cas 3.1 (b) de la famille J). Cependant, les frais ne sont généralement pas facturés pour le transport entre les hôpitaux – que

---

EXEMPLE DE CAS 3.1(B)   La famille J : J.J. Recherche de soins médicaux

Alors qu'il glissait avec ses enfants, J.J. est tombé et s'est cassé la cheville. Il a été transporté en ambulance à l'hôpital local pour y être soigné. J.J. était responsable d'une quote-part de 80 $ pour le service ambulancier.

EXEMPLE DE CAS 3.1(C)   La famille J : A.J. Donne naissance à ses jumeaux

Lorsque A.J. est entrée en travail avec ses jumeaux huit semaines avant sa date prévue d'accouchement, son mari l'a amenée à l'hôpital Saint-Paul de Vancouver. L'obstétricien a déterminé que l'accouchement était inévitable et a communiqué avec la direction du lit (appelée *flux de patients* dans certaines provinces et certains territoires) pour trouver deux lits dans une unité de soins intensifs néonatals (USIN) pour les bébés à leur naissance. Le Réseau de transfert des patients de la Colombie-Britannique coordonne les services dans la province pour s'assurer que les patients obtiennent le type de lit et de soins dont ils auront besoin. La réponse a été qu'il n'y avait pas de lits d'USIN disponibles dans la province. Le Réseau a trouvé de l'espace pour les bébés et A.J. à l'Hôpital régional de Regina, qui est le centre tertiaire de services néonatals pour le sud de la Saskatchewan. A.J. a été transportée par ambulance aérienne à Regina où elle a accouché de deux petites filles, en bonne santé générale, qui ont eu besoin de ventilation et de soins de soutien pendant plus d'une semaine. Dix jours plus tard, A.J. et ses bébés ont été renvoyés à l'Hôpital général de Vancouver. Le régime de services médicaux de la Colombie-Britannique couvrait la totalité du coût de l'ambulance aérienne aller-retour parce que la province n'était pas en mesure de répondre aux besoins médicalement nécessaires d'A.J. à la maison, comme indiqué dans la *Loi canadienne sur la santé*. Tous les soins requis ont également été payés par le régime de services médicaux de la Colombie-Britannique.

---

l'hôpital de destination se trouve à une courte distance, dans une autre partie de la province, dans une autre province ou à l'extérieur du pays – tant que le transfert est pour des raisons médicalement nécessaires (exemple de cas 3.1(c) (de la famille J). Les transferts inter-installations (p. ex. d'un établissement de soins de longue durée à un autre) nécessitent habituellement une quote-part. La plupart des administrations réduisent ou éliminent la quote-part pour les personnes et les familles à faible revenu.

Les quotes-parts (aussi parfois appelées *frais d'utilisation* ou *frais de service*) varient, et toutes les administrations en exemptent certaines personnes, y compris les personnes dans les établissements de soins de longue durée ou dans les programmes subventionnés provinciaux ou territoriaux. Les services ambulanciers sont parfois utilisés pour transporter des personnes d'un endroit à un autre lorsque les services ambulanciers ne sont pas réellement nécessaires sur le plan médical (p. ex., le patient est médicalement stable, mais a besoin de divers degrés d'aide). Il existe de nombreuses options de « transport de patients » de plus en plus disponibles qui sont utilisées pour transporter des patients stables au lieu d'utiliser une ambulance.

Couverture pour les fournisseurs non médicaux

Les services fournis par les sages-femmes et les infirmiers/ères praticiens/nes sont assurés par les régimes de santé publique, bien que les formules de rémunération diffèrent. Dans toutes les provinces et tous les territoires, les optométristes sont payés par des régimes publics pour des services rendus sous certaines conditions, comme l'âge du patient et la présence d'une affection oculaire nécessitant des soins médicalement nécessaires. Les lunettes ne sont pas couvertes. Les services rendus par d'autres fournisseurs non médicaux (p. ex. chiropratique, massothérapie, podiatrie, services dentaires non chirurgicaux, consultation [autrement que par un psychiatre] et physiothérapie) peuvent être partiellement couverts par la province ou le territoire, couverts par une assurance privée ou payés par le patient.

Services de soins de santé continus

Les soins continus comprennent les services de soins à domicile, de soins de longue durée et de soins communautaires, bien que les soins continus sont souvent utilisés comme synonymes de soins de longue durée.

Soins de longue durée (SLD)

Les établissements de soins de longue durée (voir le chapitre 1) comprennent des logements 24 heures sur 24, 7 jours sur 7, y compris les repas, les soins infirmiers et les soins médicaux, ainsi que d'autres services aux personnes qui ne sont plus en mesure de vivre seules. Ces établissements offrent aux résidents des soins plus complets que ceux offerts par les maisons de retraite. Les établissements de soins de longue durée peuvent être détenus et exploités par des sociétés privées (à but lucratif ou sans but lucratif), des conseils municipaux, des églises ou des groupes ethniques, culturels ou communautaires. Ces installations sont supervisées par une ou plusieurs lois. La province ou le territoire établit des normes de soins dans les établissements de soins de longue durée et effectue des inspections régulières pour s'assurer que ces normes sont respectées. Les établissements de soins de longue durée sont encouragés à demander l'agrément d'Agrément Canada (voir le chapitre 2). Le financement est abordé au chapitre 4.

Aide à la vie autonome

Le Programme d'aide à la vie autonome offre de l'aide aux Autochtones à domicile, dans des foyers de groupe, ainsi que des soins en établissement pour les personnes à faible revenu admissibles afin de les garder autonomes au sein de leur collectivité le plus longtemps possible (Services aux Autochtones Canada, 2021).

Soins à domicile et en milieu communautaire.

Les soins à domicile et en milieu communautaire sont des entités distinctes, bien qu'elles partagent des objectifs similaires et que l'une soutienne souvent l'autre. Les deux types de soins contribuent à l'autonomie d'une personne en lui fournissant des services qui lui permettent de se gérer à domicile avec un soutien à court ou à long terme. Les soins à domicile et en milieu communautaire sont financés par l'État, bien que les formules de financement varient d'une administration à l'autre en ce qui a trait au montant payé pour quels services, pour combien de temps et pour qui (critères d'admissibilité). Ces services sont offerts aux personnes de tous âges. Le point d'entrée des services de soins communautaires ou à domicile se fait habituellement par l'entremise d'un travailleur social ou d'un coordonnateur interne d'un organisme de services communautaires qui évaluera les besoins des personnes et le niveau de soins requis.

Soins à domicile. Les services requis sont fournis par un éventail de professionnels de la santé, assignés en fonction des besoins de la personne et peuvent inclure des infirmiers/ères autorisés/es, des infirmiers/ères auxiliaires autorisés/es, des préposés aux services de soutien à la personne, des physiothérapeutes ou un ergothérapeute. Le plan de soins de la personne est supervisé par un gestionnaire de cas ou l'équivalent, et le plan de soins est ajusté au besoin. Le nombre d'heures de soins qu'une personne reçoit varie, mais est souvent jugé insuffisant par le patient et sa famille. Une personne peut acheter des heures de soins supplémentaires si elle est disponible dans la communauté et si elle peut se permettre de payer pour cela. Si les soins à domicile ne peuvent pas fournir tous les services dont une personne a besoin, l'organisme cherchera des services communautaires pour aider à la prestation des soins. Souvent, les bénévoles, la famille et les amis fournissent des soins là où il existe des lacunes.

Les défis actuels auxquels sont confrontés les soins à domicile et de longue durée comprennent une pénurie de ressources en santé humaine, bien avant la pandémie de COVID-19. De nombreux fournisseurs de soins (y compris les infirmiers/ères autorisés/es, les infirmiers/ères auxiliaires autorisés/es et les préposés aux services de soutien à la vie personnelle) ont quitté la profession pendant la pandémie (en raison, par exemple, des conditions de travail, de la rémunération ou de l'épuisement professionnel). Pendant un certain temps, dans certaines régions, les personnes qui n'avaient pas été vaccinées ont été suspendues ou ont été congédiées, mais plus récemment, ce critère a été abandonné par de nombreuses organisations dans les provinces et les territoires du pays.

Soins communautaires. Les soins communautaires offrent aux personnes une variété de services au sein de leur communauté autre que les soins à domicile. Cela pourrait inclure le transport dont une personne peut avoir besoin, par exemple, à un rendez-vous chez le médecin, pour des tests diagnostiques ou pour aller faire l'épicerie. Les autres services communautaires comprennent les programmes de garderie, les services de garde pour adultes et la fourniture de nourriture, comme la popote roulante. La popote roulante est dirigée par des bénévoles; les bénéficiaires des repas sont tenus de payer un montant modeste pour les repas qu'ils reçoivent.

Voici d'autres programmes à domicile et en milieu communautaire :
- *Les soins de relève* offrent un soulagement à court terme aux membres de la famille qui s'occupent d'une personne malade ou handicapée à la maison. Les soins de relève peuvent avoir lieu à domicile, pendant un séjour limité dans un établissement de soins de longue durée ou dans un programme de garderie pour adultes.
- *Le logement avec assistance* comprend généralement des conditions de logement qui permettent à une personne l'intimité de son propre espace de vie, mais qui offrent des repas, des entretiens ménagers et d'autres soutiens au besoin. Certaines administrations exigent qu'une personne admissible soit médicalement et physiquement stable et capable de déménager de façon autonome ou avec un minimum d'aide. Une personne en résidence-services peut avoir, par exemple, un handicap physique, un diagnostic de santé mentale ou une démence légère.
- *Les foyers de groupe* permettent aux adultes handicapés de vivre dans un environnement de groupe, habituellement une maison qui fournit à la personne des soins personnels et une supervision. Dans certaines provinces et certains territoires (p. ex., en Saskatchewan), on demande à la personne ou à sa famille de payer des frais de base pour le logement pendant que le gouvernement paie pour le personnel de soutien.
- *Les soins palliatifs* : *soins palliatifs* désignent le soulagement des symptômes d'un patient sans s'attaquer à la cause de la douleur (ou au diagnostic du patient). Un patient n'a pas besoin d'être en situation de fin de vie pour recevoir des soins palliatifs. Ainsi, les soins palliatifs comprennent les soins spécialisés pour les personnes atteintes d'une maladie grave ou potentiellement mortelle. Ils sont destinés à soutenir les individus à travers une maladie ou des situations de fin de vie, améliorant ainsi leur qualité de vie. Les services fournis comprennent la gestion de la douleur et des symptômes, le soutien émotionnel et la consultation pour le patient ainsi que pour ses proches. Pour les personnes recevant des soins de fin de vie, les souhaits du patient sont suivis les plus près possible. Par exemple, le patient peut vouloir des mesures de confort seulement, refusant les interventions, la nutrition, la thérapie intraveineuse, ou même l'oxygénothérapie. Parfois, un patient en soins palliatifs atteint un point dans son parcours où il demande une sédation consciente ou l'aide médicale à mourir (voir le chapitre 9).

- *Les soins palliatifs* sont offerts dans un milieu à domicile pour les personnes qui ne devraient pas se rétablir d'une maladie ou d'un problème de santé et qui font face à une situation de fin de vie. Un centre de soins palliatifs est une solution de rechange pour ceux qui ne peuvent pas ou ne veulent pas mourir à la maison ou dans un autre établissement de soins de santé comme un hôpital. Les personnes sont prises en charge par une équipe de professionnels de la santé qui se spécialisent dans divers aspects des soins requis. Les médecins et les infirmiers/ères gèrent le contrôle de la douleur et des symptômes, tandis que d'autres professionnels de la santé offrent des conseils sur le deuil et fournissent un soutien émotionnel au patient et à sa famille. Lorsqu'une collectivité ou une région construit un centre de soins palliatifs, le financement provient souvent de multiples sources, allant des ressources communautaires aux administrations municipales et provinciales. Les services de soins palliatifs comprennent le soutien à la famille ainsi qu'à la personne qui est en soins palliatifs. Les services de soins palliatifs sont couverts par les régimes d'assurance-maladie provinciaux et territoriaux.
- *La sédation consciente ou palliative* fait référence à l'utilisation de médicaments sédatifs pour contrôler ou soulager la douleur intense et la souffrance intolérable de la part du patient lorsqu'une personne est proche de la fin de sa vie (dans les stades terminaux d'une maladie incurable). La sédation palliative n'est initiée que si le patient en fait la demande (ou la personne qui a une procuration pour des soins personnels au nom d'un patient ayant une déficience cognitive). La sédation est soigneusement surveillée pour maintenir le patient dans un état de conscience diminuée et dans un état de sommeil. La sédation palliative n'est habituellement administrée que dans un centre de soins palliatifs, un hôpital ou un établissement de soins de longue durée où le traitement par sédation peut être surveillé en permanence (Cherny, 2022).
- *L'aide médicale à mourir* est fournie conformément à la loi et payée par les gouvernements provinciaux et territoriaux (voir Chapitres 7, 8 et 10).

Soins continus pour les Premières Nations et les Inuits

Les Indiens inscrits et les Inuits vivant dans les réserves ont généralement accès à des services de soins à domicile et à des services communautaires financés par des programmes provinciaux, territoriaux et fédéraux, par exemple, ceux fournis par le Programme de soins à domicile et en milieu communautaire des Premières Nations et des Inuits, ainsi qu'au Programme d'aide à la vie autonome par l'entremise de Services aux Autochtones Canada.

Le Programme national et inuit de soins à domicile et en milieu communautaire finance et élabore des programmes de soins à domicile et communautaires pour les Autochtones vivant dans les collectivités des Premières Nations et des Inuits (Services aux Autochtones Canada, 2016). Il n'y a pas de restriction d'âge. Les personnes ayant une incapacité, des maladies chroniques (p. ex. diabète, maladies cardiaques), des maladies aiguës et des aînés nécessitant des soins peuvent présenter une demande si elles répondent aux critères d'admissibilité.

L'admissibilité est limitée aux membres des Premières Nations qui vivent dans des réserves, dans une collectivité au nord du soixantième parallèle ou dans une collectivité inuite; les besoins de la personne doivent être évalués par les services de soins continus et nécessitent un ou plusieurs des services offerts. Le programme offre des soins infirmiers et personnels et du soutien, selon les besoins de la personne. Cela comprend les soins de relève ainsi que les soins (pour une période prédéterminée) pour les personnes qui ne peuvent pas être laissées à la maison. Partout au Canada, les Indiens non inscrits vivant hors réserve ont le même accès que les Canadiens non autochtones aux soins à domicile et aux services communautaires. Comme c'est le cas pour d'autres services financés par l'État en dehors de la *Loi canadienne sur la santé*, les commodités offertes varient d'une province ou d'un territoire à l'autre. Certaines bandes financent des services accessibles à ceux qui font partie de leur propre collectivité, d'autres non.

Appareils et accessoires fonctionnels et produits médicaux

Les personnes qui ont besoin de produits de soins de santé et d'appareils fonctionnels, mais qui n'en ont pas les moyens, c'est-à-dire des appareils de mobilité (p. ex. fauteuils roulants, marchettes, chariots motorisés), des prothèses (p. ex. produits de postmastectomie, membres artificiels), des aides au bain et à la toilette, ainsi que des lits et des accessoires d'hôpital, peuvent bénéficier d'une couverture supplémentaire; toutefois, la couverture de ces articles varie d'une région à l'autre du Canada. Dans la plupart des provinces et des territoires, les patients en mesure de payer sont responsables d'une partie du coût de certains appareils fonctionnels. Pour ceux qui ne peuvent pas payer, le coût est absorbé par le régime public. Par exemple, l'Alberta offre deux programmes fondés sur le revenu : les programmes Alberta Aids to Daily Living (AADL) et Dental Assistance for Seniors. L'AADL offre un soutien financier aux patients admissibles.

LES RÉGIMES D'ASSURANCE-MÉDICAMENTS ET LE COÛT DES MÉDICAMENTS

Les médicaments absorbent une grande partie de l'argent consacré aux soins de santé partout au Canada, juste derrière les dépenses hospitalières. L'immensité de cette dépense découle en partie de l'utilisation de médicaments plus récents et plus coûteux et d'une population vieillissante atteinte de maladies chroniques et de multiples problèmes de santé à qui l'on prescrit un éventail étonnant de médicaments. Le chapitre 4 traite plus en détail du coût des médicaments.

Comme il a été mentionné précédemment dans le chapitre, toutes les provinces et tous les territoires du Canada offrent des programmes de médicaments d'ordonnance financés par l'État (souvent *appelés assurance-médicaments*). Les critères varient d'une province ou d'un territoire à l'autre, mais cela comprend généralement les bénéficiaires de l'aide sociale, toute personne qui doit verser des paiements disproportionnés par rapport à son revenu et les personnes de plus de 65 ans. Dans la province du Manitoba, le régime d'assurance-médicaments est strictement fondé sur le revenu du ménage, peu importe l'âge. Par exemple, les personnes de plus de 65 ans doivent payer pour une assurance privée pour les médicaments ou payer jusqu'à un montant requis en fonction du revenu. Pour toute personne inscrite au système d'aide sociale, tous les médicaments sont entièrement couverts.

Au Québec, chaque résident permanent doit avoir une assurance-médicaments sur ordonnance. Ils peuvent obtenir l'assurance par l'entremise de régimes privés ou de régimes d'avantages sociaux des employés. Sinon, une personne peut obtenir une assurance par l'entremise du Régime public d'assurance-médicaments de la RAMQ.

Comme il a été mentionné précédemment, on estime que de 60 à 70 % des travailleurs canadiens ont un régime d'assurance privé ou parrainé par l'employeur avec des prestations d'assurance-médicaments. Cependant, de nombreux emplois disponibles à l'heure actuelle sont des postes contractuels sans avantages sociaux; de plus, un certain nombre de Canadiens changent d'emploi plus souvent que par le passé. Ces tendances signifient que la sécurité d'avoir des prestations subventionnées par l'employeur est limitée ou inexistante, ce qui laisse un plus grand nombre de Canadiens dans la position d'avoir à souscrire une assurance-maladie privée, ou de compter sur le système public s'ils ne peuvent pas se permettre le coût ou leurs médicaments d'ordonnance (ou s'ils s'en passent).

Franchises et frais d'exécution d'ordonnance

La plupart des régimes privés d'assurance-médicaments sont assez complets, mais les régimes publics n'assurent que certains médicaments. Les régimes d'assurance-médicaments financés par l'État et les régimes d'assurance privés ont des quotes-parts ou **des franchises** (généralement basées sur des pourcentages) que les bénéficiaires paient, en fonction de leur revenu et de leurs coûts de médicaments. En règle générale, les administrations exigent que la famille ou le particulier paie une franchise prédéterminée pour les médicaments d'ordonnance. Une fois la franchise atteinte, le régime public paiera un pourcentage des coûts admissibles des médicaments du bénéficiaire. Certaines administrations fixent également un montant maximal, ou un « plafond », que la famille ou la personne doit payer, après quoi, le régime couvrira les coûts.

Les régimes d'assurance privés exigent également que les bénéficiaires paient eux-mêmes **les frais d'exécution d'ordonnance**. Pour les personnes inscrites à un régime public d'assurance-médicaments, les frais d'exécution d'ordonnance sont soit calculés en pourcentage du coût de l'ordonnance, soit fixés à un taux fixe, selon le régime.

Régimes d'assurance-médicaments, médicaments assurés et médicaments non assurés

Pour être admissible aux prestations d'assurance-médicaments provinciales ou territoriales, une personne doit d'abord présenter une demande d'aide. Les fournisseurs de soins primaires et parfois les pharmaciens peuvent aider une personne à se rendre à l'organisation appropriée où elle peut obtenir plus de renseignements et remplir une demande. Les provinces et les territoires fournissent également cette information en ligne.

Certains régimes (à la fois privés et publics) ne couvriront que les médicaments prescrits à partir d'une **liste de médicaments assurée**. Les listes de médicaments assurés, bien qu'elles comprennent des centaines de médicaments, comportent certaines limites, contenant pour la plupart des versions génériques de médicaments plus fréquemment utilisés. Certains médicaments de marque peuvent être couverts, mais seulement s'il n'y a pas un choix moins coûteux. Les combinaisons de médicaments et les médicaments à libération longue, par exemple, sont plus chers. La plupart des « médicaments de style de vie » ne sont pas couverts, tels que les médicaments utilisés pour la dysfonction érectile, les médicaments pour traiter l'obésité, pour prévenir la perte de cheveux, et aussi les médicaments cosmétiques. Certains antibiotiques et inhalateurs utilisés pour l'asthme sont exclus. L'idée générale est qu'il existe des médicaments moins coûteux disponibles qui seront efficaces. Cependant, la plupart des régimes couvriront un médicament non générique si le médicament générique ne produit pas l'effet thérapeutique souhaité ou provoque des effets indésirables (exemple de cas 3.2(b) la famille W). Les fournisseurs qui prescrivent le médicament doivent obtenir l'autorisation de prescrire un médicament non conforme. Les médicaments non conformes sont également susceptibles d'inclure des médicaments coûteux ou des médicaments à fort potentiel de mauvaise utilisation. De nombreux régimes d'assurance privés offrent un régime en « libre accès » qui assurera tous les médicaments d'ordonnance approuvés par Santé Canada qui sont prescrits en consultation externe. Des médicaments sont constamment ajoutés à la liste des médicaments assurés, par exemple, de nouveaux médicaments utilisés pour prévenir la coagulation du sang (anticoagulants).

EXEMPLE DE CAS 3.2(B)   La famille W : Q.W. et les médicaments non inscrits dans une liste de médicaments remboursés

Q.W. reçoit de l'aide par l'entremise de PharmaCare parce qu'il n'a pas encore d'emploi. Il a développé un rythme cardiaque irrégulier, et son médecin l'a mis sur l'aspirine pour ses effets anticoagulants. En quelques jours, Q.W. a développé une douleur à l'estomac et d'autres symptômes gastro-intestinaux (GI). Le médecin décide que l'aspirine est à l'origine de la perturbation gastro-intestinale et veut le passer au clopidogrel bisulfate (Plavix) — un autre médicament pour prévenir les caillots. Ce médicament figure sur une liste d'usage limité de la liste des médicaments assurés du Nouveau-Brunswick. Le médecin remplit un formulaire de demande spécial afin que PharmaCare couvre le médicament. Le médecin doit noter le **numéro d'identification du médicament (DIN)** et expliquer la situation avant que la demande ne soit examinée et potentiellement approuvée.

Médicaments à usage limité

Chaque formulaire comprend une liste à usage limité, qui énumère les médicaments jugés inappropriés ou trop coûteux pour figurer sur la liste des médicaments assurés. Ces médicaments peuvent, cependant, avoir des avantages thérapeutiques dans des circonstances particulières, par exemple, un antibiotique qui peut traiter les bactéries résistantes.

Certains médicaments ne figurent ni sur la liste des médicaments assurés ni sur la liste à usage limité. Le fournisseur de services prescripteurs doit demander une autorisation spéciale pour que ces médicaments soient couverts par un régime d'assurance-médicaments financé par l'État. Certains produits biologiques utilisés pour traiter les maladies inflammatoires (p. ex., les maladies inflammatoires de l'intestin et la polyarthrite rhumatoïde) nécessitent une autorisation spéciale. Les médicaments utilisés pour traiter les affections suivantes (sans ordre particulier) étaient les plus coûteux : traitement du cancer (agents néoplasiques), médicaments antinéovascularisation (p. ex., pour la forme humide de dégénérescence maculaire), anti-inflammatoires, antiviraux (pour l'hépatite C) et inhibiteurs de la pompe à protéines (pour les problèmes gastriques).

RÉFLÉCHIR À LA QUESTION

Le coût des médicaments d'ordonnance

Un nombre croissant de Canadiens n'ont pas les moyens de payer de leur poche certains médicaments d'ordonnance, beaucoup choisissent donc de ne pas exécuter leurs ordonnances. Les médicaments pour certaines personnes coûtent jusqu'à ou plus de 100 000 $ par année pour une personne, et la personne peut être tenue de prendre le médicament pour le reste de sa vie.

1. Pensez-vous que le système public devrait couvrir le coût de tous les médicaments, peu importe le prix?
2. Quelles dispositions existe-t-il dans votre administration pour aider les personnes qui n'ont pas les moyens de payer le coût de leurs médicaments?
3. Existe-t-il des dispositions pour aider les personnes « prises entre deux feux » (celles qui ne sont pas admissibles à l'aide provinciale pour les médicaments en raison de leur revenu, mais qui n'ont toujours pas les moyens de payer le coût de leurs médicaments)?
4. À votre avis, quels sont les risques et les avantages d'un régime national d'assurance-médicaments? Tout le monde devrait-il être admissible même si le coût n'est pas un obstacle?

RÉSUMÉ

3.1   Les soins de santé universels signifient que tous les citoyens admissibles d'un pays particulier ont une couverture de soins de santé assurée, qui peut être obtenue par l'entremise d'une variété de régimes de soins de santé dans chaque province ou territoire. Au Canada, le respect des principes et des conditions de la *Loi canadienne sur la santé* lie les provinces et les territoires à un ensemble d'obligations prédéterminées en matière de prestation des soins de santé. Chaque ministère de la Santé est supervisé par un ministre de la Santé et un ou plusieurs sous-ministres. Les soins médicalement nécessaires sont dispensés à quatre niveaux : soins primaires, secondaires, tertiaires et quaternaires.

3.2   Les administrations qui fournissent des soins de santé par l'entremise d'organisations ou d'autorités régionales de santé qui font appel à un cadre décentralisé administré par les régies régionales de la santé ou d'une seule autorité sanitaire dans laquelle le ministère de la Santé est responsable de la façon générale dont les soins de santé sont dispensés. Quoi qu'il en soit, ces autorités sanitaires évaluent le type et la combinaison de services appropriés pour une région géographique et de services de soutien qui répondent aux besoins de cette région (p. ex., la région peut avoir une population plus âgée et avoir besoin de plus de soins de longue durée et de services communautaires; une autre peut avoir besoin de plus de services de soins primaires). Des études fondées sur des données probantes ont permis de déterminer quel modèle fonctionne le mieux.

3.3 La façon dont les services de soins de santé primaires sont offerts entre les provinces et les territoires présente de nombreuses similitudes. La plupart des administrations ont adopté (ou sont en train de passer) à la prestation de soins par l'entremise de groupes de soins primaires fondés sur une approche d'équipe interprofessionnelle. Les réseaux de soins primaires, les équipes de soins primaires, les centres de santé communautaire et diverses cliniques sont quelques-uns des modèles utilisés. Il existe des cliniques dirigées par des infirmiers/ères praticiens/nes dans la plupart des provinces et des territoires, en particulier dans les régions rurales et plus éloignées. La plupart des modèles de prestation offrent des heures prolongées, des initiatives de promotion de la santé et de prévention des maladies, ainsi que l'accès à des visites virtuelles et téléphoniques. Les soins sont plus centralisés, offrant aux individus des soins longitudinaux axés sur le patient et individualisés. Dans les territoires, les soins de santé sont dispensés par des infirmiers/ères praticiens/nes et des médecins visiteurs. Trop souvent, les personnes doivent quitter leur collectivité pour recevoir des services de soins de santé qui ne sont pas disponibles près de leur lieu de résidence, parfois parcourant des milliers de kilomètres.

3.4 Le paiement des services de soins de santé est fourni en partie par le gouvernement fédéral. Le transfert en espèces le plus important est le transfert canadien en matière de santé. Un mélange d'impôts à l'échelle provinciale et territoriale constitue le reste. Seul l'Ontario exige que ses résidents paient des primes d'assurance-maladie. Les organismes bénévoles de partout au pays contribuent grandement à couvrir le coût de certains services (p. ex. soins palliatifs) et de l'équipement (p. ex. tomodensitomètres).

3.5 Toutes les personnes admissibles aux soins de santé dans chaque province et territoire reçoivent des soins hospitaliers et médicaux jugés médicalement nécessaires. Les soins dentaires ne sont inclus que s'il s'agit d'une chirurgie dentaire effectuée dans un hôpital (alors considérée comme une chirurgie médicalement nécessaire). Les soins de santé jugés médicalement nécessaires sont quelque peu subjectifs, bien que la plupart des services assurés soient similaires partout au Canada. Pour les nouveaux arrivants au Canada et les personnes qui déménagent d'une province ou d'un territoire à l'autre, les temps d'attente (habituellement pas plus de trois mois) ou d'autres critères s'appliquent. Les cliniques privées qui offrent des soins de santé sont assez répandues partout au Canada, offrant des soins de santé aux personnes admissibles. En outre, les autorités sanitaires de la plupart des provinces et des territoires sous-traitent les services de santé à des cliniques privées, principalement des chirurgies mineures et des procédures de diagnostic.

3.6 La couverture des services hospitaliers pour les patients hospitalisés comprend l'hébergement standard à l'hôpital, les repas, les médicaments, les services de salle d'opération et de salle d'accouchement, les services de diagnostic et de laboratoire, les soins infirmiers de routine, les soins médicaux et les fournitures requises pour les interventions des patients. Les services de sages-femmes sont également rémunérés, que le bébé soit né à la maison ou à l'hôpital. Les soins prodigués par d'autres fournisseurs varient selon la province ou le territoire. Les soins de longue durée sont couverts partout au Canada, les coûts pour le patient et les exemptions ayant été déterminés par chaque province et territoire. Les services de soins à domicile et en milieu communautaire sont également payés par les régimes d'assurance-maladie provinciaux et territoriaux, mais avec des limites variables imposées par chaque administration.

3.7 Les dépenses en médicaments sont les deuxièmes après les dépenses hospitalières. Toutes les administrations ont un régime d'assurance-médicaments pour les personnes qui répondent à des critères précis, par exemple, celles qui reçoivent une aide financière, celles dont le coût des médicaments est disproportionné par rapport à leur revenu, les personnes handicapées et les personnes âgées. Presque tout le monde, y compris ceux qui ont une assurance-médicaments privée, doit payer une franchise pour les médicaments prescrits.

TABLEAU 3.1	Organismes de soins primaires par province
Province/territoire	**Organismes de soins primaires**
Colombie-Britannique	• Prestation par l'intermédiaire de centres de soins d'urgence et de soins primaires (UPCCs) • Des réseaux de santé familiale où les aînés sont disponibles pour offrir du soutien, du leadership et des connaissances traditionnelles aux Peuples autochtones
Alberta	• Services de santé primaires interprofessionnels en équipe dirigés par un médecin ou un/e infirmier/ère praticien/ne • Prestation au moyen de trois modèles : réseaux de soins primaires, centres de santé communautaires et cliniques de soins familiaux
Manitoba	• Prestation par l'entremise de cliniques à domicile et d'équipes de santé, offrant des soins axés sur le patient aux patients au sein de leur propre communauté • Collaboration entre les régies régionales de la santé, les pratiques de soins primaires payants et les organismes communautaires
Saskatchewan	• Réseaux de soins primaires avec des équipes de santé interprofessionnelles • Les soins de santé sont dispensés en fonction des besoins de chaque communauté • Les équipes de soins de santé (en collaboration avec les réseaux de soins primaires) fournissent à chaque réseau de l'information pour aider le réseau à adapter les soins aux besoins de la communauté. Cela comprend les données démographiques (âge) et les statistiques concernant la prévalence des maladies chroniques au sein d'une collectivité.
Ontario	• Offert par l'entremise d'équipes de santé familiale, de réseaux de santé familiale, de groupes de santé familiale, d'organismes de santé familiale et de centres de santé communautaire. Centres d'accès aux services de santé pour les Autochtones et équipes de soins de santé primaires autochtones • Des équipes interprofessionnelles qui fournissent des soins en personne, des visites à domicile, la possibilité de prendre des rendez-vous en ligne, des rendez-vous virtuels et des visites téléphoniques
Québec	• Offert par des groupes médicaux, le Groupe médical familial universitaire, des cliniques et des centres de services communautaires locaux • Les équipes multidisciplinaires offrent des services dans une variété de milieux, et les patients qui ne sont pas inscrits dans une clinique (ou dont le médecin n'est pas disponible) peuvent être vus dans des « super » cliniques qui offrent une variété de services de santé primaires pour toutes les questions de santé, sauf les questions de santé urgentes.

Province/territoire	Organismes de soins primaires
Nouveau-Brunswick	• Les médecins de soins primaires exercent de façon autonome ou en tant que membres d'une équipe de santé familiale et comptent beaucoup sur les infirmiers/ères praticiens/nes en raison de la pénurie de médecins de famille. • Établies en 2018, les nouvelles cliniques de pratique de groupe offrent des soins après les heures de travail, un nouveau modèle de rémunération et mettent l'accent sur le recrutement de jeunes médecins de famille.
Nouvelle-Écosse	• Les médecins de famille en pratique indépendante prodiguent des soins à la majorité des Néo-Écossais. • Les équipes de soins primaires sont un nouveau développement et comprennent souvent des infirmiers/ères praticiens/nes, des infirmiers/ères autorisés/es, des infirmiers/ères auxiliaires autorisés/es, des travailleurs sociaux et des diététistes. Il y a aussi une pénurie de médecins en Nouvelle-Écosse.
Île-du-Prince-Édouard	• Prestation par l'entremise de cinq réseaux de soins primaires et prestation par des médecins de soins primaires et des centres de santé
Terre-Neuve-et-Labrador	• Prestation par des praticiens indépendants ou des équipes de soins de santé primaires • La structure et la fonction des équipes de soins de santé primaires sont fluides, les membres de l'équipe et les services étant conçus pour relever les défis géographiques uniques des régions rurales de la province.
Régions du Nord	• Prestation par des médecins de soins primaires exerçant dans de plus grands centres dans le cadre d'une équipe de soins primaires dans un hôpital ou une clinique • Les médecins visitent les centres de santé communautaire isolés par rotation et les infirmiers/ères praticiens/nes et les infirmiers/ères autorisés/es fournissent la plupart des services de soins primaires.
Territoires du Nord-Ouest	• Prestation par des médecins de soins primaires dans les collectivités ayant des hôpitaux et des centres de santé • Les médecins visitent également les communautés environnantes.
Yukon	• Offert principalement par des infirmiers/ères praticiens/nes dans les hôpitaux, les centres de santé communautaire et les postes de soins infirmiers dans les petites collectivités • Les infirmiers/ères praticiens/nes effectuent une rotation dans les collectivités sur une période de quatre à six mois.
Nunavut	• Offert par des infirmiers/ères, des infirmiers/ères praticiens/nes et des médecins visiteurs dans les centres de santé communautaire et les centres de santé régionaux avec un recours généralisé à la vidéoconférence • Ottawa est le principal centre d'aiguillage, et le financement est géré et distribué de façon centralisée, une partie importante allant aux voyages pour raison médicale et aux traitements à l'extérieur du territoire.

QUESTIONS DE RÉVISION

1. Comment réagiriez-vous si quelqu'un vous demandait si le Canada avait un régime national de soins de santé?
2. Quelles sont les différences entre les soins primaires, secondaires, tertiaires et quaternaires? Donnez un exemple de chacun. Identifiez un établissement de soins secondaires, tertiaires et quaternaires dans votre région.
3. Quels étaient les quatre objectifs communs qui ont incité certaines administrations à adopter une approche régionalisée en matière de soins de santé?
   a. Pourquoi certaines administrations reviennent-elles à un cadre d'autorité sanitaire centrale?
   b. Votre province ou territoire utilise-t-il une approche régionalisée ou centralisée pour gérer les soins de santé? À votre avis, est-ce efficace? Pourquoi?
4. Que se passe-t-il si un fournisseur de soins primaires prescrit un médicament à un patient dans le cadre d'un régime d'assurance-médicaments provincial ou territorial subventionné et que ce médicament ne figure pas sur la liste provinciale ou territoriale des médicaments disponibles?
5. L'imposition de primes d'assurance-santé contrevient-elle aux principes de la *Loi canadienne sur la santé*? Pourquoi?
6. Quel est le but de la période d'attente de trois mois dans la plupart des provinces avant qu'une personne puisse devenir admissible aux soins de santé, et qui est exempté? Expliquez votre réponse.
7. Quel est le but de l'accord de réciprocité et comment profite-t-il aux Canadiens?
8. Quels types de soins de santé privés sont offerts dans votre province ou territoire?
   a. Leurs politiques et procédures sont-elles conformes aux principes de la *Loi canadienne sur la santé*?
   b. Pensez-vous qu'un système de soins de santé « à deux vitesses » pourrait fonctionner au Canada sans compromettre notre régime universel de soins de santé? Quels seraient les avantages et les inconvénients?

RÉFÉRENCES

Canadian Institute of Health Information (CIHI). (2021). *Long-term care homes in Canada: How many and who owns them?* https://www.cihi.ca/en/long-term-care-homes-in-canada-how-many-and-who-owns-them#:~:text=Northwest%20Territories%20has%20a%20total,%3B%20100%25%20are%20publicly%20owned.
Cherny, N. (2022). *Palliative sedation.* UpToDate. https://www.uptodate.com/contents/palliative-sedation.
Department of Finance Canada. (2021, July 14). *Federal government delivers $5 billion in pandemic support to provinces and territories for vaccines and health care.* https://www.canada.ca/en/department-finance/news/2021/07/federal-government-delivers-5-billion-in-pandemic-support-to-provinces-and-territories-for-vaccines-and-health-care.html.
Department of Health and Community Services. (2014). *Healthy people. Healthy families, healthy communities: A primary health care framework for Newfoundland and labrador, 2015–2025.* https://www.gov.nl.ca/hcs/files/publications-phc-framework-update-nov26.pdf.
FacilicorpNB. (2015, Summer). *InfoEvolution, newsletter of FacilicorpNB.* http://facilicorpnb.ca/files/Info_Evolution_summer_2015.pdf.
Friesen, C. (2017, July, 3). *New provincial health organization announced.* MySteinbach. https://www.mysteinbach.ca/news/1555/new-provincial-health-organization-announced/.
Government of Alberta. (2021). *Primary network nurse practitioner support program: Program information. Version 2.* https://open.alberta.ca/publications/primary-care-network-nurse-practitioner-support-program-version-2#summary.

Government of Alberta. (2022). *Primary health care*. https://www.alberta.ca/primary-health-care.aspx.

Government of New Brunswick. (n.d.). Regional health authorities. https://www2.gnb.ca/content/gnb/en/services/services_renderer.9435.Regional_Health_Authorities.html#:~:text=see%20Related%20Links.-,Description,and%20most%20Public%20Health%20Services.

Government of Newfoundland and Labrador. (n.d.). Health and post-secondary education tax (payroll tax). Department of Finance. https://www.gov.nl.ca/fin/tax-programs-incentives/business/education/

Government of Nova Scotia. (n.d.). Department of Health and Wellness. https://beta.novascotia.ca/government/health-and-wellness.

Government of Nunavut. (2015). *Continuing care in Nunavut 2015 to 2035*. https://assembly.nu.ca/sites/default/files/TD%2078-4(3)%20EN%20Continuing%20Care%20in%20Nunavvut,%202015%20to%202035_0.pdf.

Government of Ontario. (2019). *Ontario health teams: Guidance for health care providers and organizations*. https://health.gov.on.ca/en/pro/programs/connectedcare/oht/docs/guidance_doc_en.pdf.

Government of Ontario. (2021). *Health premium*. https://www.ontario.ca/page/health-premium.

Government of Ontario. (2022). *Ministry of long-term care*. https://www.ontario.ca/page/ministry-long-term-care.

Government of Prince Edward Island. (n.d.) Backgrounder: Primary care. https://www.gov.pe.ca/photos/original/hw_speechback8.pdf

Government of Québec. (n.d.). *CLSC–local community services centre*. https://www.santeestrie.qc.ca/en/care-services/general-services/services-communautaires-clsc.

Government of Québec. (2022). *Primary care health and social services*. https://www.quebec.ca/en/health/health-system-and-services/service-organization/primary-care-health-and-social-services.

Government of Yukon. (2022). *Find information on long-term care in Yukon*. https://yukon.ca/en/health-and-wellness/care-services/find-information-long-term-care-yukon.

Husni, S., Khan, Z., MacMillan, R., et al. (2017). *Canada should not allow two-tiered practicing for medically necessary services [web log comment]*. https://www.ivey.uwo.ca/healthinnovation/blog/2017/7/canada-should-not-allow-two-tiered-practicing-for- medically-necessary-services/.

Indigenous Primary Health Care Council. (n.d.). About the IPHCC. https://www.iphcc.ca/about/about-the-iphcc/

Indigenous Services Canada. (2016). *First Nations and Inuit home and community care*. Government of Canada. https://www.sac-isc.gc.ca/eng/1582550638699/1582550666787.

Indigenous Services Canada. (2021, June 8). *Assisted living national program guidelines, 2019 to 2020*. Government of Canada. https://www.sac-isc.gc.ca/eng/1557149461181/1557149488566#chp2.

KPMG. (2017). *The road ahead: The KPMG survey of corporate responsibility reporting*. 2017. https://assets.kpmg/content/dam/kpmg/be/pdf/2017/kpmg-survey-of-corporate-responsibility-reporting-2017.pdf.

Manitoba Health. (n.d.). Home Clinics and My Health Teams. https://www.gov.mb.ca/health/primarycare/homeclinic/.

Nova Scotia Health Authority. (2021, October 30). *Collaborative family practice teams*. https://cfpt.nshealth.ca/.

Nova Scotia Health Authority. (2022). *About primary health care*. https://www.nshealth.ca/about-primary-health-care.

Nunavut Department of Health. (n.d.) Long-term care centre: Rankin Inlet.https://gov.nu.ca/information/long-term-care-centre-rankin-inlet.

Office of the Auditor General of British Columbia. (n.d.). Health authority: Overview. https://www.bcauditor.com/online/pubs/775/782.

Ontario Ministry of Health and Ministry of Long-Term Care. (2021). *Connected care update. Health system integration update: Modernizing the delivery of home and community care while maintaining stability of services*. https://www.health.gov.on.ca/en/news/connectedcare/2021/CC_20210317.aspx.

Peachy, D. (2017). *Provincial clinical and preventive services planning for Manitoba: Doing things different and better. Submitted to deputy minister, ministry of health, Seniors, and active living*. https://www.gov.mb.ca/health/documents/pcpsp.pdf.

Practice NWT. (n.d.) The NWT Health and Social Services System. https://www.practicenwt.ca/en/nwt-health-and-social-services-system.

Prince Edward Island College of Family Physicians. (2019). *Patient's medical home implementation kit*. https://patientsmedicalhome.ca/files/uploads/PMH2019_ImplementKit_PEI.pdf.

Rotfleisch, D. (2021). *Canada; Ontario employer health tax (EHT): Canadian tax lawyer's guidance*. Mondaq. https://www.mondaq.com/canada/tax-authorities/1070274/ontario-employer-health-tax-eht-canadian-tax-lawyer39s-guidance.

Saskatchewan Health Authority. (2021). *Health networks in saskatchewan.* https://www.saskhealthauthority.ca/our-organization/our-direction/team-based-care/health-networks-saskatchewan.

Shared Health Manitoba. (2022a). *Home clinics.* https://sharedhealthmb.ca/services/digital-health/home-clinics/.

Shared Health Manitoba. (2022b). *Shared health.* https://sharedhealthmb.ca/.

Team Dapasoft. (2019, November 19). *14 LHINs reorganized into 5 transitional regions in Ontario.* News: Health IT. https://www.dapasoft.com/14-lhins-reorganized-ontario/.

Winnipeg Regional Health Authority. (2022). *Community area profiles.* https://wrha.mb.ca/research/community-health-assessment/community-area-profiles/.

World Population Review. (2022). *Northwest Territory population 2022.* https://worldpopulationreview.com/canadian-provinces/northwest-territory-population.

Yukon Hospital Corporation. (2021). *Our hospitals.* https://yukonhospitals.ca/yukon-hospital-corporation/our-hospitals.

4

L'argent et le « sens » du financement des soins de santé

OBJECTIFS D'APPRENTISSAGE

4.1 Expliquer le rôle des organismes à but lucratif et sans but lucratif dans la prestation des soins de santé.
4.2 Décrire les niveaux et les mécanismes de financement des soins de santé au Canada.
4.3 Examiner comment les hôpitaux sont financés et décrire leurs principales dépenses.
4.4 Discuter des défis de financement auxquels font face les établissements de soins à domicile, communautaires et continus au Canada.
4.5 Décrire les raisons et l'effet de l'augmentation des coûts des médicaments au Canada.
4.6 Discuter des dépenses de santé liées aux ressources humaines en santé.
4.7 Résumer le coût du perfectionnement des technologies dans le système de soins de santé.

TERMES CLÉS

Appareil de tomographie par émission de positrons (TEP)	Chirurgie laparoscopique Dialyse rénale	Organisation sans but non lucratif (OSBL)
Autres niveaux de soins (ANS)	Financement par capitation Ingrédients actifs	Soins de santé publics Soins en établissement

Avant de commencer à lire ce chapitre, écrivez, même si ce n'est qu'une supposition, ce que vous pensez que le Canada dépense en soins de santé en un an, et combien vous pensez qu'une visite chez votre médecin de famille pour une évaluation intermédiaire (par exemple, pour un mal d'oreille, un mal de gorge ou un rhume) pourrait coûter. Ensuite, notez combien vous pensez qu'une arthroplastie du genou, une arthroplastie de la hanche et une appendicectomie pourraient coûter, ou une hospitalisation pour la COVID-19, une anxiété aiguë ou une dépression. Gardez ces chiffres à portée de main pour les comparer avec ceux des coûts réels de ces services, que vous verrez plus loin dans le chapitre.

Pouvez-vous imaginer aller chez le médecin pour une otite et devoir donner de l'argent ou présenter votre carte de crédit à l'adjoint administratif pour payer la visite? Ou alors, pouvez-vous imaginer qu'un parent, une tante ou un oncle reçoive une facture après avoir subi un pontage ou une chirurgie cardiaque vitale? Sans oublier que, en plus de ces procédures, le patient aurait besoin d'un examen physique préopératoire, d'analyses sanguines et peut-être d'une radiographie, d'une imagerie par résonance magnétique (IRM), d'un artériogramme ou d'une tomodensitométrie (TDM). Il aurait à payer le séjour à l'hôpital, les tests, les soins infirmiers et les soins de soutien (p. ex. physiothérapie, thérapie respiratoire) et serait même facturé pour l'utilisation du matériel pour enlever les points de suture et les bandages couvrant la plaie. Que feriez-vous si vous aviez besoin de subir une telle opération, sachant qu'elle vous coûterait des milliers de dollars? Pire encore, pouvez-vous imaginer avoir besoin d'une chirurgie cardiaque et être refusé parce que vous n'avez pas l'argent pour la payer?

De nombreux canadiens s'estiment chanceux que leurs services de soins de santé soient assurés. Lorsqu'ils sont malades, ils demandent des soins, présentent leur carte d'assurance-maladie et, en fin de compte, reçoivent les soins médicaux dont ils ont besoin. Si leur état s'avère urgent, les soins appropriés sont presque toujours fournis dans un délai raisonnable. La plupart du temps, ils ne paient pas pour les soins reçus. De nombreux canadiens croient que les soins de santé sont gratuits. Cette perception est due au fait qu'ils n'ont pas à payer au point de service, à la fin du mois ou à leur sortie de l'hôpital. En réalité, les Canadiens paient effectivement pour les services de soins de santé publics. L'argent provient des impôts qu'ils paient à tous les paliers de gouvernement. Seuls les résidents de l'Ontario paient des primes d'assurance-maladie (voir le chapitre 3).

Il est également vrai qu'aujourd'hui, notre système de soins de santé se retrouve devant des défis extraordinaires, dont de longs délais d'attente, que ce soit pour les chirurgies, les diagnostics ou aux urgences, et une pénurie de professionnels de la santé. Pour bien des gens, le système de soins de santé canadien est sur le point de s'effondrer et n'a pas la capacité de prendre en charge le nombre de personnes qui en ont besoin. La façon de relever ces défis doit également faire l'objet d'un débat : La solution résiderait-elle dans un financement plus important? Dans une meilleure utilisation des fonds qui se trouvent déjà dans le système? Dans une restructuration de l'ensemble du système? La solution est peut-être une combinaison de tous ces éléments.

Le présent chapitre examine les coûts réels des soins de santé et la façon dont ils sont financés. Les nombreuses statistiques et valeurs en dollars présentées sont approximatives, car les coûts changent chaque année, chaque mois et parfois même chaque jour.

LE RÔLE DU FINANCEMENT DES SERVICES DE SOINS DE SANTÉ À BUT LUCRATIF ET SANS BUT LUCRATIF

La prestation des soins de santé au Canada est réalisée par l'entremise et grâce au financement d'un ensemble d'entreprises et d'organismes publics et privés, tant à but lucratif qu'à but non lucratif. *Le financement* fait référence à la façon dont les soins de santé sont payés, et *la prestation* fait référence à la façon dont les services de soins de santé sont gérés, structurés et distribués.

Au Canada, tous les services médicalement nécessaires sont financés par l'État, mais, pour la plupart, ils sont fournis par des entreprises ou des organismes privés à but lucratif ou privés sans but lucratif. Par exemple, les médecins (à moins qu'ils soient salariés) sont un peu comme des entreprises privées à but lucratif. Ils fournissent des services de soins de santé et sont payés au moyen de différentes formules de paiement ou de plans du gouvernement, ou les deux (voir le chapitre 5). Cependant, les services qu'ils fournissent sont très contrôlés par le gouvernement.

Les médecins en pratique privée paient leurs propres dépenses d'entreprise, notamment les locaux, les fournitures, en plus des salaires du personnel et des systèmes logiciels médicaux (bien que ceux-ci soient parfois subventionnés par un financement externe). Les médecins qui sont employés par des hôpitaux sont rémunérés par l'établissement dans lequel ils travaillent. Le coût de leurs services est payé par le budget de l'hôpital.

Les hôpitaux et les autres établissements (notamment ceux qui fournissent des soins actifs, des soins prolongés et chroniques, des soins de réadaptation et de convalescence, ainsi que des soins psychiatriques, des postes de soins infirmiers ou des centres de soins en régions éloignées) sont agréés ou approuvés comme tels par un gouvernement provincial ou territorial ou sont exploités par le gouvernement fédéral. Les autres établissements financés par l'État comprennent les foyers de groupe et les établissements de soins pour bénéficiaires internes, qui doivent également être approuvés par les gouvernements provinciaux ou territoriaux. Ces établissements fournissent une combinaison de soins de santé et de services sociaux. La plupart des soins directs aux patients sont assurés par des infirmiers/ères autorisés/es, des infirmiers/ères auxiliaires autorisés/es et des préposé aux services de soutien à la personne (ou l'équivalent).

Bien que les hôpitaux soient principalement des organismes privés sans but lucratif, la majorité des services dans un hôpital, la préparation des aliments et des repas, l'entretien, le nettoyage, la sécurité (y compris la cybersécurité), et parfois le soutien informatique et la lessive, sont fournis par des entreprises privées à but lucratif. L'hôpital négocie les services pour qu'ils soient rentables et les paie à même les fonds alloués par le gouvernement. La majorité des services de laboratoire et de diagnostic sont un autre exemple de services privés à but lucratif. Certains services non essentiels au sein d'un hôpital, par exemple, une chambre à deux lits ou individuelle, une télévision ou un téléphone, doivent être payés directement par le patient ou par un tiers ou au moyen d'une assurance privée. Cela dit, la plupart des patients ont des téléphones cellulaires, des tablettes ou des ordinateurs portables qu'ils sont autorisés à utiliser à l'hôpital. La plupart des installations offrent une connexion Internet sans fil gratuite, mais généralement avec certaines limites.

Les patients ont également le choix en ce qui concerne certaines options de traitement. Par exemple, si Paul se fracture la jambe, il peut choisir entre un plâtre ou un moulage en fibre de verre, plus léger. S'il est opéré de la cataracte, il peut opter pour l'insertion d'un cristallin de qualité supérieure plutôt que pour le cristallin standard. Étant donné que le plâtre en fibre de verre et le cristallin supérieur sont considérés comme des produits améliorés, on peut légalement les lui facturer. Une analogie serait l'achat d'une voiture aux caractéristiques standard en demandant une amélioration (par exemple, du cuir au lieu du tissu pour les sièges), payable par le client. Un patient doit également payer pour tout service ou traitement diagnostique qui n'est pas jugé médicalement nécessaire, comme une échographie pour déterminer le sexe d'un bébé à naître. Toute chirurgie esthétique non jugée médicalement nécessaire n'est pas couverte par une assurance (publique ou privée). Les patients sont également facturés pour certains tests de laboratoire qui ne sont pas inclus dans le calendrier des prestations de la province ou du territoire (p. ex., antigène prostatique spécifique [APS], niveaux de vitamine D).

NIVEAUX DE FINANCEMENT DES SOINS DE SANTÉ

L'assurance-maladie publique du Canada est financée, en majeure partie, par les gouvernements fédéraux provinciaux, territoriaux et municipaux au moyen d'une combinaison d'impôts des particuliers et des sociétés et par les commissions des accidents du travail. Certaines provinces utilisent également les recettes provenant des taxes de vente et des loteries pour payer les soins de santé. À l'échelle communautaire, de nombreux organismes bénévoles (p. ex., auxiliaires d'hôpitaux, clubs philanthropiques) recueillent également des fonds pour les hôpitaux locaux afin d'appuyer des projets tels que l'agrandissement, la modernisation des installations et l'achat de nouveau matériel ou la construction d'un centre de soins palliatifs. Souvent, les gouvernements provinciaux, territoriaux ou municipaux égalent les fonds recueillis ou une partie de ceux-ci. Une part importante des soins de santé qui ne sont pas jugés médicalement nécessaires est financée par le secteur privé, par l'assurance privée, en particulier des services tels que la massothérapie, la physiothérapie, les examens de la vue, les examens physiques demandés par un tiers et certains examens de la vue. Le chapitre 8 traite des soins de santé privés au Canada, qui sont fournis en corrélation avec la loi.

Transferts de fonds du gouvernement fédéral aux provinces

Le montant exact que le gouvernement fédéral transfère aux provinces et aux territoires est presque impossible à calculer, et les montants indiqués font continuellement l'objet de discussions entre les administrations. Cela est devenu encore plus difficile étant donné la complexité de l'Accord sur la santé de 2016 négocié entre les provinces, les territoires et le gouvernement fédéral (voir le chapitre 1).

Le montant exact d'argent dépensé pour les soins de santé à l'échelle provinciale et territoriale est également difficile à déterminer, en partie en raison de la complexité des diverses formules utilisées pour calculer les paiements de transfert du gouvernement fédéral à chaque province ou territoire, qui sont effectués à la fois en espèces et en points d'impôt. (voir le chapitre 1). Les mécanismes de financement du gouvernement fédéral sont calculés à l'aide d'une formule complexe et sont répartis au moyen de quatre principaux modèles de transfert, dont il est question ci-dessous.

TABLEAU 4.1 Total du financement fédéral aux provinces et territoires par l'entremise de quatre grands programmes (en millions de dollars)

Année de paiement	2019–2020	2020–2021	2021–2022	2022–2023
Transfert canadien en matière de santé (TCS)	40 373	41 870	43 126	45 208
Transfert canadien en matière de programmes sociaux (TCPS)	14 586	15 023	15 474	15 938
La formule de financement des territoires	3 948	4 180	4 380	4 553
Montant total de la péréquation	**19 837**	**20 573**	**20 911**	**21 920**

Il convient de noter que les paiements de 2019-2020 et de 2020-2021 ne comprennent pas les compléments ponctuels au TCS de 500 millions de dollars en 2019-20 et de 4 milliards de dollars en 2020-21 pour soutenir la réponse au COVID-19. Un autre montant d'un milliard de dollars a été fourni pour soutenir les campagnes de déploiement de vaccins dans tout le pays.
Source : D'après le ministère des Finances Canada. (29 août 2019). *Transferts fédéraux aux provinces et aux territoires.* https://www.canada.ca/fr/ministere-finances/programmes/transferts-federaux.html

Transfert canadien en matière de santé

Le Transfert canadien en matière de santé (TCS) est le plus important transfert annuel de fonds du gouvernement fédéral aux provinces et aux territoires. Il est fondé sur la formule de financement dont il est question au chapitre 1, selon laquelle le montant versé aux provinces et aux territoires est lié au produit intérieur brut (PIB) et garanti de ne pas descendre en dessous de 3 % du PIB (ministère des Finances Canada, 2017). On estime que le TCS passera de 43,1 milliards de dollars en 2021-2022 à 55,2 milliards de dollars d'ici 2029 (ministère des Finances Canada, 2021). Le paiement du TCS a augmenté de 4,8 % en 2020-2021 (ministère des Finances Canada, 2021). Voir le tableau 4.1 pour les paiements annuels de 2019 à 2023 par province et territoire.

Transfert canadien en matière de programmes sociaux

Le Transfert canadien en matière de programmes sociaux (TCPS) offre du financement aux provinces et aux territoires au moyen d'une formule de paiement en deux parties, en espèces et en points d'impôt. La valeur monétaire du TCPS transféré est calculée selon un montant égal par habitant afin d'assurer une répartition égale des fonds. Le tableau 4.2 montre le montant d'argent par administration pour 2022-2023. Le TCPS est censé continuer à augmenter de 3 % par an jusqu'en 2024, mais il n'y a actuellement aucun changement planifié au-delà de cette date.

Le financement du TCPS cible les programmes sociaux, y compris les programmes d'éducation postsecondaire, d'aide sociale et de services pour les enfants (p. ex., la garde d'enfants, l'éducation de la petite enfance et les programmes de développement et d'apprentissage de la petite enfance). Bien que les provinces et les territoires puissent utiliser l'argent comme bon leur semble, les sommes doivent être affectées aux programmes décrits par le gouvernement fédéral. Voir le tableau 4.1 pour les augmentations annuelles de 2019 à 2023 par province et territoire.

La formule de financement des territoires

Le gouvernement fédéral utilise la formule de financement des territoires (FFT) pour calculer les sommes données aux gouvernements territoriaux pour leurs services publics. Cet argent est alloué à ces administrations en raison de leur géographie unique, de la répartition de leur population et du coût élevé connexe de la prestation des soins de santé et d'autres services publics. Le financement est fourni par le gouvernement fédéral au moyen des impôts payés par les Canadiens de l'ensemble du pays.

TABLEAU 4.2 **Estimation des paiements du TCS et du TCPS du gouvernement fédéral (en millions de dollars) et de la répartition par habitant pour 2022-2023 (en millions de dollars)**

Province ou territoire	TCS	TCPS	Répartition par habitant
Alberta	5 250 $	1 851 $	1 592 $
Colombie-Britannique	6 185 $	2 181 $	1 592 $
Manitoba	1 633 $	576 $	3 706 $
Nouveau-Brunswick	934 $	329 $	4 565 $
Terre-Neuve-et-Labrador	610 $	215 $	1 592 $
Territoires du Nord-Ouest	54 $	19 $	34 716 $
Nouvelle-Écosse	1 175 $	414 $	4 101 $
Nunavut	47 $	17 $	48 353 $
Ontario	17 532 $	6 181 $	1 592 $
Île-du-Prince-Édouard	196 $	69 $	4 607 $
Québec	10 149 $	3 578 $	3 177 $
Saskatchewan	1 390 $	490 $	1 592 $
Yukon	51 $	18 $	28 497 $

TCS : Transfert canadien en matière de santé; *TCPS :* Transfert canadien en matière de programmes sociaux.
Sources : Ministère des Finances Canada (2 février 2017). *Principaux transferts fédéraux.* https://www.canada.ca/fr/ministere-finances/programmes/transferts-federaux/principaux-transferts-federaux.html

En 2022-2023, les paiements prévus de la FFT aux territoires s'élèvent à 4553 milliards de dollars : 2 037 milliards de dollars pour le Yukon, 1 579 milliards de dollars pour le Nunavut et 1 256 milliards de dollars pour les Territoires du Nord-Ouest (T.N.-O.). Les paiements de la FFT remplacent les paiements de péréquation (dont il est question ci-dessous) et sont calculés selon une formule différente.

Paiements de péréquation

Les paiements de péréquation désignent le transfert de fonds du gouvernement fédéral aux gouvernements provinciaux pour remédier aux iniquités fiscales entre les provinces (il est à noter que les paiements de péréquation ne sont pas versés aux territoires). Certaines provinces ont plus d'argent que d'autres et peuvent donc fournir plus de services publics à leurs résidents. Les provinces qui ont moins d'argent et qui ne pourraient pas fournir des services équivalents reçoivent donc des paiements de péréquation pour s'assurer qu'elles ont les revenus suffisants pour fournir des niveaux raisonnablement comparables de services publics à des niveaux d'imposition raisonnablement comparables. L'argent des paiements de péréquation provient en majeure partie des impôts fédéraux. Les provinces ne versent pas d'argent à ce programme. De plus, il n'y a aucune restriction quant à la façon dont cet argent est dépensé. Les provinces qui ont plus d'argent sont parfois appelées les provinces « nanties » et celles qui en ont moins, les provinces « démunies ».

Une province qui reçoit des paiements de péréquation recevra la différence entre *sa capacité fiscale* (c.-à-d. sa capacité de générer un revenu) et *la norme des 10 provinces* (c.-à-d. la moyenne nationale). Sans les paiements de péréquation, ces provinces devraient augmenter considérablement leurs impôts pour générer des revenus. Le tableau 4.3 montre le montant d'argent par province admissible pour 2022-2023.

Le concept des paiements de péréquation a été établi dans la Constitution en 1982. Les lois connexes sont examinées périodiquement par le gouvernement. Le prochain examen est prévu en mars 2024. Toutes les provinces sont consultées avant le renouvellement du programme.

TABLEAU 4.3   Paiements de péréquation estimatifs pour les provinces et formule de financement des territoires (FFT) de 2022 à 2023 (en millions de dollars)

Province/territoire	Montant	Province/territoire	Montant
Alberta	Aucun	Nouvelle-Écosse	2 458 $
Colombie-Britannique	Aucun	Nunavut (FFT)	1 859 $
Manitoba	2 933 $	Ontario	Aucun*
Nouveau-Brunswick	Aucun	Île-du-Prince-Édouard	503 $
Terre-Neuve-et-Labrador	Aucun	Québec	13 666 $
Territoires du Nord-Ouest	1 519 $	Saskatchewan	Aucun
Yukon (FFT)	1 174 $		

*L'Ontario n'a pas reçu de paiement de péréquation depuis 2018-2019.
Remarque : Les territoires reçoivent des formules de financement des territoires (FFT) au lieu de paiements de péréquation.
Sources : Ministère des Finances Canada (2 février 2017). *Principaux transferts fédéraux.* https://www.canada.ca/fr/ministere-finances/programmes/transferts-federaux/principaux-transferts-federaux.html

ENCADRÉ 4.1   Question référendaire de l'Alberta

Le 19 octobre 2021, les personnes qui ont voté aux élections municipales ont répondu à un référendum sur les paiements de péréquation : « Devrait-on retirer du texte de la Constitution le paragraphe 36(2) de la *Loi constitutionnelle* de 1982 – l'engagement de principe du Parlement et du gouvernement du Canada de faire des paiements de péréquation? »

Voir la vidéo suivante pour une brève explication des paiements de péréquation :
CBC News : *The National. How equalization payments work.* (Fonctionnement des paiements de péréquation) https://youtu.be/ys80Xc-esrU?t=72

Sources : D'après Rusnell, C. (26 octobre 2021). *Élections Alberta a publié des informations incorrectes sur le référendum de péréquation, selon des experts en droit.* CBC News https://www.cbc.ca/news/canada/edmonton/elections-alberta-referendum-vote-misinformation-1.6225333

Controverse sur les paiements de péréquation

Il existe une controverse à l'égard de certaines provinces quant à l'équité du processus de détermination des administrations qui devraient recevoir des paiements de péréquation. Par exemple, le gouvernement de l'Alberta est insatisfait de la façon dont le gouvernement fédéral détermine quelles sont les provinces qui reçoivent des paiements de péréquation. Il a ajouté une question référendaire au bulletin de vote lors des élections municipales d'octobre 2021 pour demander aux Albertains s'ils voulaient que le programme de péréquation soit revu (encadré 4.1). Un vote « oui » majoritaire signifierait que les Albertains demandent au gouvernement fédéral et aux autres provinces d'entamer des discussions sur une modification possible à la Constitution canadienne concernant les paiements de péréquation (p. ex., la façon dont ils sont calculés et la formule déterminant quelles provinces les reçoivent). Selon les résultats du scrutin, 61,7 % des personnes ont voté « oui », de sorte que le gouvernement de l'Alberta examine la question avec le gouvernement du Canada.

Financement pour la pandémie de COVID-19

En plus de ces importants transferts, le gouvernement fédéral continue de fournir aux provinces et aux territoires une aide financière pour appuyer les initiatives liées à la pandémie de COVID-19. Les montants transférés sont souples et répondent aux tendances changeantes liées aux variantes du coronavirus et aux besoins des systèmes de soins de santé provinciaux et territoriaux. Il est donc difficile de prédire, même de manière générale, les dépenses dans cette catégorie à l'avenir.

Les provinces et les territoires ont conjointement estimé les dépenses de santé consacrées aux initiatives liées à la COVID-19 à 3,6 milliards de dollars en 2020 et à 22,9 milliards de dollars en 2021 (Institut canadien d'information sur la santé [ICIS], 2022a). En mars 2022, le gouvernement fédéral a autorisé le transfert ponctuel de 2,2 milliards de dollars pour réduire le nombre de chirurgies et d'autres interventions en retard en raison de la pandémie. L'argent a été distribué équitablement par habitant aux provinces et aux territoires.

En outre, une nouvelle catégorie de dépenses appelée *Fonds de réponse à la COVID-19* occupe environ 7 % du budget total de la santé. Elle comprend les dépenses fédérales, provinciales et territoriales pour des activités telles que le traitement, le dépistage, la recherche des contacts (au besoin) et les vaccins. Le coût des médicaments antiviraux a été une dépense supplémentaire. En avril 2022, Santé Canada avait autorisé l'utilisation des médicaments antiviraux nirmatrelvir et ritonavir (Paxlovid) pour traiter les adultes symptomatiques qui sont à risque de développer une maladie grave. Il s'agissait des premiers médicaments (oraux) autorisés à être pris à la maison.

Il ne fait aucun doute que les soins de santé au Canada, des gouvernements fédéral, provinciaux et territoriaux, ont considérablement changé en raison de la pandémie de COVID-19 et continueront de le faire au cours des prochaines années. Il y aura probablement des changements continus dans les dépenses de soins de santé ainsi que dans les catégories de dépenses, comme dans les soins de longue durée. Cela comprendra l'étude des moyens de minimiser la propagation du coronavirus et de ses variantes et les taux de mortalité et de morbidité correspondants dans les établissements. Le financement des initiatives de soins primaires changera également, comme en témoigne le passage aux visites virtuelles et téléphoniques entre les patients et les médecins et l'élargissement des rôles des fournisseurs de soins primaires non médicaux. Le rôle de la santé publique est susceptible d'occuper une place toujours plus importante, ce qui nécessitera des investissements continus pour maintenir et faire progresser les initiatives en matière de santé de la population.

Tendances des dépenses en soins de santé

Les dépenses totales du Canada en soins de santé en 2019 étaient estimées à 265,5 milliards de dollars, ce qui représente 11,5 % du PIB du Canada. Ces dépenses ont atteint environ 308 milliards de dollars en 2021, après avoir subi une augmentation en 2020 due à la pandémie de COVID-19. Cela représente une augmentation de 12,8 % des dépenses (taux de croissance trois fois supérieur à celui enregistré entre 2015 et 2018, qui était de 4,4 % par année). Le taux de croissance estimé pour 2021, de 2,2 %, était modeste comparativement à la réalité, mais plus conforme aux taux de croissance prépandémiques.

Au cours des dernières années, les dépenses en santé ont absorbé environ 40 % des budgets provinciaux et territoriaux des soins de santé. La pandémie a mis à rude épreuve les ressources en soins de santé, à des limites presque impensables; les dépenses dans le secteur de la santé atteignant des sommets jamais vus dans l'histoire récente.

Le déclin économique et les dépenses sans précédent en soins de santé découlant de la pandémie entraîneront sans aucun doute des contraintes financières à l'avenir et auront une incidence importante sur les dépenses en soins de santé et la croissance du système.

Dépenses par habitant

Un certain nombre de facteurs influencent les dépenses par habitant dans les provinces et les territoires, notamment les services payés par le régime public (c'est-à-dire ce qui est considéré comme médicalement nécessaire), le type et l'étendue des programmes sociaux, la diversité des fournisseurs de soins de santé, l'âge relatif de la population (par exemple, les programmes de soins communautaires et à domicile), le nombre de personnes dans les établissements de soins de santé publics (par exemple, les soins de longue durée), et la densité de la population par rapport au profil géographique de la province ou du territoire. Il convient de noter, à la figure 4.1, les dépenses de santé par habitant

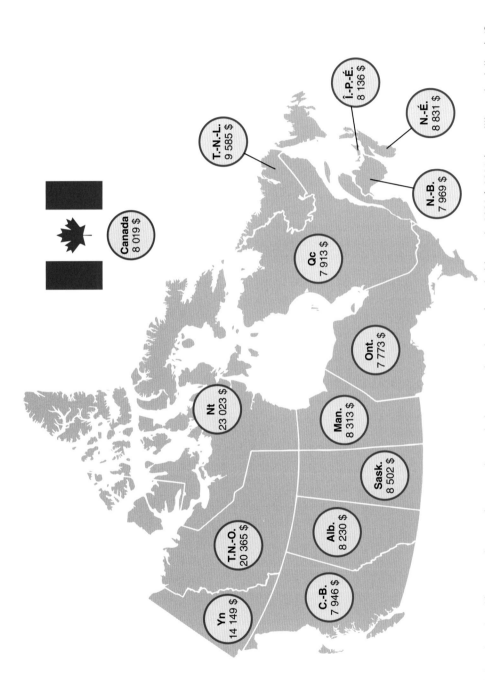

Fig. 4.1 Estimation des dépenses des provinces et des territoires en soins de santé par habitant de 2020 à 2021 (en millions de dollars). (Sources : Ministère des Finances Canada (2 février 2017). *Principaux transferts fédéraux.* https://www.canada.ca/fr/ministere-finances/programmes/transferts-federaux/principaux-transferts-federaux.html; et Institut canadien d'information sur la santé (2021), *Tendances des dépenses nationales de santé, 2021 – analyse éclair.* https://https://www.cihi.ca/fr/tendances-des-depenses-nationales-de-sante-2021-analyse-eclair,2020%2C%20due%20to%20the%20pandemic)

qui sont considérablement plus élevées dans les Territoires du Nord-Ouest, au Yukon et surtout au Nunavut que dans d'autres provinces et territoires. Ces régions ont une plus faible population, mais leur vaste zone géographique et la distance entre les collectivités rendent la prestation des soins de santé plus compliquée et plus coûteuse. Par exemple, les initiatives en matière de santé de la population, comme le dépistage systématique du cancer du côlon et du sein et l'éducation des gens sur la prévention des maladies et la promotion de la santé, sont plus difficiles à réaliser, tout comme la gestion des problèmes de santé chroniques diagnostiqués.

Les dépenses liées à la santé des gouvernements fédéral, provinciaux, territoriaux et municipaux ont augmenté de façon exponentielle au cours des deux dernières années et demie en raison de la pandémie. Cela comprend les dépenses de santé directes et indirectes. Les dépenses moyennes estimées par habitant en soins de santé au Canada étaient de 7 932 $ pour 2019 et de 8 019 $ pour 2021 (ICIS, 2022b). Comparativement à cette moyenne, les dépenses par habitant de l'Ontario, soit de 7 773 $, ont été les plus faibles et, en excluant les territoires, celles de Terre-Neuve-et-Labrador, de 9 585 $, ont été les plus élevées (ICIS, 2021a). Parmi les territoires, le Nunavut avait les dépenses par habitant les plus élevées, soit 23 023 $.

LE SAVIEZ-VOUS?

Calculs par habitant

Pour déterminer les dépenses fédérales et provinciales par habitant, les analystes utilisent les estimations démographiques révisées les plus récentes, telles que rapportées par Statistique Canada. Ces statistiques (qui se trouvent dans les annexes de la BDDNS) sont appliquées aux données sur les dépenses déclarées pour l'année et l'administration respectives. Cela se fait à l'échelle nationale ainsi que pour chaque province ou territoire.

Le coût d'une mauvaise santé

On pense souvent que le coût d'une mauvaise santé ne tient compte que des dépenses associées aux services de soins de santé directs et aux traitements nécessaires pour soigner les personnes malades. Les services de soins de santé directs comprennent les salaires du personnel infirmier, le coût de l'hospitalisation, les visites médicales, les chirurgies, les services de diagnostic, la réadaptation et les soins de longue durée. Toutefois, la perte de productivité et de gains lorsque les travailleurs ne sont pas en mesure de travailler en raison d'une incapacité ou d'une maladie est impressionnante pour l'ensemble de l'économie canadienne, ainsi que pour les particuliers. Les coûts indirects des soins de santé sont grandement affectés, presque toujours négativement, par les déterminants socioéconomiques de la santé.

Il n'est pas surprenant que les gouvernements à tous les paliers veuillent trouver des moyens de réduire les coûts du système tout en continuant à fournir des soins de santé de haute qualité. La prévention des maladies et la promotion de la santé, le diagnostic précoce et l'intervention rapide sont considérés comme quelques-unes des approches les plus efficaces pour atteindre cet objectif. On croit que des investissements financiers dans de telles initiatives (p. ex., en mettant l'accent sur des modèles de soins primaires qui sensibilisent les gens à un mode de vie sain pour réduire le taux de maladies comme le diabète et les maladies cardiaques) seraient des stratégies de prévention efficaces, qui auraient des avantages à long terme sur l'économie des coûts.

Les déterminants sociaux de la santé ont une incidence directe et indirecte sur la santé physique et mentale des Canadiens, l'économie et le système de soins de santé, tant sur le plan de l'utilisation des ressources que des dépenses. Comme indiqué dans les Chapitres 6 et 7, ces déterminants comprennent le statut socioéconomique d'une personne, son niveau de scolarité (qui influe sur le type d'emploi qu'elle occupe), l'endroit où elle vit et ses conditions de vie, les conditions d'emploi (niveau de revenu, satisfaction au travail, équilibre travail-vie personnelle) et ses réseaux de soutien social (particulièrement en période de stress élevé et de circonstances défavorables). L'absentéisme coûte aux employeurs canadiens environ 1,6 milliard de dollars par année. Cette perte de productivité s'est élevée à environ 20 milliards de dollars en 2020. L'absentéisme au travail est attribuable en grande partie à des problèmes de santé mentale, qui touchent environ 72 % de l'ensemble des employés (Mercer, 2018). Le stress et d'autres problèmes de santé mentale sont la principale cause d'invalidité et d'absentéisme au Canada.

Pour améliorer la santé et réduire les disparités de longue date en matière de santé et de soins de santé, il est important de s'attaquer aux déterminants sociaux de la santé. Les iniquités et les disparités associées aux déterminants sociaux de la santé se répercutent sur le bien-être physique, mental et émotionnel d'une personne. Un financement accru des programmes sociaux (ce que certains appellent le « filet de sécurité sociale » du Canada) est aussi nécessaire qu'un financement adéquat dans l'ensemble du spectre des soins de santé. Le filet de sécurité sociale du Canada fait référence à tous les programmes qui offrent des prestations aux particuliers, à leur famille ou aux deux. Il s'agit notamment de la sécurité sociale, de l'assurance-emploi (AE) et de l'assurance-maladie. Pour vraiment s'attaquer aux iniquités liées aux déterminants sociaux de la santé, tous les paliers de gouvernement doivent travailler ensemble, en collaboration avec de nombreux organismes. L'offre de logements abordables n'est qu'un exemple (bien qu'important).

S'assurer que le salaire minimum dans l'ensemble du Canada correspond au salaire vital (qui diffère selon les régions et les administrations) aiderait également les particuliers à payer leurs frais de subsistance (et sortirait beaucoup de petits salariés de la pauvreté), tout en favorisant l'amélioration de leur santé physique et mentale. Un *salaire vital* fait référence à un niveau de revenu qui permet à une personne ou à une famille de se payer un endroit où vivre, une nourriture adéquate et de maintenir un niveau de vie raisonnable, qui, du moins dans le meilleur des cas, l'empêche de vivre dans la pauvreté. Bien que toutes les provinces et tous les territoires aient un salaire minimum, le salaire qui serait considéré comme « vital » dans n'importe quelle région est souvent plus élevé. Le tableau 4.4 illustre le salaire minimum actuel par province ou territoire. Il

TABLEAU 4.4 Salaire minimum au Canada, 2022	
Province	**Salaire minimum**
Colombie-Britannique	15.65 $
Alberta	15.00 $
Saskatchewan	13.00 $
Manitoba	12.35 $
Ontario	15.50 $
Québec	14.25 $
Nouveau-Brunswick	13.75 $
Nouvelle-Écosse	13.35 $
Île-du-Prince-Édouard	13.70 $
Terre-Neuve-et-Labrador	13.20 $
Nunavut*	15.20 $
Yukon	15.70 $
Territoires du Nord-Ouest	16.00 $

*Revu tous les deux ans.
La plupart des provinces et territoires revoient le montant de leur salaire minimum chaque année.
Source : Conseil canadien du commerce de détail. (1er juin 2022). *Salaire minimum par province.* https://www.commercedetail.org/ressources/faits-en-bref/salaire-minimum-par-province/

est à noter certaines administrations réévaluent le salaire minimum tous les ans, tandis que d'autres ont un plan de mise en œuvre progressive pour l'augmenter au cours d'une période désignée. Par exemple, en Nouvelle-Écosse, un plan en cinq étapes est en cours pour porter le salaire à 15 $ l'heure d'ici le 1er avril 2024. À compter du 1er avril 2025, le taux du salaire minimum sera rajusté en fonction de l'inflation, et 1 % de plus sera ajouté chaque année. La Saskatchewan prend également des mesures pour établir un lien entre les taux de salaire minimum et l'inflation.

RÉFLÉCHIR À LA QUESTION

Le salaire minimum par rapport au salaire vital

Êtes-vous en faveur de l'octroi par les collectivités d'un salaire vital au lieu d'un salaire minimum?

1. Quel est le salaire minimum dans votre province ou territoire, et à quelle fréquence est-il revu?
2. Comment le salaire minimum se compare-t-il au salaire vital recommandé dans votre région?
3. Selon vous, quels sont les risques et les avantages pour un employeur qui verse un salaire minimum à ses employés?
4. Pendant la pandémie, certaines organisations ont versé aux travailleurs essentiels un salaire plus élevé. Certains ont rendu ce changement permanent, d'autres l'ont supprimé. Cela s'est-il produit dans votre région et pensez-vous qu'il est juste d'éliminer ces augmentations? Pourquoi?

Une étude publiée par l'Association médicale canadienne soutient une stratégie consistant à dépenser moins pour les soins de santé directs et plus pour les programmes sociaux qui s'attaquent aux inégalités liées aux déterminants sociaux de la santé. L'étude a conclu que cette stratégie équivaudrait essentiellement à traiter les causes profondes des problèmes de santé et des maladies, mais qu'elle serait beaucoup plus efficace tant sur le plan de la santé des Canadiens que du coût pour l'économie et le système de soins de santé. (Dutton et coll., 2018).

FINANCEMENT ET DÉPENSES DES HÔPITAUX

Comme il a été mentionné précédemment, la plupart des hôpitaux canadiens sont des établissements sans but lucratif. Les sociétés communautaires sans but lucratif, les organisations religieuses et parfois les universités ou les administrations municipales « possèdent » et gèrent ces installations. La province ou le territoire est la principale source de revenus de plupart des hôpitaux. Les hôpitaux sont, de loin, les principales dépenses en soins de santé au Canada, comme l'illustre la figure 4.2.

Il existe de nombreux types d'établissements de soins de santé, notamment des établissements de soins généraux et de soins actifs, de soins de longue durée, de soins chroniques, des centres de réadaptation et des hôpitaux psychiatriques. Tous sont financés par l'État, en tout ou en partie.

D'autres établissements ne sont couverts qu'en partie par les régimes d'assurance-maladie provinciaux ou territoriaux, et les patients doivent payer une partie des services qu'ils reçoivent. Cela varie d'une province ou d'un territoire à l'autre. Les hôpitaux psychiatriques ainsi que les services de psychiatres sont entièrement couverts dans toutes les provinces.

Les problèmes nationaux auxquels les hôpitaux, les collectivités et les particuliers ont dû faire face au cours des dernières années comprennent la réduction des services de soins de santé, la diminution du nombre de lits dans les hôpitaux de soins aigus et de soins alternatifs, la fermeture ou la restriction des heures d'ouverture des services d'urgence, la centralisation de

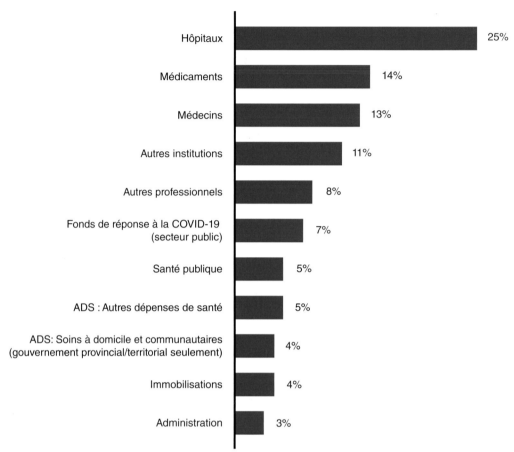

Fig. 4.2 Part des dépenses totales de santé selon la catégorie de dépenses de santé, * Canada, 2021 (prévisions). Remarques : *Les données sur les dépenses d'administration dans la Base de données sur les dépenses nationales de santé (BDDNS) se rapportent aux coûts de la prestation des régimes d'assurance-maladie par les gouvernements et les compagnies d'assurance privées et aux coûts de l'infrastructure requise pour le fonctionnement des ministères de la Santé Cette catégorie comprend, par exemple, les dépenses liées aux services des ressources humaines et des finances de ces ministères. *ADS :* autres dépenses de santé. Les pourcentages ayant été arrondis, leur somme ne correspond pas à 100 %. (Source : Institut canadien d'information sur la santé. (2022). *Tendances des dépenses nationales de santé, 2022 – analyse éclair.* https://www.cihi.ca/fr/tendances-des-depenses-nationales-de-sante-2021-analyse-eclair)

certains services spécialisés, la réduction du personnel dans un contexte de pénurie de ressources humaines, et la fermeture pure et simple de petits hôpitaux. Dans les sections suivantes, nous examinerons comment les hôpitaux sont financés, comment ils fonctionnent, pourquoi les coûts de fonctionnement sont élevés et ce qui est fait pour réduire les coûts.

Mécanismes de financement des hôpitaux

Le ministère provincial ou territorial, ou le ministère de la Santé, fournit aux hôpitaux la majeure partie des fonds pour la prestation de services à la collectivité. On s'attend ensuite à ce que l'hôpital fonctionne comme une entreprise, terminant l'exercice financier avec un budget équilibré. Dans toutes les provinces et dans tous les territoires, les hôpitaux sont responsables de leur plan opérationnel et de la gestion de l'affectation des fonds. Les instances à qui ils doivent rendre des comptes peuvent varier, mais c'est généralement à un ministère de la Santé ou à une autorité sanitaire centrale ou locale. Tout comme c'est le cas dans toute entente commerciale, la plupart des hôpitaux signent des ententes décrivant les objectifs cibles, ainsi que les résultats financiers et de rendement. Les modalités précises en vertu desquelles l'argent est affecté dépendent du modèle de financement qui guide le fonctionnement de l'hôpital. Comme il a été mentionné précédemment, dans toutes les administrations, le gouvernement est la plus importante source de financement, les fonds provenant du ministère provincial ou territorial de la Santé (ou du gouvernement fédéral dans les territoires), soit par l'intermédiaire d'une autorité de santé provinciale ou territoriale, soit par l'intermédiaire des autorités régionales locales approuvées par les budgets provinciaux et territoriaux. En moyenne, ce financement couvre de 85 à 100 % des coûts d'exploitation des hôpitaux. D'autres revenus proviennent de sources telles que le stationnement, les cafétérias et des revenus fédéraux supplémentaires, y compris les services rendus aux vétérans (couverts par le gouvernement fédéral). Des fonds sont également recueillis par des organismes communautaires (en particulier pour des dépenses particulières telles que la construction d'une nouvelle aile ou l'achat d'équipement de test), des subventions, des dons et des dons de bienfaisance, par l'intermédiaire de fondations d'hôpitaux, par exemple. De nombreux hôpitaux fonctionnent également sur une infrastructure 3P : un partenariat public-privé, où les services requis sont fournis par un tiers sur la base d'un accord de partage des revenus.

De nombreux modèles de financement sont utilisés pour déterminer le montant d'argent que le gouvernement verse à un hôpital. Presque sans exception, l'essentiel est l'efficacité avec laquelle un établissement fonctionne à la fois sur le plan de la rentabilité et de la prestation de soins de qualité respectant des lignes directrices sur les pratiques exemplaires. Habituellement plus un hôpital fonctionne avec efficacité, plus il reçoit de fonds. Par exemple, un hôpital donné peut recevoir un certain montant d'argent pour effectuer 100 arthroplasties de la hanche dans un certain laps de temps. Si l'hôpital atteint l'objectif fixé (en respectant le budget), le gouvernement, constatant que l'hôpital fonctionne efficacement, peut lui attribuer des fonds supplémentaires pour faire plus de chirurgies articulaires. Les gouvernements comparent également les hôpitaux offrant des services similaires et s'interrogent sur le fait qu'un service d'urgence, par exemple, dépense moins qu'un autre, ce qui peut mettre en évidence des efficacités et des inefficacités liées au volume de patients traités selon la manière dont le service d'urgence est géré. Il existe plusieurs modes de financement pour les hôpitaux de l'ensemble du Canada. Deux d'entre eux sont largement utilisés : le financement par activité et le financement global.

Financement par activité

Le modèle de financement par activités est populaire et utilisé dans plusieurs administrations (Esmail, s.d.; Wittevrongel et St. Onge, 2020). Il consiste à payer les hôpitaux en fonction du nombre et des types de services (sélectionnés) que l'établissement fournit à chaque patient en fonction de l'état de santé à traiter, y compris les complications qui peuvent survenir. L'objectif de ce modèle est de rendre l'établissement plus efficace et de réduire les temps d'attente. Mis en œuvre pour la première fois en Ontario, le modèle a été utilisé pour réduire les temps d'attente pour des services tels que la chirurgie de la cataracte, le pontage cardiaque et le remplacement des articulations. Dans le cadre du financement par activité, les patients sont considérés comme une source de revenus, car un nombre moindre de patients entraîne une réduction des revenus. L'Alberta est récemment passée du modèle de financement global au financement par activité.

Financement global

Le montant du financement d'un hôpital est déterminé par l'analyse de ses dépenses de l'année précédente et lui est versé en une somme forfaitaire annuelle. Le modèle de financement global peut être problématique, car il ne tient pas compte de la population que l'hôpital dessert ni de ses besoins réels en matière de soins de santé. De plus, il ne comporte pas de mesure incitative pour favoriser la prestation par l'hôpital de soins de haute qualité respectant une approche fondée sur les pratiques exemplaires. On pense également que le financement global dissocie le financement de la prestation de services aux patients. Ce modèle incite toutefois les administrateurs à mettre en œuvre des protocoles de congé précoce des patients vers les soins à domicile ou d'autres établissements dans le but de contrôler les coûts. La Saskatchewan est un exemple d'administration utilisant un modèle de financement global, supervisé par la Saskatchewan Health Authority (Santé Canada, 2022). Des fonds supplémentaires peuvent être fournis aux hôpitaux pour des services spécialisés et pour des services d'urgence imprévus, comme le programme d'intervention en cas de pandémie.

Exigences en matière de financement

Chaque hôpital doit rendre compte des fonds qu'il demande. Après avoir terminé son budget, l'hôpital évalue ses besoins financiers, prépare la documentation et négocie avec le ministre de la Santé pour obtenir un financement approprié. Pour faciliter ces activités, l'hôpital doit faire le suivi des dépenses de tous ses départements et services.

À la fin de l'exercice, il doit rendre compte de sa situation financière, qu'il affiche un excédent ou un déficit. Un hôpital qui affiche un déficit doit chercher des moyens de réduire les coûts ou de faire approuver un financement supplémentaire, ce qui n'est pas une tâche facile. Il doit procéder à un examen critique des services qu'il offre et du coût de chacun d'eux, et déterminer où il peut faire des compressions. Pour respecter son budget, un hôpital peut devoir réduire ses services et son personnel, fermer des lits ou limiter ses heures d'exploitation. Dans certaines circonstances, le ministère de la Santé peut accorder des fonds supplémentaires aux hôpitaux dont le budget est déficitaire. C'est ce qui s'est passé pour la plupart des hôpitaux en raison de la pandémie de COVID-19.

RÉFLÉCHIR À LA QUESTION

Les services hospitaliers sont-ils gratuits?

De nombreux Canadiens pensent que le fait d'être admis à l'hôpital et d'y recevoir des traitements et des services n'a aucune conséquence financière. De plus, on accorde généralement peu d'importance au coût des articles (mouchoirs en papier, dentifrice, repas et collations) et des services (nettoyage et blanchisserie). Ces éléments sont payés à même le budget de l'hôpital (qui dépend du financement gouvernemental généré par l'argent des contribuables). Pour tenter d'économiser, certains hôpitaux exigent dorénavant que les patients apportent de nombreux articles qui étaient autrefois « gratuits » (tels que des mouchoirs en papier, le savon, le dentifrice et même les couches pour nouveau-nés).

1. Si les gens recevaient un reçu détaillant la liste de tous les coûts engagés pendant leur séjour à l'hôpital, pensez-vous qu'ils seraient plus prudents dans leur utilisation des services de soins de santé?
2. Comment vous sentiriez-vous ou réagiriez-vous si on vous donnait une liste de choses à apporter pour votre usage personnel parce que l'hôpital ne les fournit pas? Ou alors si l'hôpital vous facturait chaque article non nécessaire sur le plan médical que vous avez utilisé?
3. Pouvez-vous suggérer des mesures raisonnables d'économie de coûts qu'un hôpital de votre province ou territoire pourrait mettre en œuvre?

Le coût des soins hospitaliers

Les hôpitaux offrent des tests diagnostiques, des traitements, ainsi que des soins hospitaliers et en clinique externe (également appelés *soins ambulatoires*). Les patients admis à l'hôpital ont généralement des maladies graves et des maladies en phase aiguë, qui ne peuvent pas être prises en charge en dehors du cadre hospitalier. Pour des soins en clinique externe ou ambulatoires, ou pour une chirurgie d'un jour, les patients sont admis à l'hôpital, mais pas n'y dorment pas; ils ont leur *congé le jour même*. Il peut s'agir de services de diagnostic, de consultations, de chirurgies ambulatoires et de visites à l'urgence. De nombreux services comprennent l'évaluation et le traitement par un médecin ou une consultation (généralement avec un spécialiste), mais ces coûts sont, dans de nombreux cas, facturés séparément et ne proviennent pas du budget de l'hôpital.

En 2021, le montant d'argent public affecté au secteur hospitalier à lui seul représentait 25 % des dépenses totales en soins de santé (pour l'année civile 2020-2021) de 308 milliards de dollars (voir la figure 4.2). Il s'agit de l'apport financier le plus important de toutes les catégories de dépenses en soins de santé (ICIS, 2021b). Par conséquent, les hôpitaux sont soumis à d'importantes pressions pour fonctionner de la manière la plus efficace et la plus rentable possible, ce qui n'est pas une tâche facile. Cela peut également susciter des inquiétudes chez les Canadiens, surtout lorsqu'ils vivent de longs temps d'attente et, dans de nombreux cas, des lacunes réelles ou perçues dans les soins, sans connaître les paramètres financiers selon lesquels un hôpital doit fonctionner.

Facteurs qui influent sur les coûts hospitaliers

Le type, la composition et l'emplacement d'un hôpital dans n'importe quel territoire ont une incidence sur ses dépenses, tout comme la combinaison de patients hospitalisés et de patients externes, ainsi que les interventions connexes. Les grands hôpitaux qui comptent plus de lits pour patients hospitalisés, comme les hôpitaux d'enseignement et de recherche, ont généralement des dépenses plus élevées. Par exemple, les grands hôpitaux effectuent généralement des chirurgies plus complexes et leurs taux d'hospitalisation de patients gravement malades sont plus élevés. Les séjours hospitaliers des deux groupes de patients sont également plus longs (voir la figure 4.3 pour la durée moyenne du séjour pour divers problèmes médicaux). Les salaires des employés et les objectifs de négociation collective atteints par les syndicats hospitaliers constituent un facteur important de l'augmentation des dépenses d'un hôpital.

Détails de l'établissement des coûts

Le coût moyen d'un *séjour standard à l'hôpital* au Canada en 2020 était de 6 349 $. Les coûts varient dans l'ensemble du pays, comme l'illustre la figure 4.3. Les coûts les plus élevés ont été enregistrés en Colombie-Britannique, en Alberta, en Saskatchewan, au Manitoba, en Nouvelle-Écosse, à l'Île-du-Prince-Édouard, au Yukon et dans les Territoires du Nord-Ouest. En Ontario, au Québec, au Nouveau-Brunswick et à Terre-Neuve-et-Labrador, ils se situaient dans la moyenne.

Le principal facteur de coût des hôpitaux est la rémunération du personnel (salaires), qui absorbe environ 71% du budget total. Les autres postes sont les fournitures hospitalières : 11,2 %; les frais divers : 6,4 %; l'équipement : 5,3 %; les médicaments à l'hôpital : 4,9 %; les bâtiments et terrains : 4,8 %; et enfin, les services sous-traités : 4,6 %.

Les services des médecins sont exclus des salaires en milieu hospitalier parce qu'ils sont généralement payés directement par les régimes d'assurance-maladie provinciaux et territoriaux (ICIS, 2021c). Il y a cependant quelques exceptions. Par exemple, des médecins embauchés par un hôpital, qui reçoivent un salaire (à temps plein ou à contrat) pour des services précis. Il peut s'agir de médecins hospitalistes et urgentologues (figure 4.4).

Pour ce qui est des services dans les hôpitaux (appelés *secteurs fonctionnels*), les services infirmiers étaient les plus coûteux, comptant pour 19 % des dépenses, suivis des services de soutien, s'élevant à 17 %. Le soutien administratif représente 4,9 % des dépenses (plus que la salle d'opération ou l'urgence). Étonnamment, les salles d'opération ont généré un peu moins de 7 % des dépenses, l'imagerie médicale, 4,6 %; et les urgences, 4,5%. Pour tenter de réduire les

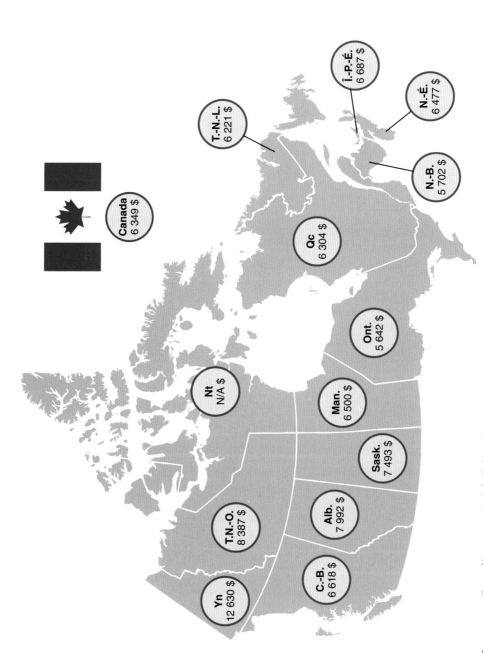

Fig. 4.3 Coût moyen d'un séjour standard à l'hôpital par province et territoire au Canada en 2020. *S.O.*, Sans objet. (Source : Institut canadien d'information sur la santé. (S.O.) *Votre système de santé : Coût d'un séjour standard à l'hôpital.* https://votresystemedesante.icis.ca/hsp/inbrief?lang=fr#!/indicateurs/015/cost-of-a-standard-hospital-stay/;mapC1;mapLevel2:/)

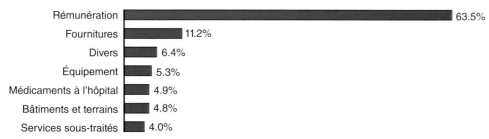

Fig. 4.4 Dépenses des hôpitaux par type de dépense.
Source : Institut canadien d'information sur la santé. (2021, 18 mars). *Quelles sont les dépenses des hôpitaux?* https://www.cihi.ca/fr/quelles-sont-les-depenses-des-hopitaux

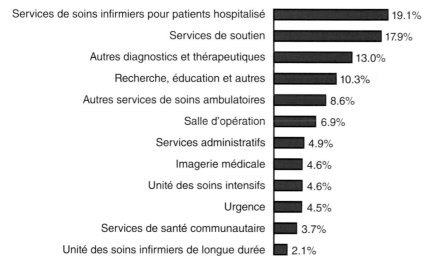

Fig. 4.5 **Dépenses des hôpitaux par secteur fonctionnel.** (Source : Institut canadien d'information sur la santé. (2021, 18 mars). *Quelles sont les dépenses des hôpitaux?* https://www.cihi.ca/fr/quelles-sont-les-depenses-des-hopitaux)

dépenses, de nombreux hôpitaux limitent la durée d'utilisation des salles d'opération (figure 4.5).

En 2020-2021, au Canada, environ 3 millions de personnes ont été admises dans des hôpitaux de soins de longue durée. Les cinq principales raisons d'admission dans un hôpital de soins actifs étaient, par ordre descendant du nombre d'admissions par catégorie : les accouchements, les maladies pulmonaires obstructives chroniques (MPOC et bronchite), les crises cardiaques, l'insuffisance cardiaque et l'arthrose (ICIS, 2022c). L'arthrose entraîne souvent une intervention chirurgicale pour remplacer l'articulation.

Les hospitalisations pour accouchements vaginaux à faible risque diminuent en raison du nombre de parents qui choisissent de recourir à des sages-femmes à domicile ou qui vont dans des centres de naissance. Les césariennes étaient les chirurgies les plus courantes, suivies des arthroplasties du genou et des arthroplasties de la hanche (tableau 4.5). Le coût de l'intervention chirurgicale en tant que telle pour l'arthroplastie de la hanche et du genou n'a pas changé de manière significative, mais le coût connexe des soins hospitaliers l'a fait, en raison des procédures de congé précoce et le jour même. Bien que la durée moyenne du séjour pour les

TABLEAU 4.5 Coût moyen national des interventions ou des maladies traitées pour les patients hospitalisés de tous les groupes d'âge, selon la durée totale moyenne du séjour		
Intervention/maladie	**Coût moyen par hospitalisation pour tous les groupes d'âge**	**Durée totale moyenne du séjour (en jours)**
Greffe de poumon ou de cœur	142 367 $	35
Pneumonie bactérienne	8 645 $	6.3
Pneumonie virale	6 723 $	6.3
Asthme	3 523 $	2.6
COVID-19*	23 000 $	11.2
Maladie pulmonaire obstructive chronique (MPOC)	7 492 $	6
Insuffisance cardiaque	7 730 $	7.3
Greffe du foie, du pancréas, du duodénum	64 204 $	19.4
Remplacement valvulaire cardiaque	23 339 $	7.1
Pontage aorto-coronarien avec angiographie	41 192 $	15.4
Angine de poitrine (instable) avec angiographie	3 848 $	3.1
Embolie pulmonaire (caillot sanguin)	5 566 $	5.1
Maladie hypertensive	8 764 $	8.8
Colostomie/entérostomie	23 716 $	13.1
Réparation complète d'une hernie	5 608 $	3.1
Appendicectomie simple	3 103 $	1.3
Cirrhose (alcoolique)	8 793 $	8.0
Hystérectomie (pas pour le cancer)	5 274 $	1.7
Avortement (intervention chirurgicale non majeure)	4 192 $	1.4
Accouchement par césarienne avec induction	5 734 $	3.3
Accouchement vaginal avec une intervention minimale	2 529 $	1.8
Fibromes/prolapsus/fistule	3 316 $	1.3
Démence	14 905 $	14.6
Trouble obsessionnel-compulsif	11 469 $	11.9
Schizophrénie	8 866 $	9.2
Anxiété	7 811 $	6.3
Épisode dépressif	8 176 $	8.7
Greffe de rein	25 230 $	9.4
Insuffisance rénale	7 345 $	6.5
Arthroplastie de la hanche (une hanche)	7 634 $	2.2
Arthroplastie du genou (un genou)	7 020 $	2.2
Remplacement de l'épaule	8 604 $	1.6
Cholécystectomie ouverte	11 215 $	6.6
Cholécystectomie laparoscopique (ablation de la vésicule biliaire)	4 719 $	2.5
Accident vasculaire cérébral (AVC)	6 712 $	6
Diabète	5 375 $	4.3

*Les statistiques sur la durée du séjour des séjours à l'hôpital liés à la COVID-19 varient selon la source, les périodes et la base de population.

Source : D'après l'Institut canadien d'information sur la santé. (2022). *Estimateur des coûts par patient.* Publié le 20 janvier 2022. https://www.cihi.ca/fr/estimateur-des-couts-par-patient

arthroplasties de la hanche et du genou dans le tableau 4.5 soit de 2,2 jours, de nombreux patients reçoivent leur congé le lendemain de la chirurgie et un nombre croissant sortent le jour même. Les patientes qui accouchent par césarienne rentrent souvent à la maison le jour même de la chirurgie ou le lendemain, et celles qui ont un accouchement vaginal non compliqué à l'hôpital retournent le plus souvent à la maison dans les heures suivant l'accouchement (la durée moyenne du séjour calculée par l'ICIS est de 1,8 jour).

La majorité des Canadiens ne savent toujours pas combien l'hospitalisation pour diverses interventions coûte au gouvernement. Le tableau 4.5 présente une liste des coûts de certaines des interventions et des affections les plus courantes des personnes admises à l'hôpital.

Coûts des soins aux patients

Les professionnels de la santé qui fournissent des soins aux patients à divers niveaux comprennent les infirmiers/ères autorisés/es, les infirmiers/ères auxiliaires autorisés/es ou immatriculés/es, les aides-infirmiers/ères, les préposés aux bénéficiaires et les préposés aux services de soutien à la personne. Dans l'analyse de leurs coûts, la plupart des hôpitaux calculent séparément le coût des services infirmiers pour les soins aux patients hospitalisés, bien que ces dépenses doivent être incluses dans l'allocation globale des coûts de l'établissement. Les dépenses pour les autres membres du personnel infirmier peuvent être comptabilisées dans les coûts des services spécialisés (p. ex., clinique externe, services de dialyse rénale et de chimiothérapie).

En raison des fonds qui sont affectés, on s'attend à ce que divers services de l'hôpital fonctionnent selon des paramètres donnés (même une unité de soins infirmiers individuelle doit connaître toutes ses dépenses), des outils de communication au papier. Chaque unité calcule également le nombre d'heures que les infirmiers/ères passent à prodiguer des soins directs aux patients. Ce calcul est obtenu à l'aide d'une formule d'établissement des coûts reposant sur la charge de travail ou le temps et détermine le nombre et la composition des effectifs infirmiers nécessaires à une unité de soins pour un laps de temps donné (voir ci-dessous). D'autres services hospitaliers, comme les salles d'opération, par exemple, ont des dépenses distinctes, y compris les coûts pour leur utilisation, les fournitures, les instruments et d'autres équipements (par exemple, les dispositifs implantés dans un patient, comme une hanche artificielle) et le personnel ayant des compétences spécialisées. De même, ceux qui gèrent un service d'urgence doivent le faire en tenant compte de leur budget. Dans certains services d'urgence, les patients ayant des affections moins graves consultent des infirmiers/ères praticiens/nes, ce qui permet de réduire le coût d'embauche d'un urgentologue et d'augmenter l'efficacité.

Hospitalisations liées à la COVID-19

D'avril à juin 2021, plus de 27 520 personnes infectées par la COVID-19 ont été admises à l'hôpital, à l'exception du Québec. Le coût *moyen* d'un séjour à l'hôpital d'un patient souffrant de COVID-19 dépasse souvent 23 000 $ par patient et par séjour à l'hôpital. C'est environ trois fois plus que le coût d'un séjour à l'hôpital pour un patient admis en raison d'une crise cardiaque majeure, et presque autant qu'une personne admise pour une greffe de rein, ce qui coûte environ 27 000 $. De plus, un patient admis pour la COVID-19 passe généralement beaucoup plus de temps à l'hôpital que les autres patients (11,9 jours en moyenne). Un patient atteint de la COVID-19 est également plus susceptible d'avoir besoin d'un traitement dans une unité de soins intensifs (USI). Le coût moyen pour les patients nécessitant des soins dans une USI est de 50 000 $, soit plus de trois fois le coût pour un patient admis à l'unité pour une crise cardiaque (8 400 $). Le coût total estimé des soins aux patients atteints de la COVID-19 au Canada (à l'exclusion du Québec) en 2020-2021 était d'un milliard de dollars.

Stratégies de réduction des coûts

Pour réduire les coûts globaux des hôpitaux, deux des stratégies les plus efficaces consistent à diminuer le nombre et la durée des hospitalisations. Cette diminution se fait par le passage des soins hospitaliers aux soins à domicile et en milieu communautaire. Il y a des avantages simultanés pour les patients, qui tendent à récupérer plus rapidement à la maison et risquent moins de contracter une infection nosocomiale (d'origine hospitalière). Les stratégies suivantes ont contribué à réduire la durée des séjours dans les hôpitaux partout au Canada.

Durée du séjour et nombre de lits

Plus un patient reste longtemps à l'hôpital, plus le coût est élevé, ce qui nuit au budget de fonctionnement de l'hôpital. Par conséquent, la diminution de la durée des séjours à l'hôpital est un moyen important pour réduire les coûts et rendre les lits disponibles pour d'autres patients. La province ou le territoire détermine le coût d'un lit assuré dans un hôpital (payé à même le budget alloué) en estimant les services requis par la personne qui occupe le lit. Par exemple, un patient dans un lit de soins actifs qui se remet d'un pontage cardiaque serait considéré comme plus coûteux qu'un patient qui se remet d'une appendicectomie. Il convient de noter qu'un « lit » d'hôpital ne fait pas simplement référence à un lit dans une chambre d'hôpital. Le terme « lit » comprend tous les services, les soins, les interventions et les traitements dont la personne qui occupe ce lit a besoin. La personne qui se remet d'une chirurgie cardiaque aura besoin de plus de soins (peut-être des soins spécialisés) que le patient qui se remet d'une appendicectomie. De même, le « lit » occupé par un patient qui se remet d'une greffe d'organe coûterait plus cher à l'hôpital que celui occupé par quelqu'un qui a subi un pontage.

Pendant la pandémie de COVID-19, il n'était pas rare que les hôpitaux aient concrètement des lits disponibles pour les patients, mais que d'autres éléments nécessaires leur manquaient : infirmiers/ères formés/es pour soigner les patients gravement malades, médecins, inhalothérapeutes et parfois l'équipement médical requis, tel que des ventilateurs pulmonaires. Pour faire face à de telles situations, les hôpitaux ont reporté les interventions non urgentes, ajouté des lits de soins intensifs et réorienté du personnel qualifié. Certains hôpitaux ont aménagé des salles de réveil et des salles d'opération en unités de soins intensifs temporaires. Lorsqu'un hôpital n'avait plus la capacité de fournir les soins dont les patients avaient besoin, il transférait ces derniers à d'autres hôpitaux, souvent à l'extérieur de la province ou du territoire d'origine du patient. Toutes ces interventions, nécessaires, mais coûteuses, liées à la capacité en lits, ont mis à rude épreuve le budget des hôpitaux et ont eu un impact incommensurable sur le personnel hospitalier et ambulancier paramédical.

Type d'hébergement

Le type de chambre (appelé *type d'hébergement*) dans lequel se trouve le lit d'hôpital est également compris dans le coût du lit. Dans certains cas, le type d'hébergement du patient peut générer des revenus pour l'hôpital. L'assurance-maladie publique couvre le coût d'une chambre ou d'un service « standard ». Si le patient veut une chambre individuelle ou à deux lits, il doit payer pour la différence. Le plus souvent, cela est couvert par une assurance privée (Exemple de cas 4.1). Il y a des exceptions à cela. Si un patient est très malade, ou en soins palliatifs, le médecin traitant peut ordonner qu'il soit placé dans une chambre individuelle. L'hôpital absorberait alors les coûts. Il en va de même si un patient doit être placé en isolement (p. ex., comme les patients hospitalisés dont le test à la COVID-19 est positif).

Admissions le jour même

Dans le passé, les patients ayant une opération lourde planifiée étaient admis un jour ou deux avant l'opération pour la préparation préopératoire (tests) et pour les informer sur leur séjour à l'hôpital et leur rétablissement. Maintenant, dans la plupart des cas, les tests de diagnostic requis et l'information des patients sont réalisés avant l'admission, ce qui permet de diminuer à la fois le séjour et les coûts.

EXEMPLE DE CAS 4.1 Le coût d'une chambre à deux lits ou individuelle

M. G. doit être admis dans un hôpital de Vancouver pour une arthroplastie du genou la semaine prochaine et il aimerait avoir une chambre à deux lits ou individuelle. L'assurance-maladie provinciale ne paiera que le tarif de base d'une chambre standard (également appelée *salle commune*, une chambre qui peut contenir trois ou quatre lits). Supposons qu'une chambre à deux lits coûterait environ 165 $ de plus par personne et par jour qu'une salle ou une chambre standard, et qu'une chambre individuelle coûterait 195 $ de plus par personne et par jour. Pour un séjour de 3 jours, M. G. paierait à l'hôpital 585 $ pour une chambre individuelle, ou 495 $ pour une chambre à deux lits.

Chirurgie d'un jour

En raison des progrès technologiques dans de nombreux domaines, en particulier en chirurgie laparoscopique, un nombre croissant de ces opérations se font maintenant en mode ambulatoire. Ces procédures vont des interventions courantes comme l'ablation de la vésicule biliaire (*cholécystectomie*), les réparations de hernie et certaines chirurgies du cancer aux arthroplasties du genou et de la hanche (pour des patients sélectionnés).

Quelle que soit la procédure, un patient reste rarement à l'hôpital plus de deux ou trois jours, sauf en cas de complications. Cependant, certains patients ayant une intervention chirurgicale de jour prévue peuvent éprouver des difficultés qui prolongent leur séjour à l'hôpital, et chaque jour à l'hôpital augmente le coût.

Gestion des lits

En raison du manque chronique de lits, des coûts associés aux séjours prolongés à l'hôpital et de l'attribution inappropriée de lits aux patients, une gestion efficace des lits est une priorité des établissements de soins de santé partout au Canada. La gestion des lits est parfois appelée *gestion de l'attribution des lits, gestion des flux de patients* ou *entrée et sortie des patients*. Tous les termes font référence à un système de politiques et de procédures utilisées par les hôpitaux pour coordonner les efforts qui faciliteront *l'accès des patients aux bons soins* au *bon endroit* et au *bon moment*. Ces systèmes répondent à la nécessité d'une admission et d'un congé en temps opportun d'un hôpital de soins actifs vers la destination appropriée. Les systèmes de gestion des lits collaborent avec les établissements de soins à domicile et en milieu communautaire et les établissements de soins de longue durée pour une efficacité optimale.

Congé en temps opportun

Même en présence de stratégies efficaces de gestion des lits, les hôpitaux s'efforcent de renvoyer les patients hospitalisés avant midi, en fixant le moment habituel des congés à 10 ou 11 heures. Les hôpitaux seront facturés pour une période supplémentaire de 24 heures si un patient ne reçoit pas son congé en temps opportun (habituellement à midi). Si un patient qui a reçu son congé ne peut pas prendre les dispositions nécessaires pour partir avant l'heure prévue, les infirmiers/ères lui demanderont, si possible, de libérer le lit et d'attendre dans un salon afin que la chambre puisse être nettoyée et préparée pour le patient suivant. Cela permet également à l'hôpital d'éviter les frais liés à une journée supplémentaire pour le patient qui rentre à la maison.

Soutien ambulatoire et communautaire

De nombreux patients peuvent être pris en charge en ambulatoire, y compris ceux qui suivent une chimiothérapie pour divers types de cancer et ceux sous dialyse rénale. Les traitements ambulatoires contre le cancer sont rendus possibles, en partie, grâce à l'amélioration des agents chimiothérapeutiques et des schémas de prise en charge connexes, qui entraînent moins d'effets indésirables, en particulier des nausées et des vomissements graves.

Les patients ayant besoin d'antibiotiques intraveineux étaient autrefois hospitalisés; maintenant, ils sont également gérés en tant que patients externes. Les antibiotiques sont administrés soit à l'hôpital ou à une clinique désignée où les patients se présentent, soit à domicile, où un/e infirmier/ère vient administrer le médicament si les patients ne peuvent pas se déplacer. Un dispositif appelé *canule sodique ou adaptateur PRN* (ou similaire) est inséré dans une veine du bras du patient, pour garder un accès veineux. Les patients recevant une chimiothérapie se font insérer un dispositif plus compliqué, qui peut rester en place pendant de longues périodes et qui permet d'administrer les agents chimiothérapeutiques (appelé un *CCIP*, ou un cathéter central inséré par voie périphérique). Dans les services de soins à domicile, du personnel infirmier évalue et donne des soins, gère bon nombre des besoins médicaux des patients qui étaient auparavant pris en charge à l'hôpital et, à l'occasion, apprennent aux membres de la famille à faire certaines procédures.

Crédits d'impôt pour aidant naturel

Un allègement financier, sous forme de crédits d'impôt non remboursables, est offert aux particuliers qui s'occupent de membres de leur famille atteints d'une déficience. Avant 2017, les particuliers qui s'occupaient de membres de leur famille à la maison pouvaient demander un crédit d'impôt non remboursable dans trois catégories : le crédit pour personnes à charge ayant une déficience, le crédit pour aidants naturels et le crédit pour aidants familiaux. À partir de 2017, ces options ont été regroupées dans le Crédit canadien pour aidants naturels (CCAN), qui a été révisé en janvier 2022. Il s'agit toujours d'un crédit d'impôt non remboursable qu'un particulier peut demander s'il subvient aux besoins d'un époux, d'un conjoint de fait ou d'une personne à charge ayant une déficience physique ou mentale. Les personnes à charge comprennent les parents, les grands-parents, les frères et sœurs, les tantes, les oncles, les nièces et les neveux. Ces personnes sont admissibles si elles résident au Canada à n'importe quel moment pendant l'année au cours de laquelle la demande de remboursement est faite. Le montant qu'un prestataire peut demander dépend de variables telles que le lien qu'elle a avec la personne pour qui elle demande le crédit et le revenu net de cette dernière (Gouvernement du Canada, 2022).

Centralisation et intégration des services

Nous avons présenté les concepts de fusion et d'intégration des services au chapitre 3. Ici, nous les développons, en examinant de quelle manière ils affectent le coût des services de soins de santé.

Une *fusion* peut comprendre deux ou plusieurs établissements et inclure des hôpitaux de soins de longue durée, des hôpitaux spécialisés ou des établissements de soins de longue durée. Les fusions concernent généralement des hôpitaux qui sont situés dans la même zone géographique et qui sont dirigés par un seul organisme administratif ou une seule société.

Les fusions d'hôpitaux se produisent de deux façons principales :
1. Le *modèle horizontal* fusionne plusieurs hôpitaux sous une seule administration, soit un conseil d'administration, un PDG, un budget, mais il conserve plusieurs établissements.
2. Le *modèle vertical* fusionne des programmes particuliers au sein d'une seule organisation; toutefois, l'administration de divers programmes peut demeurer distincte pour chacun d'eux et ne pas être sous la direction d'un seul conseil.

Les avantages de la fusion sont vastes : réduction du dédoublement des services, niveaux d'efficacité plus élevés, coûts d'administration et de gestion plus faibles, et capacité d'offrir plus de services et d'obtenir de meilleurs résultats quant aux soins et au rétablissement des patients. On croit également que les grandes institutions attirent plus de personnel. Cependant, des études ont révélé certains résultats négatifs lors de la fusion de grands hôpitaux, en particulier des effets indésirables sur le personnel. Les fusions ont souvent pour effet de perturber la culture d'un hôpital, de faire perdre de l'ancienneté et de déplacer des membres du personnel, en raison soit d'une réorganisation des postes, soit de mises à pied. La fusion de petits hôpitaux semble être plus efficace parce que l'établissement qui en résulte élargit sa base de services tout en retenant le personnel et en améliorant les soins. La question de savoir si les fusions réussies réduisent ou non les coûts reste controversée.

L'objectif de *l'intégration des services* est d'éviter leur dédoublement, de fournir des soins au niveau nécessaire au sein d'une collectivité et d'utiliser plus efficacement les ressources. Par exemple, à Kitchener, en Ontario, les services de cardiologie et de cancérologie sont centralisés : L'hôpital St Mary's est devenu le centre des services de cardiologie et l'hôpital Grand River, celui des services de cancérologie. Des fonds gouvernementaux sont investis dans les deux hôpitaux pour mettre à jour, mettre à niveau et élargir continuellement les services dans ces domaines spécialisés. Les services d'obstétrique ne sont offerts qu'à l'hôpital Grand River, mais les deux hôpitaux maintiennent un service d'urgence viable. L'élimination du dédoublement des services permet d'économiser de l'argent et d'améliorer le niveau de soins. De plus, cela leur permet d'acheter de l'équipement plus sophistiqué et perfectionné sur le plan technologique, pour servir à des fournisseurs de soins de santé hautement qualifiés.

De nombreux petits hôpitaux ruraux ont été fermés au cours des dernières années, tandis que d'autres sont restés opérationnels grâce au déplacement des services. Par exemple, dans une collectivité de taille moyenne, les services de chirurgie de la cataracte et de réadaptation ont été transférés d'un hôpital plus grand à un hôpital plus petit, à plusieurs kilomètres de là. Bien que ce choix soit plus rentable, il est désavantageux pour les patients qui doivent sortir de leur collectivité pour recevoir des soins.

LES SOINS À DOMICILE, LES SOINS CONTINUS ET LES SOINS DE LONGUE DURÉE AU CANADA

En 2021, au Canada, il y avait 7 081 792 canadiens de plus de 65 ans. Cela représente environ 18 % de la population totale, qui, collectivement, utilise 45 % des dépenses totales en soins de santé. Les dépenses moyennes pour une personne de plus de 60 ans sont sept fois plus élevées que celles d'une personne de moins de 60 ans (ICIS, 2022b). D'ici 2030, on s'attend à ce que le groupe de population de plus de 75 ans double. La population canadienne âgée de plus de 65 ans devrait augmenter de 68 % au cours de la même période (à 10,4 millions de personnes) (ICIS, 2017). La population de plus de 65 ans du Nunavut devrait augmenter de 5,7 fois par rapport à sa taille actuelle (la plus forte augmentation au Canada) et celle de la Saskatchewan, de 1,9 fois (augmentation la plus faible). Statistique Canada estime que le nombre de canadiens de plus de 65 ans représentera un cinquième de la population totale d'ici 2025. Cela dépasse considérablement la croissance démographique des enfants, de la naissance à l'âge de 14 ans, qui devrait demeurer stable à environ 15 % au cours de la même période (Statistique Canada, 2020).

Les personnes de la catégorie la plus âgée sont plus susceptibles d'avoir des problèmes de santé complexes, souvent associés à une mobilité réduite et à de la démence. Elles ont donc besoin d'un soutien plus intensif, à la fois en soins médicaux et en soins généraux (figure 4.6).

LE SAVIEZ-VOUS?

Les statistiques de l'incidence de la COVID-19 sur la population canadienne

Au Canada, il y a eu plus de 300 000 décès en 2020, dont un peu plus de 16 000 étaient liés à la COVID-19 (5,3 % du nombre total de décès au pays cette année-là). Selon Statistique Canada, l'espérance de vie moyenne des canadiens a diminué de 7 mois la même année. On pense que les taux de mortalité liés à la pandémie de COVID-19 ont contribué de manière significative à cette baisse. La COVID-19 a été la principale cause de décès en 2020, suivie du cancer et des maladies cardiaques.

Sources : Dion, P. (2021). *Réductions de l'espérance de vie associées directement à la COVID-19 en 2020*. Statistique Canada. https://www150.statcan.gc.ca/n1/pub/91f0015m/91f0015m2021002-fra.htm; Statistique Canada. (2020). *Estimations de la population du Canada : âge et sexe, 1er juillet 2020*. https://www150.statcan.gc.ca/n1/daily-quotidien/200929/dq200929b-fra.htm; CBC News. (24 janvier 2022). *COVID-19 blamed for greatest drop in life expectancy in Canada since 1921 (La COVID-19 entraîne la plus forte baisse de l'espérance de vie au Canada depuis 1921)*. https://www.cbc.ca/news/canada/life-expectancy-covid-decrease-1.6326089#:~:text=Pandemic%20was%203rd%20leading%20cause%20of%20death%20in%202020%20in%20Canada&text=Statistic

Financement et soins continus

Les soins continus désignent les mesures nécessaires pour soutenir et soigner les personnes qui ne sont pas autonomes; ces services peuvent être offerts à leur domicile, dans une résidence pour personnes âgées ou dans des établissements de soins de longue durée. En vertu *de la Loi canadienne sur la santé*, les soins continus sont décrits vaguement comme des services « complémentaires » qui ne sont pas assujettis aux modalités de la Loi. Par conséquent, les particuliers peuvent être facturés pour des services de soins continus. De plus, il n'est pas nécessaire que les services soient détenus ou exploités par des intérêts publics, qu'ils soient offerts sur une base universelle ou qu'ils soient accessibles à tous.

Les provinces et les territoires décident des services de soins continus qui sont financés par l'État, par qui ils le sont et la hauteur du financement. Toutes les administrations financent publiquement une grande partie des services de soins à domicile, communautaires et de longue durée, mais la configuration et la prestation de ces services varient. Malgré ces variables, les provinces et les territoires examinent collectivement des cadres afin d'améliorer de manière rentable la durabilité des soins continus. Il s'agit d'examiner les modèles existants de prestation de soins dans la collectivité et dans les établissements d'hébergement et de soins de longue durée. Les défis sont plus grands dans les administrations comptant des populations plus âgées. Les chiffres de 2022 montrent que c'est à Terre-Neuve-et-Labrador, où l'âge médian est de 47,8 ans, que la population est la plus âgée (tableau 4.6). Viennent ensuite le Nouveau-Brunswick, où l'âge médian est de 45,7 ans, puis la Nouvelle-Écosse, où il est de 44,2 ans. Les provinces et territoires où l'âge médian est le plus jeune sont le Nunavut, les Territoires du Nord-Ouest et le Manitoba. La Colombie-Britannique est la seule province de l'Ouest dont la population dépasse la moyenne canadienne de 41,4 ans. Il s'agit également de la seule région où la population de personnes âgées de plus de 65 ans est supérieure à la moyenne (Dimmell, 2021).

Autre niveau de soins

Le besoin croissant de services de soins continus dans l'ensemble du pays se fait sentir par le grand nombre de personnes hospitalisées qui ne sont plus assez autonomes pour retourner vivre seules et qui attendent des services de soins à domicile ou un placement dans un établissement de soins de longue durée. Ces personnes sont appelées patients à un autre niveau de soins (ANS), c'est-à-dire ceux qui occupent des lits de soins actifs plus coûteux, qui devraient être utilisés par ceux qui ont besoin d'un niveau de soins intensifs. Cela entraîne des retards pour les patients en soins actifs, qui languissent dans les couloirs des services d'urgence et des unités de soins infirmiers. Certains appellent cela *la médecine de couloir*, un scénario coûteux qui impose un fardeau émotionnel et physique aux patients, à leurs familles et aux fournisseurs de soins de santé, ainsi qu'un fardeau financier aux hôpitaux.

Soins à domicile et soins communautaires

Bien que différents, les soins à domicile et les soins communautaires sont étroitement liés, et les organismes collaborent les uns avec les autres pour assurer l'homogénéité des services aux

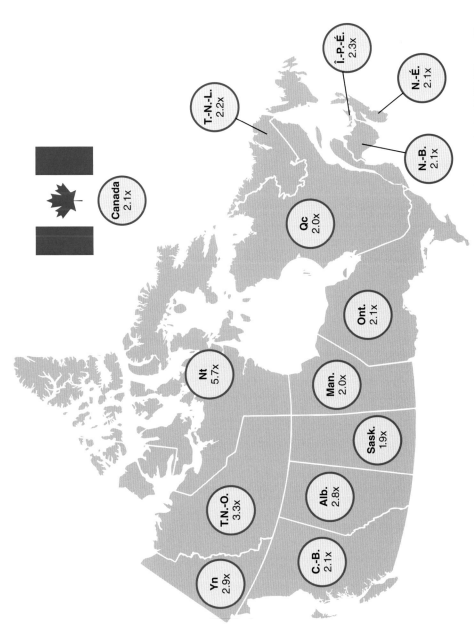

Fig. 4.6 La croissance démographique des personnes âgées (75 ans et plus) dans chaque province et territoire d'ici 2037 (x sa taille actuelle). (Source : Institut canadien d'information sur la santé. (2017). *Perspectives de la population de personnes âgées au Canada : du jamais vu.* https://www.cihi.ca/fr/infographie-perspectives-de-la-population-de-personnes-agees-au-canada-du-jamais-vu)

TABLEAU 4.6 Âge médian de la population résidente du Canada en 2022, selon la province

Province/territoire	Âge médian (années)
Nouveau-Brunswick	45.7
Nouvelle-Écosse	44.2
Île-du-Prince-Édouard	41.7
Québec	43.1
Ontario	40.4
Manitoba	31.7
Saskatchewan	38.2
Alberta	38.1
Colombie-Britannique	42
Yukon	39.5
Terre-Neuve-et-Labrador	47.8
Nunavut	25.1
Territoires du Nord-Ouest	34.9

Source : Provinces : https://www.statista.com/statistics/444816/canada-median-age-of-resident-population-by-province/; Northwest Territories: https://www.populationu.com/ca/northwest-territories-population; Nunavut : https://www.populationu.com/ca/nunavut-population#:~:text=Total%20Nunavut%20private%20dwellings%20are,of%20the%20population%20is%2025.1

personnes qu'ils soutiennent (voir le chapitre 3). Dans la plupart des collectivités, les soins à domicile financés par l'État sont offerts par l'entremise d'un organisme central auquel une personne doit présenter une demande. En général, soutenir les personnes à domicile est plus rentable que de les prendre en charge dans les soins de longue durée ou en établissement, et certainement plus rentable que dans un lit de soins actifs à l'hôpital. Le défi consiste à trouver des moyens plus efficaces d'utiliser les ressources actuelles et de mettre en œuvre de nouvelles stratégies pour limiter les coûts des soins à domicile et améliorer les services en vue de répondre à la demande croissante (voir le chapitre 10).

Jumeler une personne aux ressources communautaires appropriées est une étape importante pour décider qui peut être pris en charge à domicile plutôt que dans les soins de longue durée. Cette prise de décision dépend fortement de la disponibilité des ressources humaines au sein de la communauté et en santé.

Soins en établissement

Les soins *en établissement* désignent des logements, généralement pour les personnes âgées, où elles peuvent recevoir du soutien pour une variété de besoins. Ces logements comprennent des pavillons (publics ou privés), des logements-services ou des services de soutien dans la collectivité (par ex., logement supervisé) et les établissements de soins de longue durée. Le coût de la plupart des établissements résidentiels, ou d'une partie de ceux-ci, est couvert par les régimes de santé publique.

Résidences privées

Les canadiens âgés qui peuvent se le permettre et qui veulent éviter les établissements de soins de longue durée peuvent opter pour des établissements résidentiels privés où ils choisissent le type de logement et le niveau de soins requis.

L'hébergement résidentiel privé peut être très coûteux partout au Canada, les frais mensuels allant de 1 453 $ à 4 500 $ et plus (Comfort Life, 2020). Les coûts mensuels varient selon l'emplacement et les composantes « luxueuses » de l'établissement. Le choix de l'hébergement va d'une chambre simple à des suites plus grandes et plus spacieuses. Plus il y a de services demandés, plus le coût est élevé. La quantité de soins maximale correspond à ce qu'offre un établissement de soins de longue durée. Les gouvernements fédéral, provinciaux et territoriaux ne sont pas responsables des coûts engagés, et le résident paie directement l'établissement. Une personne vivant dans une résidence privée peut toujours recevoir des services de soins à domicile et communautaires financés par l'État.

Établissements de soins de longue durée (maisons de soins infirmiers)

La plupart des provinces et territoires utilisent le terme *établissements de soins de longue durée*, ou *maisons de soins infirmiers*, *foyer de soins personnels* est utilisé au Manitoba, *foyer de soins spéciaux* en Saskatchewan, *foyer de soins continus* en Alberta et *foyer de soins pour bénéficiaires internes* en Colombie-Britannique. Ces établissements offrent des soins divers à des personnes incapables de vivre seules, qu'elles aient besoin de peu de soutien ou de la gamme de soins complète et d'une supervision permanente pour des raisons physiques ou cognitives. Les niveaux de soins sont classés comme selon le besoin des personnes, autonomes, semi-autonomes et non autonomes (exemple de cas 4.2).

Les gouvernements provinciaux ou territoriaux supervisent les soins de longue durée pour tous les canadiens, à l'exception des personnes admissibles aux soins fédéraux par l'entremise d'Anciens Combattants Canada, des Commissions des accidents du travail, des lois du gouvernement fédéral et des régimes d'assurance-maladie. Titulaires d'un permis des ministères de la Santé provinciaux et territoriaux, les établissements de soins de longue durée (souvent privés) doivent satisfaire aux normes concernant les niveaux de dotation, la formation, la préparation des aliments, les prix et les soins médicaux, y compris l'administration des médicaments. Il existe également des résidences non subventionnées et non reconnues, mais elles offrent peu ou pas de soins infirmiers et sont généralement visées par les règlements municipaux, qui ne contrôlent pas la qualité des soins.

Les gouvernements provinciaux et territoriaux contrôlent le nombre de lits de longue durée financés par l'État sur leur territoire. Le financement public fournit des revenus pour subventionner ces lits dans les foyers de soins. Cependant, en plus du fait que les lits dans les maisons de soins infirmiers publiques (ou financées par le gouvernement) dans la plupart des administrations sont subventionnés, le patient doit payer un tarif forfaitaire pour l'hébergement de base (appelé une *quote-part*). Le Nunavut fait exception. La part des coûts que les résidents doivent payer peut dépendre de leur situation financière (exemple de cas 4.3) et du fait qu'ils ont un conjoint vivant dans la collectivité. S'ils ont un conjoint, le paiement serait rajusté pour qu'il ait les moyens financiers de rester dans leur maison. Toutes les administrations proposent des

---

EXEMPLE DE CAS 4.2 **Un établissement de soins de longue durée ou une unité prothétique?**

O. P., soixante-douze ans, a eu un accident vasculaire cérébral. Elle est pleinement consciente et peut gérer certaines activités de la vie quotidienne, mais a besoin d'aide pour s'habiller, manger et se déplacer. Parce qu'elle était incapable de se débrouiller seule malgré les soins à domicile, elle est maintenant dans un établissement de soins de longue durée pour personnes semi-autonomes et reçoit un niveau modéré de supervision infirmière et de soins de soutien.

Cependant, si O. P. avait la maladie d'Alzheimer à un stade avancé (c.-à-d. avait peu ou pas de mémoire, errait et ne pouvait pas se nourrir) tombait et se cassait la hanche, elle serait placée dans une unité prothétique avec une supervision infirmière maximale, où elle serait presque complètement dépendante.

EXEMPLE DE CAS 4.3   Coût du déménagement dans un établissement de soins de longue durée

Après être tombée et s'être cassé la hanche, I. B., âgée de 80 ans, ne peut plus vivre de manière autonome à la maison. Des dispositions ont été prises pour qu'elle déménage à Happy Meadows, un établissement de soins de longue durée à proximité. I. B. est préoccupée parce qu'elle ne sait pas si elle pourra payer des soins de longue durée et elle s'inquiète encore plus de ce qu'il adviendra de ses économies de vie et de sa maison. « Ils vont prendre tout mon argent », se lamente-t-elle. « Qu'adviendra-t-il de ma maison? J'ai entendu dire qu'ils prenaient tout pour payer les frais de l'hébergement ici! » Qu'est-ce qui pourrait arriver à I. B.?

La réponse dépend de la province ou du territoire où I. B. vit et du type d'établissement de soins de longue durée où elle déménage. Dans la plupart des provinces et des territoires, le revenu mensuel du patient doit être utilisé pour payer sa chambre. I. B. n'a cependant pas à s'inquiéter pour sa maison et ses économies. Ces biens seraient protégés (bien que le montant de la protection varie d'une province à l'autre) et ne seraient pas comptabilisés dans l'évaluation de sa capacité de payer. Si le revenu mensuel provenant de sa pension est de 2 000 $ et que la quote-part est de 3 000 $ par mois, I. B. devrait renoncer à la majeure partie de son revenu, qui sera utilisé pour son hébergement, mais elle ne serait pas tenue de verser la totalité de la quote-part. Le gouvernement couvrirait le solde, lui laissant assez d'argent pour ses dépenses personnelles. I. B. ne serait admissible qu'à une chambre de base.

Si le revenu mensuel d'I. B. était de 3 000 $ et que le coût de sa chambre standard était de 2 500 $ par mois, I. B. devrait payer le montant total, ce qui lui laisserait 500 $ pour ses dépenses personnelles.

---

options de financement pour les gens qui ne sont pas en mesure de payer, et personne ne peut se voir refuser un logement ou des soins.

Au cours des deux premières années de la pandémie, les taux de mortalité les plus élevés ont été enregistrés parmi les résidents des établissements de soins de longue durée (privés ou publics). C'est pourquoi partout au Canada, la qualité et la durabilité des établissements de soins de longue durée (dans les circonstances actuelles) ont été remises en question. De nombreux problèmes ont été exposés, notamment l'absence (jusqu'à récemment) d'une stratégie nationale de soins de longue durée, le financement inadéquat, le manque de ressources humaines en santé et l'environnement bâti, les politiques de prévention et de contrôle des infections et les ressources connexes (voir le chapitre 10).

Les tarifs pour un lit de soins de longue durée standard, les quotes-parts que les résidents sont tenus de payer (habituellement en fonction du revenu après impôt) et la répartition de l'utilisation de ces quotes-parts (p. ex., repas, hébergement) varient d'une région à l'autre du Canada. Quelle que soit la situation financière d'une personne, toutes les administrations laissent au résident un pourcentage de son revenu pour son usage personnel (15 %, en moyenne). Cela signifie que si un résident n'est même pas en mesure de payer le montant minimum pour un logement standard, ce dernier (comme c'était le cas pour I. B.) sera subventionné et la personne conservera le pourcentage stipulé de son revenu pour ses dépenses personnelles. Le tableau 4.7 illustre le coût des soins de longue durée dans l'ensemble du Canada.

Certains établissements, bien que de plus en plus rares, offrent un hébergement standard (chambres pouvant accueillir jusqu'à trois ou quatre personnes). Selon le type de logement « de base » dans un établissement, si une personne veut en changer, elle doit payer la différence entre l'unité considérée comme étant de base et celle souhaitée.

Au-delà des coûts des soins de longue durée, la qualité a soulevé des préoccupations, par exemple : soins aux résidents et aux patients inférieurs aux normes, mauvais traitements infligés aux résidents par des membres du personnel, mauvais traitements infligés aux membres du

TABLEAU 4.7   Coût de l'hébergement dans les établissements de soins de longue durée au Canada

Province	Coût mensuel des soins de longue durée pour l'hébergement de base ou standard
Colombie-Britannique	1 700 $
Alberta	1 753 $
Saskatchewan	1 634 $–4 719 $
Manitoba	1 743 $
Québec	1 256 $
Terre-Neuve-et-Labrador	2 990 $ (maximum)
Nouvelle-Écosse	3 315 $*
Nouveau-Brunswick	3 437 $
Île-du-Prince-Édouard	2 765.70 $*
Territoires du Nord-Ouest	844 $
Yukon	1 217 $

*Calculé sur la base d'un mois de 30 jours.
Source : Gouvernement de l'Alberta. (2021). *Soins continus – Frais d'hébergement*. https://www.alberta.ca/continuing-care-accommodation-charges.aspx; Gouvernement de la Nouvelle-Écosse. (2021). *Tableau des tarifs des soins de longue durée*. https://novascotia.ca/dhw/ccs/FactSheets/Long_Term_Care_Rate_Schedule.pdf; Gouvernement du Yukon. (S.O.). *Trouvez de l'information sur les soins de longue durée au Yukon*. https://yukon.ca/en/health-and-wellness/care-services/find-information-long-term-care-yukon

personnel par des résidents et mauvais traitements entre résidents, le racisme étant l'un d'eux. Parmi les autres causes, on peut citer l'insuffisance des effectifs et la mauvaise formation des membres du personnel. La cause sous-jacente est le sous-financement chronique, qui a pour résultat que les infirmiers/ères et les autres membres du personnel sont sous-payés, et qu'un nombre insuffisant de fournisseurs de soins est embauché par rapport au nombre de résidents, qui ont des besoins de plus en plus complexes. Ces problèmes ont été exacerbés pendant la pandémie, ce qui a incité toutes les provinces et tous les territoires à revoir le concept même des établissements de soins de longue durée et la façon dont les soins sont dispensés.

Établissements de soins de longue durée publics, privés à but lucratif ou sans but lucratif au Canada

À l'heure actuelle, il y a 2 076 foyers de soins de longue durée au Canada. De ce nombre, 46 % appartiennent à des intérêts publics et 54 % appartiennent à des intérêts privés. Parmi les établissements privés, 29 % sont à but lucratif et 23 % sont sans but lucratif (ICIS, 2021d) (tableau 4.8). Au Yukon, au Nunavut et dans les Territoires du Nord-Ouest, les établissements de soins de longue durée sont tous financés par l'État. Parmi les établissements de soins de longue durée de Terre-Neuve-et-Labrador, 98 % sont financés par l'État et, au Québec, 88 %. En revanche, le Nouveau-Brunswick n'a pas d'établissements de soins de longue durée financés par l'État et, en Ontario, seulement 16 % des 627 établissements de soins de longue durée sont financés par l'État. Voir la figure 4.7, qui illustre le nombre d'établissements de soins de longue durée au Canada.

AUGMENTATION DU COÛT DES MÉDICAMENTS

Selon l'Institut canadien d'information sur la santé (ICIS, 2022d), les dépenses en médicaments ont augmenté de 4,6 % en 2020, par rapport à une augmentation légèrement inférieure en 2019.

TABLEAU 4.8 **Nombre total d'établissements de soins de longue durée dans chaque province et territoire, nombre d'établissements financés par le gouvernement, nombre d'établissements privés à but lucratif et nombre d'établissements privés sans but lucratif**

	C.-B.	AB	SK	MB	ON	QC	NB	NS	PEI	NL	NWT
Nombre d'établissements	308	186	161	125	627	440	70	84	19	19	3
Secteur public	35%	46%	74%	57%	16%	88%	0	14%	47%	98%	100%
Secteur privé											
À but lucratif	37%	27%**	5%	14%	57%	12%*	14%	44%	47%	2%	—
Sans but lucratif	28%	27%	21%	29%	27%	86%	86%	42%	6%	47%	—

*La répartition des établissements privés selon leur statut à but lucratif et sans but lucratif est inconnue.

**L'information sur le statut à but lucratif ou sans but lucratif d'un organisme privé en Alberta n'était pas disponible.

Source : D'après l'Institut canadien d'information sur la santé. (10 juin 2021). *Les foyers de soins de longue durée au Canada : combien y en a-t-il et qui en sont les propriétaires?* https://www.cihi.ca/fr/les-foyers-de-soins-de-longue-duree-au-canada-combien-y-en-a-t-il-et-qui-en-sont-les-proprietaires

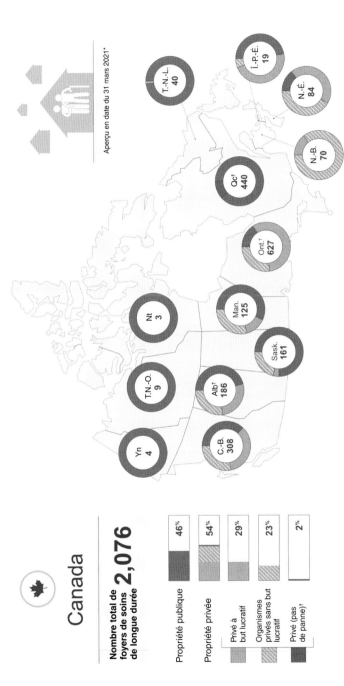

Fig. 4.7 Établissements de soins de longue durée au Canada. (Source : Institut canadien d'information sur la santé (31 mars 2021). *Les foyers de soins de longue durée au Canada : combien y en a-t-il et qui en sont les propriétaires?* https://www.cihi.ca/fr/les-foyers-de-soins-de-longue-duree-au-canada-combien-y-en-a-t-il-et-qui-en-sont-les-proprietaires)

Remarques:
* Les données pour toutes les administrations sont en date du 31 mars 2021, à l'exception du Québec (au 1er avril 2021) et de l'Alberta (au 28 février 2021).
† Les renseignements sur la répartition de la propriété privée à but lucratif et sans but lucratif pour certains foyers de soins de longue durée au Québec, en Ontario et en Alberta n'étaient pas disponibles au moment de la publication.

© 2021 Canadian Institute for Health Information

Les dépenses des programmes publics consacrées aux médicaments d'ordonnance varient selon les provinces et les territoires. En 2020, elles allaient d'un peu moins de 32 % au Nouveau-Brunswick, 34 % à Terre-Neuve-et-Labrador à environ 47 % au Manitoba. Les assurances privées ont remboursé pour 12,7 milliards de dollars de médicaments d'ordonnance et les ménages canadiens en ont payé, de leur poche, environ 6,9 milliards de dollars (ICIS, 2020).

Il est à noter que les estimations des dépenses publiques en médicaments n'incluent pas les médicaments utilisés dans les hôpitaux ou ceux dispensés dans le cadre de programmes publics spécialisés comme le font des organismes de lutte contre le cancer. L'Agence canadienne des médicaments et des technologies et de la santé (ACMTS, 2021) a indiqué que les médicaments administrés aux patients dans les hôpitaux canadiens en 2020 ont coûté, selon un calcul distinct, 4,9 milliards de dollars.

RÉFLÉCHIR À LA QUESTION

Pourcentage des dépenses en médicaments

En 2020, 42,9 % des dépenses totales en médicaments ne visaient que 2,7 % de la population du Canada. Cela signifie qu'environ 58 % des dépenses en médicaments sont imputables au reste de la population canadienne.
1. Compte tenu de l'augmentation du coût des médicaments plus récents, pensez-vous que l'argent dépensé en médicaments pour un petit pourcentage de la population est durable? Pourquoi?
2. Pensez-vous que c'est équitable? Justifiez votre réponse.

Principaux facteurs de coûts liés aux dépenses en médicaments

L'augmentation des dépenses en médicaments peut être attribuée à plusieurs facteurs, y compris le coût croissant de certains médicaments plus récents et le fait que plus de gens prennent plus de médicaments. Les médicaments utilisés pour l'hypertension artérielle, l'hypercholestérolémie et les troubles gastro-intestinaux sont parmi ceux les plus couramment prescrits. Les dépenses par habitant liées aux médicaments des canadiens âgés sont beaucoup plus élevées que les autres facteurs de coûts.

Les sociétés pharmaceutiques font des recherches et produisent des médicaments plus spécialisés et plus coûteux. Il s'agit notamment d'une classe de *médicaments appelés biologiques* (p. ex., immunosuppresseurs, anti-inflammatoires et médicaments anticancéreux). Les médicaments biologiques sont dérivés de matériel vivant et gagnent en popularité, de même que les « médicaments ciblés » qui nécessitent des tests utilisant des biomarqueurs pour s'assurer qu'ils conviennent aux patients. En 2021, les quatre principales catégories de dépenses étaient les médicaments pour la polyarthrite rhumatoïde et de la maladie de Crohn, ceux pour la dégénérescence maculaire liée à l'âge, ceux pour les maladies auto-immunes et les médicaments antirejet (pour les receveurs de greffes d'organes) (ICIS, 2022d).

LE SAVIEZ-VOUS?

Médicaments biologiques ou médicaments biosimilaires

Les médicaments biologiques figurent parmi les médicaments les plus coûteux utilisés au Canada. Ils sont utilisés pour des affections telles que la polyarthrite rhumatoïde et d'autres maladies auto-immunes et inflammatoires. Ils sont fabriqués à partir de cellules vivantes, de protéines humaines ou animales. Le coût annuel de certains produits biologiques peut être immense et se situer entre 10 000 $ et plus de 50 000 $ par mois.

Un médicament biosimilaire est un médicament semblable à un médicament biologique, mais sans y être identique. Un médicament biosimilaire n'entre sur le marché qu'après l'expiration du brevet du médicament biologique qu'il imite et que son utilisation a été approuvée, en l'occurrence par Santé Canada, En janvier 2022, seuls 18 médicaments biosimilaires étaient approuvés par Santé Canada. Les médicaments biosimilaires ne sont pas comme des médicaments génériques, qui sont d'origine chimique et plus ou moins identiques à leurs homologues de marque. Les médicaments biosimilaires sont, en moyenne, 30 % moins chers que les produits biologiques.

Sources : Santé Canada (27 août 2019) *Médicaments biologiques biosimilaires au Canada : Fiche d'information.* https://www.canada.ca/fr/sante-canada/services/medicaments-produits-sante/produits-biologiques-radiopharmaceutiques-therapies-genetiques/information-demandes-presentations/lignes-directrices/fiche-renseignements-biosimilaires.html; Société canadienne de recherche intestinale. (s.d.) *Produits biologiques et biosimilaires disponibles au Canada.* Société GI. https://badgut.org/information-centre/a-z-digestive-topics/biologics-in-canada/

Remboursement des médicaments

Toutes les provinces et tous les territoires offrent une sorte d'assurance-médicaments à certains groupes, comme les canadiens âgés, les personnes handicapées et les personnes à faible revenu ou qui sont bénéficiaires de l'aide sociale. Une quote-part ou une franchise peut s'appliquer (voir le chapitre 9), mais certaines pharmacies peuvent renoncer aux franchises et aux quotes-parts dans certaines circonstances.

Le Canada est l'un des rares pays développés à ne pas avoir de régime national d'assurance-médicaments. Cependant, la plupart des provinces et des territoires ont une certaine forme de couverture des médicaments onéreux, ce qui signifie que le coût des médicaments très chers pour des problèmes de santé particuliers est pris en charge lorsque la famille est incapable d'assumer ces dépenses. Le Québec a un régime provincial d'assurance-médicaments depuis 1997 pour ceux qui n'ont pas d'assurance-médicaments privée. Toutefois, comme nous l'avons vu au chapitre 3, on envisage de mettre en place un régime national d'assurance-médicaments qui, une fois en vigueur, devrait permettre de réduire le coût global des médicaments (collectivement) pour les provinces et les territoires (Coalition canadienne de la santé, 2021).

L'accessibilité à un médicament et son remboursement par l'entremise d'un régime d'assurance sont déterminés par sa catégorie; les médicaments en vente libre peuvent être achetés sans ordonnance et sont rarement couverts par des régimes d'assurance-maladie publics ou privés; les médicaments d'ordonnance ne peuvent être achetés qu'avec une ordonnance d'un fournisseur de soins de santé (p. ex., médecin de famille ou spécialiste, infirmier/ère praticien/ne, sages-femmes ou, dans certaines provinces et certains territoires, pharmacien/ne ou médecin holistique [autorisés à prescrire des médicaments en Ontario et en Colombie-Britannique]). Il y a des limites relatives aux médicaments que les fournisseurs de soins (autres que les médecins) peuvent prescrire.

À l'occasion, une province ou un territoire retire un médicament de la liste des médicaments ne pouvant être obtenus que sur ordonnance. Cependant, l'assurance ne couvre plus le médicament lorsqu'il est retiré de la liste, et il est considéré comme en vente libre.

Médicaments de marque et génériques

Les médicaments de marque, ceux qui appartiennent à l'entreprise qui les a développés et qui les vend, coûtent plus cher que les médicaments génériques. Ils sont protégés en vertu d'une loi appelée *Loi sur les brevets*. Actuellement, les brevets ont une durée de vie de 20 ans à partir du moment où la société pharmaceutique demande au Conseil l'autorisation de vendre le médicament au Canada. Une fois qu'un brevet expire, n'importe quelle société pharmaceutique peut produire le médicament (appelé *médicament générique*) et le vendre à un coût inférieur (de 25 % à 50 % de l'équivalent de marque). Les noms des médicaments de marque portent toujours la majuscule, alors que ceux des médicaments génériques s'écrivent avec une minuscule (p. ex., *l'ibuprofène* est un médicament générique, et *Advil* est le nom de marque du même médicament).

Parce qu'elles n'ont pas à dépenser d'argent en recherche et développement, les sociétés qui produisent des médicaments génériques peuvent le faire à un coût considérablement réduit. Les médicaments génériques contiennent les mêmes ingrédients actifs, alors que les autres ingrédients (qualifiés de *non médicinaux*) varient. Tous les médicaments génériques passent par un processus d'analyse et d'approbation semblable à celui des médicaments de marque. Certains prétendent que les médicaments de marque sont d'une qualité supérieure et que différents ingrédients non médicinaux peuvent modifier le principe actif et l'efficacité du médicament. À moins qu'un médecin n'indique expressément « aucune substitution » sur l'ordonnance, les pharmaciens peuvent substituer un médicament générique à un médicament de marque.

Au cours des prochaines années, les brevets sur un grand nombre de médicaments de marque expireront, et des équivalents génériques deviendront disponibles, ce qui réduira le coût des médicaments d'ordonnance pour les patients. La plupart des listes de médicaments assurés provinciales et territoriales utilisent des médicaments génériques, bien que les médicaments de marque font l'objet d'une autorisation spéciale s'il n'existe pas d'équivalent générique pour traiter efficacement une pathologie précise.

Contrôler le coût des médicaments brevetés

Un organisme gouvernemental indépendant, le Conseil d'examen du prix des médicaments brevetés (CEPMB), réglemente le prix auquel les titulaires de brevets, soit les sociétés pharmaceutiques, vendent leurs médicaments brevetés au Canada à des grossistes, des hôpitaux, des pharmacies et à d'autres établissements (p. ex., les cliniques), appelé le *prix départ-usine*. Bien que le CEPMB puisse s'assurer que les sociétés pharmaceutiques elles-mêmes ne facturent pas de prix excessifs, il n'a pas compétence en ce qui concerne le prix que les détaillants facturent aux clients ni les honoraires des pharmaciens. Pendant la durée du brevet, le CEPMB réglemente le prix de tous les produits *brevetés*, y compris les médicaments disponibles uniquement sur ordonnance, en vente libre et dans le cadre du Programme d'accès spécial de Santé Canada. Ce programme donne aux médecins l'accès à des médicaments qui ne sont pas encore sur le marché et qui pourraient s'avérer efficaces dans le traitement d'affections graves ou potentiellement mortelles alors que les médicaments courants se sont révélés inefficaces, ne sont pas facilement disponibles ou ne sont pas tolérés par un patient particulier. Le CEPMB n'a pas le pouvoir de réglementer le prix des produits pharmaceutiques non brevetés (c.-à-d. jamais brevetés ou dont le brevet a expiré).

RESSOURCES HUMAINES EN SANTÉ

Le terme *ressources humaines en santé* (RHS) désigne presque toutes les personnes qui travaillent dans le domaine des soins de santé, des fournisseurs de soins primaires et des infirmiers/ères aux technologues et aux gestionnaires administratifs. Pour une explication complète, voir la vidéo sur Evolve. Le personnel infirmier, suivi des médecins, constitue le plus grand groupe de professionnels de la santé réglementés au Canada. Les médecins et les infirmiers/ères sont également les deux principaux inducteurs de coûts des ressources humaines en santé.

La façon de gérer les compétences et l'expertise de ses employés a une grande incidence sur les résultats financiers d'un organisme de soins de santé. Par exemple, il est essentiel d'avoir un équilibre adéquat du personnel infirmier dans les hôpitaux afin de fournir des soins de haute qualité dans le respect des orientations budgétaires. Atteindre cet équilibre sans répercussion négative sur les soins aux patients ou sur le personnel infirmier est une tâche difficile. Les organisations évaluent le niveau de soins dont leurs patients ou résidents ont besoin et décident du personnel qui convient le mieux pour fournir ces soins avec compétence. Les hôpitaux de soins actifs emploient des infirmiers/ères autorisés/es, des infirmiers/ères auxiliaires autorisés/es/immatriculés/es et des préposés aux services de soutien à la personne. En règle générale, les USI n'emploient que des infirmiers/ères autorisés/es, dont la plupart ont reçu une formation supplémentaire pertinente à l'unité spécialisée dans laquelle elles travaillent, où les soins aux patients sont à la fois complexes et aigus. Dans les unités de soins aux patients, il y aura probablement un ensemble d'infirmiers/ères autorisés/es, d'infirmiers/ères auxiliaires autorisés/es ou immatriculés/es et de préposés aux services de soutien à la personne qui travailleraient en équipe en fonction de leurs niveau de compétence et champ d'exercice respectifs. Les établissements de soins de longue durée emploient habituellement plus d'infirmiers/ères auxiliaires autorisés/es ou immatriculés/es et de préposés aux services de soutien à la personne que d'infirmiers/ères autorisés/es.

L'argent pour payer les employés des hôpitaux et d'autres établissements provient de l'enveloppe de financement que reçoit l'établissement du gouvernement. L'établissement détermine la combinaison de professionnels de la santé employés pour respecter le budget. Il est important, par exemple, de s'assurer que la combinaison d'infirmiers/ères professionnels/les employés/es s'inscrit dans l'orientation budgétaire. Les hôpitaux dépassent souvent leurs limites financières, et affichent un déficit. Cela est souvent imputable au coût des ressources humaines en santé. Lorsque les hôpitaux et autres établissements doivent combler un déficit, ils font souvent des coupures dans le personnel infirmier. Les infirmiers/ères des cliniques de soins de santé primaires sont rémunérés/es par la clinique ou les médecins qui les embauchent. Les infirmiers/ères praticiens/nes sont payés/es directement par le gouvernement ou par les médecins.

Le coût des infirmiers/ères

Les infirmiers/ères qui travaillent dans les hôpitaux reçoivent habituellement un salaire plus élevé que ceux/celles qui travaillent par exemple dans des établissements de soins de longue durée, des cabinets de médecins ou un milieu de soins primaires. D'autres considérations liées au salaire du personnel infirmier comprennent l'éducation supplémentaire et le temps passé sur le marché du travail (c'est vrai pour toutes les catégories de personnel infirmier).

En 2022, la rémunération *moyenne* d'un/e infirmier/ère autorisé/e était de 71 103 $, l'échelle allant de 57 336 $ pour un poste de premier échelon à un sommet de 81 628 $ pour un/e infirmier/ère ayant plus d'expérience.

La rémunération annuelle moyenne d'un/e infirmier/ère auxiliaire autorisé/e ou immatriculé/e est de 55 044 $. Un poste de premier échelon commence à environ 50 479 $ par année, et les infirmiers/ères plus expérimentés/es gagnent environ 64 327 $ par année (Talent.com 2022).

Un/e préposé/e aux services de soutien à la personne qui occupe un poste de premier échelon gagne entre 30 000 $ et 35 100 $ par année, et un/e préposé/e aux services de soutien à la personne plus expérimenté/e gagne jusqu'à 44 312 $ par année. Ces chiffres varient et diffèrent d'une province ou d'un territoire à l'autre ainsi qu'au sein de ceux-ci.

Le coût des médecins

En 2020, 92 173 médecins étaient autorisés à exercer au Canada. Le total des paiements bruts aux médecins dans le secteur clinique cette année-là s'élevait à 29,4 milliards de dollars, ce qui constitue une augmentation de 4,3 % par rapport à 2019. Le paiement moyen versé aux médecins (avant impôts) était de 354 000 $, ce qui représente une augmentation de 20 % par rapport à l'année précédente (ICIS, 2021c). Parmi ces médecins, 62 % ont été rémunérés à l'acte et 28 % ont reçu d'autres modalités de paiement. Les paiements ont été versés par les provinces et les territoires pour des services médicaux assurés, en majeure partie pour des consultations et des visites au cabinet, y compris les visites virtuelles et téléphoniques (qui ont augmenté de façon spectaculaire depuis 2020 en raison de la pandémie). Les médecins et d'autres fournisseurs de soins ont vu des patients sélectionnés dans leurs cabinets ou cliniques, mais une grande partie des rendez-vous avec leurs patients a été réalisée virtuellement. En ce qui concerne les spécialités, 52 % du nombre total de médecins faisaient de la médecine familiale, le reste travaillait dans des spécialités médicales ou chirurgicales.

Mécanismes de financement des médecins

Comme il a été mentionné précédemment, le paiement à l'acte est le mode de rémunération des médecins le plus ancien et, pour le moment, le plus largement accepté au Canada. Dans le cadre de cette méthode, les médecins facturent le régime provincial ou territorial pour chaque service exécuté (voir le chapitre 1). Les médecins (ou plus probablement leur assistant/e de cabinet médical) doivent présenter une demande de règlement au ministère de leur province ou territoire pour chaque évaluation assurable effectuée et chaque service fourni. Chaque province ou territoire a des paramètres légèrement différents pour la facturation de la rémunération à l'acte. Invariablement, cependant, le montant que le médecin facture est lié à la complexité du problème de santé et à la durée de la consultation du patient ainsi qu'à l'endroit où cette dernière a lieu. La plupart des provinces et des territoires ont trois ou quatre catégories principales d'« honoraires de consultation » qu'un médecin peut facturer, à savoir : examen mineur, examen intermédiaire et examen complet (p. ex., un examen physique). En Ontario, un médecin facturerait environ 36,85 $ pour une consultation et un examen intermédiaire, comme la consultation de P. K. décrite dans l'exemple de cas 4.4.

Dans le cadre du modèle de rémunération à l'acte, les médecins peuvent également facturer d'autres choses que la consultation concrète au cabinet. Par exemple, les médecins qui font des visites à domicile peuvent facturer un montant plus élevé pour s'assurer qu'ils sont rémunérés pour leur déplacement, pour une consultation loin du bureau, pour l'heure du jour ou de la nuit de la visite à domicile, et pour les rendez-vous de patients au cabinet annulés en raison d'une visite à domicile pendant les heures de bureau (bien que ce soit rare de nos jours). Les médecins peuvent également facturer des procédures telles que des injections ou la suture de plaies, ou pour les visites rendues à des patients à l'hôpital.

En général, les médecins de famille de partout au Canada prétendent qu'ils sont sous-rémunérés pour la quantité de travail qu'ils font, ce qui comprend également, depuis peu, d'énormes quantités de travail administratif. Cette situation décourage, du moins en partie, les nouveaux diplômés de choisir la médecine familiale comme carrière et contribue à ce que les médecins quittent la profession. À la fin de 2022, la Colombie-Britannique a instauré une nouvelle formule de financement pour les médecins de famille, qui tient compte travail administratif effectué dans leur rémunération.

Financement par capitation ou par population

Le financement par capitation (aussi appelé *financement fondé sur la population*) verse aux médecins des honoraires annuels pour chacun de leurs patients. Certains groupes de soins primaires ont la possibilité de dresser la liste des patients. Le montant que le médecin reçoit pour chaque patient dépend de l'âge du patient, de son état de santé général et parfois de son sexe. Selon ce modèle, le montant payé au médecin reste le même, peu importe le nombre de fois qu'il voit le patient. Le financement par capitation est également appliqué aux groupes de soins primaires qui

---

EXEMPLE DE CAS 4.4   Une visite rapide pour des calculs biliaires

P. K. est allé voir son médecin de famille, en raison de douleurs sous-sternales (juste sous la cage thoracique). Le médecin de famille a fait un bref examen physique, a consulté les antécédents médicaux et a ordonné plusieurs tests, dont l'un a révélé que P. K. avait des calculs biliaires. La visite a duré environ 15 minutes.

établissent des listes de patients. L'inscription sur une liste exige que les patients signent une entente avec le médecin stipulant qu'ils ne demanderont que des soins non urgents à ce médecin. S'ils vont ailleurs, le médecin auprès duquel ils sont inscrits perd le montant d'argent facturé pour ces autres visites. Supposons qu'un patient qui est inscrit auprès d'un médecin va voir un autre médecin pour un problème de santé. Le deuxième médecin soumet une réclamation au ministère pour 25 $. Le ministère, sachant que le patient est inscrit sur la liste du premier médecin, paiera cette réclamation, mais déduira également 25 $ du prochain paiement du ministère au premier médecin.

Les composantes fondamentales du financement par capitation sont résumées comme suit :
- Le médecin reçoit un revenu garanti fondé sur la base de population établie pour sa pratique.
- Le médecin peut recevoir d'autres modes de rémunération, par exemple, une partie de ses services peuvent être payés à l'acte.
- Les mesures incitatives offertes aux médecins visent en grande partie la prévention des maladies et la promotion de la santé afin d'améliorer la santé de leur patientèle.

Budget global

Les médecins qui exercent dans des zones mal desservies reçoivent une certaine rémunération pour le maintien de ces pratiques. Le plan budgétaire global comprend généralement de nombreux congés annuels et des congés d'études.

Salaire et contrat

Les médecins salariés reçoivent un montant d'argent négocié par période (généralement un mois). Les grands hôpitaux, les centres médicaux, les cliniques et certaines cliniques sans but lucratif utilisent souvent ce modèle. Un médecin serait payé en fonction d'un contrat s'il était embauché pour une période déterminée par un hôpital ou une clinique. Les spécialistes employés par les hôpitaux, les urgentologues et les hospitalistes sont salariés. Les spécialistes ont généralement des cabinets privés et facturent des frais de services à l'acte pour les patients qu'ils voient.

Financement mixte

La plupart des médecins au Canada qui reçoivent une forme de financement autre que la rémunération à l'acte utilisent également un autre mode de paiement. Par exemple, un médecin appartenant à un groupe du réseau de soins de santé primaires peut être rémunéré à l'acte pour une certaine partie de sa pratique qui n'est pas inscrite, et l'être également selon un financement par capitation pour une autre partie de sa clientèle.

Rémunération à l'acte, visites téléphoniques et virtuelles

Pendant la pandémie de COVID-19, la plupart des médecins de soins primaires ont commencé à donner des « consultations » virtuelles ou par téléphone aux patients afin de réduire la transmission virale. Les gouvernements provinciaux et territoriaux ont émis aux médecins des codes de facturation spéciaux afin qu'ils puissent soumettre une demande de remboursement pour chaque consultation. De nombreux patients ont bien accueilli ce changement, mais d'autres étaient sceptiques et auraient préféré voir leur fournisseur de soins en personne. Certains problèmes de santé ne peuvent pas être évalués sans que le patient consulte le fournisseur de soins en personne, tandis que d'autres affections peuvent être gérées de façon tout à fait adéquate à distance.

TECHNOLOGIE DE L'INFORMATION

Le financement des services de TI dans les établissements publics comme les hôpitaux et les établissements de soins de longue durée est fondamentalement fourni par les gouvernements provinciaux et territoriaux. Dans la plupart des cas, les médecins assument toutes les dépenses liées aux logiciels médicaux utilisés dans leurs cabinets, leurs groupes de soins de santé primaires ou leurs cliniques, bien que dans certaines administrations, le gouvernement provincial ou territorial offre des subventions à certains bénéficiaires (voir le chapitre 10).

Les systèmes d'information dans les hôpitaux sont à la fois complexes et variés. Il existe actuellement plusieurs importantes plateformes utilisées dans les hôpitaux au Canada, dont Cerner, Meditec et Epic. Tous les hôpitaux sont passés au numérique, mais à des degrés divers. Les hôpitaux assument la responsabilité financière de changer et de mettre à niveau leurs systèmes, bien que dans certaines circonstances, le ministère affecte des fonds supplémentaires à cette fin. Les hôpitaux adaptent le système qu'ils utilisent en fonction de leurs propres besoins. Les systèmes sont gérés par un service informatique en constante activité et de nombreux experts informatiques qui instaurent et mettent en œuvre des modifications tout en assurant un service de dépannage pour le personnel hospitalier selon les besoins, et toutes ces activités sont coûteuses. Les services informatiques gèrent également la sécurité informatique.

Inforoute Santé du Canada

Inforoute Santé du Canada est un organisme indépendant sans but lucratif (OSBL) qui a été créé par le gouvernement canadien en 2001 pour fournir des solutions numériques au système de soins de santé du Canada. Inforoute investit dans des projets qui contribuent à un cadre numérique national, qui élargit et améliore la technologie de l'information et la connectivité dans l'ensemble du spectre des soins de santé, et qui offre un accès rapide aux dossiers numériques. Les projets les plus récents d'Inforoute Santé du Canada comprennent PrescripTIonMD et ACCÈS Santé. Le projet PrescripTIon, en collaboration avec Santé Canada, les provinces, les territoires et les organismes de soins de santé, a commencé à prendre de l'expansion en 2018. L'objectif est de remplacer la mosaïque actuelle de connectivité liée aux pharmacies entre les prescripteurs et les organisations par un système national offrant une gestion améliorée de la sécurité, une connectivité aux systèmes de dossiers de santé électroniques pancanadiens et une intégration transparente avec les systèmes d'exploitation actuels des établissements et des cliniques (Inforoute Santé du Canada, 2022a).

ACCÈS Santé est une solution numérique qui améliore l'accessibilité des patients à leurs propres informations de santé, facilitant le concept de soins centrés sur le patient. Inforoute Santé du Canada soutient également des solutions électroniques en santé mentale, y compris l'aide et le soutien en ligne en cas de crise (ligne d'assistance téléphonique, soutien par message texte, accès à des groupes de clavardage et de soutien en ligne, et notifications sur des points chauds). L'organisme appuie un projet national appelé *Closing the Circle of Care Project* (supervisé par des organisations autochtones) visant à améliorer les services de soins de santé grâce à l'intégration des dossiers médicaux électroniques de la communauté et d'un portail sur la santé des citoyens (Inforoute Santé du Canada, 2022a).

Au cours des dernières années, le gouvernement fédéral a affecté plus de 2,5 milliards de dollars au financement d'Inforoute, pour plus de 370 projets de santé électronique à l'échelle du Canada. Cela comprend un engagement de 50 millions de dollars pour les soins virtuels pris en 2020 (Inforoute Santé du Canada, 2022b).

LE SAVIEZ-VOUS?

Atteinte à la sécurité à Terre-Neuve

Au début novembre 2021, le système de soins de santé de Terre-Neuve-et-Labrador a connu une cyberattaque qui, d'après certains, était la pire de l'histoire du Canada. L'attaque a pratiquement paralysé le réseau de santé de Terre-Neuve-et-Labrador pendant plusieurs jours, nécessitant l'annulation de milliers de procédures et de rendez-vous. Les renseignements sur de telles cyberattaques sont souvent gardés secrets pour un certain nombre de raisons. Dans ce cas, le gouvernement provincial estimait que le fait de révéler trop d'informations mettrait en péril les enquêtes et nuirait aux efforts visant à rétablir le système.

Appareils de diagnostic et d'imagerie

Bien qu'ils offrent de meilleurs résultats diagnostiques, les appareils d'imagerie tels que les tomodensitomètres, les appareil d'imagerie par résonance magnétique (IRM), les appareils de tomographie par émission de positrons (TEP) et TEP/tomodensitomètre sont coûteux à l'achat, à l'entretien et à l'exploitation. À cela s'ajoute, pour notre système financé par l'État, le coût de chaque imagerie diagnostique demandée pour un patient. Les appareils les moins coûteux sont les tomodensitomètres et les IRM, les plus chers étant les appareils de TEP et de TEP/tomodensitomètres. Les appareils de TEP/tomodensitomètres produisent des images spécialisées fusionnant les images de deux plateformes, ce qui donne au médecin des vues de la partie du corps ou de l'organe ciblé sur deux plans différents en un seul examen.

Les tomodensitomètres et les IRM sont des services financés par l'État lorsqu'ils sont jugés médicalement nécessaires. Les deux services peuvent également être achetés au privé dans certaines régions. Un tomodensitogramme varie d'un peu plus de 200 $ à environ 650 $; un examen d'IRM, de 900 $ à 2 500 $. Les prix fluctuent selon les provinces et territoires et l'imagerie précise demandée.

Pour l'achat de ces appareils, les hôpitaux ou les établissements de diagnostic doivent débourser au bas mot 65 000 $ pour un tomodensitomètre de base remis à neuf. Un appareil plus grand et flambant neuf peut coûter jusqu'à 2,5 millions de dollars. Un appareil d'IRM coûte en moyenne environ 3 millions de dollars.

Le coût moyen d'un TEP/tomodensitomètre installé est de 7 millions de dollars. Cela comprendrait la construction de l'installation nucléaire et moléculaire nécessaire pour accueillir l'appareil, ainsi que le coût d'autres équipements nécessaires pour le faire fonctionner, comme un cyclotron, qui génère l'énergie nucléaire requise. Le TEP/tomodensitomètre lui-même coûte entre 2,5 et 4 millions de dollars.

Pour ce qui est de l'imagerie diagnostique demandée pour les patients, le coût d'une seule TEP varie de 956 $ au Québec (peut-être en raison du grand nombre d'imageries médicales qui y sont effectués) à 1 500 $ en Ontario, jusqu'à 1 800 $ au Manitoba (Statista, 2022).

La façon dont l'équipement est financé varie selon les provinces et les territoires. En 2020, le Québec comptait 23 TEP/tomodensitomètres, le plus grand nombre au Canada. L'Ontario en possède 20, l'Alberta et la Colombie-Britannique en ont quatre chacune, l'Alberta, trois, le Nouveau-Brunswick, deux, et chacune des autres provinces en possède un, alors qu'il n'y en a aucun au Yukon, au Nunavut et dans les Territoires du Nord-Ouest (Tolinsky, 2020). En Ontario, ces appareils sont généralement financés par des organismes locaux ainsi qu'avec l'argent des coûts de fonctionnement de l'hôpital local. La plupart des provinces et des territoires ne couvrent le coût des TEP que pour des affections particulières, comme certaines affections cancéreuses et cardiaques. Les imageries médicales sont également couvertes pour les personnes qui participent à des essais cliniques de Santé Canada.

En 2020, le ministère de la Santé et des Services sociaux du Québec a financé un projet de 7 millions de dollars (dont 3,8 millions de dollars pour la construction d'une installation pour accueillir l'appareil de TEP). L'appareil de TEP/tomodensitométrie été installé à l'hôpital de la ville minière de Val-d'Or, à 525 kilomètres au nord de Montréal, et dessert 135 000 personnes dans la ville et la communauté environnante. Le projet s'inscrivait dans le cadre d'une stratégie lancée par le gouvernement du Québec pour s'assurer que l'imagerie médicale de pointe était disponible pour les personnes à l'extérieur des grands centres. Kelowna, en Colombie-Britannique, et Sudbury, en Ontario, ont également acquis des appareils de TEP/tomodensitomètres en 2020 (Tollinsky, 2020). Les renseignements de l'Agence canadienne des médicaments et de la technologie de la santé (ACMTS) indiquent qu'en 2019, 67 849 images de TEP/tomodensitométrie ont été effectuées au Québec et seulement 23 554 en Ontario. Cela équivaut à 1,6 imagerie médicale pour 1 000 personnes pour l'Ontario et à 8 pour 1 000 personnes au Québec (ACMTS, 2021).

Dans la plupart des provinces et des territoires, certains services d'imagerie diagnostique sont sous-traités à des établissements privés. Le régime provincial/territorial couvre le coût des imageries médicales, en payant les établissements pour leurs services. Les arrangements financiers conclus avec les entreprises privées varient d'une administration à l'autre.

CONCLUSION

Avez-vous trouvé les réponses aux questions qui vous ont été posées au début du chapitre? Dans quelle mesure vos estimations étaient-elles proches? Passez en revue les prix indiqués dans le chapitre. Vos estimations étaient-elles proches? Vous attendiez-vous à ce que le coût des services soit inférieur ou supérieur? Comment le fait de payer de votre poche pour certains de ces services aurait-il une incidence sur vous ou votre famille?

Quel est l'avenir des soins de santé au Canada? Il est presque impossible de le savoir, bien qu'ils vont certainement changer. Les ressources sont limitées, et les services pourraient devoir être rationnés, ce qui est un concept étranger aux canadiens. Interdire à des personnes le traitement dont elles ont besoin (ou qu'elles veulent) en fonction de facteurs tels que l'âge, l'état de santé ou le type de maladie semble impensable, mais cela peut devenir une réalité. Nous devons utiliser les ressources de soins de santé à bon escient et continuer à promouvoir des modes de vie sains et la prévention des maladies. Pendant la pandémie, plusieurs hôpitaux ont failli devoir rationner les services, en particulier pour ceux qui avaient besoin d'un lit à l'unité des soins intensifs et de ventilateurs. Les grands centres du Canada ont dû développer des protocoles de triage. Les évaluations des risques étaient basées sur les chances de survie du patient passé un certain laps de temps, en tenant compte de facteurs de risque tels que l'âge, les comorbidités et l'acuité de leur maladie actuelle. Pouvez-vous imaginer à quel point il serait difficile de prendre une décision pour certains médecins? Comment vous sentiriez-vous si l'un de vos proches avait la COVID-19 et avait besoin d'un ventilateur, mais qu'après un triage, le ventilateur était destiné à quelqu'un d'autre dont les chances de survie étaient supérieures? Le simple fait de préserver le même niveau de soins que celui d'aujourd'hui dans les hôpitaux du pays nécessitera d'énormes augmentations dans le financement de la part de tous les paliers du gouvernement. Pour améliorer ces soins et être prêts pour la prochaine pandémie, il faudra encore plus de financement, ainsi qu'un examen coordonné et critique de la façon dont et de l'endroit où les fonds actuels sont dépensés, en plus d'améliorer les inefficacités à l'échelle du système.

RÉSUMÉ

4.1 Au Canada, tous les services médicalement nécessaires sont financés par l'État, mais, pour la plupart, ils sont fournis par des entreprises ou des organismes privés à but lucratif ou privés sans but lucratif. Par exemple, la plupart des hôpitaux sont des établissements privés sans but lucratif, et bien que financés par le gouvernement, bon nombre des services qu'ils fournissent le sont par des entreprises privées. Souvent, la prestation des services de santé financés par l'État est sous-traitée à des entreprises, y compris à certains organismes de soins à domicile. Les médecins, bien que payés avec des fonds publics, peuvent être considérés comme des propriétaires de petites entreprises. Ils sont responsables de toutes leurs dépenses et facturent à la province ou au territoire les services rendus, ou sont rémunérés selon d'autres modes de paiement. Bien que les services médicalement nécessaires soient couverts par l'assurance-maladie publique, il arrive que les canadiens paient pour des services de santé supplémentaires, que ce soit directement ou par l'entremise d'une assurance ou d'un régime d'avantages sociaux des employés, ou les deux.

4.2 Le financement public des soins de santé au Canada est fourni par les gouvernements fédéral, provinciaux, territoriaux et municipaux par l'entremise d'une combinaison de taxes et de points d'impôt, ainsi que par les commissions des accidents du travail. Certaines provinces et certains territoires utilisent également les recettes provenant des taxes de vente et des loteries pour payer les soins de santé. Seuls les résidents de l'Ontario paient des primes d'assurance-maladie. À l'heure actuelle, le gouvernement fédéral verse des fonds aux provinces et aux territoires par l'entremise du Transfert canadien en matière de santé, du Transfert canadien en matière de programmes sociaux, de la formule de financement des territoires et des paiements de péréquation (qui demeurent controversés, surtout en Alberta). En plus de ces importants transferts, le gouvernement fédéral continue de fournir aux provinces et aux territoires une aide financière pour appuyer les initiatives liées à la pandémie de COVID-19. Les coûts indirects des soins de santé, y compris les maladies, les blessures et la mortalité prématurée, ont un effet négatif sur l'économie canadienne.

4.3   Les hôpitaux, les médicaments et les ressources humaines en santé représentent les trois principales dépenses en soins de santé au Canada. Le ministère provincial ou territorial, ou le ministère de la Santé, fournit aux hôpitaux la majeure partie des fonds pour la prestation de services à la collectivité. La plupart des hôpitaux sont des établissements sans but lucratif qui, en plus du financement gouvernemental, ont recours à un éventail d'entreprises et d'organisations privées pour la prestation de leurs services. Les ressources humaines en santé représentent la majeure partie des dépenses hospitalières. Les principaux modèles de financement des hôpitaux sont le financement global et le financement par activités. De nombreux canadiens ne sont pas conscients du coût élevé des hospitalisations. Le coût moyen d'un séjour à l'hôpital d'un patient souffrant de COVID-19 dépasse souvent 23 000 $. C'est environ trois fois plus que le coût d'un séjour à l'hôpital pour un patient admis en raison d'une crise cardiaque majeure.

4.4   Le Canada a une population vieillissante, ce qui fait augmenter les coûts de la prestation des soins pour le système de santé. À l'heure actuelle, les personnes âgées (de plus de 65 ans) représentent environ 18 % de la population totale, qui, collectivement, utilise 45 % du budget total des soins de santé. Les dépenses moyennes pour une personne de plus de 60 ans sont sept fois plus élevées que celles d'une personne de moins de 60 ans. Les soins offerts aux canadiens âgés (et à d'autres personnes) sont fournis par des services de soins à domicile et en milieu communautaire, des logements dans des résidences et des établissements de soins de longue durée. Il est plus rentable de prendre soin des personnes à domicile avec le soutien des services de soins à domicile et en milieu communautaire. Les établissements de soins de longue durée au Canada sont principalement financés par l'État et sont réglementés par les gouvernements provinciaux et territoriaux. La quote-part demandée aux résidents dépend en grande partie de leur revenu annuel. Les établissements privés sont populaires, mais peuvent être coûteux, et offrent différents niveaux de soins et d'hébergement.

4.5   Après les services hospitaliers, les médicaments représentent la deuxième plus grande dépense des soins de santé. Les dépenses en médicaments ont augmenté de 4,6 % en 2020, soit un peu plus que l'année précédente. Parmi les facteurs contributifs, mentionnons l'utilisation accrue de médicaments d'ordonnance, en particulier chez les personnes âgées ayant de multiples problèmes de santé. Le coût élevé des médicaments plus récents, en particulier les produits biologiques, est l'un des principaux facteurs contributifs, bien que les médicaments biosimilaires, qui font l'objet d'une approbation lente par Santé Canada, soient moins coûteux. Les médicaments génériques sont moins chers que les médicaments de marque. C'est pourquoi la plupart des médecins prescrivent des médicaments génériques, bien que, dans certaines occasions, un médicament de marque ait la priorité. Un pharmacien peut substituer un médicament générique pour remplir une ordonnance, à moins que le médecin n'indique qu'il ne doit pas y avoir de substitution. Le Canada n'a pas de programme national de financement des médicaments, mais toutes les administrations couvrent le coût de la plupart des médicaments pour certains groupes, notamment les personnes âgées, les personnes handicapées et celles qui reçoivent de l'aide au revenu.

4.6   Collectivement, les ressources humaines en santé (RHS) constituent une dépense importante pour le système de soins de santé, les médecins et les infirmiers/ères étant les deux principaux inducteurs de coûts. Les médecins et les infirmiers/ères forment le plus vaste groupe de professionnels réglementés et représentent le poste financier le plus important du secteur des RHS. La façon de gérer les compétences et l'expertise de ses employés a une grande incidence sur les résultats financiers d'un organisme de soins de santé. Par exemple, il est essentiel d'avoir une répartition adéquate du personnel infirmier dans les hôpitaux afin de fournir des soins de haute qualité dans le respect des lignes directrices budgétaires. Atteindre cet équilibre sans répercussion négative sur les soins aux patients ou sur le personnel infirmier est un défi. Les infirmiers/ères autorisés/es (les infirmiers/ères les plus coûteux/ses) sont presque exclusivement employés/es dans des milieux spécialisés comme les unités de soins intensifs et cardiaques. Cependant, du personnel infirmier aux divers niveaux de compétences en soins infirmiers offre des soins de haute qualité et rentables. Les infirmiers/ères autorisés/es, les infirmiers/ères auxiliaires autorisés/es et les préposés aux services de soutien à la personne travaillent chacun dans son propre champ d'exercice. Les médecins sont principalement rémunérés à l'acte dans de nombreuses provinces et territoires, bien que le financement mixte soit populaire dans les groupes et les équipes de santé familiale.

4.7 Des progrès technologiques ont été observés dans toutes les facettes des soins de la santé, y compris les interventions chirurgicales, l'équipement de diagnostic et les dossiers médicaux et de santé. Les cabinets de médecins, les groupes de soins primaires et les hôpitaux utilisent des systèmes logiciels médicaux. Parfois, l'acquisition de logiciels peut être subventionnée par le gouvernement provincial ou territorial, mais elle demeure une dépense importante. Même si la plupart des hôpitaux utilisent des systèmes d'exploitation de logiciels électroniques, il existe encore un mélange d'environnements électroniques et manuels dans beaucoup d'entre eux. Inforoute Santé du Canada est un organisme qui fournit des solutions numériques au réseau de soins de santé du Canada, investissant dans des projets qui contribuent à créer un cadre numérique national pour améliorer les soins aux patients et permettre un accès rapide aux dossiers numériques ou électroniques des patients Les nouvelles technologies liées à l'imagerie médicale favorisent le diagnostic précoce, le traitement rapide et l'amélioration des résultats du traitement, mais elles sont coûteuses.

QUESTIONS DE RÉVISION

1. Pourquoi certains canadiens considèrent-ils les soins de santé comme « gratuits »? Ressentez-vous la même chose? Pourquoi?
2. Pourquoi les territoires ne reçoivent-ils pas le Transfert canadien en matière de santé?
3. Expliquez le concept des paiements de péréquation, pourquoi ils sont versés et comment ils sont calculés.
4. Quels types de services sont couverts par les assurances provinciales et territoriales, tant à l'hôpital qu'à l'extérieur de celui-ci?
5. Quelle est la différence entre les soins de santé directs et indirects?
6. Quelles sont les trois dépenses les plus importantes pour les régimes d'assurance-maladie provinciaux et territoriaux?
7. Expliquez le principe qui sous-tend les paiements de péréquation.
8. Quelle est la différence entre le coût moyen d'un séjour à l'hôpital d'une personne atteinte de la COVID-19 et celui d'une personne sans COVID-19? Donnez deux exemples.
9. Énumérez cinq stratégies pour réduire la durée des séjours à l'hôpital et donc les frais d'hospitalisation.
10. Quelle aide le gouvernement offre-t-il aux personnes qui s'occupent de membres de leur famille qui sont pris en charge à la maison? Quel est le critère de cette aide?

11. Quelles sont les principales différences entre les médicaments d'ordonnance et les médicaments en vente libre?
12. Les médicaments biosimilaires sont-ils identiques aux médicaments génériques? Expliquez.
13. Comment la technologie de pointe a-t-elle contribué à la hausse des coûts des soins de santé?

Activité

a. Examinez quel type de financement hospitalier est utilisé dans deux hôpitaux de votre région. Expliquez comment le mécanisme de financement est géré et s'il est jugé efficace pour la population visée.
b. Comment les services hospitaliers sont-ils offerts dans votre collectivité? Les services ont-ils été centralisés? Expliquez.

RÉFÉRENCES

Canada Health Infoway. (2022a). *About us.* https://www.infoway-inforoute.ca/en/about-us.

Canadian Agency for Drugs and Technologies and Health (CADTH). (2021, November 29). *New in the canadian journal of health technologies – canadian trends and projections in prescription drug purchases: 2001–2023.* www.cadth.ca/news/new-canadian-journal-health-technologies-canadian-trends-and-projections-prescription-drug#:~:text=The%20researchers%20found%20that%20total,%2C%20an%20increase%20of%20165%25.

Canadian Health Coalition. (2021). Pharmacare. www.healthcoalition.ca/project/pharmacare/#:~:text=Public%2C%20universal%20pharmacare%20could%20save,health%20and%20good%20for%20business.

Canadian Health Infoway. (2022b). *Our history: Working towards a more connected and collaborative health system.* https://www.infoway-inforoute.ca/en/about-us/our-history.

Canadian Institute for Health Information (CIHI). (2017). *Canada's seniors population outlook: Unchartered territory.* https://www.cihi.ca/en/infographic-canadas-seniors-population-outlook-uncharted-territory.

Canadian Institute for Health Information (CIHI). (2020). *Prescribed drug spending in Canada, 2020: A focus on public drug programs.* https://secure.cihi.ca/free_products/prescribed-drug-spending-in-canada-2020-report-en.pdf.

Canadian Institute for Health Information (CIHI). (2021a). *Health expenditure data in brief.* https://www.cihi.ca/sites/default/files/document/health-expenditure-data-in-brief-en.pdf.

Canadian Institute for Health Information (CIHI). (2021b). *What are hospitals spending on?* https://www.cihi.ca/en/what-are-hospitals-spending-on.

Canadian Institute of Health Information (CIHI). (2021c). *Physicians in canada.* https://www.cihi.ca/en/physicians-in-canada.

Canadian Institute for Health Information (CIHI). (2021d). *Long-term care homes in Canada: How many and who owns them?* https://www.cihi.ca/en/long-term-care-homes-in-canada-how-many-and-who-owns-them.

Canadian Institute for Health Information (CIHI). (2022a). *National health expenditure trends, 2021–Snapshot.* https://www.cihi.ca/en/national-health-expenditure-trends-2021-snapshot.

Canadian Institute for Health Information (CIHI). (2022b). *Age-adjusted public spending per person.* https://yourhealthsystem.cihi.ca/hsp/inbrief?lang=en#!/indicators/014/age-adjusted-publ/;mapC1;mapLevel2;/.

Canadian Institute for Health Information (CIHI). (2022c). *Hospital stays in Canada.* www.cihi.ca/en/hospital-stays-in-canada#:~:text=Key%20findings,-In%202019%E2%80%932020&text=The%20most%20common%20reason%20for,myocardial%20infarction%20(4.9%20days.

Canadian Institute for Health Information (CIHI). (2022d). *Prescribed drug spending in Canada.* https://www.cihi.ca/en/prescribed-drug-spending-in-canada.

Comfort Life. (2020). *Costs of senior care. What type of retirement care can you afford?* https://www.comfortlife.ca/retirement-community-resources/retirement-cost.

Department of Finance Canada. (2017). *Major federal transfers.* https://www.canada.ca/en/department-finance/programs/federal-transfers/major-federal-transfers.html.

Department of Finance Canada. (2021). *Federal government announces major transfer amounts for 2022–23.* https://www.canada.ca/en/department-finance/news/2021/12/federal-government-announces-major-transfer-amounts-for-2022-23.html.

Dimmell, M. (2021). *Canada's younger, western population.* Canada West Foundation https://cwf.ca/research/publications/canadas-younger-western-population/#:~:text=Canada's%20population%20is%20getting%20older,to%20the%20rest%20of%20Canada.

Dutton, D. J., Forest, P., Kneebone, R. D., et al. (2018). Effect of provincial spending on social services and health care on health outcomes in Canada: An observational longitudinal study. *Canadian Medical Association Journal, 190*(3), E66–E71. doi:10.1503/cmaj.170132.

Esmail, N. (n.d.). Activity-based funding is good for alberta. The Fraser Institute. https://www.fraserinstitute.org/article/activity-based-funding-good-alberta.

Government of Canada. (2022). *Canada caregiver credit.* https://www.canada.ca/en/revenue-agency/services/tax/individuals/topics/about-your-tax-return/tax-return/completing-a-tax-return/deductions-credits-expenses/canada-caregiver-amount.html.

Health Canada. (2022). *2020–2021 Canada health act annual report.* https://www.canada.ca/content/dam/hc-sc/documents/services/publications/health-system-services/canada-health-act-annual-report-2020-2021/canada-health-act-annual-report-2020-2021-eng.pdf.

Mercer. (2018). *Our thinking: How much are you losing to absenteeism?* https://www.mercer.ca/en/our-thinking/how-much-are-you-losing-to-absenteeism.html#:~:text=Costs%20employers%20%2416.6%20billion%20annually.

Statista. (2022). *Number of positron emission tomography CT units in Canada in 2019/2020, by province.* https://www.statista.com/statistics/821438/number-of-pet-ct-units-in-canada-by-province/.

Statistics Canada. (2020). *Canada's population estimates: Age and sex.* July 1, 2020. https://www150.statcan.gc.ca/n1/daily-quotidien/200929/dq200929b-eng.htm.

Talent.com. (2022). *Registered nurse average salary in Canada,* 2022. https://ca.talent.com/salary?job=registered+nurse.

Tollinsky, N. (2020). *Quebec continues leadership in PET/CT. Canadian healthcare technology.* www.canhealth.com/2020/10/29/quebec-continues-leadership-in-pet-ct/#:~:text=The%20%247%20million%20project%20%E2%80%93%20%243.2,outside%20the%20province%E2%80%99s%20major%20urba.

Wittevrongel, K., & St Onge, P. (2020). *Entrepreneurship and universality: The way forward for health care in alberta.* https://www.iedm.org/entrepreneurship-and-universality-the-way-forward-for-health-care-in-alberta/.

Praticiens et cadres de travail

L'offre et la prestation des soins de santé dépendent entièrement des ressources humaines en santé, lesquelles sont composées de nombreuses et vastes catégories de personnes ayant chacune des antécédents scolaires, des compétences et un champ d'exercice uniques. La plupart sont interdépendantes à un certain niveau, d'une manière ou d'une autre. Les responsabilités de celles qui fournissent des services de soins de santé diffèrent, mais collectivement, leurs contributions contribuent à la viabilité du système de soins de santé et, surtout, au bien-être des patients.

Le présent chapitre se penche sur certains des différents travailleurs de la santé au Canada : qui ils sont, ce qu'ils font, et où ils travaillent. Il examinera aussi au passage certaines des organisations professionnelles qui soutiennent ces personnes, ainsi que les règlementations, les politiques et les procédures en place pour s'assurer que les soins sont donnés par des personnes qualifiées dans leur domaine. Le présent chapitre porte principalement sur l'évolution des modèles de prestation des soins primaires en équipe au Canada. La liste des professionnels de la santé dont il est question dans le présent chapitre représente un échantillon représentatif de ces fournisseurs. Veuillez noter que l'ordre dans lequel les professionnels de la santé sont présentés et décrits ici ne sous-entend aucunement une quelconque hiérarchie entre eux, ni qu'une profession est jugée plus précieuse ou plus importante qu'une autre. Cet ordre n'a été choisi qu'à des fins purement organisationnelles.

Au Canada, les soins de santé sont fournis par une grande variété de professionnels de la santé, allant des médecins conventionnels (ou classiques) jusqu'à ceux qui pratiquent la médecine douce et alternative. Notons aussi les travailleurs informels, les bénévoles d'organismes communautaires ainsi que les amis et les membres des familles qui s'occupent des êtres chers à la maison, qui font tous également partie intégrante de la prestation des soins.

Les **cadres de pratique** comprennent les hôpitaux, les établissements de soins pour bénéficiaires internes, les centres de réadaptation, les établissements de soins communautaires, les **centre de soins palliatifs**, une variété de cliniques, les **organismes de soins primaires** et le domicile. Qui fournit des soins de santé, quand, où, et comment, est quelque chose qui change continuellement. Il s'agit en grande partie d'une tentative d'offrir aux canadiens un accès rapide et rentable à des soins communautaires primaires, secondaires et tertiaires, afin de répondre d'une manière impartiale et culturellement sensible aux besoins de santé d'une population diversifiée. La pandémie de COVID-19 a eu des répercussions sur tous les aspects des soins de santé, affectant la façon dont les services doivent être adaptés pour répondre aux besoins physiques, spirituels, psychologiques et de santé mentale des fournisseurs de soins de santé, de même que de ceux qui ont besoin de soins de santé.

Des stratégies visant à améliorer l'accès des patients aux fournisseurs de soins primaires sont en cours d'application depuis un certain nombre d'années, formant ce qui était initialement appelé la *réforme des soins primaires*. L'une des approches les plus efficaces a été la mise en œuvre de la centralisation des services de soins primaires dispensés par des équipes interprofessionnelles. Cette approche s'appelle **collaboration interprofessionnelle**. Les organismes de soins primaires sont présentés au chapitre 3. Ce concept permet de profiter d'un meilleur accès aux soins primaires, de ce que les patients peuvent tirer parti de l'expertise d'autres fournisseurs de soins de santé en fonction de leurs besoins individuels.

Malgré la popularité et l'efficacité croissantes des groupes de soins primaires, il existe des lacunes flagrantes dans la prestation des soins de santé. Les fournisseurs autres que les médecins ont fait beaucoup pour combler ces lacunes tout en maintenant la continuité des soins aux patients. Les infirmiers/ères praticiens/nes, par exemple, fournissent une grande partie des soins primaires dans les régions rurales et nordiques, en plus de faire partie intégrante des équipes de soins de santé dans les cadres urbains ainsi que dans les hôpitaux. Les sages-femmes assument les soins primaires pour les mères et les soins initiaux pour les nouveau-nés. De plus, les adjoints au médecin, les infirmiers/ères (spécialisés/es comme non spécialisés/es), les physiothérapeutes, les inhalothérapeutes, les diététistes, les travailleurs sociaux, les spécialistes de la santé mentale, les pharmaciens et les podiatres ne sont que quelques-unes des professions de la santé qui fournissent également des services de soins primaires, travaillant en collaboration dans l'environnement d'équipe interprofessionnelle.

L'abandon de l'approche axée presque uniquement sur les soins en cadre hospitalier est devenu la norme partout au Canada, en faveur d'une utilisation des services à domicile et en milieu communautaire (voir le chapitre 3) et d'efforts visant à maintenir l'indépendance des personnes pour qu'elles puissent continuer de demeurer aussi longtemps que possible dans leur propre domicile. Voir l'encadré 5.1 pour un résumé des soins communautaires et l'encadré 5.2 pour les soins centrés sur le patient. Le système de soins de longue durée au Canada fait actuellement l'objet d'une évaluation, et des stratégies sont en cours d'élaboration pour éviter les problèmes qui ont été mis au jour pendant la pandémie (voir le chapitre 10).

PRATICIENS DES MÉDECINES CONVENTIONNELLES, DOUCES ET ALTERNATIVES

Les **fournisseurs de soins de santé** ont traditionnellement été divisés en trois catégories : conventionnel, de base ou grand public (p. ex., médecins, infirmiers/ères [praticiens/nes ou non], sages-femmes, dentistes); les **professionnels de la santé connexes** (p. ex., hygiéniste dentaire, diététistes, optométristes, psychologues, travailleurs sociaux); et **les praticiens de médecines complémentaires (douces) et alternatives** (p. ex., guérisseurs autochtones, docteurs en

---

ENCADRÉ 5.1 Soins de santé communautaires : Synthèse

- Une approche des soins de santé qui intègre les éléments des soins primaires et communautaires, ainsi que des soins à domicile
- Soins et services offerts dans divers cadres communautaires : bureaux ou cliniques des fournisseurs des soins, centres de soins palliatifs, domiciles des patients, bureaux de santé publique, cadres professionnels et scolaires (p. ex., vaccinations, programmes éducatifs)
- Soins et services offerts de façon sensible aux différences économiques, sociales, linguistiques, culturelles et entre les sexes qui existent au sein d'une communauté
- Soins et services répondant aux besoins de chaque collectivité (p. ex., cadre urbain ou rural, ou collectivités éloignées des régions nordiques du pays, où les besoins de la collectivité varient grandement)
- Soins primaires communautaires offrant aux membres de la communauté une gamme complète de services, y compris l'éducation des patients, la prévention des maladies, des stratégies de promotion de la santé, ainsi que des services de consultation, curatifs, et de réadaptation
- S'ajustent en fonction des déterminants sociaux de la santé selon le besoin dans chaque région ou communauté. Les fournisseurs de soins primaires collaborent avec les organismes communautaires et d'autres intervenants pour promouvoir un environnement sain. Cela peut inclure la sécurité alimentaire et l'eau, l'assainissement et l'hygiène, la santé maternelle et infantile, le soutien en santé mentale (p. ex., cas de toxicomanie ou d'alcoolisme) et les protocoles de vaccination.

ENCADRÉ 5.2 Passages aux soins centrés sur le patient

Aspect typique de la médecine occidentale, les médecins évaluent les besoins de leurs patients, conçoivent pour eux des plans de soins de santé et les conseillent sur ce qu'ils doivent faire. Les soins centrés sur le patient font appel aux compétences d'une variété de professionnels de la santé (comme on le voit dans les organisations de soins primaires) pour maximiser les résultats en matière de santé pour les patients. De plus, au cours des dernières années, les patients ont joué un rôle actif dans leur propre santé, en assumant la responsabilité de modes de vie sains et en gérant leurs propres comportements à risque. Des options de traitement sont discutées avec les patients, faisant d'eux des participants actifs dans les décisions prises concernant leurs plans de traitement.

---

naturopathie, praticiens homéopathes, massothérapeutes). Certaines sources se dispensent des catégories discutées précédemment et ne font de distinction entre les professionnels de la santé que selon les catégories « réglementés » et « non réglementés », ou bien selon celles de « médecins » et de « praticiens non-médecins ». Voir le tableau 5.1 pour une catégorisation de certains des nombreux fournisseurs de soins de santé du Canada.

La façon dont les fournisseurs de soins de santé sont regroupés demeure controversée, d'autant plus que la gestion des soins des patients a pris la voie d'une approche d'équipe, où de nombreux professionnels de la santé participent et contribuent au diagnostic, au traitement et aux soins continus des patients. Les membres de ces équipes interdisciplinaires sont considérés comme des partenaires en ce qui concerne la prestation de soins aux patients, contribuant

TABLEAU 5.1	Certains des fournisseurs de soins de santé au Canada	
Fournisseurs de soins de santé conventionnels	**Fournisseurs de soins de santé complémentaires et alternatifs**
Podiatres	Praticiens de l'acupuncture
Assistants dentaires	Aromathérapeutes
Hygiénistes dentaires	Chiropraticiens
Dentistes	Médecins homéopathes
Infirmiers/ères auxiliaires autorisés/es immatriculés/es	Guérisseurs autochtones
Technologistes de laboratoire médical	Docteurs en naturopathie
Technologistes en radiation médicale	Massothérapeutes autorisés
Sages-femmes	Réflexologues
Infirmiers/ères praticiens/nes	Praticiens de Reiki
Ergothérapeutes	Praticiens du toucher thérapeutique
Opticiens	Praticiens de médecine traditionnelle chinoise
Optométristes	Praticiens de yoga
Ostéopathes	
Ambulanciers paramédicaux	
Préposés aux services de soutien à la vie (aides-soignants)	
Pharmaciens	
Adjoints au médecin	
Médecins	
Physiothérapeutes	
Psychologues	
Diététistes et nutritionnistes autorisés	
Infirmiers/ères spécialistes cliniques	
Infirmiers/ères psychiatriques autorisés/es	
Inhalothérapeutes autorisés	
Travailleurs sociaux	
Orthophonistes audiologistes	

Remarque : Cette liste n'est ni exclusive ni définitive. Les titres, les rôles et la catégorisation varient d'une région à l'autre. Par exemple, les chiropraticiens et les praticiens de l'acupuncture peuvent très bien être considérés comme des fournisseurs de soins de santé conventionnels par certaines personnes.

différemment, mais également, par rapport à leur expertise professionnelle et à leur champ d'exercice.

Médecine conventionnelle

La médecine conventionnelle se voit aussi fréquemment attribuer les qualificatifs *orthodoxe, classique, traditionnelle, allopathique, occidentale*, en plus de se faire aussi appeler *biomédecine*. La médecine conventionnelle englobe typiquement tous les modes de soins distincts de ceux des praticiens alternatifs. Généralement, les praticiens « conventionnels » soit diagnostiquent, soit traitent des problèmes de santé diagnostiqués préalablement, et fournissent des soins techniques, thérapeutiques, ou de soutien, à l'aide de traitements, d'interventions et de médicaments à l'efficacité scientifiquement prouvée, ou une combinaison de ces modes de soins.

Médecine complémentaire et alternative

La médecine complémentaire et alternative (MCA) est pratiquée par tous les fournisseurs de soins de santé qui ne sont généralement pas considérés comme « classiques ». Les termes « complémentaire » et « alternative » sont parfois utilisés de manière interchangeable, mais à proprement parler, il y a une différence entre eux. Comme son nom l'indique, la médecine dite *complémentaire*, terme qui signifie « en supplément à », soutient, ou « complémente », les traitements et services médicaux conventionnels. La *médecine alternative* quant à elle implique habituellement un mode alternatif de traitement qui peut être employé soit en même temps, soit à la place des traitements conventionnels. Ces traitements peuvent être prodigués à l'exclusion ou non de la médecine conventionnelle.

Ce qui est considéré comme alternatif et ce qui est considéré comme complémentaire est passablement fluide et hautement subjectif. Dans bien des cas, il n'existe pas de « bonne » catégorie dans laquelle placer un mode de soins particulier. La chiropratique appartient-elle à la médecine classique, à la médecine complémentaire ou à la médecine alternative? Et qu'en est-il de la médecine holistique? Les soins prodigués par les médecins holistiques sont-ils considérés comme complémentaires ou alternatifs parce que ces médecins se concentrent davantage sur les traitements naturels? Dans quelle catégorie mettriez-vous le toucher thérapeutique ou la bougie auriculaire? Demandez à 10 personnes différentes et vous obtiendrez très probablement toute une variété de réponses différentes.

RÉFLÉCHIR À LA QUESTION

Traitement d'un mal de dos

Un médecin voit un patient dans son bureau. Le patient dit souffrir d'un mal de dos résultant d'une chute. Le médecin fait passer au patient une épreuve diagnostique pour vérifier la présence possible d'une blessure physique, et l'épreuve n'en révèle aucune. Le médecin dit au patient de prendre de l'ibuprofène selon les directives et lui recommande de prendre rendez-vous pour une séance de massothérapie, qui pourra aider à détendre les muscles de son dos.

1. Considéreriez-vous la massothérapie comme un mode de soins complémentaire ou alternatif? Expliquez votre réponse.
2. Si le médecin avait recommandé la chiropractie au patient, considéreriez-vous ce mode de soins comme complémentaire ou alternatif? Pourquoi?
3. Préférez-vous utiliser le terme *complémentaire* au lieu du terme *alternative*? Expliquez votre réponse.
4. Examinez le tableau 5.1 Réorganiseriez-vous ces catégories? De quelle façon?

Le terme *complémentaire* semble gagner du terrain aux dépens du terme *alternative*, car ce dernier peut être interprété comme ayant des connotations négatives malgré le fait que, pour beaucoup de gens, les modes de soins qui relèvent traditionnellement de ce terme générique sont à la fois thérapeutiques et efficaces, et que ceux-ci ont pour la plupart de profondes racines culturelles ou traditionnelles.

De plus, un traitement qui est considéré comme faisant partie de la norme dans un pays, ou même dans une province ou un territoire, peut ne pas l'être dans un autre. Les guérisseurs autochtones, par exemple, sont bien reconnus dans la plupart des provinces et territoires et sont libres de traiter des personnes au sein de leur collectivité (avec un degré de surveillance variable).

L'*acupuncture* est un soin médical standard et courant en Chine et considéré par beaucoup au Canada comme faisant partie des soins médicaux classiques ou complémentaires. Acupuncture Canada offre une gamme de cours pour les professionnels de la santé réglementés, allant de cours d'introduction aux cours avancés, y compris certains qui enseignent les méthodes d'évaluation et de traitement de la médecine traditionnelle chinoise, le tout menant à une certification pour pratiquer l'acupuncture. Par exemple, les physiothérapeutes offrent souvent l'acupuncture dans le cadre d'un programme de traitement. Les acupuncteurs traditionnels sont réglementés en Colombie-Britannique, en Alberta, au Québec, en Ontario et à Terre-Neuve-et-Labrador.

Les critiques de la médecine alternative croient que pour que les traitements soient considérés comme conventionnels, ils doivent être scientifiquement prouvés avant de pouvoir être revendiqués comme des traitements efficaces (une approche également dite **fondée sur des preuves** ou fondée sur des données probantes). Les praticiens du toucher thérapeutique, par exemple, prétendent utiliser l'équilibre et l'énergie, lesquelles, associées à la force de guérison des mains du praticien, pourraient faciliter la récupération d'un patient; cependant, il n'existe aucune preuve scientifique prouvant que cette pratique modifie l'évolution d'une maladie. Cela ne veut pas dire que le toucher thérapeutique ne profite pas au patient en réduisant le stress et en favorisant la relaxation. Pour beaucoup, cela peut certainement à son tour avoir un effet sur la connexion corps-esprit. Par exemple, nous savons que la réduction du stress et le sentiment de calme réduisent la fréquence cardiaque et la pression artérielle d'une personne. La pleine conscience est un autre mode qui a gagné en popularité au cours des dernières années, et elle s'est avérée très efficace pour réduire l'anxiété et le stress ainsi que favoriser un sentiment de bien-être (voir le chapitre 7).

Au Canada, la montée en popularité de la MCA est attribuable en partie aux canadiens eux-mêmes, car un nombre important de personnes ont recours à la MCA à un moment ou à un autre durant leur vie. Cela peut être dû à plusieurs facteurs, y compris une désillusion par rapport aux traitements conventionnels, à la difficulté d'obtenir des rendez-vous avec leur fournisseur de soins primaires, à des influences culturelles et des systèmes de croyances en contradiction avec la médecine traditionnelle, ainsi qu'à des informations trouvées sur Internet. En outre, de plus en plus de personnes participent activement à leurs propres soins de santé et options de traitement. Cela comprend, pour la plupart des gens, le désir d'intégrer toutes les composantes des soins qu'ils recherchent, et d'adopter une approche davantage tournée vers des soins collaboratifs, fournis par des équipes de soins de santé interprofessionnelles. Selon le plus récent sondage commandé par l'Institut Fraser, en 2016, les canadiens ont dépensé 8,5 milliards de dollars en fournisseurs de services de santé complémentaires et alternatifs, et un autre 2,3 milliards de dollars en produits de santé naturels, lesquels comprennent les herbes médicinales et les vitamines, ainsi que des cours, entre 2015 et 2016 (Esmail, 2017). En 2016, près de 56 % des canadiens ont utilisé au moins un service de soins de santé de type MCA (Esmail, 2017). Le plus haut taux de recours à la MCA a été observé en Colombie-Britannique et en Alberta, suivies des provinces de l'Atlantique et du Québec (tableau 5.2).

Presque tous les médecins sont alignés sur les services médicaux complémentaires, mais certains ont des réserves par rapport aux modes de traitement qui ne sont pas étayés par des critères fondés sur des preuves. Cela dit, tant qu'une thérapie alternative est sûre et se traduit par certains avantages pour le patient, de nombreux médecins n'ont aucune objection quant à son utilisation. Souvent, les gens recherchent des modes de traitement alternatifs lorsqu'ils estiment que la médecine conventionnelle n'est plus efficace, ou lorsqu'ils ne veulent pas avoir à supporter le traitement recommandé (comme la chimiothérapie pour le cancer), et ce tout particulièrement lorsque leur pronostic est, au mieux, mitigé.

TABLEAU 5.2 Utilisation de médecines ou de thérapies complémentaires et alternatives au Canada, par région, au cours des 12 mois précédant les entrevues, 2016 (en %)

	Colombie-Britannique	Alberta	Saskatchewan Manitoba	Ontario	Québec	Provinces de l'Atlantique
Utilisé au moins un traitement au cours des 12 derniers mois*	65	65	55	58	46	52
Massage	46	71	51	53	53	62
Techniques de relaxation	83	63	77	73	73	82
Soins chiropratiques	35	45	38	35	34	40
Yoga	53	59	65	59	50	63
Prière ou pratiques spirituelles	80	74	84	74	78	93
Phytothérapies	72	71	80	67	60	48
Aromathérapie	76	74	67	70	91	100
Acupuncture	22	34	24	27	17	21
Régime lié au style de vie	74	53	80	50	68	56
Naturopathie	49	46	36	45	37	33
Remèdes populaires	60	46	56	59	6	22
Homéopathie	56	43	44	38	40	100
Pratique énergétique (Reiki)	44	31	46	37	37	47
Techniques d'imagerie	73	46	63	69	69	50
Programmes de régime spécial	30	39	56	32	13	41
Guérison spirituelle ou religieuse par d'autres	53	52	69	60	—	57
Ostéopathie	50	38	33	26	56	38
Groupe d'entraide	26	39	40	27	28	50
Vitamines à forte dose et mégavitamines	33	40	75	61	—	52
Rétroaction biologique	44	—	20	35	75	50
Hypnose	11	—	20	24	10	25
Chélation	—	50	—	50	—	—

*Population totale.

Base : Ceux qui ont utilisé des thérapies au cours de leur vie.

Source : Esmail, N., avril 2017. *Médecines complémentaires et alternatives : Attitudes du public et utilisation – 1997, 2006 et 2016.* Institut Fraser. Tableau 5d, p. 26. https://www.fraserinstitute.org/sites/default/files/complementary-and-alternative-medicine-2017.pdf

RÉFLÉCHIR À LA QUESTION

À la recherche d'un traitement alternatif à la chimiothérapie et à la radiothérapie

J.D. a été traitée pour un cancer du sein il y a deux ans et a reçu un pronostic optimiste, mais elle a trouvé la chimiothérapie et les traitements de radiothérapie difficiles. Le mois dernier, elle est allée voir son médecin pour se plaindre d'essoufflement. L'examen d'IRM a révélé la présence de métastases (la propagation des cellules cancéreuses à partir de leur emplacement d'origine) aux deux poumons. L'oncologue de J.D. lui a dit qu'elle pourrait essayer une autre série de traitements de chimiothérapie, mais elle n'était pas très optimiste que cela ferait beaucoup de différence quant à son pronostic, aussi elle a suggéré à J.D. d'essayer des traitements alternatifs ou complémentaires qui, bien que peu susceptibles d'entraîner une guérison, pourraient se révéler bénéfiques d'autres façons, et aussi d'envisager d'aller dans un centre de soins palliatifs si elle venait à sentir que moment était venu pour cela. Compte tenu de sa désagréable expérience antérieure avec les effets indésirables de ces traitements, J.D. a décidé de chercher un traitement homéopathique. Son oncologue a complètement appuyé sa décision.
1. Considérant ces différentes options possibles, que feriez-vous si vous étiez dans cette position?
2. Si vous comptiez parmi les fournisseurs de soins de J.D., et compte tenu de votre champ d'exercice, que serait votre réponse si elle vous demandait votre avis concernant sa décision?
3. Quelles autres possibilités J.D. pourrait-elle envisager?

Chiropratique : conventionnelle, complémentaire ou alternative?

Les chiropraticiens (docteurs en médecine chiropratique) forment le plus grand groupe de praticiens de la MCA. Pour obtenir un diplôme admissible à la pratique clinique, les chiropraticiens doivent compléter de quatre à cinq ans d'études postsecondaires. Travaillant dans des pratiques individuelles ou de groupe, ils diagnostiquent et traitent un large éventail d'affection prenant principalement la forme de troubles touchant la colonne vertébrale, le bassin, les extrémités, et les articulations, ainsi que les effets de ces troubles sur le système nerveux central. Utilisant une approche de soins holistiques aux patients, les chiropraticiens utilisent divers types de thérapies non invasives, telles que les routines d'exercice et les ajustements de la colonne vertébrale (les traitements utilisés peuvent différer d'un chiropraticien à l'autre). Les chiropraticiens ne sont pas autorisés à prescrire des médicaments de la même manière qu'un médecin, ni à faire de la chirurgie. Les soins chiropratiques ne sont pas couverts par la plupart des régimes provinciaux ou territoriaux, mais la plupart des régimes d'assurance privés (prestations de santé étendues) paieront pour un nombre précis de visites et de traitements.

La médecine chiropratique est encore considérée par beaucoup comme étant à l'intersection des médecines alternative et complémentaire. De plus en plus, les chiropraticiens prennent leur place dans les volets complémentaire et conventionnel de la médecine, en tant que fournisseurs de soins primaires. La relation entre les chiropraticiens et les médecins n'est pas uniforme partout, certains membres de ces deux ordres partageant un respect mutuel, tandis que d'autres préfèrent garder leurs distances professionnelles.

RÈGLEMENTATION DES PROFESSIONS DE LA SANTÉ

La majorité des professions de la santé sont autoréglementées, ce qui signifie que les organismes professionnels concluent des ententes avec le gouvernement afin de pouvoir exercer un contrôle et établir des normes pour leurs membres. Certaines professions sont entièrement autoréglementées, tandis que d'autres sont réglementées sous l'égide d'une autre organisation professionnelle. Il existe également des professions réglementées par le gouvernement, ce qui signifie que la législation contrôle la conduite et l'exercice de la profession concernée et de ses membres.

L'autorité de règlementation est accordée par le biais de législations, telles qu'une loi ou un acte décrivant le cadre de comportement et de valeurs pour une profession donnée. Au Canada, les lois provinciales et territoriales (p. ex., la *Health Professions Act* de la Colombie-Britannique et de l'Alberta, la *Loi de 1991 sur les professions de la santé réglementées* de l'Ontario) fournissent le cadre juridique réglementant la plupart des professions de la santé.

Les professions réglementées possèdent des organismes autonomes appelés *collèges ou ordres* (p. ex., le Collège des infirmières et infirmiers autorisés de la Nouvelle-Écosse, le Collège des massothérapeutes de Terre-Neuve-et-Labrador), qui réglementent la conduite et la pratique de leurs membres. Chaque province et territoire compte de 20 à 30 professions de la santé réglementées. À noter qu'il peut arriver que des professions soient réglementées dans certaines provinces et certains territoires, et ne pas l'être dans les autres (tableau 5.3). Par exemple, les infirmiers/ères psychiatriques autorisés/es en Colombie-Britannique sont réglementés par un collège unique à leur spécialité, l'Ordre des infirmières et infirmiers psychiatriques autorisés de la Colombie-Britannique, tandis qu'en Ontario, ils sont sous l'égide de l'Ordre des infirmières et infirmiers de l'Ontario. Bien que les professions réglementées offrent un soutien à leurs membres, l'objectif principal des professions réglementées est de protéger le public, en veillant à ce que les soins offerts soient prodigués de façon sécuritaire par des professionnels de la santé bien formés et travaillant dans les limites de leur champ d'exercice.

Protection du titre

Les professionnels réglementés, soit ceux qui appartiennent à un organisme professionnel, ont obtenu l'autorisation d'exercer leur profession et ont légalement le droit d'utiliser une désignation spécifique, comme celle de massothérapeute autorisé. Ces professions bénéficient d'une **protection de titre**, ce qui signifie que seules les personnes dûment formées, immatriculées et en règle auprès de leur organisme de règlementation peuvent légalement utiliser ce titre. Par exemple, les personnes qui ont pris soin de proches à la maison, mais qui n'ont pas de formation officielle, ne peuvent pas se dire infirmiers/ères auxiliaires autorisés/es ou immatriculés/es. De même, quelqu'un qui a abandonné l'université à mi-chemin d'un programme d'inhalothérapie ne peut pas se donner le titre d'inhalothérapeute. Les aides-soignants/es ne peuvent pas non plus se donner le titre d'infirmiers/ères. À l'opposé, une personne formée « sur le tas » peut se donner le titre d'aide-soignante ou autre équivalent de type « préposée aux services de soutien à la personne », car il n'y a pas d'organisme de règlementation qui protège légalement ces titres, quoiqu'une règlementation en ce sens soit à l'heure actuelle à l'étude en ce qui concerne le titre d'aide-soignant/e (et les équivalents) dans certaines administrations. Les infirmiers/ères pleinement formés/es immatriculés/es dans d'autres pays ne peuvent pas se donner le titre d'infirmiers/ères autorisés/es ici tant qu'ils n'ont pas satisfait aux normes établies par l'Ordre ou Collège des infirmières et infirmiers de la province ou du territoire où ils veulent exercer et qu'ils n'ont pas été accrédités par celui-ci. En plus de la protection du titre, les professions réglementées partagent d'autres éléments collectifs (encadré 5.3).

Toute profession de santé peut demander au gouvernement de devenir réglementée, mais elle doit répondre à des critères stricts. Le ministre de la Santé ainsi qu'un organisme consultatif quelconque de la province ou du territoire supervisent habituellement ce long processus de demande, lequel est de surcroît bien souvent ardu.

Tout comme le permis de conduire possédé par une personne (légitimement) indique qu'elle sait conduire et a réussi un examen de conduite, la règlementation d'une profession est là pour offrir la preuve que les personnes accréditées ont suivi une formation et ont acquis un niveau prédéterminé de connaissances, de compétences ou de capacités. Toutefois, tout comme la possession d'un permis de conduire ne garantit pas l'excellence au volant, il peut parfois arriver

TABLEAU 5.3   Professions de la santé réglementées dans chaque province et territoire

Profession	PROVINCE/TERRITOIRE												
	Alb.	C.-B.	Man.	N.-B.	T.-N.-L.	N.-É.	T.N.-O.	Nt	Ont.	Î.-P.-É.	Qc	Sask.	Yn
Technologistes en cardiologie	**			•		**					**	**	**
Chiropraticiens	**	**	**	**	•	**			**	**	**	**	
Adjoints au médecin et assistants cliniques	**		**										
Techniciens de laboratoire et de rayons X certifiés	**	**	•	•									
Assistants dentaires	•	**	•	**	•	•	•		•	•	•	**	**
Hygiénistes dentaires	**	**	**	**	**	**	**		**	**	**	•	**
Techniciens et technologistes dentaires	**	**	**	**	•	**	•		**	•	•	•	**
Thérapeutes dentaires	**	**		•	•	**	**	**	**	**	•	**	**
Dentistes	**	**	**	**	**	**	**	**	**	**	**	**	**
Denturologistes	**	**	**	**	•	**	**		**	**	**	**	**
Diététistes et nutritionnistes	**	**	**	•	•	•	•		**	•	**	**	
Audioprothésistes	**	**	**	•	**	•	•		**	•	•	•**	
Homéopathes												•	
Kinésiologues									***				
Infirmiers/ères auxiliaires autorisés/es	**	**	**	**	**	**	**	**	**	**	**	**	**
Massothérapeutes	**	**	**	**	**			**	**			•	
Technologiste de laboratoire médical	**		**	**	**	*		**	**		**	**	
Techniciens en radiation médicale	**		**	**	**	**			**		**	**	
Sages-femmes	**	**	**	**	**	**	**	**	**		**		**
Docteurs en naturopathie	**	**		•		•			**			•	
Infirmiers/ères praticiens/nes (inclus/es en tant qu'infirmiers/ères autorisés/es dans certaines provinces)	**	**	**	**	**	**	**	**	**	**	**	**	•***
IAA et IAI	**	**	**	**	**	**	**	**	**	**	**	**	•
Ergothérapeutes	**	**	**	**		**			**		**	**	
Assistants médicaux en ophtalmologie							•					•	
Ophtalmologistes	•	•	•	•		•	•	•	•	•	•		
Opticiens	**	**	**	**	•	•			**	**	**	**	
Optométristes	**	**	**	**	**	**	**	**	**	**	**	**	**
Ambulanciers et techniciens ambulanciers paramédicaux	**		**	**	**	**	**	**	**	**	**	**	
Pharmaciens	**	**	**	**	**	**	**	**	**	**	**	**	**
Techniciens en pharmacie	**								**	•**		**	

Les professions autoréglementées et celles qui sont réglementées sous l'égide d'une autre organisation ne sont pas différenciées.

*+, Seule l'acupuncture est réglementée.

●Professions de la santé réglementées sous l'égide d'une autre organisation.

**Organisations autoréglementées.

Sources : Centre d'information canadien sur les diplômes internationaux., 2021. *Trouver le profil d'une profession.* https://www.cicdi.ca/902/explorez_le_repertoire_des_profils_des_professions.canada; Association dentaire canadienne, 2022. *Lois, règlements et directives en matière de soins de santé.* https://www.cda-adc.ca/fr/services/internationallytrained/laws/; Robinson, K., 2020. Chapitre 8. « The professional framework for midwifery practice in Canada » (Le cadre professionnel de la pratique de sage-femme au Canada.) Dans E. K. Hutton, B. Murray-Davis, K. Kaufamn, et coll. (rév.), « *Comprehensive midwifery: The role of the midwife in health care practice, education, and research* » (L'obstétrique complète : Le rôle de la pratique de sage-femme dans les domaines des soins de santé, de l'éducation et de la recherche). https://ecampusontario.pressbooks.pub/cmroleofmidwifery/chapter/the-professional-framework-for-midwifery-practice-in-canada/#:~:text=In%20Canada%2C%2C%20midwifery%20is%20a,midwifery%20legislation%20is%20enforced%2C%20effectively; Association des infirmières et infirmiers du Canada., 2022. *Organismes de réglementation.* https://www.cna-aiic.ca/fr/soins-infirmiers/les-soins-infirmiers-reglements-au-canada/organismes-de-reglementation; Société Canadienne des Technologistes en Cardiologie : https://csct.ca/; Chiro-Med Rehab Centre. « *Are chiropractors doctors in Canada?* » (Les chiropraticiens ont-ils le titre de médecin au Canada?), 2014. https://www.chiro-med.ca/blog/are-chiropractors-doctors-in-canada/; Association canadienne des adjoints au médecin, 2022. *Les adjoints au médecin sont-ils réglementés par un collège?* https://capa-acam.ca/fr/faqs/are-physician-assistants-regulated-through-a-college/; Ministère de la Santé et des Soins de longue durée de l'Ontario, 2018. *Professions de la santé réglementées.* https://www.health.gov.on.ca/fr/pro/programs/hhrsd/about/regulated_professions.aspx

---

ENCADRÉ 5.3   Professions réglementées : Éléments communs

- Normes en matière d'éducation
- Examens provinciaux et territoriaux
- Champs d'exercice des praticiens, chaque champ décrivant les compétences des praticiens auxquels il s'applique, ainsi que les actes et services qu'ils sont capables d'exécuter avec compétence et sécuritairement
- Limitent la pratique de toute personne qui ne se montre pas à la hauteur des normes
- Processus officiel de traitement des plaintes pour le public
- Processus d'enquête et de suivi des plaintes
- Protection du titre
- Garantie de compétence professionnelle et de qualité

---

aussi que, malgré toutes ces précautions, des personnes qui travaillent dans des professions réglementées de la santé fournissent des services inférieurs aux normes.

Tous les professionnels réglementés doivent exercer dans un cadre de compétences et de services défini par leur organe directeur, ce qu'on appelle leur **champ d'exercice**. Les infirmières et infirmiers possèdent des compétences acquises dans une formation conçue pour les rendre à même de s'acquitter de certains « actes »; les médecins possèdent une gamme de compétences liées aux services qu'ils ont été formés pour offrir; et les inhalothérapeutes, les praticiens médicaux et les autres professionnels de la santé, ont similairement un champ d'exercice défini. Même au sein d'une même profession, différents niveaux de pratique existent. Par exemple, les infirmiers/ères autorisés/es ayant une éducation spéciale (p. ex., pratique avancée) peuvent accomplir des actes que ceux qui n'ont pas cette formation ne peuvent pas légalement accomplir. Les infirmiers/ères doivent généralement suivre des cours spécialisés pour acquérir les compétences nécessaires pour installer des perfusions intraveineuses ou s'occuper de plaies. Similairement, les médecins qui pratiquent la médecine de famille ne sont pas qualifiés pour enlever des vésicules biliaires ou faire des arthroplasties de la hanche; les infirmiers/ères auxiliaires autorisés/es ne sont pas qualifiés/es pour faire passer des examens physiques complets, mais ceux qui ont en plus le titre de praticiens/nes le sont; et les massothérapeutes ne sont pas qualifiés pour les accouchements, mais les sages-femmes, les infirmiers/ères praticiens/nes (selon leur formation) et les obstétriciens le sont. Dans le domaine des soins de santé, bon nombre de ces procédures spécialisées, dont certaines sont spécifiques à certaines professions, sont appelées **actes autorisés**.

Exécution d'actes autorisés

Les actes autorisés (appelés *actes réservés* en Colombie-Britannique), s'ils ne sont pas effectués par un praticien qualifié, posent des risques de préjudices aux patients. Des exemples d'actes autorisés comprennent les injections, les réductions de fractures et les poses de plâtres, les insertions de sondes naso-gastriques, et les prescriptions de médicaments.

Les actes autorisés sont déterminés par la *Loi sur les professions de la santé réglementées* (LPSR) ou l'équivalent dans chaque administration. Par exemple, la LPSR de l'Ontario a identifié 14 actes autorisés que les infirmiers/ères autorisés/es peuvent accomplir. Ces actes autorisés sont semblables d'un bout à l'autre du pays. Les actes liés à chaque profession définissent plus en détail quels actes contrôlés les membres de cette profession peuvent accomplir. Par exemple, les inhalothérapeutes et les technologistes en radiation médicale réglementés peuvent accomplir cinq de ces 14 actes, et les médecins peuvent en accomplir 13; il y a donc un certain chevauchement. Les actes autorisés ne peuvent être accomplis qu'en réponse à un ordre (direct ou indirect) donné par un médecin ou un/e infirmier/ère praticien/ne, par exemple.

Exceptions

La plupart des provinces et des territoires permettent que des actes autorisés soient accomplis dans certaines situations par des personnes compétentes, quoique non réglementées, notamment :

- Une personne ayant une formation appropriée fournissant les premiers soins ou de l'aide en cas d'urgence
- Les étudiants qui apprennent à accomplir un acte sous la supervision d'une personne qualifiée, dans la mesure où cet acte est dans le champ d'exercice des diplômés du programme professionnel de ces étudiants (p. ex., un étudiant en inhalothérapie qui intube un patient sous la supervision directe de sa superviseure clinique, qui elle-même doit être une inhalothérapeute agréée, en règle avec son organisme de règlementation).
- Une personne, comme un aidant, formée pour accomplir un acte (p. ex., donner des injections à une personne atteinte de diabète)
- Une personne appropriée désignée pour accomplir un acte conformément à une religion, par exemple la circoncision dans le cas des rabbins

Les exceptions s'appliquent également dans le cas des perçages corporels destinés à accueillir des bijoux (y compris le perçage d'oreilles), de l'électrolyse, des tatouages

---

RÉFLÉCHIR À LA QUESTION

Exécution d'actes autorisés

Une préposée aux services de soutien à la personne s'occupe d'une femme âgée, R.N. Il y avait plusieurs heures que R.N. était incapable d'uriner, et celle-ci souffrait d'un grand inconfort parce que sa vessie était pleine. Il arrive occasionnellement que l'infirmière qui vient voir R.N. doive lui mettre un cathéter, mais cette fois-ci, l'infirmier/ère était indisponible et n'allait pas pouvoir être là avant quelques heures. Le préposé aux services de soutien, qui est un/e infirmier/ère entièrement qualifié/e d'Angleterre, a été facilement capable de cathétériser R.N., et d'ainsi la soulager de son inconfort. Il est clair toutefois que le préposé a accompli un acte autorisé qu'il n'était pas autorisé à accomplir au Canada.

1. À votre avis, était-il plus important de soulager la patiente de son inconfort que de risquer les répercussions juridiques d'effectuer un acte ne s'inscrivant pas légalement dans le champ d'exercice de la préposé aux services de soutien à la personne? Expliquez votre réponse.
2. À quelles potentielles répercussions juridiques la préposée aux services de soutien s'est-elle exposée en effectuant cette procédure?
3. Quelles autres mesures la préposée aurait-elle pu prendre?

Actes délégués

À mesure que notre système de soins de santé continue d'évoluer, les champs de pratique des fournisseurs de soins de santé évoluent également. Les réformes du système de soins de santé, des méthodes de prestation et des responsabilités des fournisseurs de soins de santé ont eu une incidence sur les rôles traditionnels de ces derniers. Les besoins des patients continuent également de changer, et il arrive plus fréquemment que des soins d'un haut degré de complexité soient nécessaires. Pour répondre aux besoins des patients, les actes, les procédures et les traitements dispensés par les fournisseurs de soins de santé doivent parfois aller au-delà des limites standard.

Par définition, les **actes délégués** constituent le moyen par lequel les professionnels de la santé réglementés (autorisés à accomplir ces actes délégués) peuvent transférer à d'autres personnes l'autorité légale permettant de s'acquitter d'actes autorisés qu'elles n'auraient autrement pas le droit d'accomplir (les procédures qui ne sont pas des actes autorisés n'exigent pas de délégation). Toute personne qui se voit déléguer un acte autorisé doit recevoir une formation à son égard et, en présence d'un observateur, se montrer capable d'accomplir l'acte afin de garantir qu'elle possède la compréhension et la compétence nécessaires pour accomplir ledit acte. Un acte délégué peut comprendre une procédure, un traitement ou une intervention précis qui ne relève pas du champ d'exercice de la personne à qui l'acte est délégué. Par exemple, un/e infirmier/ère autorisé/e qui travaille dans la communauté peut déléguer à un fournisseur non réglementé (p. ex., un préposé aux services de soutien à la personne) ou à une fille qui s'occupe de son père à la maison, l'acte de donner une injection. Les médecins peuvent déléguer à des infirmiers/ères qualifiés/es l'acte de réaliser des tests Pap.

Ce ne sont pas tous les actes autorisés qui peuvent être délégués. Ceux qui le peuvent sont définis par les règlementations provinciales et territoriales (en vertu des compétences de la *Loi sur les professions de la santé réglementées*). Par exemple, un/e infirmier/ère praticien/ne ne peut pas déléguer à un/e infirmier/ère autorisé/e ou à un ergothérapeute l'acte de prescrire un médicament. Dans la plupart des administrations, les actes ne peuvent pas être subdélégués. Cela signifie qu'une personne qui accepte la responsabilité d'accomplir un acte délégué ne peut pas ensuite déléguer elle-même à quelqu'un d'autre l'accomplissement de cet acte.

Les lignes directrices et les protocoles relatifs à la délégation d'actes médicaux varient d'une région à l'autre du Canada. Dans certaines administrations, les actes autorisés ne peuvent être délégués qu'à des personnes qui sont membres de professions réglementées, mais dans d'autres, certains actes peuvent être délégués par des professionnels de la santé réglementés à des fournisseurs de soins de santé non réglementés. En règle générale, les actes délégués doivent être clairement définis et supervisés en conséquence. La supervision peut être directe (c.-à-d. que le fournisseur de soins de santé déléguant est physiquement présent) ou indirecte (c.-à-d. que le fournisseur déléguant est disponible pour consultation).

Dans la plupart des organismes de soins de santé, les autorités comme les conseils d'administration, les comités consultatifs médicaux, ou leurs équivalents, doivent accepter les règles et les procédures relatives aux actes délégués. Les actes délégués doivent également être approuvés par les organismes de soins de santé en ce qui concerne les personnes spécifiques qui ont le droit d'accomplir ces actes. Il peut s'agir d'actes propres à un organisme : par exemple, un organisme peut déterminer les actes que les infirmiers/ères autorisés/es peuvent déléguer à des fournisseurs de soins non réglementés. Ces fournisseurs doivent posséder des connaissances de niveau expert et ont un engagement envers les patients demandant qu'ils s'assurent que les personnes devant accomplir les actes, appelées *déléguées*, sont correctement formées et ont su démontrer leur compétence relativement à l'accomplissement des actes.

Les professionnels de la santé déléguants, les délégués, et les établissements ou les environnements dans lesquels les actes sont accomplis partagent la responsabilité desdits actes. Les professionnels de la santé qui enseignent ou évaluent l'exécution initiale des actes par les délégués (et qui déterminent que ces délégués sont compétents) sont responsables de s'assurer que les actes sont bel et bien accomplis avec compétence. Les personnes qui accomplissent les actes seront responsables si elles les accomplissent de manière inefficace.

Habituellement, les patients, ou les personnes mandataires des patients en matière de soins personnels, doivent donner leur consentement éclairé pour permettre à des personnes autres que les professionnels de la santé réglementés (qui sont ceux dont les champs d'exercices comprennent les actes) d'accomplir les actes délégués. Pour les actes généralement effectués par des médecins, la délégation ne peut avoir lieu qu'avec le consentement des patients, et seulement après que les médecins auront évalué ces patients, discuté avec eux des actes devant être délégués, et répondu à toute question que les patients pourraient avoir.

Des détails décrivant les règlementations relatives aux actes délégués sont disponibles sur les sites Web provinciaux ou territoriaux des associations médicales ainsi que d'infirmières et d'infirmiers connexes. Il convient de noter que de nombreuses universités offrent aux personnes non réglementées des cours sur l'exécution de certaines interventions.

Processus de traitement des plaintes

Les professions réglementées ont un système en place par lequel le public peut déposer des plaintes contre des fournisseurs de soins de santé. Un comité désigné enquête sur toutes les plaintes, protégeant à la fois d'un côté le public, qui peut être assuré que les plaintes légitimes seront examinées et que les mesures appropriées seront prises, et de l'autre, les fournisseurs de soins de santé, qui verront les plaintes illégitimes ou non fondées contre eux rejetées. Les fournisseurs de soins de santé jugés fautifs peuvent faire face à une suspension, à une ordonnance de formation supplémentaire, à la perte de leur permis d'exercice, ou même à des poursuites judiciaires, comme une enquête criminelle.

Normes en matière d'éducation

L'organisme de règlementation d'une profession a le pouvoir d'établir des normes en matière d'éducation pour la formation de ses membres professionnels, y compris les composantes théoriques et pratiques de leur formation, ainsi que les examens d'entrée à la profession. Le processus pédagogique d'un côté prépare les membres professionnels, et de l'autre donne au public l'assurance que les fournisseurs de soins de santé ont les compétences pour exercer.

Les organismes professionnels ont souvent recours à des programmes d'évaluation fondés sur les compétences pour assurer le maintien continu des normes de pratique, protégeant ainsi à la fois les fournisseurs de soins de santé et le public. Les exigences peuvent comprendre l'utilisation d'outils d'autoévaluation, la participation à des programmes de formation continue, la tenue d'un registre des activités professionnelles ou une combinaison de ces éléments. Souvent, de fournir la preuve que ces normes ont été respectées est une exigence demandée aux professionnels pour renouveler leur permis d'exercice.

Permis d'exercice

Dans chaque province et territoire, les organismes de règlementation des professions, de concert avec les établissements d'enseignement et conformément aux exigences provinciales et territoriales, surveillent la délivrance des permis à leurs membres. Les professions réglementées exigent presque toujours que les permis soient renouvelés chaque année. Bon nombre d'entre elles ont aussi aujourd'hui d'autres critères qui doivent être respectés, comme des évaluations par les pairs, ou d'autres preuves de formation continue.

Quitter leur province ou territoire pour se relocaliser ailleurs au pays peut causer des problèmes à certains professionnels, car ce ne sont pas toutes les professions réglementées qui ont des ententes et des normes en place pour que leurs membres puissent exercer dans d'autres administrations (exemple de cas 5.1).

Fonctions et professions non réglementées

Le tableau 5.2 illustre les professions actuellement réglementées dans les provinces et les territoires du Canada. Tous le reste de la main-d'œuvre travaille dans les nombreuses professions et fonctions qui demeurent non réglementées, allant des emplois qui exigent des diplômes universitaires et une formation spécialisée approfondie, à ceux qui exigent moins d'éducation formelle.

Les personnes qui travaillent dans des professions non réglementées n'ont pas de législation fédérale ou provinciale régissant leur profession. Toutefois, à la manière des professions réglementées, de nombreuses professions non réglementées ont des organisations ou des organismes professionnels qui décernent une certification lorsqu'une personne termine une série d'examens écrits ou pratiques, ou les deux. Par exemple, les assistants dentaires ne sont actuellement pas réglementés en Ontario, mais ils n'en doivent pas moins suivre une formation formelle et passer des examens de certification pour exercer.

Lorsqu'une profession n'est pas réglementée ou qu'un candidat à un emploi n'a pas satisfait aux exigences en matière de formation de son organisme de règlementation, la personne ou l'organisation qui effectue l'embauche établit les exigences (exemple de cas 5.2). Par exemple,

EXEMPLE DE CAS 5.1   Médecin déplaçant sa pratique d'une administration à une autre

Comme les médecins passent un examen national, ils sont qualifiés pour exercer n'importe où au Canada, mais ils n'en doivent pas moins devoir obtenir avant un permis d'exercice auprès de la province où ils souhaitent exercer. Voulant exercer la médecine en Colombie-Britannique alors qu'il est présentement chirurgien général certifié à Terre-Neuve-et-Labrador, le Dr H. doit par conséquent présenter une demande au Collège des médecins et chirurgiens de la Colombie-Britannique et suivre le protocole provincial avant de travailler dans la province. Bien que les normes de pratique pour les médecins soient les mêmes partout au pays, il existe souvent des différences au niveau de certaines questions médicales et juridiques, et donc chaque médecin qui exerce dans une juridiction particulière doit connaître les lignes directrices juridictionnelles et juridiques qui se rapportent à cette région. Une fois titulaire d'un permis en Colombie-Britannique, le Dr H. se verra attribuer un numéro de facturation, qu'il devra utiliser pour facturer le régime provincial pour les services rendus.

EXEMPLE DE CAS 5.2   Exigences en matière d'embauche et d'études

Le PDG d'un organisme de soins primaires en Alberta a décidé qu'il voulait embaucher un/e infirmier/ère pour l'équipe de soins de santé. L'infirmier/ère doit être un/e infirmier/ère immatriculé/e (par opposition à un/e infirmier/ère diplômé/e). Un/e candidat/e, P.H., détient depuis deux ans un diplôme d'un programme universitaire de soins infirmiers dans la province, mais iel n'a pas passé les examens nationaux. Par conséquent, P.H. est un/e infirmier/ère diplômé/e et non un/e infirmier/ère immatriculé/e. Un/e autre candidat/e, M.S., également diplômé/e d'un programme universitaire de sciences infirmières, a réussi ses examens nationaux d'inscription (NCLEX-RN) un mois plus tôt et a satisfait à toutes les exigences pour devenir membre du Collège et association des infirmières et infirmiers autorisés de l'Alberta. M.S. est donc un/e infirmier/ère immatriculé/e (autorisé/e), et parce que M.S. possède cette désignation, elle répond au critère pour l'emploi.

pour travailler comme secrétaire médicale, administratrice dans le cabinet d'un médecin ou secrétaire clinique (commis d'unité) dans un hôpital, une personne a besoin d'une base de connaissances spécialisées; toutefois, un employeur a la possibilité d'embaucher une personne sans certificat ou diplôme. Un médecin, par exemple, peut choisir d'embaucher une personne ayant une expérience connexe en tant que secrétaire médicale et de lui fournir ensuite une formation supplémentaire en cours d'emploi, ou encore il peut embaucher quelqu'un qui a complété un programme de certificat d'un an ou un programme de diplôme de deux ans en administration de cabinet médical. Un hôpital peut exiger qu'un secrétaire clinique ait soit un D.E.S. accompagné d'une certaine expérience administrative, soit un diplôme d'un programme d'administration des services de la santé de deux ans (ou l'équivalent).

De nombreuses disciplines non réglementées n'ont pas de normes spécifiques à respecter. Par exemple, n'importe qui peut apprendre à pratiquer la bougie auriculaire ou l'aromathérapie et installer une pancarte invitant le public à se faire soigner.

MEMBRES D'ÉQUIPES DE SOINS DE SANTÉ PRIMAIRES ET D'ÉQUIPES INTERPROFESSIONNELLES

Traditionnellement, les soins de santé ont été dominés par les médecins, une catégorie allant des médecins de famille aux **spécialistes**. Cependant, le passage à une approche faisant appel à des équipes en matière de soins de santé continue de faire du chemin dans l'ensemble du Canada, de sorte à tirer le maximum des compétences et de l'expertise de toute une variété de fournisseurs de soins de santé, en particulier dans le cadre des soins primaires (voir le chapitre 3). Les descriptions suivantes des personnes qui travaillent dans le domaine des soins de santé sont organisées pour la plupart par ordre alphabétique, et comprennent des spécialistes, des praticiens des soins primaires, ainsi que des professionnels de la santé collaboratifs qui travaillent généralement en tant qu'équipes interprofessionnelles.

Dentistes

Les candidats complètent généralement un diplôme de premier cycle de quatre ans (souvent en sciences) avant de postuler à l'école dentaire dans une université reconnue, où ils doivent terminer quatre autres années pour devenir dentiste. Au Canada, les programmes de soins dentaires doivent être agréés par la Commission de l'agrément dentaire du Canada. Les deux premières années sont principalement passées en classe et en laboratoire tandis que les deux autres années se concentrent, en partie, sur l'application pratique de la théorie dans le cadre clinique. Pour devenir dentistes autorisés, les diplômés doivent réussir un examen supervisé par le Bureau national d'examen dentaire du Canada. La dentisterie est une profession réglementée dans toutes les juridictions.

Hygiénistes dentaires

Il existe autant des programmes menant à un diplôme qu'à un grade universitaire pour les hygiénistes dentaires au Canada. Les programmes menant à un diplôme d'une durée de deux à trois ans peuvent être complétés dans un collège communautaire. Les universités qui offrent des programmes menant à un grade universitaire comprennent l'Université de la Colombie-Britannique, l'Université de l'Alberta, l'Université du Manitoba et l'Université Dalhousie. Les hygiénistes dentaires évaluent la santé buccodentaire des patients, effectuent des traitements d'hygiène dentaire préventifs et thérapeutiques, et fournissent des informations sur comment atteindre et maintenir une santé buccodentaire optimale. Les hygiénistes dentaires travaillent en collaboration avec d'autres fournisseurs de soins de santé au sein d'une équipe de soins de santé interprofessionnelle. Leurs cadres de travail comprennent les pratiques d'hygiène dentaire, les cabinets dentaires, les organismes de santé publique, les industries des soins dentaires et les établissements d'enseignement et de recherche.

Assistants dentaires

La plupart des programmes pour devenir assistant dentaire sont d'une durée d'un an et sont offerts dans des collèges communautaires. Les programmes offrent deux niveaux de compétence, venant chacun accroître le nombre de responsabilités que les étudiants pourront assumer dans le cadre professionnel. Après avoir rempli les exigences scolaires nécessaires, les étudiants ont le choix de graduer pour obtenir leur diplôme et exercer en tant qu'assistants dentaires de niveau 1, ou poursuivre leur cheminement scolaire pour acquérir les compétences de niveau 2. Les responsabilités sont diverses, allant de l'éducation des patients à la préparation et la mise en place des instruments dentaires jusqu'au traitement des radiographies et à l'aide aux procédures dentaires, y compris l'assistance dentaire lors des interventions au fauteuil.

Au Canada, les assistants dentaires sont régis par des règlementations différentes dans chaque administration, et la profession est réglementée soit par son propre organisme, soit sous l'égide d'une organisation externe (Association canadienne des assistants dentaires, 2017). Par exemple, en Saskatchewan, les assistants dentaires sont autoréglementés et autorisés par l'Association des assistants dentaires de la Saskatchewan, mais en Colombie-Britannique, la profession est réglementée par le Collège des chirurgiens dentistes de la Colombie-Britannique. La profession demeure non réglementée en Ontario et au Québec. Pour obtenir la certification, les assistants dentaires doivent réussir le ou les examens du Bureau national d'examen d'assistance dentaire.

Médecins de famille

Les médecins de famille sont aussi appelés *omnipraticiens* ou *médecins de première ligne*. Possédant une vaste base de connaissances ne se limitant pas à une maladie ou à un système particulier ni à un sexe ou à un groupe d'âge particulier, les médecins de famille fournissent aux personnes de tous âges et aux familles des soins continus qui comprennent le diagnostic et le traitement d'affections et de maladies ne nécessitant pas les soins d'un spécialiste. De fait, les médecins de famille sont considérés comme des « généralistes »; mais bien que ce ne soit pas à eux que l'on songe en entendant le terme « spécialistes », ils sont aujourd'hui considérés comme des spécialistes dans leur domaine. Pour devenir médecin de famille, il est nécessaire de compléter une résidence en médecine de famille (encadré 5.4).

De plus en plus, les médecins de famille travaillent dans des groupes de soins primaires avec des équipes interprofessionnelles, collaborant avec d'autres fournisseurs de soins primaires pour fournir des soins sans complications, complets et centrés sur les patients. Quelques-uns restent en pratique solo, et certains autres dans divers types de cliniques ou de centres de santé, en particulier dans les régions plus éloignées du pays. De nombreux médecins de famille supervisent également les soins médicaux de patients dans des établissements de soins de santé tels que les établissements de soins de longue durée. Certains font encore des visites à domicile, dont la plupart sont couvertes par l'assurance-maladie publique si elles sont jugées médicalement nécessaires. Aussi, une tendance récente voit de nombreux médecins de famille choisir de renoncer à leurs privilèges hospitaliers et de confier temporairement les soins de leurs patients hospitalisés à un hospitaliste ou à un autre spécialiste (encadré 5.5).

ENCADRÉ 5.4   Aperçu des exigences en matière de formation pour les médecins

Les conditions d'admission à l'école de médecine varient d'une région à l'autre du Canada, mais la plupart des universités exigent que les candidats complètent de deux à quatre ans de travail de premier cycle, obtenant généralement un baccalauréat, puis passent un examen d'entrée appelé test d'admission « MCAT » (de l'anglais « Medical College Admission Test ») avant de demander une place dans l'une des écoles de médecine du Canada. L'école de médecine comprend de trois à quatre années d'études, suivies d'une résidence dans le domaine de spécialité de la personne (p. ex., médecine de famille, médecine interne, pédiatrie ou chirurgie générale).

De nombreux spécialistes travaillent en pratique solo; d'autres travaillent dans des organisations privées ou publiques, ou sont employés par des hôpitaux.

Tous les médecins spécialistes doivent d'abord obtenir leur diplôme de premier cycle en médecine. Après une formation de premier cycle, une formation en résidence dans le cadre d'un programme agréé doit être entreprise. Les chirurgiens généraux devront terminer cinq autres années de formation supplémentaire avant de pouvoir passer les examens du Collège royal pour recevoir leur certification de spécialistes.

Le Collège royal des médecins et chirurgiens du Canada est l'association professionnelle nationale qui supervise la formation médicale des spécialistes au Canada. Il accrédite les programmes universitaires qui forment les médecins résidents pour leurs pratiques spécialisées, et c'est lui qui rédige et fait passer les examens exigeants que les résidents doivent réussir pour devenir certifiés en tant que spécialistes.

Le Collège royal supervise également la formation médicale postdoctorale. Avant de pouvoir être admissible à passer un examen pour être certifié en tant que spécialiste, un médecin doit recevoir un résultat satisfaisant à une évaluation de ses titres de compétences par le Collège royal.

ENCADRÉ 5.5 Une pénurie de médecins de famille

Il y a actuellement une pénurie de médecins de famille partout au Canada, due à un certain nombre de raisons.

- De moins en moins de médecins choisissent la médecine de famille comme spécialité, pour ne pas avoir à faire face aux attentes croissantes envers les médecins de famille d'une part, combinées à un manque de ressources appropriées d'autre part, ainsi qu'en raison de ce qu'ils estiment être des modèles de rémunération « stagnants ».
- Bon nombre d'entre eux quittent la médecine de famille (p. ex., pour devenir médecin exerçant en milieu hospitalier [« hospitalistes »] ou urgentologues) pour profiter d'heures de travail plus attrayantes, de moins de charges indirectes, et d'une meilleure rémunération.
- Bon nombre de ceux qui restent en médecine de famille ont tendance à accepter moins de patients et à travailler moins d'heures, dans une quête d'un équilibre raisonnable entre vie professionnelle et vie personnelle.
- D'autres médecins de famille se diversifient, ne pratiquant la médecine de famille qu'à temps partiel et pratiquant le reste du temps dans un autre domaine, comme la médecine sportive, ou en tant qu'anesthésiste-généraliste.
- Depuis la pandémie de COVID-19, un nombre important de médecins de famille prennent une retraite anticipée en raison d'un stress et d'un épuisement accrus dus à la charge de travail que leur a imposé la pandémie (un peu comme ce que d'autres fournisseurs de soins ont connu).

Le résultat? Des milliers de canadiens n'ont toujours pas de fournisseur de soins primaires. Par ailleurs, même pour ceux qui en ont un, obtenir un rendez-vous en temps opportun peut être difficile, quoique cette situation va en s'améliorant. La pénurie de médecins de famille est plus aiguë dans les régions rurales et nordiques du pays.

Technologiste de laboratoire médical

Les technologistes de laboratoire médical travaillent dans des installations privées et publiques, ainsi que dans des laboratoires provinciaux. Pour devenir technologiste de laboratoire au Canada, une personne doit être certifiée par la Société canadienne de science de laboratoire médical (SCSLM). Pour se préparer à cette certification, une personne doit suivre un **programme agréé** comme celui offert à l'Institut Michener en Ontario. Les personnes qui ont fait des études à l'extérieur du Canada et qui ont réussi le processus d'évaluation des connaissances acquises de la SCSLM sont admissibles aux examens de certification. La certification de la SCSLM est acceptée partout au Canada. Cette certification est l'exigence pour l'entrée dans la profession de technologiste de laboratoire médical dans les provinces où la profession est réglementée. Par ailleurs, la plupart des employeurs dans les territoires où la profession n'est pas réglementée exigent également cette certification.

Sages-femmes

Selon la province ou le territoire, les femmes enceintes qui ont des grossesses normales peuvent choisir de consulter une sage-femme. Les sages-femmes fournissent des soins prénataux (avant l'accouchement) et intrapartum, accouchent les bébés (soit au domicile des patientes, soit dans un centre de naissance ou à l'hôpital), et fournissent des soins post-partum (après l'accouchement) et des soins aux nouveau-nés jusqu'à six semaines après la naissance. Les sages-femmes, conformément aux lignes directrices de la province ou du territoire, aiguilleront les mères vers un médecin, habituellement un obstétricien, si leur grossesse devient à risque élevé ou qu'elles montrent des signes d'autres problèmes au cours d'une phase quelconque de la grossesse, du travail ou de l'accouchement. L'hypertension induite par la grossesse, le diabète gestationnel, le placenta praevia (placenta dans le segment inférieur de l'utérus) ou une grossesse multiple, par exemple, seraient considérés comme à haut risque. Dans la plupart des provinces et des territoires, les sages-femmes peuvent dans de tels cas tout de même continuer de fournir des soins prénataux, en collaboration avec un médecin (habituellement un obstétricien) jusqu'au moment de l'accouchement et après celui-ci.

La profession de sage-femme, qui est pratiquée par les Peuples autochtones depuis des années (encadré 5.6), est maintenant autorisée dans toutes les provinces et tous les territoires du Canada. L'Île-du-Prince-Édouard et le territoire du Yukon sont les dernières administrations au Canada à venir réglementer et financer cette profession. De nouvelles règlementations concernant la délivrance de permis aux sages-femmes dans le territoire du Yukon sont entrés en vigueur en août 2021. Avant l'adoption de cette nouvelle loi, une personne pouvait choisir d'accoucher à domicile auprès d'une sage-femme, mais elle devait payer de sa poche pour ce service.

RÉFLÉCHIR À LA QUESTION

La profession de sage-femme au Yukon

En août 2021, une nouvelle règlementation est entrée en vigueur au Yukon, qui exige que les sages-femmes, à la fin de leurs études formelles, exercent ailleurs au Canada pendant un an avant de présenter une demande d'immatriculation auprès du gouvernement du Yukon. La justification derrière cette exigence est, du moins en partie, que les nouvelles diplômées n'auraient pas assez d'expérience pour accoucher des bébés au cours de la première année suivant l'obtention de leur diplôme dans le territoire, en raison de son faible taux de natalité. Pourtant, Christina Kaiser, une sage-femme pleinement qualifiée qui pratique sur le territoire depuis plus de 20 ans, a dû elle aussi quitter sa pratique et ses patients pour travailler à l'extérieur du territoire pendant un an, conformément aux directives réglementaires. De plus, au moment de l'entrée en vigueur de la règlementation, elle était la seule sage-femme du territoire. Son départ a laissé un vide dans les soins, et de nombreuses futures mères durent se démener pour trouver d'autres plans relativement à la naissance prochaine de leurs bébés (Desmarais, 2021).

1. Expliquez si, selon vous, le gouvernement du Yukon aurait dû faire une exception dans ce cas, compte tenu du fait que Christina était une sage-femme compétente, comme en témoignait son expérience de travail?
2. Pouvez-vous penser à une autre ligne de conduite que le gouvernement aurait pu adopter plutôt que d'appliquer la règlementation de façon monolithique, sans exception?
3. À votre avis, quel impact cette décision aurait-elle sur les patientes actuelles de Christina si elles venaient à se retrouver soudainement sans sage-femme?

Doula

Les doulas (parfois appelées *accompagnantes à la naissance*) aident les femmes enceintes et leur famille tout au long de la grossesse, jusqu'à l'accouchement et après. Les doulas peuvent être des doulas de « naissance », ou des doulas « post-partum » (ou les deux), fournissant aux femmes qui accouchent et à leur famille un soutien informationnel, émotionnel et physique tout au long des phases antepartum, intrapartum et post-partum de la grossesse et de l'accouchement. Les doulas travaillent de manière indépendante pour la plupart, mais elles peuvent également fournir des soins en collaboration avec une sage-femme. Aucune éducation formelle n'est requise pour être une doula, mais il y a des cours de certificat qui peuvent être suivis. Ceux-ci sont d'une durée pouvant aller de 7 à 12 mois, avec une composante pratique à la fin avant d'obtenir la certification.

ENCADRÉ 5.6 Sages-femmes autochtones au Canada

Pendant des générations, avant la colonisation, les sages-femmes autochtones ont fourni à leurs communautés des services de soins de santé maternelle et infantile compétents et fiables. Au 19e siècle, la médicalisation du processus d'accouchement et la colonisation en général ont entraîné une diminution du nombre de sages-femmes au Canada, au point où il n'y avait presque plus de sages-femmes en exercice parmi la population autochtone et non autochtone. L'effet sur la population autochtone a été frappant, ce qui a obligé les femmes à quitter leur communauté et leurs systèmes de soutien pour accoucher. Aujourd'hui, le nombre de sages-femmes autochtones (ainsi que d'autres guérisseurs autochtones) remonte lentement, ce qui est en ligne avec l'appel à l'action 22 de la Commission de vérité et réconciliation du Canada, qui stipule ce qui suit : « Nous demandons aux intervenants qui sont à même d'apporter des changements au sein du système de soins de santé canadien de reconnaître la valeur des pratiques de guérison autochtones et d'utiliser ces pratiques dans le traitement de patients autochtones, en collaboration avec les aînés et les guérisseurs autochtones, lorsque ces patients en font la demande » (Commission de vérité et réconciliation du Canada, 2015).

À l'heure actuelle, le Conseil national autochtone des sages-femmes tente d'élargir les possibilités d'éducation pour les personnes vivant dans les communautés autochtones qui souhaitent poursuivre une carrière dans la profession de sage-femme et d'améliorer l'accès aux programmes de sages-femmes. La vision du Conseil est de 1) décrire les compétences de base propres à la profession de sage-femme autochtone comme un élément majeur nécessaire pour élargir les parcours pédagogiques, garantissant une place dans le processus pédagogique pour les pratiques culturelles et traditionnelles des peuples autochtones; et 2) éliminer les obstacles financiers et au financement des programmes de sages-femmes.

Les sages-femmes autochtones offrent à leurs patientes un ensemble unique de compétences propres à la santé reproductive et sexuelle des femmes autochtones, en respectant la culture, la langue orale et les traditions autochtones (figure 5.1). Leur présence permet aux mères d'avoir des accouchements sans complications au sein de leurs propres communautés, entourées et soutenues par leurs proches. Les femmes sont encouragées à rédiger leur propre plan d'accouchement, comprenant la façon dont elles aimeraient que leur expérience d'accouchement soit gérée et l'endroit où elles aimeraient que la naissance ait lieu (p. ex., à la maison, au centre de naissance lorsque disponible, ou à l'hôpital).

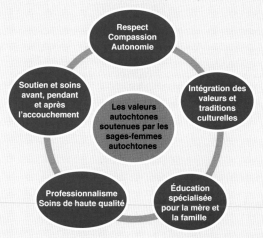

Fig. 5.1 Les valeurs autochtones soutenues par les sages-femmes autochtones.

Les sages-femmes fournissent également aux mères et aux familles un soutien continu en plus de faciliter les liens parents-nourrissons, d'encourager l'allaitement maternel (promouvoir la valeur nutritionnelle associée pour le nourrisson), et de prodiguer des soins aux nourrissons.

Docteurs en naturopathie

Les docteurs en naturopathie sont des praticiens de soins primaires qui utilisent une approche holistique de l'évaluation, du traitement et des soins aux patients, et sont des experts en médecine naturelle. Les traitements qu'ils prodiguent sont axés sur la promotion de la santé et la prévention des maladies en tenant compte des patients dans leur intégralité, plutôt que d'être axés sur les symptômes. La Colombie-Britannique et l'Ontario ont accordé aux docteurs en naturopathie le pouvoir de prescrire des médicaments à l'exception des médicaments contrôlés en vertu de la *Loi réglementant certaines drogues et autres substances* (Association canadienne des docteurs en naturopathie, s.d.).

Infirmiers/ères praticiens/nes

Les infirmiers/ères praticiens/nes (IP) sont des infirmiers/ères autorisés/es ayant une formation et des compétences avancées (classe étendue d'IA), ce qui les autorise à exercer un rôle élargi impliquant bon nombre de compétences et responsabilités autrefois reléguées aux seuls médecins. Les IP peuvent diagnostiquer et traiter de manière autonome des problèmes de santé, commander et interpréter certains tests de laboratoire et de diagnostic, et prescrire un large éventail de médicaments, y compris certaines substances contrôlées. Comme c'est le cas pour d'autres fournisseurs, les IP intègrent l'éducation en matière de santé, la prévention des maladies et la promotion de la santé dans leurs plans de traitement. De plus, les IP peuvent accomplir des actes et des activités contrôlés précis que d'autres infirmiers/ères, en vertu de la loi, ne peuvent pas. Les IP peuvent superviser les procédures d'aide médicale à mourir dans de nombreuses administrations.

Il existe de nombreux programmes d'études supérieures et d'études de deuxième et troisième cycles pour les infirmiers/ères praticiens/nes au Canada, la majorité se situant aux niveaux de la maîtrise et du doctorat. Bon nombre de ces programmes sont financés par leurs gouvernements provinciaux et territoriaux respectifs. Les IP ont besoin d'au moins une maîtrise en sciences infirmières, en plus d'une formation clinique avancée ou de l'achèvement d'un programme de soins infirmiers avec une formation supplémentaire en soins de santé primaires avancés ou prolongés, et peuvent devoir terminer plusieurs années de pratique en tant qu'IA.

L'autorisation d'exercer des IP au Canada dépend des lois et des règlementations établies dans chaque province et territoire (correspondance personnelle avec le Dr Stan Marchuk, DNP, MN, NP(F), CNeph(c), FAANP, président de l'Association des infirmières et infirmiers praticiens du Canada). Chaque province et territoire établit les exigences relatives à l'obtention d'un permis d'exercice, y compris les examens qui doivent être réussis pour devenir IP. Certaines provinces utilisent l'« Examen canadien des infirmières et infirmiers praticiens : famille/tous âges » pour l'autorisation des praticiens de soins primaires et des IP tous âges, tandis que d'autres utilisent l'examen de l'American Academy of Nurse Practitioners, ou encore l'examen de l'American Nurses Credentialing Cente. À l'heure actuelle, il n'y a pas de normalisation entre les provinces en termes d'examens. Tous les IP doivent passer un examen écrit pour obtenir un permis d'exercice; et il est à noter que la Colombie-Britannique et le Québec exigent de surcroît de passer un examen oral. Dans la plupart des administrations, les examens d'autorisation sont supervisés par l'Ordre des infirmières et infirmiers de la province ou du territoire.

Tout comme les autres infirmiers/ères réglementés/es, les IP doivent renouveler leur permis chaque année. Cela implique généralement de compléter un nombre minimum d'heures de pratique, et soit de participer à des programmes d'assurance de la qualité désignés, soit de suivre une formation continue, soit les deux. Il est aussi à noter que chaque province ou territoire appuie différents volets de spécialisation (p. ex., famille/tous âges, adulte, pédiatrique, néonatal).

Les cadres de pratique comprennent les environnements de soins primaires et les cadres communautaires, les hôpitaux sous des désignations de spécialité (p. ex., pédiatrie, cardiologie) et les services d'urgence (exemple de cas 5.3).

EXEMPLE DE CAS 5.3 **Cadres de pratique des infirmiers/ères praticiens/nes**

N.R. présente une demande de permis d'infirmier/ère praticien/ne en Colombie-Britannique. Après avoir terminé le programme d'infirmières et infirmiers praticiens, N.R. demande à passer, rédige et réussit l'examen du CRNBC (Collège des infirmières et infirmiers autorisés de la Colombie-Britannique), l'examen clinique objectif structuré (ECOS) de la province pour les adultes, les familles et la pédiatrie, ainsi que l'un des examens écrits dans la spécialité de son choix qui est reconnu par le CRNBC. N.R. a choisi le volet familial, dans le volet des soins primaires. Une personne peut choisir parmi des examens reconnus, y compris l'examen canadien des infirmières et infirmiers praticiens, l'examen de l'American Nurses Credentialing Center, ou l'examen sur la famille de l'American Academy of Nurse Practitioners.

Optométristes

La plupart des optométristes obtiennent un diplôme de premier cycle, souvent en mathématiques ou en sciences, avant de compléter un programme universitaire de quatre ans en optométrie dans l'une des deux écoles d'optométrie du Canada (l'une à Waterloo, en Ontario, et l'autre à Montréal, au Québec). L'exigence minimale pour l'entrée à ces programmes est de trois ans de préparation au premier cycle, de préférence en sciences. Les diplômés d'une école d'optométrie reçoivent le grade de docteurs en optométrie. Pour exercer, les optométristes doivent être titulaires d'un permis délivré par leur province ou territoire. Habiles à évaluer la fonction et les conditions oculaires, ils peuvent prescrire des médicaments sélectionnés (topiques et oraux) pour traiter une variété d'affections oculaires (p. ex. : infections oculaires bactériennes ou virales; conjonctivites allergiques; glaucomes; et ils peuvent aussi mettre des gouttes afin de dilater les yeux pour les examiner). Les optométristes prescrivent également des lunettes et des lentilles cornéennes aux patients qui en ont besoin. La plupart des optométristes travaillent dans des pratiques, soit de groupe, soit solo. Comme tous les professionnels de la santé au Canada, les optométristes sont réglementés par les organismes de règlementation de leurs provinces. Les territoires font exception; dans les territoires du Yukon, du Nord-Ouest et du Nunavut, la *Loi sur l'optométrie* est administrée respectivement par le gouvernement du Yukon, par le ministère de la Santé et des Services sociaux, et par le ministère de la Santé (correspondance personnelle avec Rhona Lahey, directrice des communications et du marketing, Association canadienne des optométristes).

Opticiens

Les opticiens complètent un programme universitaire de deux ou trois ans, parfois suivi d'un volet pratique. Les opticiens peuvent remplir des ordonnances pour des lunettes ou des lentilles de contact, adapter des lunettes, aider les patients à choisir des montures, organiser le meulage et le polissage des verres de lunettes, ainsi que procéder à leur ajustement afin qu'elles conviennent aux montures sélectionnées. Ils fournissent également une quantité considérable d'instructions de santé liées aux lentilles de contact et aux lunettes, y compris des informations sur les options disponibles, comme les différents revêtements de lentille, et les lentilles bifocales. Ils peuvent pratiquer de façon indépendante, ou dans un grand centre avec d'autres spécialistes des soins de la vue. Les opticiens sont réglementés dans neuf juridictions à travers le Canada.

Pharmaciens

Pour exercer la médecine pharmaceutique, une personne doit obtenir un baccalauréat (pouvant être suivi d'une maîtrise et d'un doctorat), effectuer un stage et réussir un examen national de reconnaissance professionnelle par l'entremise du Bureau des examinateurs en pharmacie du Canada.

Les pharmaciens autorisés, entre autres responsabilités, exécutent les ordonnances et remettent les médicaments conformément à celles-ci. Experts dans leur domaine, les pharmaciens fournissent aux autres membres de l'équipe de soins de santé des renseignements précieux sur les médicaments, y compris les interactions entrent les différents médicaments. Les médecins se tournent vers les pharmaciens pour obtenir des conseils sur les médicaments d'ordonnance actuels et leurs interactions. Les patients peuvent se tourner vers les pharmaciens pour obtenir des conseils et se faire guider en ce qui concerne la prise de médicaments, leurs risques, et leurs effets indésirables. Dans la plupart des provinces et des territoires, le régime provincial ou territorial paiera les pharmaciens pour qu'ils examinent périodiquement les profils pharmacologiques des personnes qui viennent les voir, leur offrent des conseils et de la consultation, et les orientent vers leur médecin au besoin.

De plus en plus, les pharmaciens assument des rôles élargis, allant de la vaccination à la prescription de certains médicaments. Leur champ d'exercice diffère d'une administration à l'autre. Voir le tableau 5.3 pour un compte rendu détaillé des responsabilités assumées par les pharmaciens dans l'ensemble du Canada en 2021. L'objectif de ces ajouts de nouvelles responsabilités au champ d'exercice des pharmaciens est de réduire la charge de travail des médecins, des cliniques et des services d'urgence, et d'offrir aux canadiens plus d'options ainsi qu'un accès plus pratique aux services de première ligne (Khaira et coll., 2020).

Les pharmaciens jouent un rôle important dans la prestation de vaccins aux canadiens. Lorsque la première vague de vaccins est devenue disponible, les pharmaciens comptaient parmi les fournisseurs de soins de santé les plus visibles et les plus accessibles. Beaucoup de gens se sentaient plus en sécurité en se rendant à leur pharmacie pour leur vaccination contre la COVID-19 qu'en allant dans de plus grands centres de vaccination, et la pharmacie locale pour beaucoup était aussi plus proche de l'endroit où ils vivaient. Les pharmaciens ont par la suite continué de fournir ce service, et ont offert les troisième et quatrième doses de vaccin contre la COVID-19. Les responsabilités élargies des pharmaciens à travers le Canada sont résumées dans le tableau 5.4.

Podiatres

Le terme *podiatre* est utilisé à l'échelle internationale comme le nom d'un spécialiste du pied. Le terme *podologue* que l'on rencontre aussi en français n'est pas synonyme de podiatre. Les podiatres se spécialisent dans le diagnostic, l'évaluation, et le traitement des troubles des pieds. Ils traitent les blessures sportives, les déformations des pieds (liées au processus de vieillissement, ainsi que les désalignements), les infections et les affections générales des pieds, y compris les callosités, les cors, les ongles incarnés des orteils, et les verrues. Leur champ d'exercice comprend l'exécution d'interventions chirurgicales précises liées aux pieds, l'administration d'injections aux pieds, et la prescription de médicaments (p. ex., médicaments anti-inflammatoires non stéroïdiens et antibiotiques, selon la province ou le territoire). Les podiatres orientent les patients vers des chirurgiens ou d'autres médecins au besoin.

Au Canada, le programme de podiatrie n'est offert qu'à l'Institut Michener de Toronto. Bien que le Québec offre un programme de podiatrie pour les résidents de la province, les étudiants sont tenus de faire un an de formation à New York. La podiatrie n'est pas réglementée dans toutes les provinces et tous les territoires canadiens.

Les exigences en matière de pratique et le champ d'exercice varient d'une province à l'autre et d'un territoire à l'autre. Dans les administrations qui n'ont pas d'organisme de règlementation, il n'y a pas de normes de pratique; essentiellement, n'importe qui peut se donner le titre de podiatre et traiter des patients.

Les cadres de pratique comprennent les établissements de soins de santé, les cliniques, la communauté, les organismes de soins primaires, et la pratique privée. Certains podiatres se spécialisent dans des domaines tels que la biomécanique, les soins des « pieds diabétiques » ou les soins des pieds dans les établissements de soins de longue durée.

TABLEAU 5.4   Champ d'exercice des pharmaciens au Canada

		C.-B.	Alb.	Sask.	Man.	Ont.	Qc	N.-B.	N.-É.	Î.-P.-É.	T.-N.-L.	Yt	T.N.-O.	Nt
Pouvoir de prescrire (médicaments de la liste 1)	Indépendamment, pour tout médicament de la liste 1	X	O[5]	X	X	X	X	X	X	X	X	X	X	X
	Dans un cadre de pratique ou d'une entente de collaboration	X	O[5]	O[5]	O[5]	X	O	O	O	X	X	X	X	X
Pouvoir d'entreprendre[1,2]	Pour les affections et troubles mineurs	X	O	O	O[5]	A	O	O	O	O[5]	O	X	X	X
	Pour le tabagisme et l'abandon du tabac	X	O	O	O[5]	O	O	O	O	O[5]	O	X	X	X
	En cas d'urgence	O[7]	O[7]	O[7]	O[8]	O	Y	O	O	O	O[7]	X	X	X
	Indépendamment, pour tout médicament de la liste 1[4]	X	O[7]	X	X	X	O	X	O	X	X	X	X	X
Adapter/Gérer[1,3]	Indépendamment, dans une pratique collaborative[4]	X	O[5]	O[5]	O[5]	X	Y	O	O	X	X	X	X	X
	Pour une substitution thérapeutique	O	O	O[9]	X	X	O	O	O	O	O	O	X	X
	Changer la posologie, la formulation, le régime, etc.	O	O	O[9]	O	O	O	O	O	O	O	O	X	X
	Renouveler ou prolonger l'ordonnance pour assurer la continuité des soins	O	O	O	O	O	O	O	O	O	O	O	O	X

(Suite)

TABLEAU 5.4   Champ d'exercice des pharmaciens au Canada—suite

	C.-B.	Alb.	Sask.	Man.	Ont.	Qc	N.-B.	N.-É.	Î.-P.-É.	T.-N.-L.	Yt	T.N.-O.	Nt
Pouvoir de vacciner (voie SC ou IM)[1],[5] Tout médicament ou vaccin	A	O	O	O	X[10]	O	O	O	O	O	O	X	X
Vaccins[6]	O	O	O	O	O	O	O	O	O	O	O	X	X
Vaccin antigrippal	O	O	O	O	O	O	O	O	O	O	O	X	X
Laboratoires Commander et interpréter des essais en laboratoire	X	X	A[11]	O[12]	X	O	A	A[11]	O[13]	X	X	X	X
Techniciens Techniciens en pharmacie réglementés	O	O	O	O[14]	O	X	O	O	O	O	X	X	X

IM – Voie intramusculaire; *A* – En attente d'une loi, d'une réglementation ou d'une politique avant d'être octroyé; *SC* – Voie sous-cutanée; *X* – Non octroyé dans la juridiction; *O* – Octroyé dans la juridiction.

Source : Association des pharmaciens du Canada, février 2022. *Champ d'exercice des pharmaciens au Canada.* https://www.pharmacists.ca/representation/champ-exercice/?lang=fr

[1] Le champ d'exercice, les règlementations, les exigences en matière de formation et les limites diffèrent d'une administration à l'autre. Veuillez vous renseigner auprès des organismes de réglementation de la pharmacie pour plus de détails.

[2] Entreprendre une nouvelle pharmacothérapie d'ordonnance (médicaments visés par la *Loi réglementant certaines drogues et autres substances* non compris).

[3] Modifier l'ordonnance originale, existante ou actuelle de la pharmacothérapie d'un autre prescripteur.

[4] Les pharmaciens gèrent indépendamment la pharmacothérapie de la liste 1 sous leur propre autorité, sans être restreints par les ordonnances existantes ou initiales, le type de médicament, le trouble de santé, etc.

[5] Ne s'applique qu'aux pharmaciens ayant une formation, une certification ou une autorisation supplémentaires obtenues par l'intermédiaire de leur organisme de réglementation.

[6] Le pouvoir de vaccination peut ne pas inclure tous les vaccins de cette catégorie. Veuillez consulter les réglementations de l'administration concernée.

[7] Ne s'applique qu'aux ordonnances existantes, pour assurer la continuité des soins.

[8] En vertu d'un arrêté ministériel en cas d'urgence de santé publique.

[9] Ne s'applique qu'aux pharmaciens qui travaillent dans le cadre d'ententes de pratique collaborative.

[10] À des fins d'éducation et de démonstration seulement.

[11] En attente de réglementations du système de santé en ce qui concerne les demandes de pharmaciens aux laboratoires.

[12] Le pouvoir se limite à commander des essais en laboratoire.

[13] Le pouvoir se limite à commander des analyses de sang. Aucun pouvoir en fait d'interprétation des résultats d'essais.

[14] L'immatriculation des techniciens en pharmacie peut être obtenue auprès de l'organisme de réglementation (pas de permis officiel).

Préposés aux services de soutien à la personne

La plupart des administrations reconnaissent cette catégorie de travailleurs de la santé, qui fournissent aux personnes dont ils ont la charge une grande variété de services, qui varient quelque peu selon le cadre de travail. En plus de celui de « Préposés aux services de soutien à la personne », il existe de nombreux titres pour ces travailleurs de la santé : préposés aux (soins aux) bénéficiaires, auxiliaire en soins de santé; aides à domicile; assistants en soins continus (utilisé en Nouvelle-Écosse); préposé en soutien aux soins de santé (couramment utilisé en Colombie-Britannique); préposés aux soins personnels; aides de maintien à domicile; préposés aux soins infirmiers; travailleurs en soutien à domicile; ou préposés aux patients.

Cette catégorie de travailleurs de la santé offre un soutien inestimable aux patients de tous les horizons des soins de santé. Dans la plupart des provinces et des territoires, les personnes appartenant à cette classification d'aidants doivent avoir un certificat d'un collège communautaire ou privé pour travailler pour des organismes communautaires et dans la plupart des établissements de soins de santé. Les personnes peuvent suivre un cours qui leur permet d'administrer des médicaments aux résidents stables en établissement (le degré de soins tout juste en dessous de celui des soins de longue durée en établissement), habituellement sous la supervision soit d'infirmiers/ères autorisés/es, soit d'infirmiers/ères auxiliaires autorisés/es immatriculés/es.

Ces fournisseurs de soins de santé travaillent dans des établissements de soins de longue durée, des organismes de soins à domicile, des programmes de soins de jour pour adultes, des résidences pour personnes âgées, et des foyers de groupe sous la direction d'autres membres de l'équipe de soins de santé. D'autres cadres de pratique moins courants comprennent les hôpitaux, les cliniques, l'industrie de la santé, les cabinets de soins primaires interdisciplinaires et la pratique privée. Cette catégorie d'aidants n'est actuellement réglementée dans aucune juridiction au Canada.

Travailleurs de soutien aux personnes handicapées

La Saskatchewan offre une éducation formelle et une application clinique des compétences pour la désignation de *travailleur de soutien aux personnes handicapées*. Les cadres de travail pour les travailleurs de soutien aux personnes handicapées sont des cadres résidentiels et professionnels où ils fournissent des soins personnels aux résidents.

Infirmiers/ères auxiliaires psychiatriques

Au Manitoba, les aides-soignants peuvent poursuivre leurs études pour devenir infirmiers/ères auxiliaires psychiatriques (IAP). Les IAP ont le degré de préparation nécessaire au niveau universitaire, car ils ont non seulement la préparation universitaire requise pour un aide-soignant, mais une formation supplémentaire spécifique à la psychiatrie.

Psychologues

Les psychologues peuvent choisir des programmes universitaires qui les mèneront ou au baccalauréat, ou à la maîtrise, ou encore jusqu'au doctorat. Pour exercer la psychologie au Canada, les psychologues doivent être titulaires d'un permis de l'organisme de réglementation de la province ou du territoire où ils travaillent.

Les psychologues travaillent principalement comme cliniciens dans les hôpitaux, les établissements universitaires, les cliniques, les établissements de soins primaires, les établissements correctionnels, ainsi qu'en pratique privée. Les psychologues travaillent avec les individus et les familles pour traiter les troubles émotionnels et mentaux, et ce principalement par le biais de conseils. Ils administrent des tests écrits et pratiques non invasifs tels que des tests de personnalité, des tests d'intelligence, des tests d'évaluation du trouble déficitaire de l'attention (TDA), ainsi que des tests diagnostiques pour les premiers stades de la maladie d'Alzheimer ou de la démence. Comme les psychologues ne sont pas des médecins, ils n'ont pas le pouvoir de prescrire des médicaments, d'effectuer des procédures médicales ou de commander des essai en laboratoire ou des tests diagnostiques.

Il arrive souvent que des psychiatres et des psychologues travaillent en équipe pour fournir des traitements plus efficaces et soutenus aux patients. Les assurances privées couvrent généralement un nombre spécifié de visites chez un psychologue, mais habituellement seulement ceux qui ont un doctorat. En général, dans la plupart des cas, les régimes provinciaux et territoriaux ne couvrent pas ces services.

Physiothérapeutes

Les physiothérapeutes sont des fournisseurs de soins de santé réglementés qui doivent poursuivre des études universitaires jusqu'au niveau de la maîtrise et réussir ensuite un examen national pour entrer dans la pratique professionnelle. Pièces essentielles des équipes de soins primaires, les physiothérapeutes travaillent avec les patients sur une base individuelle pour limiter et améliorer les déficiences, incapacités et détériorations physiques, ainsi que pour prévenir et gérer la douleur liée aux maladies et aux blessures aiguës et chroniques. Ils travaillent dans une variété de cadres tels que les établissements de soins de santé et les cliniques, au sein d'une équipe de soins primaires, ou dans la communauté (soins à domicile), ou encore en pratique privée, et souvent en groupe. Certains physiothérapeutes se spécialisent dans des domaines tels que la **gériatrie**, la médecine sportive ou la pédiatrie. La plupart des administrations couvrent les services de physiothérapie dans des conditions précises et pour des périodes limitées. De nombreux régimes d'assurance privés offrent également une certaine couverture.

Ergothérapeutes

Les ergothérapeutes sont membres d'une profession réglementée qui fournissent du soutien, des directives et des thérapies aux personnes qui ont besoin d'aide dans presque tous les aspects de la vie quotidienne, allant des loisirs et du travail jusqu'aux activités de la vie quotidienne. Ils aident par exemple des personnes à apprendre ou à réapprendre à gérer des activités quotidiennes importantes, y compris prendre soin d'elles-mêmes ou d'autres personnes, entretenir leur maison, occuper un emploi ou effectuer des travaux non rémunérés, et prendre part à des activités de loisirs. Les ergothérapeutes travaillent avec des patients qui ont des difficultés à fonctionner en raison d'un accident, d'une incapacité, d'une maladie, de problèmes émotionnels ou développementaux, ou du vieillissement. Dans la plupart des provinces et des territoires, les gens peuvent consulter des ergothérapeutes sans avoir été aiguillés, bien que la décision de consulter un ergothérapeute soit habituellement prise conjointement avec un fournisseur de soins primaires. Les ergothérapeutes travaillent dans des hôpitaux, des résidences privées (habituellement par l'entremise de programmes provinciaux ou territoriaux de soins à domicile), des écoles, des établissements de soins de longue durée, des établissements de santé mentale, des cliniques de réadaptation, des organismes communautaires, des bureaux de soins de santé publics ou privés, ainsi que des centres d'évaluation de l'aptitude au travail et de formation.

Pour exercer l'ergothérapie au Canada, l'exigence minimale en matière d'études est un baccalauréat en ergothérapie. Tous les ergothérapeutes autorisés doivent être inscrits auprès de leur collège ou ordre provincial ou territorial. Après avoir passé avec succès l'examen national de certification, les ergothérapeutes peuvent exercer n'importe où au Canada.

Assistants en physiothérapie et assistants en ergothérapie

Des programmes d'assistants en physiothérapie (APT) et d'assistant en ergothérapie (AET) sont offerts dans de nombreux collèges communautaires et privés au Canada. La plupart des programmes sont d'une durée de deux ans et combinent les deux disciplines. Un certain nombre de collèges privés offrent des programmes unidisciplinaires, généralement pour les APT. Les noms des programmes varient. Par exemple, l'Institut de technologie du sud de l'Alberta offre un programme de deux ans menant à un diplôme appelé Assistant en thérapie de réadaptation, et dont les diplômés ressortent avec des compétences à la fois d'APT et d'AET. Tous ces programmes sont en voie d'être agréés par l'entremise du Programme d'agrément de l'enseignement à l'assistant de l'ergothérapeute et à l'assistant du physiothérapeute.

Les AET et les APT travaillent en collaboration avec et sous la direction de physiothérapeutes ou d'ergothérapeutes pour fournir des traitements de réadaptation aux personnes qui éprouvent des problèmes physiques, émotionnels ou développementaux. Les cadres de travail comprennent les centres de réadaptation, les établissements de soins de longue durée, la communauté (p. ex., les soins à domicile), les cliniques de physiothérapie, et les cliniques sportives et médicales. Certaines provinces, comme l'Alberta, ont une association professionnelle d'assistants en thérapie pour les AET, les APT, ainsi que les assistants en orthophonie et les assistants en récréothérapie.

Inhalothérapeutes autorisés

Pour devenir inhalothérapeute autorisé/e, il faut réussir un programme de thérapie respiratoire d'un collège ou d'une université accrédités par Agrément Canada. La durée des programmes collégiaux est de trois ans, et celle des programmes universitaires est de quatre ans. La Société canadienne des thérapeutes respiratoires (SCTR) est l'association professionnelle nationale des inhalothérapeutes et l'organisme de certification des inhalothérapeutes qui exercent dans des administrations non réglementées. Dans les provinces réglementées, les organismes de règlementation provinciaux fournissent la certification pour les inhalothérapeutes. Pour obtenir la désignation d'inhalothérapeutes et être autorisés à exercer au Canada, les diplômés des programmes agréés en thérapie respiratoire doivent passer l'examen national de certification et satisfaire aux critères d'adhésion désignés de la SCTR et de leurs organismes de règlementation respectifs.

Les inhalothérapeutes ont une expertise dans les soins aux personnes atteintes de troubles cardiorespiratoires aigus et chroniques, et ils remplissent des fonctions liées à la santé, tant dans le cadre hospitalier qu'à l'extérieur. En cadre hospitalier, ils sont disponibles pour évaluer, traiter et soutenir les patients hospitalisés et les patients externes de l'ensemble de l'établissement, quoiqu'ils soient tout particulièrement essentiels dans les domaines des soins intensifs tels que le service d'urgence et dans les unités de soins critiques ou de soins intensifs, où ils gèrent le maintien avancé des fonctions vitales pour les patients ayant des problèmes cardiopulmonaires (p. ex., les personnes sous respirateur). Grâce à leurs compétences avancées, les inhalothérapeutes répondent aux urgences (telles que les arrêts cardiaques et respiratoires) et sont capables d'**intuber** les patients (une procédure complexe consistant à insérer un tube dans les voies respiratoires pour faciliter la respiration et initier l'utilisation d'un ventilateur). Les compétences des inhalothérapeutes sont souvent requises lors des transferts de patients gravement malades d'un établissement à un autre (p. ex., le transfert de patients gravement malades atteints de COVID-19) ou d'un lieu d'accident jusqu'à un hôpital. Ils sont également requis dans les salles d'accouchement lorsque les médecins soupçonnent que des bébés ont des problèmes respiratoires, ou risque d'en développer. Les inhalothérapeutes effectuent des tests diagnostiques, y compris des tests de gazométrie du sang artériel, et des tests de la fonction pulmonaire. En cadre hospitalier, l'inhalothérapeute est souvent responsable de la mise en place de l'oxygénothérapie ou des traitements par inhalation. Les inhalothérapeutes travaillent également dans les centres médicaux, les cliniques, les établissements de soins complexes de longue durée et de réadaptation, ainsi que dans la communauté.

Infirmiers/ères autorisés/es immatriculés/es

Beaucoup conviennent que le personnel infirmier autorisé (les IA), avec ses compétences dans plusieurs disciplines à la fois, demeure l'épine dorsale du système de soins de santé, travaillant dans de nombreux cadres, y compris les hôpitaux, les établissements de soins primaires, dans la communauté, et dans l'industrie de la santé. Polyvalents et souples, dotés d'une vaste base de connaissances, les IA assument souvent des responsabilités généralement assumées par d'autres membres de l'équipe de soins de santé, en particulier en cadre hospitalier. Par exemple, lorsqu'aucun inhalothérapeute n'est disponible, les IA peuvent administrer les traitements d'inhalation ou mettre en place de l'oxygène pour un patient; lorsqu'aucun physiothérapeute n'est disponible, les IA peuvent aider les patients avec leurs déplacements et superviser leurs exercices connexes; lorsqu'aucun aumônier n'est disponible, les IA conseillent et réconfortent les patients et leurs proches. En cas d'absence de secrétaires cliniques pour cause de maladie, les IA peuvent également assumer des responsabilités administratives pour l'unité de soins aux patients.

Toutes les administrations canadiennes, à l'exception du Québec, exigent un baccalauréat en sciences infirmières (BSI ou BScSI) pour entrer dans la profession. Au Québec, il existe deux voies pour devenir IA : l'une mène à un diplôme d'études professionnelles, l'autre à un baccalauréat ès sciences en sciences infirmières (Ordre des infirmières et infirmiers du Québec, s.d.).

Les diplômes en sciences infirmières peuvent être obtenus en deux, trois ou quatre ans. Des programmes accélérés (deux ans) sont aussi offerts partout au Canada. L'organisme de règlementation connexe de chaque province ou territoire doit s'assurer que les personnes qui cherchent à exercer la profession d'IA satisfont aux niveaux de compétence désignés. À cette fin, les diplômés du programme dans toutes les provinces et tous les territoires, à l'exception du Québec, doivent passer un examen national.

Instauré en 2015, l'Examen de licence du Conseil national (NCLEX-RN) est venu remplacer l'Examen d'autorisation infirmière au Canada (EAIC) en tant qu'examen national du Canada. Les candidats à l'inscription en tant qu'IA doivent réussir l'examen NCLEX-RN, administré par le NCSBN (« National Council of State Boards of Nursing », ou Conseil national des conseils d'État des soins infirmiers). Certaines administrations exigent des examens supplémentaires. Au Québec, en plus d'un examen provincial, les candidats doivent réussir un examen de compétence linguistique administré par l'Office québécois de la langue française, conformément à l'article 35 de la Charte de la langue française. Les personnes qui présentent une demande pour exercer en Ontario doivent également passer un examen de jurisprudence, qui évalue les connaissances sur les lois provinciales en matière de soins infirmiers et de soins de santé.

Les possibilités de formation postdoctorale et de formation continue pour les IA varient d'une province et d'un territoire à l'autre. Certaines spécialités comprennent les soins critiques, les soins infirmiers d'urgence, les soins infirmiers en santé communautaire, les soins palliatifs et les soins de fin de vie, ainsi que la santé périnatale et la santé féminine.

Les IA assument habituellement les composantes les plus complexes des soins infirmiers ainsi qu'une variété de rôles de leadership à la fois cliniques et administratifs. De nombreux hôpitaux et autres établissements n'emploient des IA que dans des domaines précis, comme les unités de soins intensifs ou de soins critiques, où leurs compétences particulières sont cruciales, et ce tout particulièrement en matière d'évaluation et de prise de décisions,.

En 2019, il y avait environ 439 975 infirmiers/ères autorisés/es au Canada. En 2020, le nombre d'IA avec permis d'exercer dans le pays a été estimé à 304 558. Cela comprend 300 669 infirmiers/ères autorisés/es (une augmentation de 1,1 % depuis 2018), 6 159 infirmiers/ères praticiens/nes (une augmentation de 8,1 % au cours des cinq dernières années), 127 097 IAA/IAI (une augmentation de 3,6 % par rapport à 2018) et 6 050 infirmiers/ères psychiatriques autorisés/es (une augmentation de seulement 0,4 % par rapport à 2018) (Association des infirmières et infirmiers du Canada, 2019). Fait intéressant, l'Institut canadien d'information sur la santé (ICIS) signale que dans les provinces où l'information était disponible, 4 186 IA qui avaient pris leur retraite ou qui avaient quitté la profession pour d'autres raisons sont retournés sur le marché du travail pour fournir un soutien dont le besoin s'était grandement fait sentir pendant la pandémie. La plupart des infirmiers/ères ainsi de retour sur le marché du travail venaient du Québec et de l'Ontario (ICIS, 2021a).

La plupart des administrations offrent divers incitatifs pour encourager les personnes à présenter une demande d'inscription à l'un des programmes de sciences infirmières afin de remédier à la pénurie nationale actuelle d'infirmiers/ères. En outre, des incitatifs sont offerts aux infirmiers/ères formés/es à l'étranger. La Colombie-Britannique, par exemple, s'est engagée à l'automne 2022 à verser 12 millions de dollars pour recruter des infirmiers/ères formés/es à l'étranger en simplifiant le processus de renouvellement de l'accréditation et en le rendant plus viable sur le plan financier (Immigration Canada, 2022).

Infirmiers/ères en pratique avancée

Les infirmiers/ères en pratique avancée sont des IA ayant une formation supplémentaire. Il existe deux catégories d'IA en pratique avancée reconnues au Canada : les infirmiers/ères praticiens/nes (dont il a été question précédemment) et les infirmiers/ères cliniciens/nes spécialisés/es.

Infirmiers/ères cliniciens/nes spécialisés/es

Les infirmiers/ères cliniciens/nes spécialisés/es (ICS) sont des IA qui possèdent une maîtrise ou un doctorat en sciences infirmières en plus d'une vaste gamme de connaissances et de compétences en soins infirmiers, et d'une expérience clinique dans un domaine spécialisé (p. ex., cardiologie, oncologie, santé mentale, gériatrie, néonatologie). Occupant habituellement des postes de leadership, les ICS travaillent dans une variété de rôles, en tant que cliniciens, consultants, éducateurs et chercheurs. Quel que soit leur cadre de pratique, les ICS y contribuent de pratiques fondées sur des preuves, d'une continuité de soins, d'une amélioration de l'expérience des patients et d'une amélioration des résultats en matière de traitement et de soins de santé. Le titre « ICS » n'est pas un titre protégé.

Infirmiers/ères auxiliaires autorisés/es, Infirmier/ères praticiens.nes autorisés/es (IAA/IP)

Pour devenir infirmier/ère auxiliaire autorisé/e (IAA/IP), titres aussi appelés infirmier/ère auxiliaire immatriculé/e, une personne doit terminer ses études secondaires (ou l'équivalent) et suivre un programme de deux ans menant à un diplôme dans un collège communautaire ou privé. Toutes les provinces et tous les territoires exigent que les diplômés passent l'Examen canadien d'autorisation d'infirmière auxiliaire (CPNRE) pour l'inscription provinciale ou territoriale et d'utiliser le titre professionnel (Ordre des infirmières et des infirmiers auxiliaires du Manitoba, 2022). Certaines administrations remplacent le CPNRE par l'Examen réglementaire des infirmières et infirmiers auxiliaires (REx-PN™) (Ordre des infirmières et infirmiers de l'Ontario, 2022). Ce remplacement est entré en vigueur en Ontario et en Colombie-Britannique en janvier 2022. Il n'y a pas de limites au nombre de fois qu'une personne peut passer cet examen; celui-ci étant basé sur ordinateur, le système donnera automatiquement aux candidats de nouvelles questions chaque fois qu'ils se connectent pour passer l'examen.

L'ensemble des compétences et le champ d'exercice des IAA et des IP se sont considérablement élargis au cours des dernières années, les infirmiers/ères auxiliaires assumant maintenant bon nombre des compétences et des responsabilités qui se limitaient auparavant aux infirmiers/ères autorisés/es. Leurs compétences comprennent la pose des pansements, l'administration de médicaments et, dans certains établissements, la prise en charge d'unités. Les IAA collaborent avec les IA et d'autres membres de l'équipe de soins de santé pour prodiguer des soins aux patients. On trouve des IAA dans presque tous les cadres de pratique et dans la communauté. L'ICIS rapporte qu'il y avait 130 710 IAA avec permis d'exercer au Canada en 2020, exerçant à temps partiel en lus grande proportion que pour les autres catégories d'infirmiers/ères (ICIS, 2021b). Les IAA représentent également le plus grand nombre d'infirmiers/ères réglementés/es qui travaillent dans des établissements de soins de longue durée à travers le pays. Comme pour les infirmiers/ères autorisés/es, un certain nombre d'IAA/IP qui avaient pris leur retraite ou quitté la profession pour d'autres raisons sont retournés sur le marché du travail en 2020 pour fournir un soutien là où il y avait un besoin pendant la pandémie. La majorité des IAA et IP qui sont ainsi retournés sur le marché du travail provenaient de l'Ontario et du Québec.

Infirmiers/ères psychiatriques autorisés/es

Les infirmiers/ères psychiatriques autorisés/es (IPA), *à ne pas confondre avec les infirmiers/ères praticiens/nes autorisés/es* (IP), sont reconnus comme une profession de la santé réglementée distincte dans l'Ouest canadien (Manitoba, Saskatchewan, Alberta et Colombie-Britannique) ainsi qu'au Yukon. Ils forment le plus grand groupe de professionnels de la santé mentale fournisseurs de services dans l'Ouest canadien. Les IPA mettent l'accent sur le bien-être mental et développemental (c.-à-d. l'intégration d'une approche holistique comprenant l'esprit, le corps et l'esprit), les maladies mentales, les dépendances et la consommation de substances, ainsi que sur les composantes physiques de la santé des personnes dans le contexte de leur santé globale et de leurs situations de vie. Les IPA appliquent des concepts issus de modèles biopsychosociaux et spirituels de bien-être, intégrés à des normes culturelles, de sorte à maintenir l'inclusion d'une approche holistique des soins et du traitement.

Les IPA travaillent avec divers autres fournisseurs de soins de santé, ainsi qu'à des organismes de santé mentale et communautaires. Les cadres de pratique sont diversifiés et peuvent inclure des unités de stabilisation en cas de crise et d'évaluation médico-légale, des hôpitaux, la communauté, et des établissements universitaires. Offerts uniquement dans l'Ouest canadien, des programmes de formation uniques et distincts des BSI et BScSI existent pour les IPA aux niveaux du baccalauréat et de la maîtrise, intégrant les compétences en soins infirmiers médicaux et chirurgicaux avec celles spécifiques au domaine de la santé mentale. Seules quatre provinces réglementent la pratique des IPA au Canada : la Colombie-Britannique, l'Alberta, la Saskatchewan et le Manitoba, auxquelles vient s'ajouter le Territoire du Yukon.

Les infirmiers/ères psychiatriques autorisés/es au Canada sont regroupés/es sous l'organisme RPNRC (« Registered Psychiatric Nurse Regulators of Canada », ou Organismes de règlementation des infirmières et infirmiers psychiatriques autorisés du Canada). Les provinces de la Colombie-Britannique, de l'Alberta, de la Saskatchewan et du Manitoba ainsi que le Territoire du Yukon réglementent les soins infirmiers psychiatriques en tant que profession distincte.

Spécialistes et consultants

Cardiologues

Les cardiologues se spécialisent dans les conditions et les maladies du cœur, allant des arythmies et des crises cardiaques jusqu'aux problèmes vasculaires connexes. Les cardiologues traitent les patients d'un point de vue médical, mais ils ne pratiquent pas d'opérations. Lorsque des interventions chirurgicales sont nécessaires, les patients sont orientés vers des chirurgiens cardiaques. En plus de voir des patients en cabinet, les cardiologues ayant une formation spéciale peuvent effectuer des procédures de diagnostic telles que des cathétérismes cardiaques dans des hôpitaux ou des établissements de diagnostic privés.

Urgentologues

Certains médecins appelés *urgentologues* ont choisi une carrière en médecine d'urgence à temps plein. Cette spécialité s'est développée parce que la plupart des services des urgences, aussi souvent appelés simplement l'« urgence », ont commencé à faire le choix d'embaucher des médecins à temps plein plutôt que de se doter en médecins de garde comme par le passé. Les chirurgiens en traumatologie travaillent également dans les services des urgences.

Gériatres

La gériatrie met l'accent sur les soins aux personnes âgées, ce qui fait généralement référence à celles de plus de 65 ans. Les gériatres sont habituellement des internistes qui ont une formation supplémentaire dans les soins aux personnes âgées.

La gériatrie n'attire pas un grand nombre de médecins. L'évaluation et le traitement de personnes atteintes de troubles médicaux complexes prennent beaucoup de temps. De surcroît, les gériatres sont généralement moins bien payés que les autres spécialistes. La plupart travaillent dans des cabinets privés, dans des cabinets axés sur le travail d'équipe, ou dans des établissements de soins de santé. Un peu plus de 300 gériatres travaillaient au Canada en 2019 (Glauser, 2019).

Gynécologues et obstétriciens

Spécialisés dans la santé des personnes ayant un système reproducteur féminin, les gynécologues diagnostiquent et traitent les troubles des systèmes gynécologiques et reproducteurs. Les obstétriciens quant à eux se concentrent sur les soins aux femmes enceintes et l'accouchement de leurs bébés, autant dans des situations normales que dans des situations à haut risque. Étroitement liées, ces deux spécialités sont généralement entreprises ensemble, menant au titre d'obstétricien-gynécologue, qui donne lieu à l'abréviation OB/GYN (une abréviation rencontrée surtout en anglais). Les sages-femmes orienteront les patientes vers des obstétriciens si elles déterminent que ces patientes présentent un « risque élevé », ce qui signifie que ces femmes enceintes ont besoin de soins spécialisés et qu'il y a une probabilité d'accouchement compliqué. Dans de tels cas, les sages-femmes poursuivront les éléments de soins, en collaborant avec les obstétriciens. Les exemples de grossesses à haut risque incluent des antécédents d'accouchement compliqué, de diabète, ou d'hypertension induite par la grossesse (PIH).

Internistes et hospitalistes

Les internistes diagnostiquent et procurent généralement des traitements non chirurgicaux pour les maladies des organes internes (par exemple, les troubles du tube digestif, du foie ou des reins). Les internistes orientent souvent les patients vers d'autres spécialistes qui s'occupent d'organes spécifiques.

Les hospitalistes sont des médecins, le plus souvent des internistes, qui supervisent les soins médicaux des patients à l'hôpital, habituellement ceux qui n'ont pas de médecin de famille avec privilèges d'admission à cet hôpital. Comme les internistes, les hospitalistes collaborent avec des spécialistes au besoin. Habituellement employés par l'hôpital, les hospitalistes peuvent ou non avoir des cabinets privés.

Neurologues

Les neurologues traitent les affections du système nerveux, y compris les affections chroniques et potentiellement mortelles comme la maladie de Parkinson et la sclérose en plaques, les troubles du sommeil, les maux de tête, les maladies vasculaires périphériques, les tumeurs cérébrales, et les lésions de la moelle épinière. Les neurologues n'effectuent pas de chirurgie. Ils orientent les patients nécessitant des interventions chirurgicales vers des neurochirurgiens.

Ophtalmologistes

Les ophtalmologistes, des médecins qui se spécialisent dans les maladies des yeux, peuvent quant à eux effectuer des procédures médicales et chirurgicales, telles que l'élimination des cataractes et les urgences oculaires (p. ex., glaucome, traumatisme oculaire). Bien que les ophtalmologistes puissent effectuer des **réfractions** et prescrire des lunettes, ces fonctions sont beaucoup plus largement assumées par les optométristes (qui sont des docteurs en optométrie, différents des médecins). Les chirurgies de la cataracte se font soit à l'hôpital, soit dans des établissements médicaux autonomes, comme les cliniques Lasik MD ou le Canadian Centre for Advanced Eye Therapeutics Inc. (Centre canadien de thérapeutique avancée pour les yeux).

Médecins ostéopathes

L'ostéopathie intègre une approche holistique et manuelle du diagnostic et du traitement des maladies Notamment, elle se penche sur le système musculo-squelettique et sur sa relation avec le reste du corps en termes de capacités d'autoguérison et d'autorégulation.

Au Canada, il y a des médecins ostéopathes et des praticiens en thérapie manuelle ostéopathique. Les médecins ostéopathes sont ceux qui ont été formés aux États-Unis et qui détiennent un diplôme de médecine d'une université approuvée par l'American Osteopathic Association. Leurs qualifications sont les mêmes que celles des médecins et, s'ils ont rempli les exigences provinciales ou territoriales, ils peuvent exercer au Canada.

Il existe de nombreuses écoles d'ostéopathie à travers le Canada, formant des diplômés qui peuvent ensuite exercer en tant que thérapeutes ou praticiens en thérapie manuelle ostéopathique. Ces programmes durent généralement quatre ans et comportent une composante clinique obligatoire. Les diplômés de ces programmes ne sont *pas* des médecins. L'ostéopathie manuelle et les établissements d'enseignement connexes ne sont actuellement pas réglementés au Canada.

Oncologues

L'oncologie est la branche de la médecine qui traite de toutes les formes et étapes du développement, du diagnostic, du traitement et de la prévention du cancer. Puisque le traitement de cancer est devenu si hautement spécialisé, les oncologues peuvent se spécialiser dans seulement quelques secteurs, tels que la radiologie, la chimiothérapie, l'oncologie gynécologique, ou la chirurgie. Les oncologues exercent habituellement dans de grands hôpitaux ou centres médicaux spécialisés dans le traitement du cancer. Ils fournissent également un traitement continu aux patients dans les centres de soins palliatifs et les établissements connexes.

Psychiatres

Les psychiatres se spécialisent dans les maladies mentales et les troubles émotionnels, y compris la dépression, le trouble bipolaire, la schizophrénie, le trouble obsessionnel compulsif (TOC), le trouble de la personnalité limite, la boulimie, l'anorexie mentale et les problèmes de stress personnel. En tant que médecins, les psychiatres peuvent commander des essais en laboratoire et des tests diagnostiques, ainsi que prescrire des médicaments, contrairement aux psychologues qui ne sont pas des médecins. Les psychiatres n'effectuent pas d'interventions chirurgicales. La psychiatrie gériatrique est un domaine émergent.

Chirurgiens

Les chirurgiens généraux sont qualifiés pour effectuer un large éventail de procédures, impliquant principalement le tractus gastro-intestinal. Beaucoup continuent de se spécialiser encore davantage, dans des domaines spécifiques tels que la gynécologie, la neurochirurgie ou la chirurgie cardiovasculaire. Le champ d'exercice des chirurgiens varie selon l'expérience, la spécialisation et le niveau de confort avec les types d'opérations qu'on leur demande d'effectuer (exemple de cas 5.4).

Orthophonistes et audiologistes

Les orthophonistes sont des experts dans les troubles de la communication humaine. Ils évaluent et gèrent les personnes atteintes de troubles connexes, lesquels forment un vaste ensemble comprenant les problèmes de déglutition et d'alimentation, le bégaiement et les retards dans la parole,

---

EXEMPLE DE CAS 5.4   Champ d'exercice des chirurgiens

Un patient se présente au service des urgences, disant souffrir de douleurs thoraciques. L'enquête révèle qu'il a un blocage dans une artère majeure, assez grave pour nécessiter une intervention chirurgicale. Un chirurgien général est de garde. Le chirurgien général est qualifié pour évaluer l'état du patient, mais n'a pas de formation spéciale en chirurgie cardiovasculaire. Le cas du patient est transmis à un chirurgien cardiovasculaire, qui effectue tous les examens et tests requis, puis effectue la chirurgie.

ainsi que les problèmes de communication sociale et d'alphabétisation. Les cadres de pratique comprennent les hôpitaux, les établissements de soins de longue durée et de santé mentale, les établissements de recherche et d'enseignement (écoles et universités), les foyers de groupe, la communauté et la pratique privée.

Les audiologistes travaillent avec des patients ayant des problèmes liés au son, à l'ouïe, à la surdité et à l'équilibre. Ils fournissent des services continus d'éducation et de diagnostic, ainsi que la création et la gestion de plans de traitement pour tous les groupes d'âge. Dans la plupart des provinces et des territoires, les audiologistes peuvent prescrire et installer des prothèses auditives et autres appareils auditifs. Leurs cadres de pratique sont semblables à ceux des orthophonistes, avec en plus des cadres industriels.

Au Canada, l'exigence minimale pour être orthophoniste ou audiologiste est une maîtrise dans le programme d'études pertinent.

Assistants en troubles de la communication

Les assistants en troubles de la communication (ATC) travaillent avec des orthophonistes et des audiologistes, ou sous leur direction. Ils aident les clients à communiquer efficacement ou à utiliser d'autres formes de communication, entre autres choses. Leur champ d'exercice comprend l'initiation et la réalisation de tests diagnostiques (p. ex., dépistage auditif), l'aide aux traitements et l'enseignement de pratiques de santé. Devenir ATC exige un certificat d'études supérieures ainsi qu'un diplôme de premier cycle dans un domaine connexe comme la linguistique, l'éducation de la petite enfance, le travail social ou les aides-enseignants.

Rôles administratifs

Gestion de l'information sur la santé

Les professionnels de la gestion de l'information sur la santé (GIS) détiennent le titre de CGIS, pour professionnels « certifiés en gestion de l'information sur la santé ». Ils fournissent un leadership et une expertise dans la gestion de l'information clinique, administrative et financière sur la santé dans tous les formats et dans une variété de contextes différents (p. ex., hôpitaux, soins communautaires, établissements de soins de longue durée, cabinets de médecins, cliniques, établissements de recherche, compagnies d'assurance, et sociétés pharmaceutiques).

Le Collège canadien des gestionnaires de l'information sur la santé (CCGIS) administre l'Examen national de certification (ENC) au nom de l'Association canadienne de gestion de l'information sur la santé (CHIMA), l'organisme national qui représente environ 5 000 professionnels de GIS. Pour devenir CGIS, il faut compléter un programme d'études menant à un diplôme ou à un grade agréé par la CHIMA. De tels programmes sont offerts dans les collèges et les universités de tout le pays. Puis, il faut ensuite réussir l'examen national de certification, qui est offert à un seul et même niveau à l'échelle du pays. Cet examen évalue les compétences de premier échelon des candidats qualifiés. L'adhésion est classée selon les catégories « professionnels », « étudiants », « retraités » ou « affiliés ».

Les candidats retenus reçoivent un certificat d'inscription au Collège canadien des gestionnaires de l'information sur la santé et sont admissibles à utiliser les titres de compétences CGIS et le titre de professionnels certifiés en gestion de l'information sur la santé.

Les membres certifiés de la CHIMA sont tenus de participer à un programme de crédits de formation continue pour maintenir leur certification. L'Université Conestoga, en Ontario, offre un baccalauréat en sciences de l'information sur la santé (BASIS) et considérera également les diplômés des programmes GIS accrédités par la CHIMA pour offrir des possibilités de compléter simultanément des programmes de premier et deuxième cycle. Les coordonnées détaillées des programmes actuellement agréés par la CHIMA, y compris ceux offerts à distance, se trouvent sur le site Web de cette dernière.

La profession GIS a quatre domaines de pratique : la *qualité des données* (la collecte et l'analyse de l'information sur la santé, le codage de l'information clinique, et l'assurance de la qualité); l'*e-GIS*, soit la *gestion électronique de l'information sur la santé* (conversion physique-numérique des dossiers de santé, stockage et distribution de renseignements numériques sur la santé dans le nuage, et gestion de systèmes de communication complexes); la *protection de la vie privée* (assurer la confidentialité et la sécurité des renseignements sur la santé, et appliquer les lois sur la protection des renseignements personnels en ce qui a trait aux renseignements dont les CGIS sont responsables); et les *normes GIS* (normes de gestion des dossiers, normes de documentation, normes terminologiques, etc.).

Les gestionnaires de l'information sur la santé s'occupent de presque tous les aspects des informations sur la santé tout au long de leur cycle de vie, allant de la collecte, de l'analyse et de l'extraction de données et d'informations jusqu'à la destruction des informations une fois qu'elles ne sont plus nécessaires. Par exemple, lorsqu'ils traitent des dossiers de santé, les GIS facilitent la collecte d'informations sur la santé et surveillent l'accès et l'utilisation appropriés de ces informations. Ils veillent à ce que les données soient stockées correctement et de manière sécuritaire, et, lorsqu'elles ne sont plus nécessaires, à ce qu'elles soient détruites conformément aux directives de l'établissement et des directives légales. Les GIS effectuent également des analyses quantitatives des dossiers de santé de sorte à pouvoir garantir qu'ils sont exacts et complets, ainsi que des analyses statistiques utilisées pour identifier les tendances, telles que les naissances, les décès, les maladies, et les coûts des soins de santé.

Au Canada, les professionnels GIS sont formés dans six domaines de compétences de base, notamment les sciences biomédicales; les systèmes de soins de santé au Canada; l'information sur la santé, y compris le cycle de vie de la GIS; les systèmes et la technologie de l'information; les aspects de gestion; et pour finir, l'éthique et la pratique professionnelle. Les professionnels GIS jouent un rôle central dans le cadre des efforts en cours du Canada pour mettre en œuvre des systèmes électroniques intégrés d'information sur la santé à l'échelle locale, provinciale, territoriale et nationale. Ils continueront de jouer un rôle déterminant dans la direction et la refonte de la prestation des soins de santé.

Bureau de la santé et administration des services

Chaque aspect des soins de santé nécessite un certain niveau de soutien administratif. La responsabilité de la gestion administrative quotidienne d'une unité d'hôpital, d'une clinique, d'un organisme de soins primaires ou d'un cabinet de médecin exige des compétences, des connaissances, de la patience, de l'engagement et un haut niveau de professionnalisme. Les titres des personnes qui travaillent dans ces rôles varient selon le cadre de travail, et vont de secrétaires médicaux et assistants de bureau médical (ou assistants administratifs dans les hôpitaux), à commis d'unité, secrétaires cliniques ou coordonnateurs administratifs. Les personnes dans ces rôles doivent avoir une base de connaissances solide dans plusieurs domaines, y compris la pharmacologie, les essais en laboratoire et les tests diagnostiques, la terminologie médicale, l'anatomie et la physiologie, la physiopathologie des maladies, et les principes de triage. Celles qui travaillent dans des cadres de soins primaires doivent avoir des capacités cliniques et administratives pour gérer les dossiers de santé électroniques, planifier et trier les patients, et être capables de faire la facturation provinciale ou territoriale. En cadre hospitalier, le personnel administratif doit naviguer dans des systèmes informatiques complexes en termes de responsabilités de saisie de données, et bien comprendre les politiques et les procédures de l'hôpital. Tous les membres du personnel administratif doivent avoir de bonnes capacités de multitâches, être capables de travailler efficacement sous pression, et doivent être éthiques, hautement professionnels, flexibles, courtois, empathiques, solidaires et à l'aise avec des personnes aux prises avec toutes sortes de problèmes physiques, émotionnels ou de santé mentale.

Les cadres de pratique comprennent les cabinets de médecins et les cabinets de pratique de groupe, les bureaux de spécialistes, toutes les unités hospitalières, et les établissements de soins de longue durée. Les membres du personnel administratif des services de santé ou de bureaux de santé ne sont pas réglementés, de sorte qu'il n'y a pas de normes provinciales ou territoriales.

L'Association internationale des professionnels de l'administration (IAAP, de « International Association of Administrative Professionals ») accueille des membres de toutes les disciplines administratives et est présente partout au Canada.

Autres praticiens non-médecins

Les praticiens alternatifs sont des contributeurs précieux à la santé et au bien-être des canadiens. Certaines disciplines possèdent des organisations provinciales ou nationales, dont les organismes associés font l'objet de divers niveaux de surveillance. La plupart ne sont pas réglementés. Les exigences en matière d'éducation varient grandement au sein de chaque discipline, ainsi que d'une province et d'un territoire à l'autre.

Aidants bénévoles

Les amis, la famille et les aidants bénévoles (qui travaillent en partenariat avec des aidants professionnels) offrent un soutien extraordinaire aux personnes malades, aux membres des familles et au grand public, lorsqu'ils interagissent avec les établissements de soins de santé. En raison des pénuries actuelles dans toutes les catégories de fournisseurs de soins de santé, de nombreuses personnes dépendent de ce groupe de personnes pour combler des lacunes de soins qui ne peuvent pas être comblées autrement. Les heures consacrées aux soins, aux directions et au soutien fournis par ces personnes sont innombrables, représentant une somme de travail inégalée, et entraînant un niveau de stress phénoménal. De nombreuses personnes qui travaillent ainsi à la jonction avec le système de soins de santé ne pourraient pas se passer de ce réseau de soutien.

L'importance du rôle des bénévoles pendant la pandémie de COVID-19 ne peut être sous-estimée. Les bénévoles, par exemple, ont joué un rôle essentiel dans l'organisation et la dotation en personnel des cliniques de vaccination, en fournissant des informations aux gens, ainsi que du soutien. De nombreux organismes complètent leurs effectifs par l'aide d'aidants bénévoles.

Quoique cela puisse avoir été une décision justifiée en termes de mesures de prévention et de contrôle des infections, avoir exclus les bénévoles des établissements de soins de longue durée pendant la pandémie a entraîné des effets négatifs pour les résidents en ce qui a trait à leur bien-être physique et mental.

CADRES DE TRAVAIL

Les cadres de travail (ou cadres de pratique) décrits dans la présente section fournissent un échantillon représentatif de l'endroit où les soins de santé sont fournis. Des détails sur les cadres de pratique dans lesquels les équipes interprofessionnelles travaillent y sont aussi présentés dans une certaine mesure. Plusieurs types d'établissements cliniques y sont également décrits.

Soins communautaires et à domicile

Comme nous l'avons vu au chapitre 3, les soins dits « à domicile » et « communautaires » font référence à la pratique consistant à gérer efficacement les besoins en soins de santé des canadiens admissibles chez eux, ou dans d'autres cadres communautaires où ils résident. L'objectif est de réduire le temps passé à l'hôpital, si ce n'est d'éviter complètement les séjours à l'hôpital, et de retarder ou d'éviter l'admission dans les établissements de soins de longue durée. À proprement parler, les soins à domicile et communautaires sont des services différents : les *soins communautaires* font référence à l'utilisation de ressources et de services communautaires pour aider les personnes prises en charge à domicile, alors que les *soins à domicile* eux-mêmes impliquent les services et le soutien fournis dans le lieu de résidence des personnes. Le plus souvent, les services sont interdépendants.

Les besoins de soins à domicile et communautaires vont en augmentant, et ce pour plusieurs raisons allant du vieillissement de la population et de l'abandon des soins en établissement par notre système de soins de santé provinciaux et territoriaux, jusqu'à la préférence croissante de la plupart des canadiens d'être pris en charge au sein même de leurs communautés. Les services de *soins à domicile et communautaires* ne sont pas couverts par la *Loi canadienne sur la santé*. Certains services de soins à domicile (mais pas tous) sont déterminés, mis en œuvre et payés par les régimes de santé publique provinciaux et territoriaux (voir le chapitre 4). Si les services fournis à une personne ne répondent pas à ses besoins, des services supplémentaires doivent être payés à titre privé.

En janvier 2020, Statistique Canada a publié un rapport indiquant qu'environ trois millions de canadiens ont reçu une forme ou une autre de soins à domicile en 2018, la majorité d'entre eux étant âgés de 65 ans ou plus (Statistique Canada, 2020). De plus, parmi les personnes ayant reçu des services de soins à domicile et communautaires, une sur six était âgée entre 15 à 24 ans (l'âge n'est pas un obstacle à l'obtention de soins à domicile). Collectivement, les raisons derrière ces besoins de services de soins à domicile comprenaient l'aide aux personnes atteintes de maladies aiguës ou chroniques; le rétablissement après une opération; les incapacités physiques; les problèmes de santé mentale; la présence de besoins complexes en matière de santé; le besoin de soins palliatifs, de soins de réadaptation ou encore de répit pour les aidants; ainsi que des situations liées au vieillissement.

Les demandes de soins à domicile peuvent provenir de plusieurs sources, y compris des personnes qui souhaitent obtenir des soins à domicile, les membres des familles, les amis, ou les médecins de soins primaires. Dans le cas des patients hospitalisés, la demande peut provenir des professionnels de la santé du cercle de soins du patient (p. ex., médecin, travailleur social, infirmiers/ères, physiothérapeute). Dans la plupart des provinces et des territoires, le point de contact initial pour demander des services de soins à domicile est un organisme communautaire connexe. Une fois qu'un aiguillage a été reçu, la personne est évaluée pour déterminer le type et la quantité de soins qui répondraient le mieux à ses besoins.

Les besoins d'un patient hospitalisé peuvent être de nature court ou long terme. Si les besoins d'un patient sont considérés comme étant à long terme, comme lorsqu'une personne âgée atteinte de maladies chroniques est évaluée et que les services de soins à domicile estiment qu'ils ne peuvent pas répondre aux besoins du patient à son domicile, d'autres options tels que les soins de longue durée doivent être envisagées. Il peut falloir des jours, voire des semaines pour trouver un lit de soins de longue durée disponible, et pendant toute cette période, le patient doit rester à l'hôpital en occupant soit un lit de soins actifs, soit être transféré dans un lit considéré comme un lit pour autres niveaux de soins, comme ceux d'une unité de soins courants (exemples de cas 5.5 et 5.6).

Au Canada, il y a une pénurie de lits de soins de longue durée. On estime que le nombre de lits de soins de longue durée au Canada devra être doublé pour répondre aux besoins démographiques d'ici 2035. Les lacunes à cet égard sont attribuables à l'augmentation des besoins, à l'organisation du système (ou à l'absence d'organisation), au manque de ressources humaines en santé, et à l'insuffisance du financement.

EXEMPLE DE CAS 5.5 Un besoin à court terme de services de soins à domicile

Un patient paraplégique de 76 ans vient récemment de subir une opération à l'externe, et a besoin d'antibiotiques intraveineux (IV) ainsi que de changements de pansements. Si ce cas était référé au service des soins à domicile, un/e infirmier/ère se rendrait sur place pour administrer les antibiotiques IV au patient et changer ses pansements. Cela serait considéré comme un besoin à court terme de services de soins à domicile. Si la mobilité n'était pas un problème, une autre option serait que le patient se présente à l'hôpital ou à un autre établissement communautaire pour les interventions requises.

> **EXEMPLE DE CAS 5.6 Un besoin à long terme de services de soins à domicile**
>
> Un patient de 84 ans est atteint d'une maladie cardiaque et d'hypertension, d'une maladie pulmonaire obstructive chronique (MPOC), de basse vision, ainsi que de certains problèmes de mobilité liés à l'arthrite. Grâce à l'aide de sa famille, il est capable de rester dans sa propre maison. Il a fait une chute qui a entraîné une fracture de la hanche, exigeant une chirurgie suivie d'une période de réadaptation. Après la chirurgie, il est devenu évident qu'il lui faudrait un soutien important afin de pouvoir rester chez lui malgré son état. Une évaluation relative aux besoins de soins à domicile (une partie normale du processus requis avant de pouvoir donner congé aux patients) a permis de déterminer qu'il pourrait rentrer chez lui sous réserve d'un soutien suffisant à domicile et au niveau de la communauté, ce qui impliquait plusieurs degrés et types d'interventions. Un ergothérapeute a aidé à apporter des modifications au domicile du patient, en fonction des problèmes de mobilité de ce dernier. La popote roulante a été engagée pour lui fournir sept repas par semaine. Une agence de soins infirmiers communautaire a été contactée pour fournir au patient un travailleur de soutien personnel pendant trois heures par jour, afin de l'aider à se laver, à s'habiller et à s'occuper de la maison. Les services d'une IAA ont également été retenus pour répondre aux besoins médicaux du patient. Le soutien dont le patient a besoin est considéré comme à long terme.

Les services de soins à domicile qui sont habituellement financés pour un nombre déterminé d'heures de service par semaine sont déterminés lors de l'évaluation initiale (voir le chapitre 4). Si un patient estime qu'il a besoin d'heures de soins supplémentaires (p. ex., pour l'entretien ménager, l'entretien général, et pour avoir davantage de soutien), ces services devront être retenus et payés au privé. Dans certaines régions, il est difficile de trouver des soins supplémentaires, en particulier de soins fournis par du personnel infirmier ou des préposés aux services de soutien à la personne, en raison de la pénurie de ressources humaines en santé.

Gestion des soins à domicile en Saskatchewan

Certaines administrations ont d'autres modèles de financement, comme le financement individualisé fourni par la Saskatchewan Health Authority. Cette option est offerte par l'entremise du programme de soins à domicile de la province et permet aux patients ou à leurs familles ou tuteurs d'accepter la responsabilité de gérer et d'orienter les services de soutien (p. ex., les soins personnels ou les services ménagers et domestiques comme la préparation des repas, le nettoyage de la maison, ou l'épicerie). Le niveau de financement fourni pour ces services est basé sur les besoins évalués. Les services professionnels (p. ex., ceux fournis par des infirmiers/ères autorisés/es ou dans le cadre de thérapies) sont exclus du financement individualisé et sont plutôt fournis par l'intermédiaire de la Saskatchewan Health Authority. Les personnes qui choisissent un financement individualisé sont responsables d'embaucher et de former les travailleurs ainsi que de leur dire quand leurs services ne sont plus requis, et aussi de gérer la paie en vertu de la *Loi sur l'emploi*, puis enfin de présenter des rapports à la Saskatchewan Health Authority à intervalles désignés.

Cliniques

Cliniques de soins d'urgence et sans rendez-vous

Les résidents canadiens qui n'ont pas de médecin de famille, qui sont loin de chez eux, ou qui ne peuvent pas obtenir de rendez-vous avec leur médecin de soins primaires, peuvent obtenir des soins médicaux dans une clinique de soins d'urgence ou sans rendez-vous. Ces cliniques réduisent le fardeau des services d'urgence en fournissant des soins non urgents à des patients qui autrement encombreraient les urgences. En règle générale, les visites à ces cliniques sont moins coûteuses pour le système de soins de santé que les visites à l'urgence. Certaines cliniques de soins d'urgence offrent un accès plus immédiat aux tests diagnostiques, tels que les ultrasons, et aux procédures mineures, telles que les points de suture, tandis que les cliniques sans rendez-vous orientent souvent les patients ailleurs pour ces procédures.

Cliniques de soins ambulatoires

Dans l'interprétation la plus littérale, les cliniques de soins ambulatoires englobent tradition-nellement toute clinique qui offre des services et libère les patients lorsque leurs problèmes de soins de santé ont été résolus, comme les cliniques sans rendez-vous, de soins d'urgence, et les cliniques privées. Les soins ambulatoires peuvent donc comprendre des chirurgies d'un jour, des changements de plâtre, des évaluations postchirurgicales (comme après une chirurgie de la hanche ou du genou) et des traitements contre le cancer. De plus en plus au cours des cinq dernières années, le terme en est venu à faire référence plus spécifiquement aux établisse-ments qui offrent des ensembles de services dans un seul et même endroit, ce qui veut dire le plus souvent un hôpital.

Cliniques externes

Les cliniques externes offrent des services qui varient d'un hôpital à l'autre et d'une communauté à l'autre dans le but de répondre aux besoins uniques d'une région particulière. Une clinique externe peut fonctionner sous l'égide d'une clinique de soins ambulatoires, formant comme une clinique dans une clinique. Les services peuvent comprendre des soins médicaux de famille, des opérations mineures, des procédures de dépistage (p. ex., contrôle vasculaire), des procédures de laboratoire et de diagnostic, et des soins des pieds. Les cliniques externes dans les grands hôpi-taux offrent un éventail encore plus large de services. Certains hôpitaux divisent les cliniques en domaines de spécialité et de services connexes, tandis que d'autres offrent de nombreuses disci-plines au sein d'une seule clinique.

Cliniques de santé mentale

La plupart des administrations ont des cliniques qui répondent aux besoins particuliers des personnes atteintes de troubles mentaux, bien que les services fournis soient rarement adé-quats. Certains services sont centrés sur les jeunes et les jeunes adultes et comprennent le soutien en matière de toxicomanie. Pour la plupart, ces cliniques collaborent avec d'autres or-ganisations et les services ambulatoires des hôpitaux pour fournir une thérapie à court terme axée sur les problèmes, du soutien par les pairs, et une assistance à la navigation dans le système afin d'aider les individus à trouver les services dont ils ont besoin. Par exemple, un conseiller en santé mentale peut faire en sorte qu'une personne puisse voir un psychiatre dans les plus brefs délais.

Presque toutes les provinces et tous les territoires ont des cliniques de santé mentale pour adultes (pour les personnes âgées de 18 ans et plus). Certaines acceptent les patients sans rendez-vous, tandis que d'autres ont besoin d'un aiguillage d'un fournisseur de soins primaires, et d'autres sont entre les deux et ont une option d'autoaiguillage. Par exemple, les cliniques de la Saskatchewan offrent une variété de services allant des séances individualisées aux séances de groupe, qui peuvent porter sur un problème spécifique ou être d'ordre plus général. Ces cli-niques offrent également un accès à des programmes de mieux-être, à des groupes de soutien, à des services de consultation pour les victimes de violence et d'abus sexuels, à des services aux toxicomanes, et à des traitements pour des affections courantes telles que la dépression, l'anxiété aiguë et les troubles de l'alimentation. Dans la plupart des régions, les cliniques donnent égale-ment accès à une équipe mobile de crise (aussi appelée *équipe d'intervention en cas de crise*) dotée de professionnels de la santé ayant une formation sur les interventions en cas de crise (p. ex., infirmiers/ères psychiatriques autorisés/es et conseillers), et qui répond aux urgences en santé mentale dans une région géographique donnée.

Cliniques dirigées par des infirmiers/ères praticiens/nes

Dans certaines provinces et certains territoires, les infirmiers/ères praticiens/nes ont pris un rôle de premier plan dans la consultation des patients en clinique. L'objectif de ces cliniques dirigées par des infirmiers/ères praticiens/nes est de fournir des soins aux personnes qui n'ont pas accès à un médecin de soins primaires ou à une équipe de soins de santé primaires. Les gens peuvent ainsi s'inscrire auprès d'une clinique (plutôt qu'auprès d'un fournisseur en particulier) et profiter de services de santé de routine et d'éducation préventive (p. ex., soins prénataux, soins de bien-être pour bébés, prise en charge d'une maladie chronique) semblables à ceux reçus dans tout autre modèle de prestation de soins primaires, en théorie pour tout le cours de la vie. Les services de soins de santé primaires de base y sont fournis par des IP, plutôt que par des médecins. Les autres membres de l'équipe composent un tout semblable à n'importe quel autre modèle d'équipe de soins de santé primaires : infirmiers/ères autorisés/es, infirmiers/ères psychiatriques autorisés/es (dans les provinces de l'Ouest), travailleurs sociaux, pharmaciens, diététistes, psychologues, ergothérapeutes, physiothérapeutes et autres. Les équipes peuvent être conçues de sorte à répondre plus spécifiquement aux besoins de la communauté qu'elles servent. Les IP peuvent orienter les patients vers des spécialistes et d'autres ressources communautaires au besoin.

Pourquoi les cliniques sont une solution sensée

Les cliniques ont gagné en importance pour un certain nombre de raisons, notamment les suivantes :

- *Rapport coût-efficacité.* Les nouvelles technologies ont raccourci les chirurgies et les ont rendues moins invasives, permettant de libérer les patients et de procéder au suivi en clinique plus tôt. Il revient moins cher de soigner les patients à domicile que de les garder en hospitalisation. De nombreux tests et procédures auparavant effectués dans un hôpital sont maintenant effectués à l'externe dans des cliniques. Le fait que les patients puissent voir un spécialiste ou un autre fournisseur de soins de santé en clinique selon un principe de premier arrivé, premier servi, coûte généralement moins cher que de leur demander de prendre rendez-vous avec un spécialiste ou un autre fournisseur de soins de santé. Les organismes peuvent aussi doter les cliniques en personnel plus efficacement en le faisant en fonction des besoins perçus. De plus, la réservation des équipements, si elle est gérée de manière centralisée, peut mener à une utilisation optimale des équipements disponibles.
- *Accès en temps opportun, moins de visites aux patients, et commodité.* Avec une bonne organisation, les patients peuvent accéder à plus de services plus rapidement, et ce peut-être même en une seule visite à la clinique. Le passage à des équipes de soins de santé interprofessionnelles dans les cliniques, semblables à celles que l'on trouve dans les groupes de soins primaires, a permis aux cliniques d'offrir facilement aux patients toute une variété de services (exemple de cas 5.7). Avec des ressources centralisées peut réduire le nombre de visites que les patients sont contraints de

---

EXEMPLE DE CAS 5.7   Équipes de soins interprofessionnelles dans les cliniques

J.L. s'est fait une fracture complexe à la jambe à la suite d'une chute et a besoin d'un plâtre. Elle a pu faire vérifier son plâtre cinq jours plus tard. Au lieu de prendre rendez-vous avec le chirurgien orthopédiste, J.L. s'est rendue à une « clinique des fractures » à l'hôpital local. Un/e infirmier/ère spécialisé/e travaillant à la clinique a vérifié son plâtre ainsi que la circulation dans son pied, et a répondu à toutes les questions qu'elle avait. J.L. a par la suite vu le chirurgien orthopédiste qui travaillait dans la clinique, qui a brièvement passé en revue les progrès et a dit à J.L. de revenir à la clinique dans deux semaines, à moins que des complications ne surviennent.

Non seulement cette clinique vient-elle réduire le coût pour le système de soins de santé (en évitant une visite chez le chirurgien orthopédiste), mais elle est également plus pratique pour la patiente.

faire, ce qui est particulièrement bénéfique pour les patients ayant de multiples problèmes de santé et ceux qui ont des problèmes de mobilité ou de transport. Les cliniques sans rendez-vous et similaires fournissent également un accès à un fournisseur aux patients qui n'avaient autrement pas de fournisseur de soins primaires, ce qui réduit l'achalandage à l'urgence.

- *Accent mis sur le patient.* Les cliniques spécialisées sont généralement mieux préparées à travailler avec les patients, à tenir compte de leurs besoins individuels et à offrir une éducation en matière de santé rationalisée et conviviale pour les patients. Les membres du personnel des cliniques ont généralement de l'expérience dans le traitement d'une affection particulière et profitent de l'occasion pour apprendre de leurs patients, ce qui augmente l'efficacité globale des professionnels à répondre aux besoins des patients en matière de soins de santé.

À PROPOS DES CADRES DE SOINS PRIMAIRES

Stratégies d'amélioration

Selon l'Association médicale canadienne, l'accès à des rendez-vous rapides ou le jour même (également connu sous le nom d'*accès amélioré*) a été indiqué par de nombreux canadiens comme étant l'un des éléments les plus importants des soins primaires. Pour faciliter l'accès le jour même, le Collège des médecins de famille du Canada a mis en place un certain nombre de lignes directrices et de stratégies, dont la plupart ont été mises en œuvre, en tout ou en partie, par des médecins canadiens et avec un succès croissant. Il s'agit notamment de l'utilisation d'équipes interprofessionnelles, d'heures d'ouverture prolongées ou de cliniques ouvertes après les heures de bureau (partagées entre les fournisseurs), ainsi que de l'utilisation du courrier électronique et d'autres technologies de communication pour gérer les besoins des patients. Par exemple, dans la gestion des maladies chroniques, les patients peuvent prendre leur propre tension artérielle et entrer les résultats par voie électronique pour être suivis et évalués à distance par un fournisseur de soins de santé. Les profils de glycémie peuvent être gérés de cette manière, tout comme la surveillance des résultats des tests sanguins pour les patients sous traitement anticoagulant de première génération (les nouveaux médicaments anticoagulants ne nécessitent pas une surveillance aussi étroite). Certaines équipes de soins primaires possèdent des portails par lesquels les patients peuvent poser des questions au membre approprié de l'équipe et accéder à leurs données de dossier et de laboratoire.

Formation d'un organisme de soins primaires

Dans le chapitre 3, nous avons présenté divers types d'organismes de soins primaires et expliqué quels modèles ont été utilisés dans chaque province et territoire pour fournir des soins primaires. Cette section explore la façon dont certains organismes de soins primaires sont formés et fournit des détails supplémentaires concernant leur structure, leur fonction et leurs mécanismes de rémunération.

Un certain nombre de médecins de famille peuvent s'unir pour créer un organisme de soins de santé primaires. Ils doivent d'abord choisir le modèle ou le cadre particulier qu'ils veulent utiliser (il doit s'agir d'un modèle acceptable dans leur province ou territoire). Dans la plupart des provinces et des territoires, la permission de former l'organisme doit être demandée par les médecins au gouvernement provincial ou territorial, ou encore à l'organisme approprié. Une fois approuvés, ils doivent conclure un contrat officiel avec leur gouvernement provincial ou territorial, détaillant la structure organisationnelle de l'organisme, ses mécanismes de financement, ainsi que leurs obligations professionnelles envers cet organisme et envers leurs patients. Les obligations et le financement pour ce qui est des autres membres du groupe (selon sa composition en termes de fournisseurs de soins de santé) sont également déterminés par le type et la nature du modèle. Les organismes peuvent également être modifiés pour refléter les besoins contextuels, culturels et géographiques des communautés qu'ils desservent.

Structure et fonction de base

Dans certains organismes de soins de santé, la plupart des membres de l'équipe seront situés dans un seul établissement; d'autres réseautent avec les membres de leur équipe qui se trouvent à divers endroits. Pour la plupart, les médecins (ou les IP dans certaines régions plus que d'autres) sont au centre de chaque organisme. Les médecins ou les IP sont responsables de certains aspects des traitements des patients, orientent les patients vers d'autres ressources à l'intérieur et à l'extérieur de l'organisme, au besoin, et assurent la surveillance du plan de traitement global et du bien-être des patients.

Les responsabilités de la plupart des membres de l'équipe de soins de santé sont assez simples; celles des médecins et des IP peuvent être plus complexes (p. ex., heures de garde, disponibilité des cliniques, accès à la télésanté, attentes liées à d'autres services offerts et soins aux patients).

Centres de santé communautaire (CSC)

Comme nous l'avons vu plus tôt, nous retrouvons des CSC dans de nombreuses jadministrations. Ces CSC sont des organismes de soins de santé communautaires à but non lucratif, dont les conseils d'administration sont composés de membres des communautés qu'ils servent. Les médecins de ces cliniques et les autres fournisseurs de soins de santé sont le plus souvent salariés et payés par le gouvernement provincial, territorial ou fédéral. Les IP (plus encore que dans d'autres organismes de soins primaires) dirigent souvent ces cliniques et offrent un large éventail de soins. Dans de nombreuses régions, les médecins, les IP, les infirmiers/ères et les conseillers en santé mentale et en toxicomanie, à l'aide d'une fourgonnette mobile, se déplacent au sein de la collectivité pour prodiguer des soins et répondre aux besoins des groupes de population vulnérables, en offrant du soutien, de la consultation et de l'éducation en matière de santé.

Les CSC mettent l'accent sur une approche intersectorielle et interdisciplinaire des soins. Ils s'associent à de nombreux organismes au sein de la communauté pour répondre aux préoccupations liées aux déterminants sociaux et environnementaux de la santé qui ont une incidence sur la santé et le bien-être des gens qui vivent dans leur région géographique.

Les CSC que l'on trouve dans les régions rurales et urbaines sont particulièrement importants pour ceux qui ont un accès limité aux soins de santé (formant ce qui est connu sous le nom de *populations difficiles à servir*). En plus de la prévention des maladies et de l'enseignement connexe sur la santé, le personnel professionnel des CSC examine également les conditions sociales, matérielles et environnementales sous-jacentes qui peuvent avoir une incidence sur une collectivité (p. ex., maladies chroniques, besoins des aînés, mauvaise alimentation, problèmes de logement, et consommation de drogues et d'alcool). Ces centres fournissent un emplacement central pour la communauté, offrant un lieu où regrouper les enjeux et les préoccupations liés à la santé et connexes pour mieux traiter ces questions.

Il n'est pas nécessaire qu'une personne ait un fournisseur de soins de santé pour avoir accès à un CSC. Les nouveaux canadiens y sont les bienvenus avec ou sans couverture provinciale ou territoriale.

Le tableau 5.5 compare les organismes de soins primaires et les CSC.

Modèles d'inscription des patients et de soins primaires (inscription des clients)

De nombreux groupes de soins de santé primaires (dont la totalité des groupes de l'Ontario) exigent qu'un certain pourcentage de patients officialisent leurs relations avec le groupe en signant un formulaire signalant leur consentement à faire partie de la pratique du médecin, un processus appelé **inscription des patients**, *adhésion des patients* ou *enregistrement formel*. L'idée derrière cette pratique est que le médecin et le patient établissent un engagement mutuel en ce qui concerne les soins.

La signature du formulaire est purement volontaire et non contraignante; un patient peut quitter l'entente à tout moment ou être retiré de la liste. Toutefois, le fait d'être inscrit sur la liste

TABLEAU 5.5 Comparaison entre les organismes de soins primaires (OSP) et les centres de santé communautaire (CSC)

OSP	CSC
• Axés sur la collectivité	• Organismes communautaires sans but lucratif
• Équipes interprofessionnelles	
• Ne sont généralement pas supervisés par un conseil	• Équipes interprofessionnelles
• Dirigés par un médecin (habituellement, mais pas toujours)	• Supervisés par des conseils composés de membres de la communauté
• Fournissent des soins dans un emplacement centralisé. Ne sortent pas habituellement dans les communautés pour prodiguer des soins	• Davantage susceptibles d'avoir un/e infirmier/ère praticien/ne, voire plus dans les cliniques principales
• Demandent aux patients de présenter leur carte d'assurance-maladie provinciale ou territoriale	• Situés aussi dans un emplacement centralisé, mais à partir duquel, mais les praticiens sont plus susceptibles de fournir des soins au sein de la communauté, souvent en utilisant une approche mobile pour s'occuper des populations vulnérables, y compris en fournissant de la consultation en matière de toxicomanie et de santé mentale,
• Offrent une gamme complète de services de soins primaires	
• Sont ouverts plus longtemps; les patients profitent donc d'un plus haut niveau de soins	
• Se trouvent généralement dans un cadre urbain	• Permettent aux patients d'être vus sans devoir présenter une carte d'assurance-maladie provinciale ou territoriale
• Combinaison de plus d'un mécanisme de financement, habituellement la rémunération à l'acte, la dotation par patient, ou les deux	• Fournissent des soins primaires complets; collaborent avec des partenaires communautaires au niveau des services de santé mentale et de lutte contre les dépendances; appuient les initiatives communautaires visant à améliorer la santé des membres de la communauté
	• Offrent des heures d'ouverture prolongées
	• Plus susceptibles de servir les populations rurales et celles qui ont un accès limité aux soins de santé
	• Les praticiens y sont plus susceptibles de recevoir un salaire payé par la province ou le territoire

donne droit à tous les services et avantages offerts par cet organisme de soins de santé primaires, comme l'accès à des cliniques après les heures normales de travail, ainsi qu'à une ligne d'assistance téléphonique (voir le chapitre 4). Si un patient inscrit sur une liste rend visite à un autre médecin pour un problème de santé courant (c.-à-d. ne constituant pas une urgence), le gouvernement peut déduire de l'allocation mensuelle du médecin de famille les honoraires pour cette visite (exemple de cas 5.8). L'inscription n'est probablement pas appropriée pour une personne vivant dans une résidence temporaire (p. ex., un étudiant vivant loin de la maison pour aller à l'école) parce qu'elle pourrait avoir besoin de chercher des soins de santé ailleurs.

EXEMPLE DE CAS 5.8 Quand un patient inscrit visite un autre médecin pour un problème de santé de routine

Bien qu'inscrit sur la liste de patients de Dre G., N.C., qui souffre de stress extrême, a commencé à aller voir la Dre P., une médecin de famille qui offre exclusivement des services de consultation et de psychothérapie deux fois par semaine. Dre P. soumet sa facture de rémunération à l'acte pour chacune des visites de N.C. dans la province à la fin de chaque cycle de présentation de factures. Dre G., en tant que médecin de soins primaires de N.C., peut faire déduire le montant que Dre P. a soumis au ministère du montant d'argent que la province lui verse.

Mécanismes de paiement

La rémunération à l'acte était le mécanisme de rémunération le plus répandu pour les médecins avant la formation des groupes de soins primaires. Au sein de ces groupes, le financement en dotations par patient et le financement mixte (voir le chapitre 4) sont les plus populaires. Il existe également des possibilités de facturation pour les jalons atteints pour certains services afin d'encourager les fournisseurs de soins de santé à améliorer les résultats des soins aux patients et à réduire les coûts. La facturation incitative encourage les soins préventifs au sein d'une pratique. Par exemple, pour être payé, un médecin doit s'assurer qu'un pourcentage donné de patients concernés ont reçu les vaccins suggérés, ou ont passé des tests de dépistage du cancer colorectal, des tests Pap et des mammographies. Plus le pourcentage de patients qui reçoivent les services recommandés est élevé, plus le médecin est payé. Des primes peuvent également être versées lorsqu'un médecin fournit des services supplémentaires, tels que la prise en charge du diabète, la consultation sur l'abandon du tabac, le soutien à l'insulinothérapie, et la gestion de la fibromyalgie ou du syndrome de fatigue chronique. Collectivement, ces services sont appelés un « panier » de services associés aux incitatifs médicaux.

RÉFLÉCHIR À LA QUESTION

Groupe de soins de santé primaires vs médecin en pratique solo

Vous déménagez dans une nouvelle ville et partez à la recherche d'un médecin de famille. Vous trouvez un médecin en pratique solo qui accepte de vous prendre sur la base qu'il fournit déjà des services à vos amis. Cependant, vous trouvez également un groupe de soins de santé primaires nouvellement formé et comptant deux médecins qui prennent de nouveaux patients.

Réfléchissez aux avantages qu'offre le groupe de soins de santé primaires et comparez-les à la relation étroite que vous développeriez probablement avec le médecin en pratique solo. Sur lequel des deux porteriez-vous votre choix?

LE SAVIEZ-VOUS?

Télésanté

Les infirmiers/ères autorisés/es et les autres professions de la santé, lorsqu'ils répondent à un appel sur une ligne de télésanté, utilisent des algorithmes lorsqu'ils répondent aux préoccupations de santé d'un appelant. Ces algorithmes sont construits sur la base de pratiques exemplaires, d'informations fondées sur des données probantes pour orienter les conseils donnés à un appelant.

Accès virtuel et téléphonique aux soins

Toutes les administrations mettent une aide téléphonique confidentielle gratuite à disposition de ceux qui en ont besoin. Les noms des lignes d'assistance varient : par exemple, **Télésanté** en Ontario, Ligne de santé à Terre-Neuve-et-Labrador, et Lien de santé en Alberta. Ces lignes d'assistance offrent aux appelants des conseils de fournisseurs de soins de santé (généralement des infirmiers/ères autorisés/es), 24 heures sur 24, 7 jours sur 7. Les infirmiers/ères ne fourniront pas de diagnostic aux appelants, mais répondront aux questions et, au besoin, orienteront l'appelant vers la ressource ou le niveau de soins approprié, allant des fournisseurs de soins primaires des appelants jusqu'à des cliniques ou à des services d'urgence. Les IA peuvent aussi fournir des conseils aux appelants sur la façon de gérer une situation eux-mêmes. En plus des lignes d'aide provinciales et territoriales, certains groupes de soins primaires ont leurs propres lignes d'assistance. Voir l'exemple de cas 5.9.

La télésanté et les consultations virtuelles (p. ex., via Zoom) avec les médecins ont augmenté de façon exponentielle pendant la pandémie de COVID-19. La principale raison était de minimiser la propagation du virus pour le bien des fournisseurs de soins de santé ainsi que des patients. Les visites virtuelles et téléphoniques sont toujours en place, bien que leur degré d'utilisation varie entre les provinces et territoires. Certaines administrations soit ont supprimé, soit envisagent de supprimer ou d'ajuster certains des codes de facturation que les médecins peuvent utiliser ou soumettre contre rémunération à la suite d'une consultation téléphonique ou virtuelle. Cette mesure vise à encourager les fournisseurs à commencer à voir plus de patients en personne.

Bien que la plupart des lignes d'assistance aient des procédures de suivi, celles-ci ne sont pas toujours infaillibles. Si un intervenant d'une ligne d'assistance n'obéit pas avec diligence à de telles règles, l'utilisation de lignes d'assistance téléphoniques peut entraîner une rupture dans la communication et la continuité des soins, comme le démontre l'exemple de cas 5.10, qui présente une situation plutôt extrême, mais n'en survenant pas moins tout de même de temps à autre. Un intervenant d'une ligne d'assistance ne devrait jamais présumer que la personne qui appelle va suivre les instructions, ou qu'elle en est même capable. La responsabilité de signaler les appels et d'en faire le suivi incombe au répondant.

Soins primaires dans les régions du Nord

Les soins primaires dans les régions du Nord du Canada sont dispensés par des IP et d'autres fournisseurs de soins de santé à partir d'un poste ou d'une clinique de soins infirmiers centralisés. Les IP sont disponibles 24 heures sur 24, 7 jours sur 7, ce qui signifie qu'ils sont de garde jusqu'en dehors des heures normales de clinique. Un certain nombre d'IP dans le Nord ont une formation spécialisée au-delà de la formation normale d'IP Le Collège Aurora à Yellowknife, par exemple (affilié à l'Université de Victoria), offre un certificat d'études supérieures d'un an en soins

---

EXEMPLE DE CAS 5.9   Utilisation d'une ligne d'assistance

H.W. vit en Colombie-Britannique et a une fille de trois ans, G.W. G.W. se réveille à 2 h du matin. Elle est bouillante, elle pleure et elle a la diarrhée. H.W. ne sait pas quoi faire. Devrait-elle emmener l'enfant à l'urgence, ou est-ce quelque chose qui peut attendre jusqu'au matin? H.W. appelle HealthLink BC, une ligne de télésanté qui offre aux habitants de la province de l'information sur la santé et des conseils fournis par un/e infirmier/ère autorisé/e, de jour comme de nuit. L'infirmier/ère donne à H.W. quelques conseils sur la façon de prendre soin de la petite fille, estimant que ce n'est rien d'assez grave pour justifier une visite à l'urgence. Elle dit à H.W. d'appeler son médecin de famille au matin si elle toujours préoccupée par l'état de sa fille, ce que H.W. fait. Entre-temps, HealthLink BC transmet un rapport électronique de l'événement au bureau du médecin de famille.

EXEMPLE DE CAS 5.10 **Suivi de la ligne d'assistance**

T.M. a appelé une ligne d'assistance téléphonique un lundi à 2 h du matin. T.M. a déclaré qu'il avait tenté de se suicider en ingérant tout le contenu d'une bouteille d'aspirine et d'une demi-bouteille de somnifères. Les pilules n'avaient fait que faire T.M. légèrement somnolent. Pris d'un changement de cœur soudain, T.M. s'est demandé quoi faire. L'infirmier/ère a conseillé à T.M. de se rendre au service d'urgence le plus proche, et lui a offert d'appeler une ambulance pour lui. T.M. a répondu qu'il demanderait à quelqu'un de l'emmener à l'hôpital. Normalement, un résumé de l'incident serait entré dans le dossier de santé électronique de T.M et le bureau de son médecin serait avisé par voie électronique ou par téléphone, pour que le médecin en soit informé à son arrivée le lendemain matin. Pour une raison quelconque, cela ne s'est pas produit.

La ligne d'assistance n'a pas fait de suivi auprès du médecin de famille de T.M. au sujet de cet appel. Le mercredi à 15 h, un ami de la famille a trouvé T.M. étendu sur le plancher de la cuisine, déshydraté et à demi inconscient, et il a appelé le 911. Les reins de T.M. avaient fini par lâcher. T.M. s'en est sorti, mais il est aujourd'hui sous dialyse et en attente d'une greffe. Si le médecin de T.M. avait été informé de l'événement le mardi matin, il aurait pu organiser un suivi immédiatement et peut-être minimiser les dommages aux reins.

---

infirmiers à distance. Cela implique une évaluation avancée intensive et des compétences cliniques ainsi qu'une pharmacocinétique avancée. Dans la plupart des cas, ces IP ont un champ d'exercice plus large que les IP normaux (bien que les IP soient présents dans de nombreuses collectivités du Nord). Les IP évaluent les patients et diagnostiquent les troubles; commandent, exécutent et interprètent des tests de laboratoire de routine (effectués sur place); et prescrivent et distribuent des médicaments. Ils répondent autant à des situations de routine qu'à des situations critiques ou d'urgence. Parfois, les soins fournis dans ces communautés sont appelés soins du « berceau à la tombe », ce qui signifie que les soins fournis sont continus et censés durer toute une vie. Le nombre d'infirmiers/ères dans une communauté est principalement déterminé par la taille de la communauté, mais aussi par les statistiques de contact avec les patients. Une communauté de 600 personnes et une moyenne de 800 à 900 contacts de patients par mois justifiera généralement la présence de trois IP; une autre communauté avec le même niveau population pourrait avoir 1 400 contacts patients en un mois, ce qui pourrait justifier d'avoir quatre IP.

Une autre considération qui influe sur le nombre d'infirmiers/ères affectés/es à une communauté est la combinaison de problèmes de santé, et aussi parfois d'emploi. Norman Wells, dans les Territoires du Nord-Ouest, par exemple, est une petite collectivité; cependant, avec la base pétrolière ESSO située là-bas, plus d'accidents industriels se produisent et viennent augmenter les heures de contact avec les patients. Il se peut qu'il y ait plus d'infirmiers/ères dans cette collectivité, et dans d'autres collectivités semblables.

Retenir le personnel médical et infirmier y est un défi, et le taux de roulement est élevé. Le fait de vivre dans une région isolée est un facteur dissuasif important, surtout lorsque cela demande à une personne de vivre loin de sa famille. L'accès à la formation continue et au perfectionnement professionnel est aussi un sujet de préoccupation, bien qu'il y ait de plus en plus de possibilités d'éducation disponibles en ligne.

Dans le but de retenir les praticiens dans les régions du Nord, les gouvernements provinciaux et territoriaux offrent des avantages financiers, fiscaux et autres à titre d'incitatifs (p. ex., temps de vacances payées plus long, allocations de subsistance, possibilités d'éducation). Les infirmiers/ères travaillent habituellement dans les collectivités éloignées en rotations, lesquelles rotations peuvent varier. Par exemple, de courtes rotations de trois semaines à l'extérieur des collectivités sont gérées par Services aux Autochtones Canada. Autrement, une durée d'un à trois mois par rotation est la tendance habituelle en ce qui concerne les IP, bien que parfois on puisse leur demander de rester plus longtemps en cas de pénurie de personnel. Les IP établissent souvent des liens avec les membres de leur communauté, ce qui les incite à revenir.

Les IP reçoivent un logement, généralement leur propre appartement, bien que cela varie. Les centres de santé (qui remplacent les postes de soins infirmiers) sont généralement constitués d'une ou deux salles d'examen, d'une salle de traitement et de deux ou trois lits au cas où des patients auraient besoin d'un séjour de courte durée ou devaient attendre le transport par ambulance aérienne vers un plus grand centre. Bien que les centres de santé, les postes de soins infirmiers et les cliniques qu'ils facilitent aient tendance à être bien équipés selon la plupart des normes, l'étendue des soins fournis se limite à des problèmes et cas de moindre gravité.

Des médecins y passent à des intervalles désignés, par exemple, une fois par mois, et ils restent pendant plusieurs jours. Les IP tiennent une liste des personnes au sein de la communauté qu'ils estiment avoir besoin de voir le médecin. Les patients doivent être aiguillés par les IP pour voir un médecin. Les rendez-vous avec les médecins sont réservés aux cas que les IP estiment ne pas pouvoir gérer eux-mêmes, ou qui nécessitent un deuxième avis. Les IP ont accès 24 heures sur 24 à un médecin régional qu'ils peuvent appeler pour obtenir des conseils au besoin. Les IP ont recours à la téléconférence et aux conférences virtuelles. De même, les médecins peuvent mener des consultations à distance avec des patients.

RÉSUMÉ

5.1   La médecine complémentaire ou alternative inclut tous les praticiens de la santé non considérés comme « conventionnels ». Bien que les termes « complémentaires » et « alternatifs » soient parfois utilisés de manière interchangeable, il existe des différences entre eux : la médecine complémentaire soutient, ou « complète », la médecine conventionnelle, tandis que la médecine alternative offre généralement une option, ou alternative, et ce parfois à l'exclusion de la médecine conventionnelle. Alors que les rôles et les responsabilités de nombreux fournisseurs de soins de santé continuent d'évoluer et que l'accent est mis davantage sur une approche de traitement utilisant des équipes interprofessionnelles, la catégorisation des professionnels de la santé dans ces catégories est devenue controversée. Même les noms des catégories sont fluides, car les fournisseurs de soins de santé de diverses disciplines assument plus d'autonomie et des rôles centraux dans les soins aux patients.

5.2   Les professions réglementées offrent aux gens un choix de fournisseurs de soins de santé, avec l'assurance que les professionnels qu'ils choisiront répondent aux normes législatives en matière d'éducation et de pratique. Bien que les professions réglementées offrent un soutien aux praticiens, l'accent est mis sur la prestation de soins sûrs et de haute qualité aux patients. Les praticiens doivent être en règle avec leur organisme réglementé, et les normes ou les pratiques doivent être maintenues. Les professions de la santé non réglementées peuvent aussi avoir une association professionnelle, dont certaines fournissent une accréditation à leurs membres, suivant un processus qui peut exiger de passer un examen écrit. Les préposés aux services de soutien à la personne représentent l'une des plus grandes catégories de travailleurs de la santé non réglementés. Partout au pays, des initiatives expérimentent ou ont établi des registres pour assurer la surveillance de ces travailleurs dans le but d'établir des normes provinciales et territoriales qui sont dans l'intérêt fondamental des travailleurs et du public.

5.3   Il existe une grande variété de fournisseurs de soins de santé et de praticiens au Canada dans les professions réglementées et non réglementées. Beaucoup offrent une variété de spécialités au sein de la profession, chacune nécessitant une formation supplémentaire, à la fois sur le plan théorique et en termes de compétences cliniques. Les rôles et le champ d'exercice de diverses professions changent pour répondre aux demandes actuelles et variées en matière de soins de santé. Les infirmiers/ères praticiens/nes fonctionnent indépendamment, évaluant, diagnostiquant, et traitant des patients. Le recours aux assistants au médecin est de plus en plus répandu, bien que ceux-ci ne soient pas des praticiens indépendants. Les infirmiers/ères psychiatriques autorisés/es dans les provinces de l'Ouest continuent d'offrir un soutien inestimable à la communauté de la santé mentale, en défendant les intérêts de leurs patients.

5.4 Les cadres de pratique vont des hôpitaux et des cabinets de médecins jusqu'aux cliniques et établissements de soins de santé primaires. Les soins primaires optimaux sont dispensés à partir d'un emplacement centralisé, où se trouvent tout un éventail de professionnels de la santé dans un même bâtiment, ou à proximité. Plusieurs types de cliniques offrent des soins primaires, y compris des cliniques de soins d'urgence, des cliniques sans rendez-vous et de soins ambulatoires, la plupart faisant appel à une équipe interprofessionnelle pour fournir des soins. Des sites de réduction des dommages peuvent être trouvés dans des collectivités partout au Canada, offrant des services de supervision et de soutien aux personnes aux prises avec des dépendances.

5.5 Les provinces et les territoires continuent d'expérimenter divers modèles de prestation de soins primaires. À l'heure actuelle, les équipes de soins de santé interprofessionnelles semblent être l'approche la plus efficace pour la prestation des soins primaires. Les groupes de soins primaires diffèrent par le nom, la structure, les services offerts et le mode de rémunération. Une équipe de soins de santé primaires typique, par exemple, peut compter sept ou huit médecins, deux ou trois IP, un psychologue, un podiatre, des nutritionnistes, des conseillers et des infirmiers/ères. Les infirmiers/ères agissent souvent comme des spécialistes cliniques s'occupant de personnes aux prises avec toutes sortes de problèmes de santé, y compris l'hypertension, le diabète et d'autres maladies chroniques.

QUESTIONS DE RÉVISION

1. Quelles sont certaines des préoccupations associées au fait de catégoriser les professionnels de la santé selon les catégories « conventionnelle », « connexe », « complémentaire » ou « alternative »? Discutez de ce que vous considérez être la justification derrière la catégorisation des professions de la santé selon ces catégories.

2. Quelle est la différence entre une profession autoréglementée et une profession réglementée?

3. Expliquez le but de la protection du titre.

4. Qu'est-ce qu'un acte autorisé?

5. Qui peut accomplir des actes autorisés, et dans quelles circonstances un acte peut-il être délégué à quelqu'un d'autre?

6. Qui est admissible aux services de soins à domicile et communautaires?

7. Quels sont les avantages d'une approche utilisant des équipes interprofessionnelles en matière de soins de santé?

8. Dans quelles situations une sage-femme consulterait-elle un obstétricien au sujet des soins d'une patiente enceinte?

9. Individuellement ou en petits groupes, concevez ce que vous considérez comme l'organisme de soins primaires « parfait ». Tenez compte d'entités telles que les besoins en soins de santé de votre propre communauté, les professionnels impliqués, l'accès aux soins, les heures d'ouverture et les services fournis.

10. Comment la technologie des communications contribue-t-elle à offrir de meilleurs soins aux patients?

11. Quels avantages voyez-vous à la suite de l'élargissement des rôles des pharmaciens? Quelles autres responsabilités aimeriez-vous voir attribuées aux pharmaciens?

12. Expliquez trois défis auxquels sont confrontés les services de soins à domicile et communautaires dans votre collectivité, avant et à la suite de la pandémie de COVID-19. Si vous le pouviez, quels changements apporteriez-vous en réponse à ces défis?

RÉFÉRENCES

Canadian Association of Naturopathic Doctors. (n.d.) *Executive summary*. https://www.ourcommons.ca/Content/Committee/421/FINA/Brief/BR9073202/br-external/CanadianAssociationOfNaturopathic-Doctors-e.pdf.

Canadian Dental Assistants Association. (2017, August). *Dental assisting across Canada: An overview of the organization of the profession of each region of Canada. CDAA Research Series Papers*. https://www.cdabc.org/media/22240/dental-assisting-across-canada-2017.pdf.

Canadian Institute for Health Information (CIHI). (2021a, August 19). *Registered nurses*. https://www.cihi.ca/en/registered-nurses.

Canadian Institute for Health Information (CIHI). (2021b, August 19). *Licensed practical nurses*. https://www.cihi.ca/en/licensed-practical-nurses.

Canadian Institute for Health Information (CIHI). (2021c, August 19). *Registered psychiatric nurses*. https://www.cihi.ca/en/registered-psychiatric-nurses.

Canadian Nurses Association. (2019). *Nursing statistics*. https://www.cna-aiic.ca/en/nursing/regulated-nursing-in-canada/nursing-statistics.

College of Licensed Practical Nurses of Manitoba. (2022). *The Canadian practical nurse registration examination*. https://www.clpnm.ca/education/cpnre-2/#:~:text=The%20Canadian%20Practical%20Nurse%20Registration%20Examination%20(CPNRE)%20is%20the%20entry,(YAS).

College of Nurses of Ontario. (2021, December 1). *REX-PN: Frequently asked questions*. https://www.cno.org/en/become-a-nurse/entry-to-practice-examinations/rpn-exam/faq-rexpn/.

Desmarais, A. (2021). December 1. *Zero midwives in Yukon leads some expecting parents to make tough calls*. CBC News. https://www.cbc.ca/news/canada/north/yukon-midwife-update-1.6266705.

Esmail, N. (2017). *Complementary and alternative medicine: Use and public attitudes 1997, 2006, and 2016*. Fraser Institute. https://www.fraserinstitute.org/sites/default/files/complementary-and-alternative-medicine-2017.pdf.

Glauser, W. (2019). Lack of interest in geriatrics among medical trainees a concern as population ages. *Canadian Medical Association Journal, 191*(20), E570–E571. doi:10.1503/cmaj.109-5752.

Immigration Canada. (2022). *British Columbia recruiting foreign-trained nurses with $12M funding boost*. https://www.immigration.ca/british-columbia-recruiting-foreign-trained-nurses-with-12m-funding-boost/.

Khaira, M., Mathers, A., Benny Gerard, N., et al. (2020). The evolving role and impact of integrating pharmacists into primary care teams: Experience from Ontario, Canada. *Pharmacy, 8*(4), 234. doi:10.3390/pharmacy8040234.

Ordre des infirmieres et infirmiers du Québec. (n.d.). *Becoming a nurse in Québec*. https://www.oiiq.org/en/acceder-profession/exercer-au-québec/infirmiere-diplomee-hors-canada#:~:text=Everyone%20who%20wishes%20to%20practice,nurse%E2%80%9D%20is%20a%20reserved%20title.

Statistics Canada. (2020, January 22). *Care receivers in Canada, 2018*. The Daily. https://www150.statcan.gc.ca/n1/daily-quotidien/200122/dq200122e-eng.htm.

Truth and Reconciliation Commission of Canada. (2015). *Calls to action*. https://www2.gov.bc.ca/assets/gov/british-columbians-our-governments/indigenous-people/aboriginal-peoples-documents/calls_to_action_english2.pdf.

Éléments essentiels de la santé de la population au Canada

OBJECTIFS D'APPRENTISSAGE

6.1 Expliquer le concept de la santé de la population.
6.2 Résumer les événements qui ont mené à l'utilisation d'une approche axée sur la santé de la population au Canada.
6.3 Décrire les effets des déterminants de la santé sur une population.
6.4 Expliquer les huit éléments clés du cadre de l'approche axée sur la santé de la population de l'Agence de la santé publique du Canada.
6.5 Discuter des principes de promotion de la santé de la population.
6.6 Résumer l'état actuel de l'approche axée sur la santé de la population au Canada.

TERMES CLÉS

Ethnicité	Prévention des maladies	Soins de santé primaires
Indicateurs de santé	Racisme	Soins primaires
Investissements en amont	Recherche qualitative	Travailleur en situation
Inégalités en matière de santé	Recherche quantitative	précaire
Promotion de la santé	Santé de la population	
	Santé publique	

Quel est l'état de santé des Canadiens? Qu'est-ce qui affecte le plus leur santé? Que devons-nous faire afin de prévenir la maladie, pour nous-mêmes et nos enfants? Quelle est la meilleure façon de mettre en œuvre les initiatives relatives à la santé de la population et à sa promotion dans nos collectivités, et dans nos provinces ou territoires? En savons-nous assez sur les effets profonds des déterminants socioéconomiques de la santé sur les individus et les groupes de population? Sommes-nous en mesure de cerner et de corriger les inégalités dans les soins de santé, et tout particulièrement celles touchant les Canadiens marginalisés? Quels sont les obstacles auxquels font face les nouveaux arrivants au Canada en ce qui concerne les déterminants de la santé et l'accès à des soins de santé équitables?

Pour trouver des réponses à ces questions au niveau des soins de santé, une approche axée sur la santé de la population est nécessaire. Ces approches font intervenir tous les ordres de gouvernement, les collectivités, les particuliers et d'autres intervenants.

LE CONCEPT DE SANTÉ DE LA POPULATION

Le concept de **santé de la population** fait référence aux résultats en matière de santé d'un groupe de population, et au partage équitable de ces résultats avec ce groupe. Une population entière ou un groupe de population peut être défini en fonction de son origine ethnique; de sa situation géographique; de son statut de nation, ou de tout autre critère de nature juridictionnelle (p. ex., province ou territoire) ou communautaire; ou encore de son milieu (p. ex., écoles ou milieux de travail).

ENCADRÉ 6.1   Santé de la population vs santé publique

Approche axée sur la santé de la population	Santé publique
Recueille des données sur la santé d'une population	Utilise les données sur la santé pour prévenir les maladies et favoriser la santé chez des groupes de personnes ou l'ensemble de la population d'un pays
Analyse l'information recueillie	Applique des stratégies pour améliorer la santé plutôt que d'analyser et d'étudier des stratégies
Fait des recommandations pour renforcer la bonne santé ou prévenir les maladies	Met en œuvre les recommandations découlant d'études sur la santé de la population

---

Une approche axée sur la santé de la population considère la santé au sens large. Plus précisément, une telle approche considère la santé comme une ressource influencée par de nombreux facteurs : physiques, biologiques, sociaux et économiques. L'objectif d'une approche axée sur la santé de la population est d'améliorer l'état de santé d'une population ciblée, plutôt que d'individus. Un cadre doit être en place pour recueillir et analyser des données sur les facteurs connexes qui influent sur la santé d'une population. Cette analyse des données aide à déterminer les raisons pour lesquelles certains groupes sont en meilleure santé que d'autres, et les résultats sont ensuite utilisés dans la recherche de moyens d'améliorer la santé. Une approche axée sur la santé de la population aide également à bâtir un système de soins de santé durable et intégré, souple, efficace et équitable.

Les termes *santé de la population* et *santé publique* sont souvent utilisés de façon interchangeable, mais il s'agit d'entités différentes, quoiqu'ayant un dénominateur commun prenant la forme d'informations sur la santé. L'approche axée sur la santé de la population intègre les initiatives de santé publique comme la **promotion de la santé** et la **prévention des maladies**. Les stratégies de **santé publique** quant à elles transforment les recommandations de la recherche sur la santé des populations en mesures concrètes (p. ex., administration des vaccins recommandés, mise en œuvre d'initiatives d'éducation sur la santé). Ces stratégies sont fédérales, financées et mises en œuvre par les gouvernements provinciaux et territoriaux ainsi que par les administrations municipales, et font appel à une collaboration avec les fournisseurs de soins de santé, l'industrie de soins de santé et les organismes communautaires (encadré 6.1).

RÉFLÉCHIR À LA QUESTION

Vaccinations des enfants

Jusqu'à tout récemment, on croyait que de nombreuses maladies infantiles en Amérique du Nord étaient bien contrôlées, sinon éradiquées, grâce aux programmes de vaccination (p. ex., avec des vaccins contre la poliomyélite, la rougeole, la diphtérie, la coqueluche, la rubéole, les oreillons, le tétanos, le rotavirus, l'*Haemophilus influenzae* de type b). Cependant, certaines de ces maladies sont en voie de réapparition en raison des faibles taux de vaccination dans certaines régions. La proportion d'enfants vaccinés varie d'un bout à l'autre du pays, mais les chiffres exacts ne sont pas connus parce que le Canada n'a pas de protocole national pour recueillir ce type d'information.

Bien qu'il soit fortement recommandé que tous les enfants allant à l'école suivent les régimes de vaccination recommandés, seuls le Manitoba, l'Ontario et le Nouveau-Brunswick ont légiféré des politiques de vaccination, lesquelles s'appliquent spécifiquement aux jeunes écoliers. Dans ces provinces, les enfants qui ne sont pas vaccinés doivent présenter un certificat d'une autorité médicale indiquant qu'ils ne peuvent pas être vaccinés (la raison en est gardée confidentielle). Les tuteurs peuvent également exempter leurs enfants de la vaccination, pour des motifs religieux ou de conscience. En Ontario, en vertu de la *Loi sur l'immunisation des élèves*, si une école ne reçoit pas de rapport de vaccination dûment rempli d'un élève, cet élève peut être suspendu jusqu'à 20 jours (ou jusqu'à ce que la documentation appropriée ait été soumise).

L'Alberta a mis en place une loi qui permet aux responsables scolaires de recouper avec les dossiers de vaccination d'Alberta Health les dossiers de vaccination associés aux listes d'inscription scolaire afin d'identifier les enfants qui ne sont pas vaccinés. Avec cette information, les responsables scolaires peuvent contacter les familles pour demander que les enfants non immunisés restent à la maison s'il y a une épidémie d'une maladie transmissible dans l'école. La loi albertaine permet également aux responsables de la santé de communiquer avec les parents ou les tuteurs d'enfants non vaccinés pour leur fournir des renseignements sur les avantages de la vaccination.

Les vaccins contre la COVID-19 et la grippe ne sont pas inclus dans les protocoles de vaccination recommandés pour les enfants d'âge scolaire.

1. Que pensez-vous des protocoles de vaccination obligatoire?
2. Croyez-vous que les risques de ne pas vacciner un enfant l'emportent sur les avantages? Justifiez votre réponse.
3. À votre avis, les vaccins contre la grippe, la COVID-19, ou les deux, devraient-ils être obligatoires? Expliquez votre réponse.

ORIGINE DE L'APPROCHE AXÉE SUR LA SANTÉ DE LA POPULATION AU CANADA

Les rapports et les conférences dont il est question dans la présente section ont joué un rôle déterminant dans l'introduction et le développement de l'approche axée sur la santé de la population et de ses concepts au Canada.

Le Rapport Lalonde, 1974

Dans son rapport intitulé *Nouvelle perspective sur la santé des Canadiens*, Marc Lalonde, alors ministre de la Santé nationale et du Bien-être social (ministère devenu Santé Canada en 1993), a présenté le concept de santé de la population au Canada (Lalonde, 1981; Agence de la santé publique du Canada [ASPC], 2001). Officieusement appelé le « Rapport Lalonde », il s'agit du premier document reconnu par un grand pays industrialisé à affirmer que la santé est déterminée par plus que la biologie et que l'amélioration de la santé pourrait être obtenue par des changements dans l'environnement, le mode de vie et l'organisation des soins de santé, soit « la quantité, la qualité, l'agencement et la nature des soins, mais aussi les rapports entre la population et les ressources engagées dans la distribution des soins de santé ».

Déclaration d'Alma-Ata, 1978

En septembre 1978, l'Organisation mondiale de la santé (OMS) a convoqué une conférence internationale à Almaty (anciennement Alma-Ata), au Kazakhstan, pour examiner la nécessité d'une coopération mondiale en matière de santé et de réforme des soins de santé. Le slogan qui est ressorti de cette conférence, « La santé pour tous d'ici l'an 2000 », reflétait l'objectif commun de réduire dans le monde entier les **inégalités en matière de santé**, entendues comme une répartition injuste et inégale des ressources en santé, en mettant l'accent sur les soins de santé primaires. Les **soins de santé primaires**, tels que définis par les participants à la conférence (encadré 6.2), englobent un large éventail de préoccupations qui correspondent à celles de l'approche axée sur la santé de la population. Les soins de santé primaires qui mettent l'accent sur les individus et leurs communautés comprennent des soins médicaux et curatifs essentiels qui peuvent s'étendre au besoin jusqu'aux niveaux secondaire ou tertiaire et impliquent des soins de santé rentables, complets et collaboratifs.

> **ENCADRÉ 6.2   La définition des soins de santé primaires selon Alma-Ata**
>
> « Les soins de santé primaires sont des soins de santé essentiels fondés sur des méthodes et des techniques pratiques, scientifiquement valables et socialement acceptables, rendus universellement accessibles à tous les individus et à toutes les familles de la communauté avec leur pleine participation et à un coût que la communauté et le pays puissent assumer à tous les stades de leur développement dans un esprit d'autoresponsabilité et d'autodétermination. »

Extrait de la Déclaration d'Alma-Ata issue de la Conférence sur les soins de santé primaires, reproduit ici avec la permission de l'éditeur Alma-Ata, URSS, 6 au 12 septembre 1978. Organisation mondiale de la santé

La Déclaration en 10 points d'Alma-Ata stipule que la santé est un droit humain fondamental et que l'atteinte du niveau de santé le plus élevé possible doit être un objectif prioritaire pour toutes les nations. La déclaration fait valoir le droit des personnes et des communautés à participer à la planification et à la mise en œuvre des soins de santé qui leur sont destinés, et rappelle aux gouvernements la responsabilité qu'ils ont d'élaborer des stratégies pour améliorer les soins de santé primaires. Voir la Déclaration d'Alma-Ata sur le site d'Evolve.

Charte d'Ottawa pour la promotion de la santé

La première Conférence internationale sur la promotion de la santé, tenue en 1986 à Ottawa, a été convoquée pour examiner et développer les propositions présentées à la Conférence d'Alma-Ata de 1978 sur les soins de santé primaires, et pour déterminer quels progrès avaient été réalisés pour assurer la santé pour tous d'ici l'an 2000 (Organisation mondiale de la santé, 1986).

En plus d'étendre les facteurs influant sur la santé décrits dans le Rapport Lalonde et de les qualifier comme « conditions préalables à la santé », un accent renouvelé a été mis sur la nécessité d'une approche collaborative pour s'attaquer aux problèmes de santé. Cinq principes sont ressortis de la conférence, y compris la nécessité pour tous les ordres de gouvernement de s'impliquer dans la promotion de la santé, et pour les individus, d'assumer une certaine responsabilité à l'égard de leur propre santé, ne se limitant pas à simplement aller voir le médecin lorsqu'ils sont malades en s'attendant à ce que le médecin leur redonne la santé. La Charte d'Ottawa pour la promotion de la santé s'est également penchée sur les stratégies communautaires visant à améliorer la santé. Notamment, les services de garde financés par le gouvernement ont été cités comme étant en fin de compte bénéfiques pour la santé et le bien-être des enfants ainsi que de leurs parents ou tuteurs. Un programme national de garderies lancé par le gouvernement fédéral en 2021 a été mis en œuvre par étapes.

Le rapport Epp, 1986

Le rapport *La santé pour tous : Plan d'ensemble pour la promotion de la santé*, connu sous le nom de Rapport Epp, d'après le ministre de la Santé et du Bien-être social de l'époque, Jake Epp, a été publié à l'occasion de la conférence d'Ottawa en 1986. Ce rapport mettait l'accent sur des propositions visant à réduire les inégalités pour les groupes défavorisés, à mieux gérer les maladies chroniques, et à prévenir les maladies. Il recommandait que ces initiatives bénéficient d'un soutien financier de tous les ordres de gouvernement (Santé et Bien-être social, 2006).

Pour un avenir en santé : Le premier rapport sur la santé des Canadiens, 1996

Le *Rapport sur la santé des Canadiens et des Canadiennes* a été publié en septembre 1996 à l'occasion de la Conférence des ministres de la Santé. Ses recommandations faisaient suite aux propositions faites par l'Institut canadien de recherches avancées (ICRA) en 1989. Ce rapport a été le premier à reconnaître officiellement les déterminants de la santé et à les intégrer dans ses conclusions et recommandations.

ENCADRÉ 6.3 Rapport sur la santé des Canadiens

Stratégies d'amélioration de la santé des Canadiens, 1996
Conditions de vie et de travail
- Créer une économie prospère et durable, avec un travail valorisant pour tous.
- Assurer un revenu adéquat à tous les Canadiens.
- Réduire le nombre de familles vivant dans la pauvreté.
- Parvenir à une répartition équitable des richesses.
- Garantir de saines conditions de travail.
- Encourager un apprentissage permanent.
- Favoriser les réseaux d'amitié et de soutien social, dans les familles et les communautés.

Environnement physique
- Favoriser un environnement sain et durable pour tous.
- Construire des logements convenables, adéquats et abordables.
- Créer des collectivités sécuritaires et bien conçues.

Pratiques de santé personnelles et capacités d'adaptation
- Favoriser un développement sain des enfants.
- Encourager des choix de vie sains.

Services de santé
- Assurer des services de santé appropriés et abordables, accessibles à tous.
- Réduire le nombre de maladies, blessures, incapacités et décès évitables.

Source : Comité consultatif fédéral, provincial et territorial sur la santé de la population, septembre 1996. *Rapport sur la santé des Canadiens.* https://publications.gc.ca/collections/Collection/H39-385-1996-1E.pdf

---

Bien que le rapport ait conclu que les Canadiens faisaient partie des populations les plus en santé au monde, il soulignait que la collaboration entre tous les ordres de gouvernement, l'industrie des soins de santé et le secteur privé devait être intensifiée pour améliorer notre santé. L'encadré 6.3 énumère les stratégies précisées dans le rapport pour améliorer ou maintenir la santé des Canadiens, venant ainsi valider encore davantage les principes de l'approche axée sur la santé de la population.

Forum national sur la santé, 1994 à 1997

Le Forum national sur la santé a été le plan directeur des initiatives actuelles de Santé Canada. Ce forum a été lancé en 1994 par le premier ministre de l'époque, Jean Chrétien, et s'est terminé en 1997. Les commentaires du public faisaient partie intégrante de ce forum : des données sur les croyances et les valeurs des gens de partout au pays ont été recueillies dans le cadre de groupes de discussion publique, de conférences, de réunions avec des experts, de documents commandés, de lettres et de mémoires.

En février 1997, le forum a publié deux rapports finaux : *La santé au Canada : un héritage à faire fructifier – Volume I – Rapport final* et *La santé au Canada : un héritage à faire fructifier – Volume II – Rapports de synthèse et documents de référence.* L'une des principales recommandations qui en est ressortie était la nécessité d'effectuer davantage d'analyses et de recueillir plus de données probantes concrètes (en d'autres mots, la nécessité d'une approche fondée sur des preuves) pour appuyer les initiatives visant à améliorer la santé.

Tous ces rapports, à commencer par le Rapport Lalonde, ont joué un rôle important dans la création d'une approche unifiée axée la santé de la population afin d'améliorer la santé des Canadiens. Des rapports subséquents, y compris *Pour un avenir en santé : deuxième rapport sur la santé de la population canadienne*, publié en 1999; *L'avenir des soins de santé au Canada*, 2001;

La santé des Canadiens, le rôle du gouvernement fédéral. Volume Six : Recommandations en vue d'une réforme, publié en 2002 (aussi connu sous le nom de rapport Kirby); et *Guidé par nos valeurs : l'avenir des soins de santé au Canada,* publié en 2002 (aussi connu sous le nom de rapport Romanow) (voir le chapitre 1), ont analysé l'état de santé des Canadiens à l'aide d'une approche axée sur la santé de la population et formulé des recommandations de mesures.

LES DÉTERMINANTS DE LA SANTÉ

La façon dont les gens perçoivent les soins de santé (leur vision du monde) est façonnée par leur **origine ethnique** (terme qui fait référence à leur lieu d'origine ou d'ascendance, faisant que leur vision du monde peut être façonnée par les langues et les religions avec lesquelles ils ont grandi); leur culture (qui comprend les croyances; les valeurs; les normes; les pratiques et coutumes; les comportements et les attitudes); la langue; le sexe et le genre; l'âge; ainsi que les expériences antérieures avec le système de soins de santé. Chacun de ces facteurs peut avoir une incidence importante sur les interactions et les expériences d'une personne avec les soins de santé et, par conséquent, sur les résultats en matière de santé (Gouvernement du Canada, 2022a).

La vision du monde d'un fournisseur de soins de santé peut également influer sur la façon dont il répond aux personnes qui cherchent un traitement, sur le type et la qualité des soins qu'il prodigue et sur la confiance qu'il établit avec ses patients. Les croyances et les valeurs des patients et des fournisseurs de soins de santé peuvent mener à des disparités en matière de santé. Cette situation peut être aggravée s'il y a un manque de compétences culturelles de la part des fournisseurs de soins de santé, entraînant un manque de compréhension et de confiance et une intolérance (autant de la part des personnes qui demandent un traitement que des fournisseurs de soins de santé). Par exemple, le point de vue de certaines personnes en ce qui concerne la santé et les soins de santé est linéaire (p. ex., avoir une croyance qui n'inclut que la génétique, la biologie et la maladie), tandis que d'autres considèrent la santé et les soins de santé d'un point de vue holistique.

Les peuples des Premières Nations considèrent la santé et le bien-être d'un point de vue holistique, en utilisant, par exemple, la roue médicinale pour illustrer de façon probante l'équilibre entre les composantes physiques, mentales, émotionnelles et spirituelles de la santé (Régie de la santé des Premières Nations, s.d.). Lorsque ces composantes sont intégrées et cultivées, elles favorisent la santé et le bien-être. Les traditions et les coutumes des peuples autochtones en matière de santé sont de plus en plus intégrées aux modèles de prestation des soins de santé partout au Canada (voir Chapitres 1 et 7).

Le respect des coutumes et des traditions liées à la santé est essentiel, tout comme l'adaptation des pratiques afin que la prestation des soins de santé soit sensible et adaptée aux cultures des gens. Ce n'est qu'alors que les disparités et les lacunes dans la prestation des soins de santé commenceront à se réduire, ce qui résultera à son tour en un impact positif sur les déterminants de la santé.

La santé publique au Canada s'occupe généralement de la promotion de la santé, de la prévention des maladies et des blessures, ainsi que des risques comportementaux qui peuvent avoir une incidence sur la santé d'une personne. L'effet profond des facteurs économiques, sociaux, personnels et environnementaux sur la santé des Canadiens est également reconnu.

La santé d'une population et des individus dépend d'une combinaison de facteurs qui vont au-delà de la génétique, de la biologie et de la maladie, et elle ne dépend pas uniquement des interventions de soins de santé. Dans l'ensemble, les sociétés ont un contrôle sur les déterminants sociaux de leur santé, même si les solutions sont compliquées (Gouvernement du Canada, 2022a).

D'après Santé Canada, ces déterminants de la santé sont au nombre de 12 (gouvernement du Canada, 2022a). Santé Canada et l'Agence de la santé publique du Canada appellent également ces déterminants les « déterminants sociaux de la santé », c'est-à-dire les facteurs sociaux et économiques liés à la place d'une personne dans la société, qui ont une incidence sur tous les aspects de la santé et des résultats en matière de santé d'une personne. Les déterminants de la santé et leurs descriptions peuvent varier d'un groupe de population à l'autre, comme on le voit avec les peuples autochtones au Canada (Assemblée des Premières Nations, s.d.). Par exemple, les déterminants de la santé identifiés pour les Inuits ont d'abord été rédigés et subséquemment mis à jour par l'Inuit Tapiriit Kanatami (ce qui signifie « Fraternité inuite », aussi connue sous le nom de « ITK ») (Inuit Tapiriit Kanatami, 2014). Les déterminants de la santé des Inuits mettent en évidence les principaux déterminants sociaux de la santé qui sont pertinents pour les populations inuites au Canada aujourd'hui (figure 6.1).

RÉFLÉCHIR À LA QUESTION

Comparaisons entre les différents déterminants de la santé

Les 12 déterminants de la santé identifiés par Santé Canada sont semblables aux 11 déterminants de la santé identifiés par les Inuits, mais ils diffèrent aussi clairement à certains niveaux, y compris celui de la hiérarchie des déterminants énumérés. Comparez la liste de Santé Canada avec les déterminants sociaux de la santé des Inuits illustrés aux figures 6.1a et b. À noter aussi que répondre à ces questions et en discuter avec un autre élève ou en petits groupes pourra vous être plus profitable.

1. En quoi les deux listes diffèrent-elles?
2. À votre avis, quelle est la raison d'être des déterminants qui ne se retrouvent que dans les déterminants sociaux de la santé des Inuits?

1. Revenu et statut social

Le revenu et le statut social constituent ensemble l'un des déterminants les plus importants de la santé. Un statut socioéconomique inférieur (SSE), ou une position plus basse sur le gradient SSE, est associé à une moins bonne santé et à une plus faible espérance de vie, tandis qu'un statut socioéconomique plus élevé est associé à une meilleure santé (encadré 6.4).

Le revenu médian des ménages au Canada après impôts était de 66 800 $, en augmentation de 4 % par rapport à l'année précédente (Statistique Canada, 2022a). Cette augmentation a été plus importante pour les familles à faible revenu, ce qui était sans doute dû au soutien financier fourni par le gouvernement pendant la pandémie de COVID-19. Toute personne dont le revenu du ménage est inférieur à la moitié de la médiane nationale est considérée comme vivant en dessous du seuil de pauvreté. Ce calcul est appelé à l'échelle internationale « mesure de faible revenu après impôt » (MFR-ApI). En 2019, le seuil de pauvreté au Canada était d'environ 31 459 $; en 2021, il était estimé à 32 996 $ (Statistique Canada, 2022a). En 2020, environ 6,4 % de la population canadienne vivait sous le seuil de pauvreté, une baisse par rapport à 2019 où ce taux était de 10,3 % (Statistique Canada, 2022a). Cette diminution a été observée chez tous les types de familles, et était, du moins en partie, attribuable aux prestations du gouvernement fédéral versées pour aider financièrement les particuliers et les familles pendant la pandémie. Les Canadiens marginalisés continuent de connaître des niveaux de pauvreté beaucoup plus élevés que les groupes de population non marginalisés (Emploi et Développement social Canada, 2022a).

Près du cinquième (17,4 %) des nouveaux arrivants âgés de 16 ans et plus et qui sont arrivés au Canada au cours des 10 dernières années vivent dans la pauvreté. Les nouveaux arrivants (avec ou sans compétences de travail) font face à de nombreux obstacles, y compris la langue (ce qui rend difficile de trouver l'information appropriée concernant les emplois et, le cas échéant, la formation connexe); le coût du perfectionnement des compétences ainsi que le temps qu'il faut pour ce perfectionnement; l'absence de programmes de transition (pour se mettre à niveau); ainsi que la discrimination et les préjugés (Ng et Gagnon, 2020).

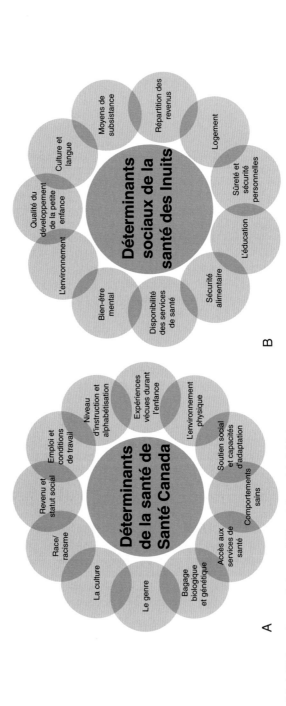

Fig. 6.1 (a) Déterminants de la santé (Santé Canada). (b) Déterminants sociaux de la santé des Inuits. (Source : Inuit Tapiriit Kanatami, 2014. *Déterminants sociaux de la santé des Inuits au Canada.* https://www.itk.ca/wp-content/uploads/2016/07/ITK_Social_Determinants_Report.pdf)

ENCADRÉ 6.4 Le concept de statut socioéconomique

La mesure du statut socioéconomique (SSE) est obtenue en combinant le niveau de scolarité, la profession, le revenu, le statut social, et parfois aussi la situation géographique d'une personne ou d'un groupe. La présentation des résultats prend la forme d'une échelle ou d'un gradient. Ces échelles et gradients du statut socioéconomique sont largement utilisés dans les études sur la santé des populations. À une extrémité de l'échelle socioéconomique se trouvent les personnes qui vivent sous le seuil de pauvreté, qui sont au chômage ou en situation de travail précaire, et qui vivent dans des logements de qualité inférieure. Ces personnes sont plus susceptibles d'être en mauvaise santé. Meilleur est le statut socioéconomique d'un groupe, meilleure sera sa santé, et cela vaut aussi au niveau des personnes.

Les études socioéconomiques analysent et comparent habituellement plusieurs groupes de population. Un seul indicateur socioéconomique peut être utilisé pour la mesure (p. ex., par profession), ou plusieurs indicateurs peuvent être regroupés (p. ex., par niveau de revenu, niveau de scolarité, situation géographique, origine ethnique, genre, sexe ou sexualité). L'objectif est de déterminer les inégalités au niveau de la santé dans les groupes de population et de déterminer les mesures nécessaires pour les réduire.

Au Canada, la pauvreté, le chômage et les logements de qualité inférieure ne sont pas rares dans les réserves des Premières Nations et dans de nombreuses collectivités autochtones. Analyser les déterminants de la santé tels qu'appliqués à de grandes parties de ce groupe de population permet de voir à quel point les peuples autochtones sont touchés.

La mesure du panier de consommation

La mesure officielle de la pauvreté au Canada a été élaborée par Emploi et Développement social Canada et s'appelle la *mesure du panier de consommation* (MPC). Cette mesure est fondée sur le coût de biens et de services spécifiques qui représentent un niveau de vie de base pour une famille de quatre personnes. Le panier comprend des aliments nutritifs (d'après le Panier de provisions nutritif national de 2019 de Santé Canada), des vêtements, un toit (p. ex., un appartement de trois chambres comprenant des services publics), le transport (un véhicule de base et certains transports en commun), ainsi que d'autres biens et services (Djidel et coll., 2020).

La MPC tient compte du fait que le revenu, les circonstances et le coût des biens et des services varient en fonction de la taille et de la composition sociodémographique des collectivités, de la juridiction et de la situation géographique, qui sont tous des facteurs importants que les chercheurs et les décideurs doivent prendre en compte dans leurs évaluations et leurs recommandations. Une famille ou une personne dont le revenu disponible (après impôt) est inférieur à la MPC ajustée en fonction de la taille de la famille et de l'emplacement géographique serait considérée comme vivant dans la pauvreté. La définition de la MPC peut différer de la MFR-ApI.

La MPC ne s'applique qu'aux provinces. La mesure du panier de consommation du Nord (MPC-N) est en cours d'élaboration pour le Nunavut, le Yukon et les Territoires du Nord-Ouest, en fonction de critères similaires. Étant donné que les réalités économiques et le coût de la vie changent avec le temps, la MPC-N est réévaluée à des intervalles désignés d'environ cinq ans.

Insécurité alimentaire

L'insécurité alimentaire modérée ou grave a touché environ 10 % des ménages en 2018 et en 2019 à travers l'ensemble des provinces (Statistique Canada, 2022a). Les contraintes financières entraînées par la crise économique liée à la pandémie de COVID-19 ont eu une incidence supplémentaire sur les travailleurs pauvres du Canada, ont influé sur la qualité de l'apport alimentaire et ont causé une augmentation des problèmes de santé physique et mentale

TABLEAU 6.1 Revenu médian après impôt, Canada et provinces, 2019 et 2020		
	2019	**2020**
	(en dollars constants de 2020)	*(en dollars constants de 2020)*
Canada	62 400 $	66 800 $
Terre-Neuve-et-Labrador	55 900 $	59 300 $
Île-du-Prince-Édouard	57 200 $	59 400 $
Nouvelle-Écosse	53 300 $	57 500 $
Nouveau-Brunswick	54 800 $	56 900 $
Québec	55 400 $	59 700 $
Ontario	65 100 $	70 100 $
Manitoba	60 600 $	63 000 $
Saskatchewan	64 400 $	67 700 $
Alberta	74 400 $	77 700 $
Colombie-Britannique	63 000 $	67 500 $

Source : Statistique Canada, 23 mars 2022. *Tableau 2 Revenu médian après impôt, Canada et provinces, 2016 à 2020.* Tableau 11-10-0190-01 (anciennement CANSIM 206-0011). https://www150.statcan.gc.ca/n1/daily-quotidien/220323/t002a-fra.htm

(Polsky et Gilmour, 2020). La hausse du taux d'inflation qui a commencé en 2022 était une autre préoccupation, en particulier pour les travailleurs à faible revenu et les **travailleurs en situation précaire** gagnant le salaire minimum (par rapport à ceux qui gagnent un salaire viable). En général, les familles et les particuliers ont connu une baisse d'environ 3 % de leur revenu, ce qui a réduit le revenu moyen de 57 600 $ à 55 700 $ en raison des restrictions liées à la COVID-19 et des répercussions connexes sur l'économie canadienne.

Le tableau 6.1 illustre le revenu médian après impôt au Canada, dans l'ensemble des provinces, pour 2019 et 2020.

Revenus des peuples autochtones

À plus de 93 000 $, le revenu médian après impôt de 2019 dans les Territoires du Nord-Ouest et au Nunavut était plus élevé que celui du Yukon, à 77 800 $. Ce revenu était également plus élevé que dans toutes les autres provinces, où le revenu médian après impôt était d'environ 62 000 $ (Statistique Canada, 2022a). Les familles autochtones vivant hors réserve dans les trois territoires avaient un revenu médian après impôt de 71 900 $ (Statistique Canada, 2021).

L'Enquête canadienne sur le revenu : Estimations territoriales de 2019, publiée en novembre 2021, montre que près de 12 % de la population totale des territoires vit en situation de faible revenu, malgré des revenus médians après impôt raisonnablement élevés. Le Nunavut comptait le plus grand nombre de personnes vivant dans des ménages à faible revenu, soit près du cinquième de la population.

En 2019, 16,5 % des Autochtones âgés de 16 ans et plus vivant hors réserve dans les trois territoires vivaient en situation de faible revenu. La proportion était encore plus élevée dans les provinces, où elle était de 20,7 %. Dans l'ensemble du Canada, en 2019, près du cinquième des Autochtones vivant hors réserve vivaient sous le seuil de la pauvreté (Emploi et Développement social Canada, 2021; Statistique Canada, 2021). Les disparités de revenu pour les membres des Premières Nations vivant dans les réserves et dans des collectivités isolées sont accentuées par l'isolement géographique, les possibilités d'emploi limitées, l'accès limité ou inexistant à l'éducation secondaire et postsecondaire, et les effets des traumatismes intergénérationnels causés par le colonialisme et les pensionnats autochtones.

2. Emploi et conditions de travail

Le chômage est considéré comme l'un des plus grands facteurs de stress auxquels une personne ou une famille peut être confrontée. Les personnes qui sont en situation de travail précaire, qui sont au chômage, ou qui occupent des emplois peu satisfaisants ou très stressants, ont tendance à être en moins bonne santé. La prévalence d'une autoévaluation négative de la santé mentale, une mesure subjective de l'état de santé mentale global, est près de huit fois plus élevée chez les adultes incapables de travailler de façon permanente que chez ceux qui occupent un emploi, et elle est plus de deux fois plus élevée chez les personnes occupant des emplois non spécialisés que chez celles qui occupent des professions libérales (ASPC, 2018a; Russell, 2020; Russell et Parker, 2020). Ces personnes ont un taux de mortalité plus élevé à un plus jeune âge ainsi que des taux plus élevés de morbidité dus aux maladies chroniques (p. ex., maladies cardiorespiratoires). Les familles de chômeurs ou de travailleurs en situation précaire sont également en moins bonne santé, ce qui s'explique sans doute par ce qui résulte d'une telle situation, à savoir un niveau de stress élevé, des problèmes émotionnels connexes, la pauvreté, et un statut socioéconomique inférieur qui affecte leur capacité à acheter des médicaments d'ordonnance et à se payer des services dentaires.

Taux de chômage

Les taux de chômage au Canada pour la période de 2020 à 2022 se sont élevés à près de 10 % (Statistique Canada, 2022b). Les personnes les plus touchées pendant les périodes de confinement imposées pour tenter de contrôler la propagation de la COVID-19 étaient celles qui travaillaient dans les hôtels, les restaurants, les bars, les salles d'entraînement, les commerces de détail et les services personnels. En juin 2022, le taux de chômage a chuté à 4,2 % en raison d'une immense pénurie de personnes disponibles pour pourvoir un large éventail d'emplois, principalement d'emplois manuels, à travers le pays. Les taux de chômage devraient selon les prévisions osciller autour de 5 % au cours des cinq prochaines années (O'Neill, 2022).

Écart salarial

Dollar pour dollar, les Canadiennes occupant des postes à temps plein dans la catégorie d'âge principal gagnent en moyenne 89 % (89 cents) de ce que gagnent les hommes (Fondation canadienne des femmes, 2022; Pelletier et coll., 2019). Cette différence, dite « écart salarial », est généralement encore plus prononcée chez les femmes handicapées, les Autochtones et les personnes racialisées, ainsi que les nouveaux arrivants au Canada.

En août 2021, la *Loi sur l'équité salariale* fédérale est entrée en vigueur. Cette loi touche les personnes qui travaillent dans des lieux publics et privés sous réglementation fédérale, et donne suite à l'engagement du gouvernement à l'égard des travailleurs afin d'assurer à tous un salaire égal pour un travail de valeur égale (Boisvert, 2021).

D'autres administrations ont également promulgué des lois sur l'équité salariale pour s'attaquer au problème de la discrimination salariale fondée sur le sexe. Les lois sur les droits de la personne en Colombie-Britannique, en Alberta, en Ontario et en Saskatchewan interdisent la discrimination salariale fondée sur le sexe, et les lois sur les normes du travail en Ontario, au Manitoba, en Saskatchewan, au Yukon, à Terre-Neuve et dans les Territoires du Nord-Ouest font de l'égalité salariale pour un travail égal ou similaire une exigence (Bureau de l'équité salariale, 2022).

L'équité salariale est légalement requise dans des lois distinctes sur l'équité salariale pour le secteur public au Manitoba, en Nouvelle-Écosse, au Nouveau-Brunswick et à l'Île-du-Prince-Édouard, ainsi que pour le secteur public et certains secteurs privés au Québec et en Ontario.

3. Niveau d'instruction et alphabétisation

Un niveau d'instruction plus élevé accroît la base de connaissances des gens, ainsi que leur capacité à penser logiquement et à résoudre les problèmes. Avoir fait des études supérieures motive souvent les gens à s'engager dans des relations significatives et à s'impliquer dans la communauté, ce qui se traduit dans l'ensemble par une plus grande satisfaction à l'égard de la vie en général. Des niveaux de scolarité plus élevés mènent aussi généralement à des emplois mieux rémunérés, auxquels sont associés un niveau de vie et un statut social plus élevés. La sécurité financière qui en découle accroît les possibilités pour une personne ou une famille à plusieurs niveaux, et les avantages peuvent s'accumuler au fil des générations : la façon de vivre de nos parents et grands-parents a un effet sur les possibilités qui s'offrent à nous et sur les résultats de notre propre vie. De plus, les programmes d'éducation de la petite enfance ont des effets à long terme sur les compétences socioémotionnelles ainsi que sur les résultats scolaires et sociaux, et ils sont associés à des gains importants en matière d'emploi, de revenus et d'autres résultats chez les adultes.

Perspectives d'emploi pour les nouveaux arrivants

Relativement à certains emplois et professions, il arrive souvent que les titres de compétences des nouveaux arrivants au Canada ne soient pas reconnus. Pour être admissibles à travailler dans leur domaine, il arrive que ces nouveaux arrivants doivent suivre des programmes de reconnaissance des titres de compétences étrangers. Obtenir les licences professionnelles ou les certifications spécifiques pour travailler peut être un obstacle trop difficile à surmonter pour eux en tant que nouveaux arrivants, et ceux-ci finissent souvent par se chercher un emploi qui leur fournit un revenu immédiat. On trouve des médecins, des dentistes, des ingénieurs et des architectes qui travaillent dans des usines ou qui conduisent des taxis. Il arrive aussi souvent que les personnes dans de telles situations décident de travailler dans des domaines similaires, mais où il est moins difficile de se qualifier. Voir l'Exemple de cas 6.1.

4. Expériences vécues durant l'enfance

Les expériences qu'un enfant a vécues tout au long de ses années formatrices ont un impact significatif et durable sur son développement cognitif, émotionnel et physique ainsi que sur sa santé générale, et ces effets perdurent jusque dans l'âge adulte. Dès la petite enfance, l'environnement d'un bébé et la sorte de soins et d'amour qu'il reçoit ont une influence sur sa vision du monde, sa capacité à développer des relations significatives et sa capacité ou son incapacité à faire confiance aux autres (une incapacité vécue par exemple par de nombreux Autochtones au Canada à la suite d'un traumatisme intergénérationnel) (Childwatch, 2019; Cowan, 2020; Limmena, 2021).

Le stress dans la vie d'un enfant, qu'il résulte de la violence physique ou psychologique, ou de la pauvreté telle que reflétée dans l'insécurité alimentaire et la vie dans des logements précaires ou des quartiers dangereux, ou encore de la discrimination, peut entraver chez lui le développement des capacités d'adaptation, entraîner des difficultés à contrôler ses émotions et nuire à son

---

EXEMPLE DE CAS 6.1   La carrière de P.V. dans les soins infirmiers

P.V. était inscrit/e à un programme de formation pour devenir infirmier/ère auxiliaire autorisé/e (IAA). Dans le cadre de l'expérience pratique clinique de cette formation, P.V. travaillait dans une unité pédiatrique. Une alarme s'est déclenchée dans l'unité de soins intensifs néonatals. Sans la moindre hésitation, P.V. s'est porté/e au secours du bébé en détresse et a résolu l'urgence. À l'instructeur clinique frappé de surprise, P.V. a appris qu'iel était cardiologue pédiatrique quand iel vivait à Beijing, en Chine. P.V. ne pouvait tout simplement pas se permettre le coût de retourner à l'université pendant plusieurs années pour se qualifier en tant que cardiologue pédiatrique au Canada. (Ce cas est tiré de l'expérience personnelle de l'auteur.)

fonctionnement social (Kronstein, 2017). Les enfants qui vivent dans la pauvreté pendant de longues périodes sont plus à risque de développer des maladies chroniques ainsi que des troubles cognitifs et émotionnels, qui peuvent à leur tour contribuer à de mauvais résultats scolaires. Cela affecte la capacité d'une personne à trouver un emploi stable et à atteindre la sécurité financière, ce qui ne fait que contribuer encore davantage à une mauvaise santé physique et mentale. Les compétences parentales peuvent s'en trouver déréglées, et le cycle se répète.

La pauvreté infantile au Canada

En 2020, le pourcentage d'enfants vivant dans des situations de pauvreté a diminué de moitié, descendant à 4,7 %, toutes catégories d'âge confondues (Statistique Canada, 2022a). Cette diminution a été observée dans toutes les provinces. Cela dit, les baisses les plus marquées ont été observées en Saskatchewan (baisse à 5,2 %), à l'Île-du-Prince-Édouard (baisse à 4,7 %), et au Manitoba (baisse à 4,7 %). Cela dit, ces baisses des taux de pauvreté ne sont probablement que temporaires et, comme c'est le cas pour d'autres statistiques fondées sur le revenu en ce qui concerne la même période, sont dues en partie à l'aide financière fournie par divers ordres de gouvernement en 2020.

Aide gouvernementale

Pour l'année de prestations de 2021 à 2022, le montant annuel maximal de l'allocation pour enfants était de 6 833 $ par enfant de moins de 6 ans, et de 5 765 $ pour les enfants âgés de 6 à 17 ans. L'allocation maximale pour un enfant handicapé est de 2 915 $ par année (248,75 $ par mois) (Emploi et Développement social Canada, 2021; Gouvernement du Canada, 2022b). Bien que l'objectif de cette allocation libre d'impôt et d'autres prestations soit de réduire ou d'éliminer la pauvreté chez les enfants, celles-ci ne suffisent pas pour assurer la sécurité financière des enfants et de leurs familles à faible revenu. Pour l'année de prestations de 2021 à 2022, l'allocation annuelle maximale a été fixée à 6 833 $ par enfant de moins de 6 ans, et à 5 765 $ par enfant âgé de 6 à 17 ans (Macdonald et Friendly, 2020). C'est plus de 350 $ de plus par enfant que lorsque l'Allocation canadienne pour enfants a été instaurée.

Services de garde

La variété d'options de services de garde parmi lesquelles choisir va des garderies en milieu familial (où un enfant va chez quelqu'un) et des nounous (où une personne vient garder l'enfant chez lui) jusqu'aux garderies. Seuls certains programmes de garde d'enfants sont réglementés. Les garderies enregistrées sont agréées et surveillées par les gouvernements des provinces ou territoires.

Le coût des services de garde par rapport au revenu de la famille influe sur les choix que font les parents et les tuteurs. La gamme de prix de garde par enfant va de moins de 200 $ à plus de 2 000 $ par mois. Deux provinces, le Québec et le Manitoba, ont des prix préétablis pour les services de garde d'enfants. C'est au Nunavut et dans les Territoires du Nord-Ouest que les coûts mensuels des garderies réglementées sont les plus élevés (Arrive, 2020).

Environ 60 % des enfants canadiens sont inscrits à un type quelconque de garderie (Klukas, 2021). En 2021, le gouvernement fédéral a conclu plusieurs « Accords sur l'apprentissage et la garde des jeunes enfants » qui, du moins en théorie, permettront d'ici cinq ans de réduire à 10 $ par enfant le coût des services de garde par jour dans toutes les administrations. Le gouvernement fédéral a accepté d'assumer la moitié du coût de ce programme. En mars 2022, toutes les provinces avaient signé ces accords. Bien que ce programme semble efficace, de nombreuses préoccupations demeurent parmi les administrations, y compris en ce qui concerne le bassin limité de personnes qualifiées pour travailler dans les établissements de garde d'enfants, ainsi que le financement pour les payer adéquatement. De plus, ce ne sont pas tous les organismes de garde qui sont susceptibles de participer à ces accords.

RÉFLÉCHIR À LA QUESTION

Les services de garde ailleurs dans le monde

En Islande, la garderie est considérée comme un élément essentiel de l'éducation et du développement de la petite enfance des enfants, et chaque enfant de moins de 6 ans a la possibilité de fréquenter ce qu'on appelle la prématernelle, bien que ce ne soit pas obligatoire. La Norvège considère la garde d'enfants comme un « droit légal », et chaque enfant a une place garantie dans une garderie après son premier anniversaire.

1. Pensez-vous que de financer des services de garde pour chaque enfant au Canada entraînerait des résultats nets positifs par rapport aux coûts engagés?
2. À votre avis, quelle incidence le fait de profiter de garderies agréées et de places garanties a-t-il sur le développement physique, mental ou émotionnel des enfants?
3. Quelle influence les services de garde peuvent-ils avoir sur les déterminants sociaux de la santé en ce qui concerne les expériences de la petite enfance?

5. L'environnement physique

L'environnement physique se compose d'environnements naturels et manufacturés. L'environnement naturel comprend la nourriture que les gens mangent, l'eau qu'ils boivent, l'air qu'ils respirent et les endroits où ils vivent. En d'autres mots, il s'agit du monde extérieur ou physique.

L'environnement « bâti » désigne les parties de l'environnement physique qui ont été façonnées par l'homme : espaces publics, parcs, bâtiments (maisons, écoles, magasins, bureaux, par exemple), et infrastructure de transport (p. ex., rues, pistes cyclables, trottoirs). La façon dont cet environnement bâti est structuré et construit a une incidence sur l'état de santé.

Vivre avec un handicap

Près du tiers des personnes handicapées ne se voient pas fournir les mesures d'adaptation qu'elles demandent dans leur milieu de travail. Une proportion semblable a déclaré que leur handicap les empêchait de progresser dans leur carrière ou de changer d'emploi (Commission canadienne des droits de la personne [CCDP], 2018). Parmi les 10 % d'élèves âgés entre 15 et 24 ans qui ont besoin d'accessibilité aux bâtiments, salles de classe et toilettes pour aller à l'école, un tiers à peine ont déclaré que ceux-ci avaient été mis à leur disposition (Brown et Emery, 2009; Association canadienne pour l'intégration communautaire (ACIC), 2013; CCDP, 2012; Choi, 2021; Turcotte, 2014).

Ces facteurs, en plus d'un manque de ressources de soutien ainsi que de réseaux sociaux et structurels, contribuent à des taux de chômage plus élevés chez les personnes handicapées que chez les personnes qui n'ont pas de handicap, et augmentent la probabilité qu'elles vivent dans l'isolement et sous le seuil de la pauvreté.

Coûts de logement

La Société canadienne d'hypothèques et de logement (SCHL) définit le logement comme étant abordable seulement si une personne ou une famille consacre moins de 30 % de son revenu (avant impôts) au logement.

Au cours des 20 dernières années, le prix d'une maison a augmenté de 375 %, en moyenne, et jusqu'à 450 % à Toronto et à Vancouver (Schwartz, 2022). Malgré une diminution du coût du logement à la fin de 2022, posséder une maison reste un objectif hors d'atteinte pour plusieurs personnes. Le coût de la location (en moyenne, c.-à-d. pour tous les biens locatifs) a également augmenté en 2022, de 6,6 % en moyenne par rapport à l'année précédente. Les coûts de location les plus élevés étaient ceux de la Colombie-Britannique et de l'Ontario, tandis que les plus bas étaient ceux de Terre-Neuve-et-Labrador (Fawcett, 2022; To Do Canada, 2022).

Le besoin de logements adéquats et abordables au Canada a été décrit comme une urgence nationale, en particulier pour les personnes à faible revenu, les nouveaux arrivants et les personnes racialisées. La prévalence de logements non conformes aux normes est près de 7,5 fois plus élevée dans les groupes dont les revenus sont les plus faibles que dans ceux ayant les revenus les plus élevés (ASPC, 2018a). Deux fois plus de nouveaux arrivants vivent dans des logements inférieurs aux normes. Cette tendance est encore plus prononcée chez les nouveaux arrivants racialisés, par rapport aux non-immigrants racialisés.

En 2020, conformément à l'engagement selon lequel tout le monde a droit à un logement abordable, le gouvernement fédéral a, par l'entremise de la SCHL, lancé l'Initiative pour la création rapide de logements (ICRL) afin de créer de nouveaux logements abordables pour les personnes et populations vulnérables. Le financement initial de cette initiative était de 1 milliard de dollars pour aider à répondre aux besoins urgents en matière de logement des Canadiens vulnérables, en particulier dans le contexte de la COVID-19. Plus de 3 000 unités ont été construites en 2020 et 2021, et 4 000 autres en 2022.

LE SAVIEZ-VOUS?

Disponibilité des logements

Avec 424 appartements pour 1 000 résidents en 2020, le Canada a le plus faible ratio d'appartements par population de tous les pays du G7. Pour accommoder le nombre de personnes nécessitant des logements entre 2016 et 2021, jusqu'à 100 000 habitations auraient été nécessaires, et ce nombre ne tient pas compte de la forte montée de la croissance démographique due à l'immigration.

Source : Perrault, J-F., 12 mai 2021. *Estimating the structural housing shortage in Canada: Are we 100 thousand or nearly 2 million units short? (« Estimation de la pénurie de logements structuraux au Canada : nous manque-t-il 100 000 ou près de 2 millions d'unités? »)* https://www.scotiabank.com/ca/en/about/economics/economics-publications/post.other-publications.housing.housing-note.housing-note--may-12-2021-.html

Le logement chez les Autochtones

Le logement chez les membres des Premières Nations vivant dans les réserves et les Inuits est, au mieux, précaire. L'entassement est endémique; il est sept fois plus élevé que chez la population non-Autochtone, et il n'est pas rare que 18 personnes vivent dans une même petite habitation. De nombreuses maisons sont construites en utilisant des matériaux de qualité inférieure et ne sont pas conformes aux codes du bâtiment, faisant que ces habitations se détériorent plus rapidement que les autres maisons. Environ 40 % des logements dans les réserves ont besoin de réparations majeures en raison d'un financement insuffisant, de matériaux de mauvaise qualité pour entretenir les maisons ou d'un manque de main-d'œuvre qualifiée pour effectuer les réparations nécessaires (Sénat du Canada, 2015). Ces conditions sont pires dans les réserves isolées géographiquement.

Les inégalités en matière de logement et les conditions d'entassement contribuent à de nombreux problèmes de santé chez adultes et les enfants. Ces problèmes de santé comprennent la propagation de maladies infectieuses, telles que la tuberculose, la bronchite, la grippe et, récemment, la COVID-19.

Les mauvaises conditions de logement contribuent également à augmenter le nombre de blessures et de décès. De nombreuses collectivités vivant dans des réserves disposent de ressources terriblement insuffisantes pour intervenir efficacement en cas d'incendie, et les membres des Premières Nations vivant dans les réserves sont 10 fois plus susceptibles de mourir dans un incendie de maison que les non-Autochtones (Institut canadien de la santé infantile [ICSI], 2022).

En 2020, le Centre de gouvernance de l'information des Premières Nations a signalé que plus de 34 000 logements étaient nécessaires pour répondre aux besoins en matière de logement dans les collectivités des Premières Nations. En moyenne, chaque collectivité a actuellement besoin de plus de 80 logements supplémentaires (Centre de gouvernance de l'information des Premières Nations, 2020). Les programmes de financement en place pour répondre aux besoins en matière de logement des Premières Nations partout au Canada, comme le Programme de logement dans les réserves des Premières Nations, sont offerts par l'entremise de Services aux Autochtones Canada. En Colombie-Britannique, ce soutien est offert dans le cadre du Programme de soutien au logement de la Colombie-Britannique.

Services aux Autochtones Canada offre divers programmes de financement pour le logement dans les réserves, en plus du financement annuel ciblé (pour le logement). Toutefois, le ministère ne couvre pas le coût total du logement : on s'attend à ce que les collectivités des Premières Nations partagent les coûts de logement et trouvent des fonds supplémentaires auprès d'autres sources (p. ex., prêts privés). Les autorités locales peuvent utiliser le financement annuel pour la construction et l'entretien des maisons ainsi que pour les assurances, et pour planifier et gérer d'autres besoins liés au logement.

Changements climatiques et maladies

En plus des effets tragiques et souvent mortels d'événements météorologiques catastrophiques sur les personnes et les communautés du monde entier, les changements climatiques ont entraîné une augmentation de la propagation des maladies par les insectes et d'autres vecteurs animaux, de ce que les températures plus chaudes ont permis aux porteurs (comme ceux de la maladie de Lyme, de l'encéphalite équine de l'Est et de la maladie du Nil occidental) d'élargir leur aire de répartition et leurs périodes actives chaque année (Santé Canada, 2022). Il se peut que le risque d'importer des maladies sensibles au climat venant de plus loin aille en s'augmentant pour les Canadiens. Les champignons dans les sols peuvent aussi affecter directement les humains et les animaux ainsi que nos sources de nourriture. On s'attend de plus à ce que le réchauffement climatique aggrave les niveaux de pollution atmosphérique au Canada. L'exposition à certains polluants atmosphériques, y compris les particules fines et l'ozone, augmente le risque de maladies respiratoires, de développement de maladies, et de décès prématurés (Santé Canada, 2022) (voir le chapitre 10).

6. Soutien social et capacités d'adaptation

L'environnement social est construit par la façon dont les gens se comportent; leurs relations avec les autres et leur communauté (y compris le niveau d'attachement et le confort social d'une personne en termes de sentiment d'appartenance et de relations); leur sexe ou leur genre; leur culture et leur appartenance ethnique; leur niveau d'instruction et leurs rôles dans le marché du travail; les conditions et les communautés dans lesquelles ils vivent; et par ce qu'ils ressentent à l'égard d'eux-mêmes. Il a été démontré que les personnes vivants dans des environnements sociaux identiques ou similaires tendaient à avoir des valeurs, une vision de la vie et des modes de pensée similaires.

Plus une communauté est étroitement liée et organisée, et plus ses membres participent aux activités au sein de la communauté, plus forte sera la santé dans cette communauté. Il est important de se souvenir toutefois que la composition d'une communauté et l'incidence de cette composition sur la santé de sa population peuvent varier. Par exemple, il se peut que les personnes ou les familles vivant dans un condominium ne connaissent pas leurs voisins immédiats, mais qu'elles soient impliquées dans la communauté par le biais de diverses activités ou organisations de groupe, ou d'une équipe de bénévolat. Les collectivités éloignées, comme celles du Nord du Canada, sont habituellement très unies, mais elles n'ont pas accès à la variété de services et d'activités offerts dans les régions plus peuplées.

Les nouveaux arrivants au Canada peuvent se retrouver en situation d'isolement social s'ils quittent leur famille, leurs amis et leurs réseaux de soutien, et tentent de s'adapter à une nouvelle culture et à un nouvel environnement. Les nouveaux arrivants qui sont parrainés, comme par un groupe religieux, par exemple, ont plus de soutien que ceux qui ne sont pas parrainés de la même façon.

Isolement social

L'*isolement social* est communément défini comme le fait d'avoir peu de contacts, et de piètre qualité, avec d'autres personnes (p. ex., seulement de brèves interactions avec des personnes que l'on ne connaît pas bien, au lieu de communications plus longues et plus significatives avec la famille, les amis et d'autres personnes qui font partie d'un réseau social de soutien) (Emploi et Développement social Canada, 2022a). L'isolement social peut avoir un effet profondément négatif sur la santé physique, émotionnelle et mentale d'une personne. L'isolement social en tant que tel est une question complexe, qui résulte rarement d'une ou deux circonstances isolées.

La possibilité de partager ses sentiments, de discuter de ses problèmes et de recevoir le soutien d'autres personnes peut soulager le stress et améliorer le sentiment de bien-être. Cela favorise chez une personne le sentiment d'être aimée et que sa valeur est appréciée, ce qui améliore sa santé physique et émotionnelle.

Le soutien social et le réseau social peuvent provenir de membres de la famille, d'amis, ou d'une communauté. Le fait d'avoir des liens étroits avec une communauté, que ce soit par le biais du travail, de groupes religieux, d'organismes bénévoles ou même de groupes de gymnastique ou de cyclisme, procure un sentiment d'appartenance et de sécurité. Le type et le niveau de soutien qu'une personne a ou recherche sont influencés par l'âge, le sexe ou le genre, la culture, et de nombreux autres facteurs. En règle générale, les hommes sont moins susceptibles de se joindre à des réseaux de soutien et de partager leurs sentiments, souvent en raison des pressions sociétales stigmatisant le partage de sentiments personnels avec autrui. Revenons à l'Exemple de cas 6.2.

Le comportement de J.R s'observe chez beaucoup d'hommes. Cela peut être dû en partie à l'incapacité (ou à la réticence) de certains hommes à se tourner vers un réseau social pour obtenir du soutien et des conseils. En fait, de nombreuses sources montrent un lien (en général) entre l'environnement social et les risques de morbidité et de mortalité, indépendamment des effets d'autres déterminants de la santé (Emploi et Développement social Canada, 2022b; Gouvernement du Canada, 2022a). Ces études indiquent également que les environnements sociaux peuvent influencer l'évolution d'une maladie. Par exemple, une personne atteinte d'un cancer ou d'une maladie cardiovasculaire est susceptible de survivre beaucoup plus longtemps si elle a accès à des réseaux sociaux de soutien (Koven, 2013). Cela peut être lié à une réduction du stress et à une perspective positive, voire optimiste, générées par un environnement aimant et attentionné.

EXEMPLE DE CAS 6.2   J.R. et les avantages du soutien

J.R. a 50 ans et est marié à R.O. depuis 15 ans. Ils ont des problèmes conjugaux depuis un certain temps. Parler de ses problèmes personnels met J.R. mal à l'aise, et il n'a pas d'ami proche avec qui partager ces choses. Ses sentiments emprisonnés ne trouvant pas d'exutoire, ils le rendent querelleur, critique et de mauvaise humeur la plupart du temps. Son humeur affecte sa famille, ses amis et ses collègues. Il a de la difficulté à dormir et a même reçu un diagnostic d'hypertension artérielle il y a quelques semaines. Il refuse de faire appel à des services de counseling. R.O., quant à elle, n'a pas le même problème et peut donc profiter du soutien d'amis proches ainsi que de sa famille, et elle a de plus rejoint un groupe de méditation.

Les restrictions limitant les contacts sociaux pour endiguer la contagion pendant la pandémie de COVID-19 ont fait en sorte que de nombreuses personnes se sont senties isolées, seules et déprimées. Même si la plupart des gens pouvaient se connecter avec d'autres personnes par téléphone, des outils de vidéoconférence et des applications de messagerie en ligne, l'absence de la composante physique du fait de se réunir en personne avec des amis et de la famille, de pouvoir les toucher et leur donner l'accolade, et d'avoir des conversations spontanées et imprévues, s'est fait cruellement sentir. Cet isolement social s'est avéré particulièrement difficile pour les personnes ayant moins de réseaux sociaux, qui vivaient seules ou dans des établissements de soins de longue durée. Un isolement social prolongé peut entraîner des troubles cognitifs, des maladies cardiaques et une altération du système immunitaire (Pietrabissa et Simpson, 2020).

Canadiens âgés

Environ 30 % des personnes âgées au Canada (plus de 65 ans) sont à risque d'isolement social. Statistique Canada rapporte qu'entre 19 et 24 % des personnes de ce groupe d'âge se sentent isolées des autres et souhaiteraient participer à un plus grand nombre d'activités sociales (Emploi et Développement social Canada, 2022b).

Résilience

Les capacités d'adaptation sont influencées par la génétique et les facteurs socioéconomiques. Certaines personnes ont une meilleure capacité à faire face aux problèmes, au stress et aux défis quotidiens que d'autres, même dans les situations de discorde familiale, d'insécurité financière et d'emploi, de marginalisation et d'autres défis. Elle sont tout simplement plus résilientes.

Songez par exemple aux défis auxquels font face les réfugiés qui sont récemment arrivés au Canada en provenance de pays déchirés par la guerre. Les différences culturelles peuvent avoir une incidence sur les croyances, pratiques et attentes en matière de santé, et leur nouvel environnement aura un effet profond sur leur capacité à s'adapter, et sur la façon dont ils s'y prennent pour s'adapter, à leur nouvel endroit de résidence. Plus une personne ou une famille a d'aide et de soutien lors de la transition vers sa nouvelle vie, plus les résultats seront positifs en termes de santé, de capacité à s'adapter et, par le fait même, de contributions à la société.

7. Comportements sains

Les comportements malsains, comme le tabagisme, une mauvaise alimentation et le manque d'exercice, ont une incidence sur l'espérance de vie. Les comportements personnels liés à la santé sont liés à l'expérience et aux croyances à l'égard de la santé ainsi que des comportements à risque, de même qu'à l'organisation sociétale et au statut socioéconomique. À leur tour, les comportements sains ont une incidence sur notre santé et notre bien-être (Santé Canada, 2021).

Tabagisme et vapotage

La consommation de tabac est au sommet des facteurs de risque de maladies évitables au Canada. Les personnes qui fument sont environ 20 fois plus susceptibles de développer un cancer du poumon que les non-fumeurs (Société canadienne du cancer, 2022).

Un des résultats des campagnes de lutte contre le tabagisme a été que le tabagisme s'est retrouvé concentré chez les Canadiens marginalisés, parce que ceux qui sont plus instruits et plus riches ont tendance à avoir une meilleure littératie en matière de santé et plus de ressources pour les aider à se défaire de cette habitude (ASPC, 2018b).

Les cigarettes électroniques et d'autres produits du tabac sont également cancérigènes, mais près du tiers des fumeurs actuels ou anciens utilisent ou ont utilisé des cigarettes électroniques pour les aider à arrêter de fumer (Gouvernement du Canada, 2021). D'autre part, 15 % des Canadiens qui ont utilisé un produit de vapotage ont déclaré n'avoir jamais fumé de cigarettes. Il s'agit d'une tendance inquiétante, car le vapotage peut augmenter le risque de dépendance à la nicotine, modifier le développement du cerveau et augmenter la probabilité que les non-fumeurs (y compris les adolescents et les jeunes adultes) commencent à fumer des cigarettes (Gouvernement du Canada, 2021; Soneji et coll., 2017). Mis à part le risque inconnu d'exposition aux produits chimiques présents dans les cigarettes électroniques (y compris le formaldéhyde et les métaux lourds, ainsi que le diacétyle, un composé aromatisant reconnu pour causer la bronchiolite), le risque de bronchite chronique est plus élevé chez les personnes qui vapotent (Chun et coll., 2017; McConnell et coll., 2017).

En mai 2022, le gouvernement canadien a proposé d'ajouter des renseignements sur les risques pour la santé sur chaque cigarette d'un paquet afin de cibler ceux qui « empruntent » souvent des cigarettes individuelles à des amis plutôt que d'acheter leurs propres paquets (qui contiennent des images graphiques montrant les méfaits causés par les cancers liés au tabagisme) (Thompson, 2022).

Évitement de la vaccination

La question se pose si les actions (ou inactions) impliquant la vaccination et l'hésitation à se faire vacciner peuvent être considérées comme des comportements de santé ou non. Cela dit, il ne fait aucun doute que le fait de ne pas recevoir les vaccins recommandés peut résulter en une maladie grave pour la personne non vaccinée ainsi que pour d'autres personnes en raison de la transmission de la maladie par celles qui ne sont pas vaccinées (p. ex., ne pas recevoir de vaccins pour les enfants, le vaccin contre la grippe saisonnière et les vaccins contre la COVID-19).

La vaccination est considérée comme l'une des avancées les plus importantes dans la prévention d'un certain nombre de maladies graves, en particulier celles survenant dans l'enfance. Les personnes qui choisissent de ne pas se faire vacciner, ou qui décident de ne pas faire vacciner leurs enfants, le font pour diverses raisons. L'une de ces raisons est un laisser-aller par excès d'optimisme : ces personnes considèrent que les risques sont faibles de contracter la maladie évitable par la vaccination et de développer une maladie grave. Une autre est l'inquiétude quant aux effets sur la santé : il se peut que le ratio entre les risques et les avantages ne soit pas assez bien communiqué (ce qui nous ramène à la culture et la littératie en matière de santé), ou elles s'inquiètent des risques d'un vaccin après avoir entendu des points de vue divergents à ce sujet de la part de personnes qui ne sont pas d'accord avec la science derrière les vaccins. La dernière raison est un manque de confiance, que ce soit dans l'efficacité et l'innocuité des vaccins, dans les personnes qui administrent les vaccins, dans le système qui les fournit, ou dans les raisons pour lesquelles les décideurs et les gouvernements ont choisi un vaccin (Fieselmann et coll., 2022; MacDonald, 2015, 2020).

Abus de substances

La consommation de substances comme l'alcool et les drogues est considérée comme un comportement à risque en raison des effets négatifs sur la santé liés à la consommation de ces substances. Les résultats dépendent de la quantité de substance consommée et de la fréquence de consommation, ainsi que la présence ou non de développement d'une dépendance à la substance. L'alcool, par exemple, est un cancérigène de niveau un et l'une des trois principales causes de cancer. Le risque de cancer augmente avec la quantité d'alcool qu'une personne consomme. De plus, tout comme pour la consommation de drogues, une consommation d'alcool conduisant à une dépendance est une maladie en soi. Une dépendance peut entraîner des traumatismes physiques, mentaux et émotionnels aux conséquences socioéconomiques dévastatrices, et peut être un vecteur de violence, de blessure et de décès accidentels.

8. Accès aux services de santé

Les piliers de l'approche axée sur la santé de la population comprennent le diagnostic, le traitement (à la fois pour maintenir et rétablir la santé) et la prévention des maladies, ainsi que la promotion de la santé. Le type de services de soins de santé offerts et leur mode de prestation ont une incidence sur la santé d'une population. Une plus grande disponibilité de services de **soins primaires** ainsi que de programmes de promotion de la santé et de prévention des maladies (p. ex., vaccinations, soins préventifs comme le dépistage, soins prénatals et initiatives des amis des bébés) peut mener à une population en meilleure santé (avec des ressources adéquates). Les services communautaires et de soins de longue durée, qui sont à l'heure actuelle à capacité et qui peinent à suffire d'un bout à l'autre du pays, sont tout aussi importants.

Les services de santé au Canada font actuellement face à de multiples défis financiers, logistiques, et de ressources. Des années de pénuries chroniques au niveau du financement des soins de santé ont eu des répercussions négatives sur tous les aspects du système de soins de santé aux niveaux fédéral, provincial et territorial. À l'heure actuelle, la pénurie de ressources humaines en santé a eu et continue d'avoir l'impact peut-être le plus dramatique jamais vu sur la disponibilité des services de soins de santé dans l'ensemble du pays. Cette pénurie a nui à l'accès rapide aux soins primaires, aux soins d'urgence et aux interventions diagnostiques, médicales et chirurgicales, et a entraîné la fermeture (quoique principalement intermittente) des services d'urgence et des cliniques de soins ambulatoires dans de nombreuses régions. La pandémie de COVID-19 a eu un effet dévastateur sur la santé des Canadiens, exacerbant bon nombre de ces lacunes, dont la plupart étaient déjà évidentes avant le début de la pandémie (Association médicale canadienne, 2021).

En bref, la capacité des fournisseurs de soins primaires et d'autres prestataires de soins de santé d'offrir des soins de qualité aux Canadiens est actuellement inadéquate, et même décrite par beaucoup comme étant dans un état critique. Selon l'Association médicale canadienne (2021), cette demande de capacité supplémentaire pose un risque important pour la durabilité du système de soins de santé lui-même.

9. Bagage biologique et génétique

Le terme *bagage biologique et génétique* fait référence aux attributs que les gens héritent de leurs parents biologiques. Ces attributs héréditaires peuvent faire qu'une personne est vulnérable au développement de maladies et d'affections spécifiques. Les études génétiques peuvent aider les gens à comprendre leur risque de développer certaines maladies (p. ex., la maladie de Huntington, la fibrose kystique, certaines formes de cancer comme le cancer du sein et la maladie d'Alzheimer) et de transmettre certains problèmes de santé à leurs enfants. Ce que les personnes font de ces renseignements varie de l'une à l'autre, et certaines préfèrent même ne pas savoir du tout.

Les influences socioéconomiques et environnementales peuvent affecter la biologie. Une personne qui grandit et vit dans des conditions socioéconomiques et environnementales idéales sera plus susceptible d'avoir une bonne santé physique et mentale. Une personne âgée qui est physiquement active et qui a des comportements sains, un réseau social solide et un accès facile aux soins médicaux, pourrait ne jamais développer de maladies chroniques ni connaître de déclin musculo-squelettique.

10. Genre, sexe et sexualité

Genre versus sexe

Bien que les termes *sexe* et *genre* soient parfois utilisés de manière interchangeable, ils ont des significations différentes. Le plus souvent catégorisé comme masculin ou féminin ou intersexué, le terme *sexe* fait généralement référence aux caractéristiques biologiques d'une personne, qui comprennent les traits physiques et physiologiques (p. ex., chromosomes, taux d'hormones et systèmes reproducteurs) (Secrétariat du Conseil du Trésor du Canada, 2019). Le *genre* quant à lui est lié à l'identité sociale, aux comportements, aux expressions, aux rôles et à d'autres entités qui identifient les hommes et les femmes ainsi que d'autres personnes de diverses identités de genre (p. ex., non binaires, bispirituelles) (Instituts de recherche en santé du Canada, 2020).

Le sexe influe sur la façon dont une personne se perçoit et perçoit les autres, ainsi que sur la façon dont elle agit et interagit dans la société; il n'est spécifique à aucun binaire et peut être fluide, donc sujet à changement au fil du temps.

Identité de genre

Il existe de nombreux termes en évolution pour décrire l'identité de genre (Femmes et Égalité des genres Canada, 2022). La majorité des gens s'identifieront comme *cisgenres*, ce qui signifie qu'ils s'identifient au sexe qui leur a été assigné à la naissance.

- Les personnes *non binaires* ne s'identifient ni comme hommes ni comme femmes. Leur identité de genre peut inclure homme et femme, androgyne, fluide, multiple, sans genre, bigenre, agenre, ou autres. La société canadienne adopte un langage non sexiste pour promouvoir l'inclusion des personnes non binaires. Les sociétés qui ne reconnaissent que deux genres (masculin et féminin) sont appelées *sociétés binaires* (National Center for Transgender Equality, 2018).
- Le terme *transgenres* (ou trans) décrit les personnes dont l'identité et les expériences de genre ne correspondent pas (entièrement ou en partie) au genre qui leur a été assigné à la naissance.
- L'identité de genre des personnes de *genres divers* (ou genre fluide) varie au fil du temps et peut inclure des identités de genre masculines, féminines et non binaires.
- Les personnes *en questionnement* sont celles qui soit ne sont pas sûres de leur orientation sexuelle ou de leur identité de genre, soit qui sont encore en train de l'explorer.

L'expression de genre est définie comme la façon dont une personne présente son identité de genre en termes de comportements : voix qu'elle utilise, vêtements qu'elle porte, façon dont elle coiffe ses cheveux, etc. (Human Rights Campaign, s.d.). Ceux-ci peuvent ne pas être conformes aux comportements ou expressions généralement définis comme masculins ou féminins.

Orientation sexuelle

L'orientation sexuelle est un élément fondamental de l'identité d'une personne et n'est pas un choix. C'est l'attraction physique ou émotionnelle d'une personne envers celles du sexe ou genre opposé, du même sexe ou genre, ou encore d'aucun ou de plus d'un sexe ou genre (y compris les identités et expressions de genre).

Le terme « LGBTQ2 » est l'acronyme utilisé par le gouvernement du Canada et signifie. « lesbiennes, gais, bisexuelles, transgenres, queers et bispirituelles » L'acronyme LGBTQ2 est celui internationalement accepté pour « lesbiennes, gays, bisexuelles, transgenres, queers et bispirituelles ».

- Les *lesbiennes* sont les femmes qui sont attirées sexuellement, émotionnellement ou romantiquement par d'autres femmes.
- Les personnes *gais* sont celles attirées sexuellement, émotionnellement ou romantiquement par d'autres personnes du même sexe ou de la même identité de genre. Ce terme était auparavant utilisé exclusivement pour les hommes, mais il a été adopté par d'autres identités de genre.
- Les personnes *bisexuelles* sont celles attirées sexuellement, émotionnellement ou romantiquement à la fois par des personnes de même sexe ou de genre, et de sexe ou genre différent.
- Tel que défini plus haut, le terme *transgenres* (ou trans) décrit les personnes dont l'identité et les expériences de genre ne correspondent pas (entièrement ou en partie) au genre qui leur a été assigné à la naissance.
- Le terme *queer* est un adjectif qui a été récupéré par la communauté LGBTQ2 pour couvrir les nombreuses identités qui ne le sont pas par les termes lesbiennes, gais, bisexuelles, transgenres, en questionnement et bispirituelles, et qui est utilisé pour indiquer une orientation sexuelle ou une identité de genre qui diffère de la vue binaire normative.

- Le terme *bispirituelles* (ou aux-deux-esprits) est utilisé pour refléter des concepts tradition-nels dans certaines cultures autochtones, et désigne les personnes dont l'identité de genre, l'orientation sexuelle, ou les deux, possèdent à la fois les esprits masculin et féminin. Le terme *bispirituelles* peut être utilisé soit à la place, soit en plus des termes *lesbiennes, gais, bisexuelles, trans* et *queers* pour refléter la façon dont tous les aspects de l'identité sont inter-reliés (Egale Canada, 2022).
- Les personnes *intersexuées* ont des « variations dans leurs chromosomes sexuels, leurs orga-nes reproducteurs internes, leurs organes génitaux ou leurs caractéristiques sexuelles secon-daires (p. ex., masse musculaire, seins) qui ne correspondent pas à ce qui est généralement considéré comme masculin ou féminin » (Femmes et Égalité des genres Canada, 2022).

Il existe aussi de nombreux autres termes utilisés pour décrire d'autres identités. Par exemple :

- Le terme *asexuées* désigne typiquement les personnes qui n'ont aucune attirance ou expres-sion sexuelle.
- Les personnes *demisexuelles* ne peuvent être attirées par quelqu'un qu'après avoir établi un lien émotionnel. Les personne demisexuelles peuvent être de n'importe quelle orientation sexuelle.
- Les personnes *pansexuelles* peuvent être attirées physiquement ou émotionnellement par quelqu'un d'autre sans égard à son orientation sexuelle.
- Le terme *transsexuelles* est un adjectif qui est parfois encore utilisé pour décrire les per-sonnes dont l'identité de genre ne correspond pas au sexe qui leur a été assigné à la naissance et qui entreprennent (ou souhaitent entreprendre) une chirurgie d'affirmation de genre, une hormonothérapie, ou les deux.

Orientation sexuelle et identité de genre

En tant que déterminant de la santé, l'identité de genre pose de nombreux défis. De nombreux facteurs peuvent avoir un effet profond sur le bien-être à cet égard, notamment les attentes liées au genre; le stress intériorisé lié à la stigmatisation ou à la discrimination; et l'acceptation ou le rejet par les amis, les familles et la communauté. Par exemple, les personnes lesbiennes, gaies et bisexuelles sont plus susceptibles de souffrir de dépression et d'anxiété, d'avoir des idées suicid-aires et des problèmes de toxicomanie, et de se suicider, que leurs homologues hétérosexuels (Gilmour, 2019).

Souvent, les soins fournis par la communauté médicale ne sont pas appropriés ou sensibles au genre, ce qui résulte en des inégalités correspondantes. De plus, les personnes en transition sont confrontées à de longs temps d'attente, à des évaluations physiques et mentales épuisantes sur le plan émotionnel, et à de l'incertitude quant aux procédures couvertes par les régimes de santé publique. Collectivement, ces procédures sont appelées *changement de sexe, chirurgie d'affirmation de genre,* ou *chirurgie de confirmation de genre.* Les critères de couverture dans la plupart des juridictions sont basés sur des normes déterminées par la World Professional As-sociation for Transgender Health pour la dysphorie de genre (soit le malaise et le stress qu'une personne éprouve lorsque son identité de genre diffère de son sexe tel qu'assigné à la naissance). La chirurgie exigée par un tel diagnostic est considérée médicalement nécessaire. Plusieurs établissements de Toronto, Montréal et Vancouver font de la chirurgie de réassignation géni-tale. Montréal dispose d'une clinique privée.

11. Culture

La *culture* peut être décrite comme un mode de vie (p. ex., comportements, valeurs, attitudes et facteurs géographiques et politiques) provenant d'un groupe particulier de personnes. L'*ethnicité* fait référence au lieu d'origine ou d'ascendance, à la langue et à la religion. La culture et l'origine ethnique sont souvent liées, et les deux ont une incidence sur la santé, en particulier en ce qui concerne les croyances en matière de santé, les comportements liés à la santé et les choix de mode de vie.

Les nouveaux arrivants dont les systèmes sociaux, religieux, de valeurs et de croyances sont différents de ceux des autres membres de leur communauté sont plus susceptibles de faire face à des inégalités, à de la marginalisation et à de l'isolement, qui à leur tour peuvent affecter leur santé. Comme il a été mentionné précédemment, les nouveaux Canadiens parrainés par des personnes ou des groupes ont plus de soutien pour s'adapter à la vie dans leur nouveau pays, car leurs répondants leur fournissent de l'aide au niveau de nombreux aspects de la réinstallation, y compris la recherche d'un endroit convenable où vivre, ainsi que la compréhension et l'accès au système de soins de santé. Dans la plupart des cas, le gouvernement fournit aux nouveaux arrivants une aide financière pendant un an. Passé ce point, si les nouveaux Canadiens n'ont toujours pas trouvé d'emploi, ils dépendront de l'aide sociale provinciale ou territoriale, et il en résultera une insécurité financière affectant tous les aspects de la vie quotidienne. Il arrive aussi que des personnes ayant passé de longues périodes dans des camps de réfugiés arrivent avec des problèmes de santé mentale et physique importants, qui nécessitent des soins spécialisés pouvant n'être pas couverts par l'assurance maladie publique.

Comme il a été mentionné précédemment, la langue peut constituer un obstacle important à la recherche d'un emploi par un nouvel arrivant. Pour la plupart des nouveaux arrivants, l'accès à l'apprentissage du français ou de l'anglais est fourni dans un certain délai, mais assister à des cours peut être compliqué; un parent peut devoir rester à la maison avec de jeunes enfants, ou des heures de travail irrégulières peuvent empêcher une personne d'assister à des cours dont l'horaire ne correspond pas au leur.

Le gouvernement du Québec a mis en œuvre son projet de loi linguistique 96, *Loi sur la langue officielle et commune du Québec, le français* (sanctionnée le 1er juin 2022). Cette loi a pour objet d'affirmer que la seule langue officielle du Québec est le français. Elle affirme également que le français est la langue commune de la nation québécoise. Les articles 22.3 et 22.4 de cette loi exigent que les représentants du gouvernement communiquent avec les nouveaux immigrants exclusivement en français, six mois après leur arrivée, sans exception, même en ce qui concerne les réfugiés et les demandeurs d'asile. Des exceptions sont en place pour permettre l'utilisation d'une autre langue dans les situations où « la santé, la sécurité publique ou les principes de justice naturelle l'exigent », comme les questions relatives aux soins de santé. Les nouveaux arrivants au Québec, en substance, ont une période de grâce de six mois pour apprendre à communiquer en français. Un lien vers deux courtes vidéos présentant plus d'informations sur le projet de loi 96 est fourni sur Evolve.

RÉFLÉCHIR À LA QUESTION

Les travailleurs migrants et l'assurance maladie

Alors que le Canada fait face à une grave pénurie de main-d'œuvre, des milliers de travailleurs migrants saisonniers viennent travailler dans des fermes partout au pays dans le cadre de programmes comme le Programme des travailleurs agricoles saisonniers. Pendant la pandémie de COVID-19, la lumière a été faite sur la réalité des logements des travailleurs saisonniers, souvent bondés, et parfois sans salle de bain adéquate ni endroits pour se laver et préparer les repas. La couverture médicale de ces travailleurs est précaire; le type et l'étendue de l'assurance maladie varient selon la juridiction et l'employeur. Dans certaines situations, si un travailleur est mis à pied (y compris en raison d'une blessure ou d'une maladie), il perd son assurance maladie. Des groupes de défense des droits de la personne et d'autres organisations, y compris l'Association médicale canadienne et le Collège des médecins et chirurgiens du Canada, préconisent d'étendre la couverture de santé publique à tous, quel que soit leur statut d'immigration.

1. Pensez-vous que les employeurs devraient être responsables de l'assurance maladie des travailleurs saisonniers, ou que cela devrait être la responsabilité des gouvernements fédéral et provinciaux?

2. Quelles seraient les conséquences si un travailleur migrant venait à contracter la COVID-19 et tombait malade, mais ne le signalait pas par peur de perdre son emploi?
3. Les logements pour les travailleurs migrants devraient-ils être assujettis aux normes provinciales et inspectés régulièrement? Quelles répercussions cela a-t-il sur la santé lorsque les gens doivent vivre en situation d'entassement et que les conditions de vie sont inférieures aux normes?

Source : Doyle, S., 2020. Migrant workers falling through cracks in health care coverage. (« Les travailleurs migrants passent à travers les mailles du filet dans la couverture des soins de santé. ») *JAMC (CMAJ), 192*(28), E819-E820. doi : https://doi.org/10.1503/cmaj.1095882

12. Racisme

Le droit fondamental à l'égalité de traitement est énoncé dans la *Loi canadienne sur les droits de la personne*. Pourtant, avant la pandémie, selon une enquête de Statistique Canada, environ 38 % des répondants de 15 ans et plus ont déclaré avoir été victimes d'une forme ou d'une autre de discrimination à un moment donné de leur vie, citant le plus fréquemment à cet égard la race et l'origine ethnique comme en étant la raison (Statistique Canada, 2022c).

Le **racisme** peut toucher tous les aspects de la vie d'une personne, influant sur l'espérance de vie, l'état de santé et le sens de son évolution, ainsi que les comportements liés à la santé et les comportements de recherche de santé. Prenons l'exemple de Joyce Echaquan (voir le chapitre 2), qui est morte parce qu'elle n'avait pas reçu les soins nécessaires, car le personnel de l'hôpital a supposé que son agitation et ses palpitations cardiaques étaient des signes de sevrage plutôt que des symptômes de son état de santé, et est même allé jusqu'à l'insulter. Prenons également l'exemple de Brian Sinclair (voir le chapitre 9), qui est décédé alors qu'il attendait, et ce pendant plus d'une journée, dans un service d'urgence d'un hôpital du Manitoba, pour être vu par un fournisseur de soins de santé.

La pandémie de COVID-19 a touché les Canadiens racialisés plus que les groupes de population non racialisés. Les données de surveillance de Toronto et d'Ottawa montrent que les cas de COVID-19 sont entre 1,5 et 5 fois plus élevés chez les personnes racialisées que parmi les groupes de population non racialisés dans ces deux villes.

Les communautés autochtones, et tout particulièrement celles dans les réserves, ont connu des taux d'infection à la COVID-19 déconcertants, 60 % plus élevés que dans la population non-Autochtone (ASPC, 2021). De plus, l'enquête de Statistique Canada mentionnée ci-dessus a révélé que, pendant la pandémie, la discrimination raciale et ethnique envers les groupes de population asiatiques avait augmenté considérablement. Au cours de la première année de la pandémie, la population chinoise a déclaré avoir été victime de discrimination ethnique ou raciale 10 fois plus que les groupes de population non désignés comme minorités visibles (Statistique Canada, 2022c).

Les déterminants sociaux de la santé, y compris le niveau d'instruction (affectant les possibilités d'emploi), l'emploi (souvent précaire), le logement (souvent dans des conditions d'entassement) et, pour certains groupes, les traumatismes intergénérationnels, augmentent la vulnérabilité des gens à la COVID-19 et à d'autres infections (ASPC, 2021). Un risque important est l'impossibilité physique de mettre en œuvre la distanciation sociale à la maison et au travail. De nombreux groupes de population racialisés ont des emplois dans des milieux de travail bondés (usines, services alimentaires, agriculture), sans parler du grand nombre de personnes employées dans des établissements de soins de longue durée.

Des stratégies ont été élaborées afin d'améliorer l'accès aux vaccins pour les groupes racialisés et autochtones pendant la pandémie. Une priorité a été accordée aux populations autochtones dans l'attribution publique de vaccins, les communautés gérant de surcroît elles-mêmes l'approvisionnement et décidant qui devrait recevoir le vaccin en premier (Services aux Autochtones Canada, 2021). Les autorités de santé publique de certaines administrations

(p. ex., le Manitoba et la Saskatchewan) ont travaillé avec les gardiens du savoir autochtone pour fournir de l'information sur les vaccins aux collectivités ainsi que des occasions de répondre aux questions. Dans de nombreuses communautés, les aînés autochtones ont choisi de recevoir les premiers vaccins, afin de promouvoir la confiance dans le processus.

La Health Association of African Canadians et l'Association of Black Social Workers de la Nouvelle-Écosse ont tenu des assemblées publiques au cours des dernières années dans diverses communautés pour fournir de l'information sur les vaccins.

L'APPROCHE AXÉE SUR LA SANTÉ DE LA POPULATION : LES ÉLÉMENTS CLÉS

La mise en œuvre d'une approche axée sur la santé de la population en matière de soins de santé exige la coopération et la collaboration d'un certain nombre d'organismes, d'organisations, de professionnels de la santé, de décideurs, d'intervenants et de bénévoles. L'Agence de la santé publique du Canada joue un rôle de premier plan dans ce processus. Parmi les autres partenaires importants, mentionnons l'Institut canadien d'information sur la santé, les Instituts de recherche en santé du Canada et Statistique Canada (voir le chapitre 2), avec l'appui d'organismes de santé publique de tous les ordres de gouvernement, ainsi que des collectivités. La mise en œuvre de l'approche axée sur la santé de la population exige un plan officiel pour déterminer les éléments cruciaux et le rôle des organismes ou des personnes et pour assurer un processus coordonné. L'Agence de la santé publique du Canada a cerné huit éléments clés qui fournissent le cadre de son approche axée sur la santé de la population.

Les huit éléments clés décrits dans le cadre sont les étapes requises pour élaborer et mettre en œuvre une approche axée sur la santé de la population. Les éléments clés 1 et 2 illustrés dans la figure 6.2 sont considérés comme particulièrement importants, car ils reflètent la définition même de la santé de la population.

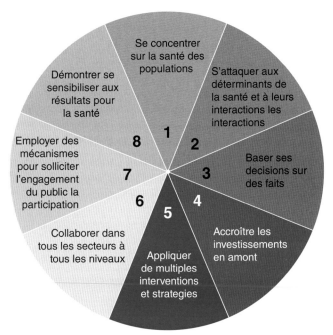

Fig. 6.2 Approche axée sur la santé de la population : cadre organisateur. (Source : Agence de la santé publique du Canada, 2013. *Approche axée sur la santé de la population : cadre organisateur.* https://cbpp-pcpe.phac-aspc.gc.ca/fr/approche-axee-sante-population-cadre-organisateur/)

Élément clé 1. Placer la santé des populations au centre des préoccupations

La population ou sous-population ciblée peut comprendre des personnes du pays, d'une province ou d'un territoire, d'une ville, d'une collectivité d'une ville, d'un groupe ethnique, d'un milieu (p. ex., école ou lieu de travail) ou d'un groupe d'âge. Une étude peut être effectuée sur l'état de santé général d'une population cible, ou elle peut être plus pointue et se concentrer par exemple sur les taux de cancers spécifiques ou de maladies cardiovasculaires dans une zone géographique. L'information peut être recueillie sur une période prédéterminée (p. ex., six mois) et peut inclure de multiples problèmes de santé. Un mélange d'**indicateurs de santé** sélectionnés est utilisé comme mesures, relativement aux taux de morbidité, de mortalité et d'hospitalisation pour regrouper les indicateurs, qui combinent les données sur la santé à des fins de comparaison. Les éléments contextuels ont également une incidence sur cette phase du cadre, notamment les données sociodémographiques de la population sélectionnée, les emplacements et leurs composantes physiques (p. ex., les régions rurales ou urbaines et l'environnement bâti connexe), et la volonté des ordres de gouvernement de participer (avec du financement, par exemple).

Une population vieillissante : un exemple de surveillance axée sur la population

Le vieillissement de la population canadienne met déjà à rude épreuve le système de soins de santé et l'économie. Selon Statistique Canada (Grenier, 2017), le pourcentage de Canadiens âgés au pays représente 16,9 % de la population (et devrait atteindre 21 % dans 10 ans), dépassant pour la première fois le pourcentage d'enfants (âgés de moins de 14 ans). Si cette tendance se maintient, il y aura 12 millions de Canadiens âgés et moins de 8 millions d'enfants d'ici 2061. Étant donné que les femmes vivent plus longtemps, celles de 65 ans et plus seront plus nombreuses que leurs homologues masculins d'environ 20 %. Les raisons d'une population plus âgée proportionnellement plus importante comprennent le baby-boom de l'après-Seconde Guerre mondiale (période de 1946 à 1965), l'augmentation de la longévité, et des taux de natalité plus faibles (une tendance qui a commencé dans les années 1970). Statistique Canada prévoit que d'ici 2056, les Canadiens âgés représenteront au moins le quart de la population. Sur le plan démographique, ce vieillissement de la population a des conséquences à la fois sociales et économiques (Grenier, 2017). Pendant que le nombre de Canadiens âgés qui prennent leur retraite augmente, de moins en moins de jeunes entrent sur le marché du travail. En plus d'avoir une incidence sur l'économie en général, ce changement démographique signifie qu'il y aura moins de travailleurs pour soutenir le filet de sécurité sociale du Canada, lequel comprend les pensions des aînés et les prestations de soins de santé. Les solutions possibles que le gouvernement pourrait envisager comprennent des efforts pour accroître le taux de natalité et augmenter l'immigration.

Élément clé 2. Examiner les déterminants de la santé et leurs interactions

L'approche axée sur la santé de la population tient compte de tous les facteurs (déterminants) qui influent sur la santé de la population cible. Comme l'indique la figure 6.2, ces déterminants sont examinés de près en fonction de la façon dont ils interagissent les uns avec les autres, et des indicateurs sont sélectionnés. Cette information constitue ensuite la base de l'élaboration et de la mise en œuvre d'interventions liées à la santé de la population.

Il est compliqué de mesurer et d'analyser les déterminants ainsi que la façon dont ils sont interreliés. Un déterminant est rarement à lui seul un facteur causal d'un problème de santé. Le diabète, par exemple, est associé à l'obésité, laquelle peut également être liée à l'inactivité, à l'insécurité alimentaire et à une mauvaise nutrition.

Élément clé 3. Fonder les décisions sur des preuves

Toutes les étapes d'une approche axée sur la santé de la population, soit la sélection des enjeux, le choix des interventions, et la décision de mettre en œuvre et de poursuivre ces interventions, sont appuyées par des décisions résultant d'un processus dit de *prise de décisions fondées sur des preuves*, en utilisant les meilleures données probantes actuellement disponible.

Une approche fondée sur des données probantes utilise toute la gamme des données qualitatives et quantitatives disponibles. La **recherche qualitative** examine la façon dont un groupe de population pense, comment il agit, ainsi que ses croyances et comportements en matière de santé, et est menée de plusieurs façons, notamment en administrant des sondages et en tenant des forums ouverts. La **recherche quantitative** porte principalement sur les chiffres recueillis, lesquels sont interprétés le plus souvent comme des statistiques. Les données peuvent être générées au moyen d'études épidémiologiques, de bases de données, et d'enquêtes, comme le recensement.

Toutes les données probantes doivent être recueillies de façon prédéterminée et organisée, chaque étape du processus décisionnel devant être examinée et réexaminée, et la transparence doit être assurée pour que l'information recueillie soit à jour, pertinente et objective. Déterminer quelles interventions seront les plus efficaces et les mettre en œuvre sont des entreprises complexes. En plus des considérations contextuelles, cela requiert l'implication d'un certain nombre d'intervenants, y compris ceux qui seront touchés par les changements de politique et l'application des interventions. Une évaluation continue des interventions et des changements de politique est essentielle, et des modifications doivent être apportées tel indiqué.

Élément clé 4. Investir davantage en amont

Les **investissements en amont** désignent le processus de prise de décisions qui profiteront à la santé d'un groupe de population ou d'une collectivité avant qu'un problème ne survienne. Ces investissements s'attaquent généralement à la cause profonde d'un problème de santé, puis opèrent à rebours. Les investissements proactifs sont susceptibles de porter sur des déterminants de la santé sociale, économique et environnementale, et d'influencer d'autres ressources communautaires et régionales. Les politiciens, les dirigeants communautaires, les professionnels de la santé et les autres intervenants doivent comprendre les mesures qu'un programme de santé de la population propose, et s'engager à les suivre.

Être proactif en matière de promotion de la santé ainsi que de prévention des maladies et des blessures peut permettre d'économiser de l'argent et d'assurer un avenir plus en santé pour une population. Des objectifs à court et à long terme doivent être établis et classés par ordre de priorité, et les stratégies retenues doivent être mises en œuvre sur la base de données probantes : par exemple, l'introduction ou le renforcement de stratégies encourageant les Canadiens à assumer la responsabilité de leur propre santé, en adoptant une alimentation saine, en faisant de l'exercice, en éliminant ou en réduisant les comportements à risque, et en faisant appel à leur fournisseur de soins primaires pour participer autant à des examens de routine qu'à des initiatives de dépistage de maladies spécifiques, au besoin. Les investissements et les interventions en amont doivent être réévalués périodiquement, et les ajustements nécessaires doivent être apportés. Le principe de l'analyse coûts-avantages est toujours pris en compte, afin d'appliquer le meilleur ensemble possible d'interventions et de mesures d'une manière rentable pour obtenir les meilleurs résultats possibles.

Élément clé 5. Utiliser des stratégies multiples

Une fois qu'un objectif de santé de la population est fixé, l'étape suivante consiste à déployer des interventions pour atteindre l'objectif. Étant donné qu'aucune mesure ne saurait accomplir cela à elle seule, une approche à multiples facettes devrait être adoptée. Les actions doivent être directement liées à la situation, convenir à la tranche d'âge, à l'état de santé et à l'environnement de la population cible, et être mises en œuvre dans un délai choisi. De telles interventions doivent également tenir compte de tous les déterminants de la santé impliqués dans l'ensemble du continuum des soins de santé, en reconnaissant leur interrelation.

Les personnes qui participent à la mise en œuvre d'une stratégie relative à la santé de la population doivent accepter à la fois l'objectif et le plan d'action. La collaboration est essentielle.

Il incombe au gouvernement de collaborer avec tous les secteurs qui ont une influence sur le succès des interventions (p. ex., les particuliers, les collectivités, l'industrie des soins de santé et les organismes connexes, ainsi que les gouvernements locaux, provinciaux et territoriaux).

Élément clé 6. Favoriser la collaboration entre les divers paliers et secteurs

La collaboration intersectorielle consiste à établir des partenariats entre différents segments de la société (citoyens, groupes communautaires, industrie des soins de santé, organismes de santé et d'éducation, ordres de gouvernement) afin d'améliorer la santé. Chaque groupe y contribue de ses propres valeurs, perspectives, opinions, programmes et plans d'action. L'harmonisation de toutes ces variables représente un défi, mais les avantages sont profonds : un engagement envers des objectifs communs, et une assurance que des plans sont mis en œuvre pour atteindre ces objectifs. Pour que de tels partenariats fonctionnent, il est essentiel de partager des idéaux de base et de travailler à l'amélioration des résultats en matière de santé.

Le Réseau pancanadien de santé publique (RSP) réunit des particuliers, des organisations publiques et privées, des politiciens, des conseillers en politiques, des rédacteurs de tous les ordres de gouvernement, et des scientifiques de partout au pays. Constituant un excellent exemple de collaboration intersectorielle, ce réseau travaille ainsi en collaboration pour discuter des préoccupations en matière de santé et des stratégies d'intervention. Dans le cadre de son mandat, le RSP partage les pratiques exemplaires en santé publique qui sont propres à une province ou à un territoire, tout en respectant l'autonomie de chaque administration de mettre en œuvre des mesures adaptées à ses propres besoins. Entre 2014 et 2017, les plans du RSP comprenaient la collaboration avec tous les ordres de gouvernement pour élaborer un cadre et créer une liste de priorités liées à la santé mentale, ainsi qu'un cadre pour promouvoir le « poids santé », en raison de l'augmentation alarmante de cas d'obésité juvénile et de diabète de type 1.

La collaboration intersectorielle à l'échelle internationale se poursuit. Par exemple, l'OMS et de nombreux pays ont travaillé ensemble pour contenir l'épidémie d'Ebola et traiter les populations mondiales lorsque celle-ci s'est produite, et aussi lors de la récente pandémie de COVID-19. Toute éclosion de maladie qui constitue une menace internationale nécessite une coopération internationale en ce qui concerne le suivi et la maîtrise de l'éclosion, ainsi que le partage des pratiques exemplaires en matière de contrôle et de traitement des infections.

Élément clé 7. Prévoir des mécanismes encourageant la participation du public

Sans l'appui du public, la plupart des initiatives de santé mises en œuvre échoueront, en partie parce que c'est la santé de celui-ci qui est en cause, et principalement l'argent des contribuables qui finance ces mises en œuvre. La participation du public augmente la probabilité que les citoyens adoptent ce que préconise un plan de sorte qu'il fasse une différence. La clé est de capter l'intérêt du public tôt et de manière positive. Les plans visant à atteindre un intérêt public positif doivent être soigneusement examinés et exécutés afin de ne pas retourner l'opinion publique contre le plan, car renverser une opinion publique devenue négative peut être difficile, voire impossible. La participation du public exige qu'une confiance soit établie, et un processus ouvert de prise de décision et de mise en œuvre. Les questions doivent être traitées rapidement, correctement et de manière persuasive. Prenons l'exemple de la crise des opioïdes, qui a été aggravée par la pandémie de COVID-19. À l'échelle du pays, les politiciens de tous les ordres de gouvernement, les organismes de santé et le grand public ont participé à la détermination du meilleur plan d'action pour régler ce problème.

Dans le contexte de la pandémie de COVID-19, la participation du public au respect des restrictions de santé publique afin de minimiser la propagation de l'infection, de protéger la santé des Canadiens et de soutenir la capacité du système de soins de santé à traiter les personnes au besoin a été, dans l'ensemble, efficace. Cependant, en ce qui concerne certains groupes de population, l'opposition aux règlements de santé publique à l'échelle nationale, provinciale et municipale a été féroce (p. ex., le convoi de manifestants qui a convergé vers la Colline du Parlement à Ottawa en janvier 2022). Certains estiment que ces règlements ont porté atteinte à leurs droits et libertés (liberté de mouvement, fermetures obligatoires d'entreprises, et restrictions imposées à ceux qui refusent de se faire vacciner).

Élément clé 8. Démontrer une prise en charge des responsabilités quant aux résultats sur le plan de la santé

Une approche axée sur la santé de la population met l'accent sur la responsabilisation à l'égard des résultats en matière de santé, c'est-à-dire la capacité de déterminer si quelques changements que ce soit dans les résultats en matière de santé peuvent réellement être attribués à des politiques ou à des programmes particuliers. Le concept de responsabilisation a une incidence sur la planification et l'établissement d'objectifs puisqu'il encourage la sélection d'interventions ou de stratégies produisant les meilleurs résultats en matière de santé.

Les étapes importantes de cet élément comprennent la détermination de mesures de base (c.-à-d. une norme par rapport à laquelle évaluer les progrès), l'établissement de cibles, et le suivi des progrès afin qu'une évaluation approfondie puisse être effectuée. Les outils d'évaluation fournissent des critères pour déterminer l'incidence des politiques ou des programmes sur la santé de la population. Enfin, la diffusion des résultats de l'évaluation est essentielle pour obtenir un large soutien en faveur d'initiatives réussies en matière de santé de la population. Par exemple, la réduction des infections causées par le virus SARS-CoV-2 (COVID-19), la diminution des taux de morbidité et de mortalité et la diminution des hospitalisations étaient évidentes après chaque « vague » du virus, montrant clairement des résultats fondés sur des preuves que les restrictions sanitaires publiques sont efficaces.

MODÈLE DE PROMOTION DE LA SANTÉ DE LA POPULATION

Un concept plus récent de promotion de la santé de la population considère ces deux éléments comme un modèle intégré qui est, en partie, fondé sur la connaissance que de nombreux facteurs influent à la fois sur la santé d'une population et sur celle des personnes. Du point de vue d'un modèle d'intégration de la santé de la population et de la promotion de la santé (MISPPS), l'état de santé est influencé par un large éventail de déterminants de la santé. Ce modèle intégré s'appuie largement sur l'information provenant de politiques, de documents et de programmes de promotion de la santé antérieurs. Ce modèle organise la santé de la population en trois segments :

1. Quoi – Se tourner vers les déterminants de la santé pour mesurer la santé des populations
2. Comment – Créer et mettre en œuvre des stratégies prioritaires pour améliorer la santé
3. Qui – Mobiliser de multiples intervenants pour qu'ils participent aux stratégies d'amélioration de la santé

Le modèle de promotion de la santé de la population démontre la complexité de la promotion de la santé. Ce modèle imite l'approche axée sur la santé de la population en utilisant les déterminants de la santé comme indicateurs pour mesurer la santé et recueillir de l'information pour les initiatives de promotion de la santé.

Les décisions concernant les politiques de promotion de la santé sont prises à l'aide de trois sources de données probantes :

1. Études sur les questions de santé (c.-à-d. les facteurs sous-jacents, les interventions et leur impact)
2. Connaissances acquises grâce à l'expérience
3. Évaluations des programmes actuels pour anticiper les stratégies nécessaires à l'avenir, c'est-à-dire les investissements en amont dans la promotion de la santé

Collectivement, les intervenants devraient tenir compte de l'ensemble des déterminants de la santé lorsque vient le temps d'adopter une approche de promotion de la santé de la population. Toutefois, il peut arriver que certaines organisations souhaitent plutôt se concentrer sur des déterminants précis.

Le modèle de promotion de la santé de la population peut être utilisé par n'importe quel ordre de gouvernement, organisme communautaire ou groupe, et il est possible d'y accéder à partir de n'importe quel point d'entrée, selon le problème de santé. Le modèle peut être modifié ou mis à jour tel que déterminé par l'utilisateur. Prenons ici l'exemple des problèmes actuels auxquels font face les Canadiens en ce qui concerne les problèmes de santé mentale, y compris la consommation d'opioïdes. Tous les ordres de gouvernement, y compris les municipalités, participent à diverses mesures visant à réduire les décès attribuables aux surdoses (en grande partie attribuables à des drogues contaminées), à offrir des possibilités de réadaptation et à assurer la sécurité des collectivités.

LA SANTÉ DE LA POPULATION AU CANADA ET À L'ÉTRANGER

L'approche axée sur la santé de la population a connu relativement de succès dans la plupart des régions du Canada, mais elle exige des études continues, l'élaboration de stratégies, ainsi que le financement et l'engagement de tous les ordres de gouvernement, pour avoir un impact vraiment positif sur la santé des Canadiens. Toutes les provinces et tous les territoires possèdent des organismes qui répondent à leurs propres besoins en matière de santé de la population et qui travaillent également en collaboration avec des organisations à l'échelle fédérale.

L'information recueillie par l'Agence de la santé publique du Canada et d'autres ministères à l'échelle fédérale peut avoir des répercussions semblables pour toutes les administrations, mais des différences peuvent survenir dans la façon dont chaque province ou territoire traite un problème donné (p. ex., prévoir un plus grand nombre de lits d'hôpitaux et de soins de longue durée à mesure que leur population vieillit). Pour aller de l'avant, l'élaboration de plans initiaux relativement aux stratégies nationales en matière de santé mentale, d'assurance-médicaments et de soins à domicile, par exemple, dépend de l'information recueillie auprès des provinces et des territoires pour commencer à planifier des approches, des politiques et des lignes directrices. Les politiques et les lignes directrices sont ajustées en fonction de la rétroaction continue de toutes les administrations.

L'orientation de certaines stratégies peut être basée sur des lignes directrices générales et des recommandations ajustées par chaque administration de sorte à répondre aux besoins de divers groupes de population. Voici quelques exemples de gestion de la santé de la population dans les administrations.

En Colombie-Britannique, la division de la santé de la population et publique collabore avec des intervenants et des partenaires de toute la province, y compris le ministère de la Santé, les régies régionales de la santé, ainsi que des organisations non gouvernementales, afin de lancer et de promouvoir des stratégies de santé de la population pour prévenir les maladies chroniques et les blessures évitables, promouvoir l'équité en santé et aborder les principaux domaines de la santé de la population (BC Centre for Disease Control, 2022).

En Alberta, le Réseau clinique stratégique (RCS) en santé de la population, publique et autochtone, est responsable des initiatives de santé de la population et s'engage à travailler avec les peuples autochtones. Le RCS travaille en collaboration avec les membres du réseau de la province ainsi qu'avec d'autres intervenants et organismes (Alberta Health Services, s.d.). Le Réseau est composé de deux comités principaux, l'un assumant la responsabilité de la santé de la population et publique, et l'autre accordant la priorité à la santé des Autochtones dans la province.

Le ministère de la Santé de la population et publique de la Saskatchewan supervise plusieurs secteurs de programme, y compris le contrôle des maladies, la santé environnementale et publique, la santé des familles, et la promotion de la santé.

En Ontario, le ministère de la Santé, en collaboration avec Santé publique Ontario, détermine et supervise les stratégies liées aux initiatives de santé de la population (par exemple, les décisions concernant le moment où le prochain vaccin de rappel est disponible et quels groupes de population sont admissibles) (Santé publique Ontario, 2020). En juillet 2022, l'admissibilité à un quatrième vaccin contre la COVID-19 a été élargie et une cinquième dose a été rendue disponible pour les groupes de population vulnérables à l'automne de la même année.

Le Réseau de recherche en santé des populations du Québec (RRSPQ/QPHRN) est financé par le Fonds de recherche du Québec - Santé (FRQS). Cet organisme effectue des recherches et du réseautage continus en lien avec la santé de la population.

Le Nouveau-Brunswick a adapté pour la province un modèle de santé de la population utilisé par l'Université du Wisconsin, de sorte à maintenir une perspective canadienne en intégrant les déterminants de la santé énoncés par l'Agence de la santé publique du Canada (Conseil de la santé du Nouveau-Brunswick, 2022).

RÉSUMÉ

6.1 Le concept de santé de la population fait référence à l'identification des résultats en matière de santé d'un groupe de population, et au partage équitable de ces résultats avec ce groupe. La définition de « groupe » est variable : les groupes peuvent être déterminés et définis par l'origine ethnique, la situation géographique, le statut de nation ou l'allégeance à une province, un territoire ou une communauté, ou le milieu (p. ex., écoles ou milieux de travail). Une approche axée sur la santé de la population (supervisée par l'Agence de la santé publique du Canada [ASPC]) considère la santé comme une ressource influencée par de nombreux facteurs identifiés dans les déterminants de la santé. Le cadre de cette approche fait entrer en ligne de compte la promotion de la santé, la prévention des maladies, le diagnostic et le traitement des maladies, ainsi que les interventions thérapeutiques. L'objectif est d'améliorer la santé de tous les Canadiens.

6.2 Plusieurs rapports et conférences ont joué un rôle déterminant dans la création et le développement de l'approche axée la santé de la population au Canada. Le rapport de 1974 intitulé *Une nouvelle perspective sur la santé des Canadiens* est considéré comme le premier à affirmer que la santé est déterminée par plus que la biologie et à identifier les rôles importants que l'environnement, le mode de vie et l'organisation des soins de santé ont par rapport à notre santé et notre bien-être. D'autres rapports comprennent la *Charte d'Ottawa pour la promotion de la santé*, 1986; le Rapport Epp, 1986; et *Pour un avenir en santé : Le premier rapport sur la santé des Canadiens*, 1996. Tous les rapports mentionnés dans ce chapitre ont joué un rôle important dans la création d'une approche unifiée axée sur la santé de la population visant à améliorer la santé des Canadiens.

6.3 La santé d'une population, de groupes de population et des personnes dépend d'une combinaison de facteurs, dont certains peuvent être indépendants de la volonté d'une personne. Toute le monde est touché, et parfois même profondément, par ces facteurs, qui s'étendent au-delà de la génétique et de la biologie, et qui incluent les déterminants de la santé. Il existe 12 déterminants de la santé généralement acceptés, dont les plus importants semblent être ceux qui influent sur les facteurs socioéconomiques de la vie et de la santé des gens. L'interconnectivité de ces déterminants fait qu'ils peuvent avoir un effet important sur la santé d'une personne ou d'un groupe de population, alors même qu'ils n'en auraient pas nécessairement par eux-mêmes, pris isolément.

6.4 La mise en œuvre efficace des mesures de la santé de la population dans l'ensemble du Canada nécessite une collaboration entre organisations, professionnels de la santé, bénévoles, décideurs et autres intervenants, le tout dirigé par l'ASPC. Le cadre de l'ASPC pour la mise en œuvre de l'approche axée sur la santé de la population comprend huit éléments clés qui fournissent l'orientation du processus, allant de la façon de se concentrer sur un groupe de population cible jusqu'à la participation du public à ce processus, en passant par la démonstration d'une prise en charge des responsabilités quant aux résultats sur le plan de la santé.

6.5   Un concept plus récent de promotion de la santé de la population considère ces deux éléments comme un modèle intégré, fondé sur la connaissance que de nombreux facteurs influent à la fois sur la santé d'une population et sur celle des personnes. Le modèle de promotion de la santé de la population organise la santé de la population en trois segments : « quoi », « comment » et « qui », grâce auxquels il détermine quel est le problème, comment celui-ci peut être traité au mieux, et qui il affecte. Un processus de prise de décisions fondées sur des preuves est essentiel pour que les stratégies soient efficaces.

6.6   Une approche axée sur la santé de la population à l'échelle fédérale, provinciale et territoriale exige un financement continu, des études, l'élaboration de stratégies, ainsi que l'engagement de tous les ordres de gouvernement, pour avoir un impact vraiment positif sur la santé des Canadiens. Toutes les provinces et tous les territoires possèdent des organismes qui répondent à leurs propres besoins en matière de santé de la population et qui travaillent également en collaboration avec des organisations à l'échelle fédérale. Les stratégies nationales relatives à des entités comme la santé mentale, les soins à domicile et en milieu communautaire, et l'assurance-médicaments, dont certaines en sont encore à l'étape de la planification, fournissent des lignes directrices pour toutes les administrations. La façon précise dont ces stratégies sont mises en œuvre à l'échelle provinciale et territoriale relève de chaque administration, mais elle est mieux mise en œuvre lorsque l'information et les pratiques exemplaires sont partagées et que la transparence est maintenue. L'information recueillie par diverses organisations à l'échelle fédérale est à la disposition de toutes les provinces et de tous les territoires du Canada. Chaque administration peut utiliser l'information différemment, en l'adaptant aux besoins particuliers de sa population.

QUESTIONS DE RÉVISION

1. Comparez et mettez en contraste les principaux éléments de la santé de la population, de la promotion de la santé de la population, et de la santé publique.

2. Quel rôle la Déclaration d'Alma-Ata a-t-elle joué dans l'élaboration d'initiatives relatives à la santé de la population?

3. Expliquez l'objectif de l'approche axée sur la santé de la population de l'Agence de la santé publique du Canada.

4. Comparez et mettez en contraste les 11 déterminants de la santé des Inuits avec les 12 déterminants de la santé identifiés par Santé Canada.

5. Expliquez ce qui fait que le niveau d'instruction peut avoir une incidence sur la santé d'une personne ou d'une famille.

6. Qu'entend-on par « gradient SSE », et comment une position sur ce gradient affecte-t-elle la santé d'une personne ou d'un groupe de population?

7. Quel est l'impact du racisme en tant que déterminant de la santé sur un groupe de population?

8. Qu'entend-on par « inégalités » en ce qui concerne la santé?

9. Énoncez les avantages de la participation du public à l'élaboration d'initiatives sur la santé de la population.

10. En quoi le modèle de promotion de la santé de la population diffère-t-il du concept de santé de la population lui-même?

11. En termes de santé, qu'est-ce qui pourrait rendre les besoins de la population d'une province ou d'un territoire différents de ceux d'une autre province ou d'un autre?

12. Renseignez-vous sur la façon dont les soins de santé sont distribués dans votre province ou territoire. Qui prend les décisions concernant les besoins en soins de santé à l'échelle locale?

13. Quels éléments de rationalisation des soins observez-vous dans votre région? Des hôpitaux ont-ils fusionné et redistribué les services? Expliquez comment. Quels en sont, selon vous, les avantages et les inconvénients? Considérez-vous que la façon dont les services sont accessibles et distribués est équitable? Cela permet-il de réaliser des économies de coûts? Qu'est-ce que vous changeriez?

RÉFÉRENCES

Alberta Health Services. (n.d.a). Population, public & Indigenous health: Strategic clinical network. https://www.albertahealthservices.ca/assets/about/scn/ahs-scn-ppih-quick-facts.pdf.

Arrive. (2020, September 10). *Child care in Canada: Types, cost, and tips for newcomers.* https://arrivein.com/daily-life-in-canada/child-care-in-canada-types-cost-and-tips-for-newcomers/.

Assembly of First Nations. (n.d.). Social determinants of health. https://www.afn.ca/social-determinants-of-health-sdoh/.

BC Centre for Disease Control. (2022). *Population and public health.* http://www.bccdc.ca/our-services/service-areas/population-public-health.

Boisvert, N. (2021, July 11). *Canadian women make 89 cents for every dollar men earn. Can new federal legislation narrow that gap? CBC news.* https://www.cbc.ca/news/politics/pay-equity-legislation-1.6097263#:~:text=Women%20in%20Canada's%20workforce%20earn,every%20dollar%20earned%20by%20me.

Brown, C. L., & Emery, J. C. H. (2010). The impact of disability on earnings and labour force participation in Canada: Evidence from the 2001 PALS and from Canadian case law. *Journal of Legal Economics, 16*(2), 19–59.

Canadian Association for Community Living (CACL). (2013). *Assuring income security and equality for Canadians with intellectual disabilities and their families.* https://www.ourcommons.ca/Content/Committee/411/FINA/WebDoc/WD6079428/411_FINA_IIC_Briefs/CanadianAssociationforCommunityLivingE.pdf.

Canadian Cancer Society. (2022). *Cigarettes: The hard truth.* https://cancer.ca/en/cancer-information/reduce-your-risk/live-smoke-free/cigarettes-the-hard-truth#:~:text=Lung%20cancer%20is%20the%20leading,the%20more%20their%20risk%20increases.

Canadian Human Rights Commission (CHRC). (2012). *Report on equality rights of people with disabilities.* https://www.chrc-ccdp.gc.ca/sites/default/files/rerpd_rdepad-eng.pdf.

Canadian Human Rights Commission (CHRC). (2018). *Roadblocks on the career path: Challenges faced by persons with disabilities in employment.* https://publications.gc.ca/collections/collection_2019/ccdp-chrc/HR4-43-2018-eng.pdf.

Canadian Institute of Child Health (CICH). (2022). *4.4.2 First Nations housing on reserve. The health of Canada's children and youth.* https://cichprofile.ca/module/7/section/4/page/first-nations-housing-on-reserve/#:~:text=More%20than%20a%20quarter%20of,to%207%25%20of%20Canadian%20houses.

Canadian Institutes of Health Research. (2020). *What is gender? What is sex?* https://cihr-irsc.gc.ca/e/48642.html.

Canadian Medical Association. (2021, November). *A struggling system: Understanding the health care impacts of the pandemic.* https://www.cma.ca/sites/default/files/pdf/health-advocacy/Deloitte-report-nov2021-EN.pdf.

Canadian Women's Foundation. (2022). *The facts about the gender pay gap.* https://canadianwomen.org/the-facts/the-gender-pay-gap/.

Childwatch. (2019, December 10). *Creating a sense of belonging for children.* https://childwatch.com/blog/2019/12/10/creating-a-sense-of-belonging-for-children/.

Choi, R. (2021). *Canadian survey on disability reports: Accessibility findings from the Canadian survey on disability, 2017.* Statistics Canada. https://www150.statcan.gc.ca/n1/pub/89-654-x/89-654-x2021002-eng.htm.

Chun, L. F., Moazed, F., Calfee, C. S., et al. (2017). Pulmonary toxicity of e-cigarettes. *American Journal of Physiology - Lung Cellular and Molecular Physiology, 313*(2), L193–L206. doi:10.1152/ajplung.00071.2017.

Cowan, K. (2020). How residential schools led to intergenerational trauma in the Canadian Indigenous population to influence parenting styles and family structures over generations. *Canadian Journal of*

Family and Youth, 12(s), 26–35. https://www.researchgate.net/publication/338424698_How_Residential_ Schools_led_to_Intergenerational_Trauma_in_the_Canadian_Indigenous_Population_to_Influence_ Parenting_Styles_and_Family_Structures_over_Generations.

Djidel, S., Gustajtis, B., Heisz, A., et al. (2020, February 24). In *Report on the second comprehensive review of the market basket measure.* https://www150.statcan.gc.ca/n1/pub/75f0002m/75f0002m2020002-eng. htm.

Egale Canada. (2022). *2SLGBTQI Glossary of terms.* http://www.cglcc.ca/uploads/2/5/2/3/25237538/lgbtq_ terminology_-_echrt.pdf.

Employment and Social Development Canada. (2021, July 20). *Canada Child Benefit increases once again to keep up with the cost of living.* https://www.canada.ca/en/employment-social-development/news/ 2021/07/canada-child-benefit-5th-anniversary–indexation0.html.

Employment and Social Development Canada. (2022a). *Understanding systems: The 2021 report of the national advisory Council on poverty.* https://www.canada.ca/en/employment-social-development/ programs/poverty-reduction/national-advisory-council/reports/2021-annual.html.

Employment and Social Development Canada. (2022b). *Social isolation of seniors—Volume 1: Understanding the issue and finding solutions.* https://www.canada.ca/en/employment-social-development/ corporate/partners/seniors-forum/social-isolation-toolkit-vol1.html.

Fawcett, M. (2022, January 10). We can't leave Canada's housing crisis up to the provinces. *Canada's National Observer.* https://www.nationalobserver.com/2022/01/10/opinion/we-cant-leave-canadas-housing-crisis-provinces.

Fieselmann, J., Annac, K., Erdsiek, F., et al. (2022). What are the reasons for refusing a COVID-19 vaccine? A qualitative analysis of social media in Germany. *BMC Public Health, 22*(846). doi:10.1186/ s12889-022-13265-y.

First Nations Health Authority. (n.d.). First Nations perspective on health and wellness. https://www.fnha. ca/wellness/wellness-for-first-nations/first-nations-perspective-on-health-and-wellness.

First Nations Information Governance Centre. (2020, July). *First Nations on-reserve housing and related infrastructure needs (draft): Technical report.* https://www.afn.ca/wp-content/uploads/2021/01/res-1270-5648.pdf.

Gilmour, H. (2019, November 20). *Sexual orientation and complete mental health.* Statistics Canada. https://www150.statcan.gc.ca/n1/pub/82-003-x/2019011/article/00001-eng.htm.

Government of Canada. (2021, August 12). *Canadian tobacco, alcohol and drugs survey (CTADS): Summary of results for 2017.* https://www.canada.ca/en/health-canada/services/canadian-alcohol-drugs-survey/2017-summary.html.

Government of Canada. (2022a). *Social determinants of health and health inequalities.* https://www. canada.ca/en/public-health/services/health-promotion/population-health/what-determines-health. html.

Government of Canada. (2022b). *Child disability benefit (CDB).* https://www.canada.ca/en/revenue-agency/services/child-family-benefits/child-disability-benefit.html.

Grenier, E. (2017). *Canadian seniors now outnumber children for 1st time, 2016 Census shows. CBC News.* https://www.cbc.ca/news/politics/2016-census-age-gender-1.4095360.

Health Canada. (2021). *Healthy living.* https://www.canada.ca/en/health-canada/services/healthy-living. html.

Health Canada. (2022). *Health of Canadians in a changing climate: Advancing our knowledge for action.* https://changingclimate.ca/site/assets/uploads/sites/5/2022/02/CCHA-REPORT-EN.pdf.

Health and Welfare Canada. (2006). *Achieving health for all: A framework for health promotion.* http:// www.hc-sc.gc.ca/hcs-sss/pubs/system-regime/1986-frame-plan-promotion/index-eng.php.

Human Rights Campaign. (n.d.). Sexual orientation and gender identity definitions. https://www.hrc.org/ resources/sexual-orientation-and-gender-identity-terminology-and-definitions.

Indigenous Services Canada. (2021). *Lessons learned: Vaccine roll-out for Indigenous communities.* https:// www.afn.ca/wp-content/uploads/2021/10/Dr.-Valerie-Gideon-Presentation_EN.pdf.

Inuit Tapirit Kanatami. (2014). *Social determinants of Inuit health in Canada.* https://www.itk.ca/wp-content/uploads/2016/07/ITK_Social_Determinants_Report.pdf.

Klukas, J. J. (2021 June 9). *Canada has child-care problems—but we can solve them. The Tyee* (p. 3). https://childcarecanada.org/documents/child-care-news/21/06/canada-has-child-care-problems-% E2%80%94-we-can-solve-them#:~:text=But%20Statistics%20Canada%20reports%20that.

Kronstein, A. (2017, May 30). Education and early childhood development—the social determinants of health, part 3. *The Nova Scotia Advocate.* https://nsadvocate.org/2017/05/30/education-and-early-childhood-development-the-social-determinants-of-health-part-3/.

Lalonde, M. (1981). *A new perspective on the health of Canadians: A working document.* Government of Canada. https://www.phac-aspc.gc.ca/ph-sp/pdf/perspect-eng.pdf.

Limmena, M. R. (2021 July 26). How intergenerational trauma affects Indigenous communities. *Science Borealis.* https://blog.scienceborealis.ca/how-intergenerational-trauma-affects-indigenous-communities/.

MacDonald, N. E. (2015). Vaccine hesitancy: Definition, scope, and determinants. *Vaccine, 33*(34), 4161–4164. doi:10.1016/j.vaccine.2015.04.036.

MacDonald, N. E. (2020). Fake news and science denier attacks on vaccines. *What can you do? Canadian Communicable Disease Report, 46*(11/12), 432–435. doi:10.14745/ccdr.v46i1112a11.

Macdonald, D., & Friendly, M. (2020). In progress: Child care fees in Canada, 2019. *Canadian Centre for Policy Alternatives.* https://policyalternatives.ca/sites/default/files/uploads/publications/National%20Office/2020/03/In%20progress_Child%20care%20fees%20in%20Canada%20in%202019_march12.pdf.

McConnell, R., Barrington-Trimis, J. L., Wang, K., et al. (2017). Electronic cigarette use and respiratory symptoms in adolescents. *American Journal of Respiratory and Critical Care Medicine, 195*(8), 1043–1049. doi:10.1164/rccm.201604-0804OC.

National Center for Transgender Equality. (2018). *Understanding non-binary people: How to be respectful and supportive.* https://transequality.org/issues/resources/understanding-non-binary-people-how-to-be-respectful-and-supportive.

New Brunswick Health Council. (2022). *Population health model.* https://nbhc.ca/population-health-model.

Ng, E., & Gagnon, S. (2020, January 24). More research needed to break down job barriers for racialized Canadians. *Policy Options.* https://policyoptions.irpp.org/magazines/january-2020/more-research-needed-to-break-down-job-barriers-for-racialized-canadians/.

O'Neill, A. (2022, May 6). *Canada: Unemployment rate from 2017 to 2027.* Statista. https://www.statista.com/statistics/263696/unemployment-rate-in-canada/.

Pay Equity Office. (2022). *An overview of pay equity in various Canadian jurisdictions.* https://www.payequity.gov.on.ca/en/LearnMore/GWG/Documents/2022-04-27%20An%20Overview%20of%20Pay%20Equity%20in%20Various%20Canadian%20Jurisdictions%20-%20ENG.pdf.

Pelletier, R., Patterson, M., & Moyser, M. (2019, October 11). *The gender wage gap in Canada: 1998 to 2018.* Labour Statistics: Statistics Canada. Research Papers. https://www150.statcan.gc.ca/n1/pub/75-004-m/75-004-m2019004-eng.htm.

Pietrabissa, G., & Simpson, S. G. (2020, September). Psychological consequences of social isolation during COVID-19 outbreak. *Frontiers in Psychology, 11*, 2201. doi:10.3389/fpsyg.2020.02201.

Polsky, J. Y., & Gilmour, H. (2020, December 16). *Food insecurity and mental health during the COVID-19 pandemic. Catalogue no. 82-003-X.* https://www150.statcan.gc.ca/n1/pub/82-003-x/2020012/article/00001-eng.htm.

Public Health Agency of Canada (PHAC). (2001). *A new perspective on the health of Canadians.* https://www.canada.ca/en/public-health/services/health-promotion/population-health/a-new-perspective-on-health-canadians.html.

Public Health Agency of Canada (PHAC). (2018a). *Key health inequalities in Canada: A national portrait.* https://www.canada.ca/content/dam/phac-aspc/documents/services/publications/science-research/key-health-inequalities-canada-national-portrait-executive-summary/key_health_inequalities_full_report-eng.pdf.

Public Health Agency of Canada (PHAC). (2018b). *Key health inequalities in Canada: A national portrait—Executive summary.* https://www.canada.ca/en/public-health/services/publications/science-research-data/key-health-inequalities-canada-national-portrait-executive-summary.html.

Public Health Agency of Canada (PHAC). (2021, February 21). *CPHO Sunday edition: The impact of COVID-19 on racialized communities.* https://www.canada.ca/en/public-health/news/2021/02/cpho-sunday-edition-the-impact-of-covid-19-on-racialized-communities.html.

Public Health Ontario. (2020, June 16). *Ontario public health system.* https://www.publichealthontario.ca/en/About/news/2020/Ontario-Public-Health-System#:~:text=Ministry%20of%20Health&text=The%20Ministry%20monitors%20and%20reports,educate%20Ontarians%20about%20health%20decisions.

Russell, E. (2020, September 17). *How have past pandemics affected business?* https://www.economicsobservatory.com/how-have-past-pandemics-affected-business.

Russell, E., & Parker, M. (2020, July 9). *How pandemics past and present fuel the rise of large companies.* *The Conversation.* https://theconversation.com/how-pandemics-past-and-present-fuel-the-rise-of-large-companies-137732.

Schwartz, J. (2022, January 31). *Canadian housing bubble growing. Consolidated Credit Canada.* https://www.consolidatedcreditcanada.ca/financial-news/housing bubble/.

Senate of Canada. (2015). *On-reserve housing and infrastructure: Recommendations for change.* https://sencanada.ca/en/content/sen/committee/412/appa/rms/12jun15/home-e.

Soneji, S., Barrington-Trimis, J. L., Wills, T. A., et al. (2017). Association between initial use of e-cigarettes and subsequent cigarette smoking among adolescents and young adults: A systematic review and meta-analysis. *JAMA Pediatrics, 171*(8), 788–797. doi:10.1001/jamapediatrics.2017.1488.

Statistics Canada. (2021, March 23). *Canadian income survey, 2019.* https://www150.statcan.gc.ca/n1/en/daily-quotidien/210323/dq210323a-eng.pdf?st=hIqX44FN.

Statistics Canada. (2022a). *Canadian income survey, 2020. The Daily.* https://www150.statcan.gc.ca/n1/daily-quotidien/220323/dq220323a-eng.htm.

Statistics Canada. (2022b). *Labour force survey, January 2022. The Daily.* https://www150.statcan.gc.ca/n1/daily-quotidien/220204/dq220204a-eng.htm.

Statistics Canada. (2022c). *Discrimination before and since the start of the pandemic.* https://www150.statcan.gc.ca/n1/en/pub/11-627-m/11-627-m2022021-eng.pdf?st=fCMCwWN0.

Thompson, N. (2022, June 10). *Canada poised to become first country to add warnings on individual cigarettes. Global News.* https://globalnews.ca/news/8911887/canada-cigarette-warning/.

To Do Canada. (2022, April 20). *Rent prices in March 2022 rise at an average of 6.6% from last year across Canada.* https://www.todocanada.ca/rent-prices-in-march-2022-rise-at-an-average-of-6-6-across-canada-from-last-year/#:~:text=Year%20Across%20Canada-,Rent%20Prices%20in%20March%202022%20Rise%20at%20an%20Average%20of,From%20Last%20Year%20Across%20Canada&text=Rentals.ca%20has%20released%20its,of%206.6%25%20from%20March%202021.

Treasury Board of Canada Secretariat. (2019, April 8). *Modernizing the Government of Canada's sex and gender information practices: Summary report.* https://www.canada.ca/en/treasury-board-secretariat/corporate/reports/summary-modernizing-info-sex-gender.html.

Turcotte, M. (2014). *Persons with disabilities and employment.* Statistics Canada. https://www150.statcan.gc.ca/n1/en/pub/75-006-x/2014001/article/14115-eng.pdf?st=Q_tYkPCC.

Women and Gender Equality Canada. (2022). *2SLGBTQI terminology—Glossary and common acronyms.* https://women-gender-equality.canada.ca/en/free-to-be-me/2slgbtqi-plus-glossary.html.

World Health Organization. (1986). *The 1st international conference on health promotion, Ottawa, 1986.* https://www.who.int/teams/health-promotion/enhanced-wellbeing/first-global-conference.

La santé et l'individu

OBJECTIFS D'APPRENTISSAGE

7.1 Discutez des concepts clés de la santé, du bien-être, de la maladie et de l'incapacité.
7.2 Expliquez les principaux modèles de croyances en matière de santé.
7.3 Discutez de l'évolution des perceptions de la santé.
7.4 Examinez la psychologie des comportements de santé.
7.5 Comprenez le continuum bien-être-maladie.
7.6 Décrivez quatre catégories de réactions à la maladie et le concept des comportements à risque.
7.7 Examinez les principales causes de morbidité et de mortalité au Canada.

TERMES CLÉS

Étiologie	Croyances sanitaires	Modèle de santé
Bien-être	Culture	Morbidité
Compensation	Espérance de vie	Mortalité infantile
Comportement de rôle malade	Exacerbation	Mortalité
Comportement de santé	Handicap	Rémission
Comportements à risque auto-imposés	Holistique	Signes
Continuum bien-être-maladie	Maladie cardiovasculaire	Symptômes
	Maladie cérébrovasculaire	Syndrome
	Maladie	

Pour quiconque commence dans une profession de soins de santé, que ce soit sur le plan concret, comme fournisseur de soins de santé ou sur les plans administratif ou technique, il est utile de comprendre les concepts de santé et de bien-être. Il est également important de savoir ce qui rend les Canadiens malades. Dans quelle mesure une mauvaise santé est-elle évitable? Quelles entités façonnent la perception qu'a une personne de la santé, du bien-être et de la maladie? Comment la pandémie a-t-elle affecté la santé des Canadiens? Les circonstances jouent-elles un rôle dans notre état de santé? La réponse à la plupart de ces questions varie selon la personne ou le groupe de population, la situation de chacun et les déterminants de la santé. Les déterminants de la santé ont tous, d'une façon ou d'une autre, une incidence sur la santé et le bien-être des personnes et des groupes de population, en particulier les déterminants sociaux de la santé comme le revenu et le statut social (voir le chapitre 6).

Il y a, cependant, des problèmes de santé qui *peuvent* être évités en grande partie. Les programmes de promotion de la santé et de prévention des maladies qui visent le mode de vie et les comportements à risque sont au centre des principaux objectifs des soins primaires au Canada. Certaines personnes qui peuvent faire des choix de vie plus sains choisissent d'adopter des comportements qui posent un risque pour leur santé, qui causent des maladies ou qui mènent à une invalidité. Pourquoi certaines personnes décident-elles d'ignorer les conseils de base sur la promotion de la santé et la prévention des maladies? D'une part, de nombreuses personnes tiennent leur bonne santé pour acquise jusqu'à ce qu'elles se retrouvent malades ou autrement inaptes. Certaines adoptent des habitudes qui nuisent à leur santé, comme le tabagisme et la consommation de drogues, dont elles deviennent dépendantes (ce qui est une maladie en soi). D'autres pensent qu'elles sont invincibles ou immunisées, et que rien de tel ne leur arrivera. Certains Canadiens sont dans des circonstances troublantes qui, pour des raisons indépendantes de leur volonté, les empêchent d'agir activement de manière à promouvoir leur santé et à prévenir les maladies. Ces circonstances comprennent la pauvreté, le racisme, la marginalisation et les problèmes de santé mentale, et elles augmentent tous les risques de mauvaise santé à divers égards (voir le chapitre 6).

La santé, le bien-être et la maladie ont des significations différentes selon les personnes. Certaines personnes s'estiment en bonne santé malgré des problèmes de santé importants, cherchent de l'aide lorsque c'est devenu absolument nécessaire et minimisent leurs soucis de santé si leur famille et leurs amis leur demandent comment elles vont. D'autres personnes s'inquiètent facilement lorsqu'elles constatent des changements même mineurs dans leur état de santé et sollicitent plus d'interventions, de compréhension et de soutien. Comprendre les perceptions qu'ont les patients de la santé, leurs croyances en matière de santé et leurs comportements de santé, ainsi que leurs réactions face à un diagnostic et à un traitement permet aux professionnels de la santé de maximiser les résultats des traitements pour leur santé.

Les définitions de la *santé*, du *bien-être*, de la *maladie*, et *du handicap* évoluent constamment, de même que la conscience sociale, la prestation des soins de santé, le caractère abordable des services de soins de santé et les progrès de la science médicale.

Il est important de reconnaître l'impact que peut avoir une société mondialisée sur la santé des Canadiens ainsi que sur des gens du monde entier. Les maladies autrefois considérées comme propres à certaines parties isolées du monde ne sont plus confinées à des régions géographiques particulières (comme on l'a vu récemment, avec la COVID-19) et se propagent beaucoup plus par l'augmentation des voyages internationaux et la modification des politiques d'immigration. Il y a eu une diminution de l'immigration au Canada en 2020 et 2021 en raison des restrictions de la santé publique et du gouvernement liées à la pandémie de COVID-19. Cependant, Immigration, Réfugiés et Citoyenneté Canada prévoit accueillir un peu moins d'un demi-million d'immigrants chaque année de 2023 à 2025 (Canada Visa, 2022). Les objectifs de ce plan ambitieux sont de renforcer l'économie ainsi que de réunir les familles et les réfugiés.

Malgré l'expérience d'éclosions antérieures comme le syndrome respiratoire aigu sévère (SRAS) en 2002-2003, le Canada, comme la plupart des pays du monde, n'était pas préparé à réagir à la pandémie de COVID-19, étant donné la rapidité avec laquelle elle s'est propagée dans tout le pays. En novembre 2022, juste au moment où la septième vague de la pandémie a été déclarée, il y avait environ 4 392 747 cas confirmés et 47 468 décès liés à la COVID-19 au Canada.

Le Canada assiste à une résurgence de maladies qui ont été considérées comme presque éradiquées, par exemple la rougeole et la tuberculose (TB). De nouveaux cas de rougeole touchent des enfants qui ne sont pas vaccinés. L'incidence de la tuberculose est 300 fois plus élevée au sein de la population inuite que dans la population non autochtone du Canada. La maladie se propage facilement, surtout lorsque des gens vivent dans des logements surpeuplés, dans des conditions de pauvreté et d'insécurité alimentaire. Il s'agit-là de facteurs d'inégalités liées à des déterminants socioéconomiques de la santé (voir le chapitre 6). Par exemple, Jennifer, qui est Inuite, vit à Cape Dorset dans un logement surpeuplé. Alors qu'elle attendait son bébé, l'un de ses petits frères a reçu un diagnostic de tuberculose « latente ». On lui a simplement dit de prendre le plus d'air frais possible et de rester actif. La tuberculose latente signifie que son frère avait le bacille de la tuberculose dans son corps, mais qu'il était en dormance ou n'était pas actif. Cependant, le bacille peut devenir actif à tout moment, et risque de contaminer tous les membres du ménage. Jennifer vit dans un logement de quatre chambres avec son père, sa mère, sept petits frères et deux enfants en accueil.

Lorsque l'on évalue la santé d'une personne, il faut tenir compte des normes culturelles et des pratiques en matière de santé des nouveaux Canadiens. Il y a des lacunes dans la prestation de soins aux nouveaux arrivants qui s'établissent au pays, imputables, entre autres, à un manque de soutien pour naviguer dans le système, pour comprendre les différentes normes culturelles et pour surmonter les barrières linguistiques. Il y a aussi des lacunes au sein du système, dans les soins aux Canadiens en général, par exemple, dans le domaine de la santé mentale et de la couverture des médicaments (voir les Chapitres 3, 4 et 10). Les médias sociaux ont un effet profond sur la santé des gens (p. ex., l'accès à l'information sur la santé), y compris les campagnes de santé publique, et la perception de la santé et des résultats en matière de santé (pour en savoir plus, voir les Chapitres 3 et 10).

Le présent chapitre explorera ces questions, fournira de l'information sur les tendances changeantes et traitera des principales causes de **morbidité** et de **mortalité** au Canada. Nous discuterons également des répercussions des comportements à risque auto-imposés sur les particuliers et sur le système de soins de santé en matière de maladies, de handicaps et de coûts. Le chapitre insistera également sur le fait que l'objectif du fournisseur de soins de santé, en tant que membre de l'équipe de soins de santé, est d'aider ses patients à maintenir leur état de santé actuel, de les aider à faire face à la maladie et de les soutenir sur la voie du rétablissement. La compréhension des modèles de croyances en matière de santé, de la psychologie des comportements de santé, des façons dont les personnes réagissent à la maladie et du concept du continuum bien-être-maladie aidera ceux qui poursuivent une carrière dans les soins de santé à mieux soutenir leurs patients.

SANTÉ, BIEN-ÊTRE ET MALADIE : CONCEPTS CLÉS

Pendant longtemps, être *en bonne santé* signifiait n'être « pas malade », et être *malade* signifiait n'être « pas bien ». Aujourd'hui, les concepts clés de la santé, du bien-être et de la maladie sont définis par des termes plus nuancés. Les fournisseurs de soins de santé devraient comprendre l'évolution de ces définitions, la façon dont elles sont devenues plus multidimensionnelles et inclusives au fil du temps.

Santé

Qu'est-ce qu'être en bonne santé signifie? Dans le passé, le mot *santé* signifiait un état d'être, un état d'esprit sain, et suggérait généralement une plénitude du corps, un corps qui fonctionnait bien. Au fil du temps, le sens a englobé aussi la santé mentale. Ainsi, pour être considérée comme étant en bonne santé, une personne doit avoir à la fois un état d'esprit sain et un état de bien-être physique.

En 1948, l'Organisation mondiale de la Santé (OMS) a pris la décision importante de reconnaître que la santé est multidimensionnelle et ne se limite pas à la présence ou à l'absence de maladie. Bien qu'il s'agisse d'une amélioration considérable par rapport aux définitions précédentes, la définition de l'OMS (encadré 7.1) n'a pas officiellement changé depuis 1948 et reste largement en décalage par rapport aux concepts actuels de santé et de bien-être.

Bien-être

Les termes *bien-être* et *santé* sont souvent utilisés de manière interchangeable, mais ils ne sont pas synonymes; cependant, ils partagent des concepts similaires. Le **bien-être** va au-delà d'une bonne santé. Il tient compte de ce qu'une personne ressent à propos de sa santé ainsi que de sa qualité de vie.

D'un point de vue holistique, pour atteindre le bien-être, une personne doit prendre en main sa propre santé en adoptant un mode de vie équilibré et en évitant les comportements à risque auto-imposés. Le chemin vers le bien-être n'est pas statique; il est permanent et se poursuit toute la vie. Le bien-être provient des décisions que les gens prennent sur la façon de vivre une vie où priment la qualité, la bonne santé et le sens (rappelez-vous, une bonne santé est relative).

ENCADRÉ 7.1   La santé : une définition en évolution

En 1948, l'Organisation mondiale de la Santé (OMS) a défini initialement la *santé* comme un « état de complet bien-être physique, mental et social, et ne consiste pas seulement en une absence de maladie ou d'infirmité ».

Au fur et à mesure que les perceptions sur la santé ont évolué, les composantes de cette définition ont été remises en question. Par exemple, certains ont suggéré que le mot *complet* n'est pas réaliste : combien de personnes peuvent prétendre être en parfaite santé, et que signifie être *complètement en bonne santé*? L'ambiguïté de ce terme est particulièrement évidente aujourd'hui, puisque des personnes vivent beaucoup plus longtemps avec des maladies chroniques telles que le diabète, des maladies cardiovasculaires ou la sclérose en plaques, et d'autres avec une incapacité physique ou intellectuelle ou encore des problèmes de santé mentale. Même certaines formes de cancer sont maintenant considérées comme des maladies chroniques. Le fait d'accepter de tels défis a amené les personnes à se considérer en bonne santé dans un contexte où elles vivent avec des problèmes de santé, qui font partie de leur nouvelle « normalité ». Cette définition n'inclut pas non plus les concepts holistiques, tels que le bien-être spirituel et les normes culturelles. Le personnel infirmier, par exemple, doit connaître et respecter les besoins spirituels et culturels des patients (p. ex., en veillant à ce qu'ils aient accès à des ressources religieuses ou spirituelles) au moment d'établir un diagnostic infirmier et de mettre en œuvre des soins.

Par conséquent, l'OMS a élargi sa conception de la santé, ajoutant à sa définition « La santé est la capacité de connaître ses aspirations et de les réaliser, de satisfaire ses besoins et de changer son milieu ou de s'en satisfaire. La santé est donc perçue comme une ressource de la vie quotidienne, et non comme le but de la vie. La santé est un concept positif qui met l'accent sur les ressources sociales et personnelles des individus, ainsi que sur leurs capacités physiques » (Organisation mondiale de la Santé, 1986).

Sources : Organisation mondiale de la Santé (1948). *Préambule à la Constitution de l'Organisation mondiale de la Santé telle qu'adoptée par la Conférence internationale de la Santé*. Auteur : Organisation mondiale de la Santé (1986). *Promotion de la santé : Concepts et principes en action – un cadre stratégique*. Bureau régional de l'OMS pour l'Europe.

Il est également important de noter que le bien-être de nombreuses personnes dépend, dans une large mesure, des déterminants sociaux de la santé, de l'endroit où elles vivent et des iniquités auxquelles elles font face.

Dimensions du bien-être

Le concept de bien-être englobe plusieurs catégories, entre autres, la santé physique, émotionnelle, intellectuelle, spirituelle et sociale. Certains modèles de bien-être ont plus récemment intégré le bien-être environnemental et professionnel. Un concept encore plus récent et émergent est le bien-être familial, qui concerne chaque personne au sein de l'unité familiale. Si chaque personne va bien, la famille semble bien se porter. Si un membre de la famille ne s'estime pas bien, selon de nombreux facteurs, la cellule familiale et, en particulier, les relations peuvent être affectées négativement. Il existe une ligne fine entre les descriptions de certaines de ces catégories et la façon dont elles sont regroupées; elles peuvent être réparties ou étiquetées différemment selon divers modèles. Il convient de noter que certains ouvrages font référence aux « dimensions de la santé » plutôt qu'aux « dimensions du bien-être », ou au continuum « bien-être-maladie » plutôt qu'au continuum « santé-maladie », mais ces termes sont similaires en ce sens qu'ils ne se limitent pas à la santé physique et mentale, et que la santé est rarement statique (figure 7.1).

Certaines personnes se jugent en bonne santé malgré la présence d'une maladie ou d'une infirmité. Par exemple, un patient a reçu un diagnostic de sclérose latérale amyotrophique

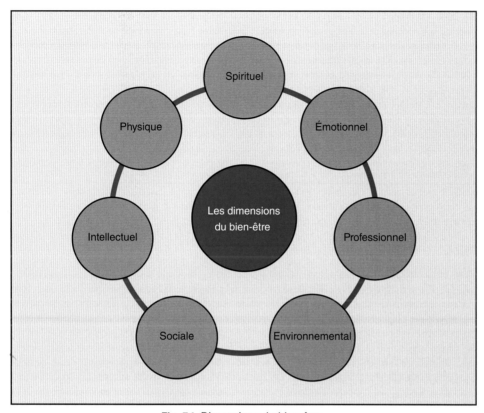

Fig. 7.1 Dimensions du bien-être.

(SLA, une maladie neurogène progressive pour laquelle il n'existe aucun remède), mais il reçoit de bons soins médicaux et est en mesure de profiter de sa famille et de ce qui compte pour lui malgré ses limites physiques constantes. Par conséquent, il se considère bien actuellement.

Pour beaucoup, l'adoption d'une approche de la santé axée sur le bien-être passe par une vision holistique de la santé et des pratiques sanitaires, ce qui peut impliquer de combiner la médecine traditionnelle (occidentale) avec des modalités de traitement moins traditionnelles ou non conventionnelles et moins invasives. Celles-ci vont de la naturopathie, de l'homéopathie et de l'acupuncture à l'aromathérapie, au toucher thérapeutique, aux médicaments et au yoga. Dans leur quête de bien-être et de bonne santé, d'autres peuvent rejeter complètement la médecine occidentale ou traditionnelle en faveur des thérapies alternatives (voir le chapitre 5). La médecine traditionnelle chinoise (MTC), par exemple, offre une variété de thérapies, dont beaucoup sont des traitements séculaires, adoptés par de nombreuses personnes au Canada.

Bien-être physique. La dimension du bien-être physique implique de maintenir un corps sain en adoptant un régime alimentaire nutritif et équilibré, en faisant régulièrement de l'exercice, en prenant des décisions éclairées sur sa santé et en recourant à des soins médicaux lorsque cela s'avère nécessaire. Pour atteindre le bien-être physique, les gens doivent comprendre les répercussions sur leur santé physique des modes de vie qu'ils choisissent. Par exemple, le *Guide alimentaire canadien* recommande d'éviter les jus de fruits et de boire plus d'eau à la place, ainsi que de passer à une alimentation plus riche en fruits et légumes, ce qui est également recommandé pour aider à lutter contre les changements climatiques (voir le chapitre 10).

Maladie mentale. L'OMS définit la santé mentale comme « un état de bien-être dans lequel chaque individu réalise son propre potentiel, peut faire face aux tensions normales de la vie, peut travailler de manière productive et est capable d'apporter une contribution à sa communauté ». Le bien-être mental ajoute une dimension holistique à la définition de la santé mentale. Il est en harmonie relative avec les dimensions de la santé et du bien-être. Le bien-être mental, comme le bien-être physique, n'est pas statique, pas plus qu'il ne signifie l'absence de maladie mentale. Une personne atteinte d'une maladie mentale diagnostiquée et sous traitement peut avoir l'impression de bien s'adapter. Prenons l'exemple d'une personne atteinte d'un trouble bipolaire. Quelqu'un qui est bipolaire peut être bien, son état étant contrôlé pendant de longues périodes grâce aux traitements appropriés. Une personne atteinte de schizophrénie qui réagit bien au traitement peut aussi se considérer comme bien la plupart du temps. Une personne peut estimer que la solution se trouve dans l'acceptation de son diagnostic et de tout ce qui s'ensuit, qui devient sa nouvelle « normalité ». Parfois, le simple fait de savoir ce qui ne va pas et de retrouver un équilibre au moyen d'un traitement permet à la personne de se retrouver à l'extrémité bien-être du continuum (dont il est question plus loin dans le chapitre).

Pour de nombreux Autochtones, le bien-être mental et la santé physique sont en équilibre avec la spiritualité et la nature (voir le chapitre 1).

Bien-être émotionnel. Le bien-être émotionnel et la santé mentale sont souvent, mais pas nécessairement, interdépendants. Le bien-être émotionnel comprend la capacité des gens à se comprendre eux-mêmes, à reconnaître leurs forces et leurs limites et à s'accepter tels qu'ils sont. Une personne adaptée sur le plan émotionnel gère et contrôle efficacement ses émotions, communique bien et cherche du soutien au besoin.

Une bonne santé mentale permet de réagir de manière proactive lorsque les choses tournent mal, de voir en l'adversité l'occasion d'apprendre et de grandir. Une bonne santé émotionnelle joue un grand rôle dans cette capacité. Les maladies mentales peuvent affecter la capacité d'une personne à réagir efficacement à des situations stressantes, en particulier en présence de défis ou de problèmes importants.

Bien-être intellectuel. Le bien-être intellectuel est la capacité des gens à prendre des décisions éclairées qui sont appropriées et bénéfiques pour eux-mêmes. D'après leurs expériences et leurs apprentissages, les gens qui se sentent bien sur le plan intellectuel sont en mesure d'assimiler des informations tout au long de leur vie et de les utiliser pour tirer le meilleur parti des situations. De plus, ces personnes utilisent des compétences de pensée critique, priorisent les données et se tiennent au courant de la recherche, des traitements et des questions liées à la santé.

Le bien-être intellectuel peut également inclure la santé au travail, la satisfaction personnelle relative à sa carrière et la capacité d'équilibrer son travail avec d'autres activités comme la famille et les loisirs.

RÉFLÉCHIR À LA QUESTION

Spiritualité et bien-être

La spiritualité a été associée à une bonne santé et au bien-être, les bénéfices rapportés allant d'une diminution des problèmes de santé, y compris l'anxiété et la dépression, à une guérison plus rapide. Beaucoup de gens affirment également que la spiritualité les aide à gérer le stress.

1. Qu'est-ce que la spiritualité signifie pour vous?
2. À votre avis, pourquoi la spiritualité peut-elle contribuer à une meilleure santé?
3. Que répondriez-vous à un patient qui vous a dit qu'il voudrait tenter l'autoguérison par la pratique spirituelle au lieu d'accepter une intervention médicale pour un problème médical diagnostiqué?

Bien-être social. Le bien-être social consiste à établir des relations efficaces avec les autres, y compris à être en mesure d'établir des relations étroites et aimantes, de rire, de communiquer efficacement et avec empathie, d'être à l'écoute et de réagir de manière appropriée. Les personnes qui ressentent un bien-être social sont à l'aise à travailler en groupe et au sein de la collectivité, sont tolérantes et acceptent les autres, et peuvent établir des amitiés et des réseaux de soutien. Confiants et flexibles, les gens qui se sentent bien sur le plan social contribuent au bien-être des autres.

Bien-être spirituel. Le bien-être spirituel est différent pour la plupart des gens et entièrement personnel. Il est souvent lié à la recherche d'un sens ou à l'atteinte d'un but dans leur vie. Il peut reposer sur une foi quelconque, ou sur une religion, ou englober une recherche d'harmonie et d'équilibre avec la vie, envers soi et les autres. Il peut comprendre un sentiment d'équilibre, reliant diverses composantes de la vie de la personne, qui donne un sentiment d'accomplissement et de paix intérieure. Atteindre le bien-être spirituel peut impliquer la prière, la méditation ou d'autres pratiques spirituelles. Le bien-être spirituel peut permettre à une personne de trouver la paix, la joie, un but dans la vie et de se sentir en mesure d'établir des relations avec les autres d'une manière positive, gentille et significative. La spiritualité est une partie importante de la culture autochtone et concorde avec une approche holistique de la personnalité, de la santé et du bien-être. La personne qui est bien sur le plan spirituel cherche souvent à contribuer à la société, joue un rôle actif au sein de la collectivité et affiche de la gratitude et de la générosité (voir le chapitre 1, « La roue de médecine »).

RÉFLÉCHIR À LA QUESTION

Méditation

Le bien-être spirituel est un concept holistique, qui est souvent amélioré par la méditation, considérée comme une approche holistique. Méditer signifie réfléchir, se concentrer ou porter son attention sur sa respiration ou une image visuelle apaisante. Les personnes qui la pratiquent régulièrement affirment qu'elle leur procure des bienfaits sur les plans mental, spirituel, émotionnel et physique. Elles affirment que la méditation leur permet de lier le corps et l'esprit, et leur apporte un sentiment de bien-être. La méditation détourne l'attention de tout ce qui est gênant, calme les émotions et l'esprit. Il existe plusieurs types de méditation, tels que la méditation transcendantale et la pleine conscience. Les fournisseurs de soins primaires recommandent parfois la méditation pour des problèmes tels que la douleur chronique, l'hypertension (reflet de la connexion corps-esprit, car il a été prouvé qu'un état d'esprit calme abaisse la pression artérielle) et les troubles anxieux. De nombreux thérapeutes parlent à leurs patients d'une variété de techniques de méditation ou de pleine conscience (une autre technique thérapeutique) pour traiter l'anxiété. Des applications de méditation peuvent être téléchargées sur un téléphone portable ou une montre « intelligente », pour y accéder au besoin.

1. Croyez-vous qu'il existe une connexion corps-esprit qui permet à la méditation de contribuer à la santé d'une personne? Expliquez votre réponse.
2. Avez-vous déjà essayé des techniques de méditation? Si c'est le cas, quels avantages avez-vous constatés? Si non, pourquoi pas? Aimeriez-vous essayer la méditation? Expliquez votre réponse.

Bien-être environnemental. De nombreux modèles de bien-être tiennent compte de la relation d'une personne avec l'environnement. Une personne bien dans son environnement s'engage dans un mode de vie respectueux de l'environnement et réduit son empreinte carbone. La bienveillance envers l'environnement implique la conscience de la préservation du monde extérieur (changement climatique), comme le fait de se déplacer à pied ou en vélo (au lieu d'utiliser une voiture), de recycler et de choisir des produits moins nocifs pour l'environnement (par exemple,

---

ENCADRÉ 7.2   Structure communautaire et promotion des loisirs et du mieux-être

Les parcs publics et les installations récréatives comme les terrains de jeux sont des éléments essentiels de toute collectivité. Ils jouent un rôle important dans la promotion d'un environnement physique sain pour les personnes de tous âges, quels que soient leurs capacités et statut socioéconomique, car ils les incitent à profiter du plein air et à avoir un mode de vie actif. Il a été démontré que l'accès à ces installations et leur utilisation ont un impact positif sur la santé, qu'ils améliorent la santé des personnes atteintes de maladies chroniques ou favorisent l'adoption de pratiques ayant des bénéfices préventifs et réparateurs sur la santé. Les activités saines dans les parcs et les espaces extérieurs réduisent également les maladies cardiovasculaires, le diabète et le cancer en aidant à réduire le stress, l'anxiété et la dépression. Dans la plupart des cas, l'utilisation des installations publiques n'a que peu ou pas de coûts.

Source : D'après Amis des parcs. (2021). *Accès aux avantages pour la santé des parcs.* https://ccpr.parkpeople.ca/2021/sections/growth/stories/accessing-the-health-benefits-of-parks

moins d'emballage). Les familles peuvent installer des appareils de chauffage différents, tels que des pompes à chaleur, ou utiliser des panneaux solaires dans la mesure du possible pour chauffer et refroidir leurs maisons et faire fonctionner leurs appareils. Le bien-être environnemental comprend également des stratégies visant à maintenir la santé et le bien-être personnels, par exemple en se protégeant la vue (p. ex., en utilisant un bon éclairage lorsqu'on lit ou qu'on travaille, en portant des lunettes de soleil à l'extérieur) ou en limitant l'exposition aux bruits forts (p. ex., par le contrôle du volume de la musique).

Le bien-être environnemental concerne également les villes, les villages et les collectivités qui planifient et entretiennent des espaces extérieurs comme des parcs, des sentiers pédestres, des terrains de jeux et des activités récréatives qui favorisent l'activité physique en plein air et le bien-être mental (par l'interaction avec la nature) (encadré 7.2).

Le changement climatique est devenu un problème important qui pose un indéniable et important risque de perturbations sur les plans social, économique et environnemental à l'échelle mondiale. Les preuves indiquent que le réchauffement climatique, qui est déjà observable dans le monde entier, est directement influencé par les activités humaines. Le changement climatique est devenu un problème critique et pose un risque grave pour la santé et la vie humaines. La science dit que nous avons dépassé l'étape où les dommages à la planète qui se sont déjà produits peuvent être réparés, mais qu'avec des mesures intensives, la technologie et des solutions créatives (en particulier dans le domaine de l'énergie), nous pourrions être en mesure d'atténuer certains des effets du réchauffement climatique et de nous adapter à un avenir vivable. Le problème, c'est que le monde (y compris le Canada) n'est pas actuellement sur la bonne voie pour le faire. Les conséquences du changement climatique qui se font déjà sentir dans le monde (inondations, sécheresses, incendies, phénomènes météorologiques extrêmes) continueront d'affecter considérablement la santé humaine et l'environnement dans lequel nous vivons.

Bien-être professionnel. Le bien-être professionnel est atteint lorsqu'une personne se sent en sécurité, en confiance et valorisée dans son milieu de travail. Les personnes qui sont bien sur le plan professionnel, se sont adaptées pour atteindre un équilibre entre le travail et la vie personnelle, gèrent efficacement le stress lié au travail et se développent professionnellement. Le niveau de plaisir que les gens ont au travail se répercute sur la plupart des aspects de leur vie et de celles des personnes qui les entourent. De nombreux employeurs offrent maintenant des horaires flexibles, permettant le travail à domicile, surtout depuis le début de la pandémie de COVID-19. Les personnes sont également plus exigeantes à l'égard du travail qu'elles font, de l'échelle salariale, des heures et des contraintes, ainsi que de l'incidence de leur travail sur leur vie et la vie de leur famille. Nombreux sont ceux qui changent de carrière, choisissant parfois un meilleur équilibre entre le travail et la vie personnelle et privilégiant leur satisfaction professionnelle plutôt que leur rémunération.

Maladie

Le terme *maladie*, souvent utilisé pour désigner la présence d'une maladie, peut également faire référence à la façon dont une personne se sent par rapport à sa santé, qu'elle soit vraiment malade ou non. Malgré l'absence de pathologie ou de maladie, une personne peut se sentir malade en raison de la fatigue, du stress ou des deux. Bien que cet état diffère de se sentir en bonne santé et énergique, par définition, ce n'est pas une maladie.

Maladie

La **maladie** désigne généralement un état dans lequel les fonctions corporelles ou mentales d'une personne sont différentes de la normale. Habituellement de nature biologique, la maladie peut affecter divers organes du corps et présenter des symptômes observables ou difficiles à détecter. Les causes des maladies comprennent la présence d'organismes tels que des bactéries, des virus ou des champignons. La schizophrénie est un exemple d'une maladie dans laquelle les fonctions mentales sont affectées, entraînant des changements comportementaux ou psychologiques, qui a une explication biologique ou biochimique.

Le terme *maladie* peut également être utilisé pour décrire un groupe de symptômes (plus précisément appelé **syndrome**), qui ne sont pas liés à un processus pathologique clair. Le terme *maladie* est souvent utilisé de manière interchangeable avec les mots vagues *affection*, *trouble*, *pathologie* ou *dysfonctionnement*. La maladie est également parfois utilisée à tort pour désigner un handicap.

Une maladie peut suivre une évolution prévisible et s'atténuer, avec ou sans traitement (p. ex., pneumonie, grippe ou COVID-19), quoique, dans certains cas, les symptômes persistent. Elle peut également être chronique et contrôlable, mais non guérissable (p. ex., asthme, diabète, virus de l'immunodéficience humaine [VIH], syndrome d'immunodéficience acquise [sida]). D'autres maladies durent longtemps et présentent des symptômes qui disparaissent et réapparaissent (c.-à-d., qu'elles ont des périodes de rémission). Cette réapparition des symptômes et cette réactivation de la maladie sont connues sous le nom d'**exacerbation** de la maladie (p. ex., comme c'est le cas avec la sclérose en plaques et certaines formes de lymphome).

La **rémission** d'une maladie peut se produire spontanément ou être induite par un traitement. Dans le cas de la sclérose en plaques, par exemple, l'utilisation de médicaments immunosuppresseurs peut entraîner une rémission. La durée d'une rémission varie. L'objectif principal du traitement de la leucémie est une rémission complète, c'est-à-dire l'absence de signes symptomatiques ou pathologiques de la maladie. Certains considèrent une personne guérie après plus de cinq ans de rémission. En ce qui concerne tous les types de cancer, cependant, le mot *guérison* est utilisé avec prudence; certains médecins évitent d'affirmer qu'une personne est guérie, peu importe la durée de sa rémission.

RÉFLÉCHIR À LA QUESTION

Maladies chroniques et bien-être

Supposons que vous ayez une maladie chronique comme la sclérose en plaques, mais que vous parvenez à la gérer raisonnablement bien la plupart du temps, surtout si votre sclérose en plaques (SP) est en période de rémission. En réfléchissant à votre propre définition du *bien-être*, répondez aux questions suivantes :

1. Vous considéreriez-vous comme étant « bien »? Expliquez.
2. Pensez-vous que votre perception serait influencée par des périodes de rémission ou d'exacerbation de votre état? Pourquoi?
3. Répondez aux deux premières questions en pensant à deux maladies chroniques que des personnes que vous connaissez peuvent avoir.

Handicap

Un écart par rapport à une fonction normale, un **handicap** peut être physique, sensoriel (p. ex., cécité, surdité), cognitif (p. ex., maladie d'Alzheimer) ou intellectuel (p. ex., syndrome de Down). Un handicap peut survenir en conjonction avec une maladie ou à la suite d'une telle maladie, être causé par un accident; ou être présent à la naissance. Les handicaps invisibles comprennent les maladies cardiaques et les problèmes respiratoires tels que la maladie pulmonaire obstructive chronique (MPOC). La déficience visuelle est également un handicap et, selon le degré de perte visuelle, peut ou non être immédiatement apparente.

Le langage utilisé pour décrire les personnes handicapées a changé au fil des ans, passant à une terminologie plus sensible et moins blessante. Par exemple, aujourd'hui, une personne ayant un handicap cognitif ou intellectuel est plus susceptible d'être considérée comme ayant une *déficience intellectuelle*. L'amélioration de la terminologie va de concert avec la reconnaissance que les personnes handicapées ont les mêmes droits et les mêmes possibilités que tous les autres membres de la société (encadré 7.3).

ENCADRÉ 7.3 Personnes handicapées : leurs droits sont officiellement reconnus

Historiquement, les personnes handicapées ont été perçues comme des personnes qui ont besoin de la protection de la société, qui suscitent la sympathie plutôt que le respect. Dans un effort pour changer cette perception et pour s'assurer que toutes les personnes ont la possibilité de vivre pleinement leur vie, les Nations Unies ont officiellement adopté, en 2006, la *Convention relative aux droits des personnes handicapées*. Il s'agit du premier traité sur les droits de l'homme aussi inclusif de ce siècle. La convention couvre un certain nombre de domaines clés, notamment l'accessibilité, la mobilité personnelle, les soins de santé, l'éducation, l'emploi, la réadaptation, la participation à la vie politique, l'égalité et l'élimination de la discrimination. Toutes les provinces et tous les territoires ont des lois ou d'autres dispositions législatives pour protéger les personnes handicapées, qui sont, dans la plupart des cas, améliorées en permanence. Après avoir consulté toutes les administrations, y compris des peuples autochtones et des personnes handicapées, le Canada a ratifié cette convention en 2010 et y est lié par le droit international.

Le Programme de développement durable à l'horizon 2030 des Nations Unies a poursuivi son engagement à veiller à ce que les personnes handicapées et les autres populations vulnérables soient expressément incluses dans tous les objectifs du Programme. Ces objectifs sont vastes et visent les personnes, la planète, la prospérité, la paix et le partenariat; chacun est clairement défini afin de stimuler des mesures précises au cours des 10 prochaines années environ. L'objectif relatif à l'humanité, par exemple, stipule : « Nous sommes déterminés à mettre fin à la pauvreté et à la faim, sous toutes leurs formes et dimensions, et à veiller à ce que tous les êtres humains puissent réaliser leur potentiel dans la dignité et l'égalité et dans un environnement sain. » En 2021, un groupe de travail a été créé pour renforcer les droits des femmes et des filles handicapées et réduire la discrimination.

Au Canada, les lois fédérales qui protègent les personnes handicapées comprennent la *Charte canadienne des droits et libertés, la Loi canadienne sur les droits de la personne* et les Droits des personnes handicapées. Les droits s'étendent au transport, à l'emploi, au vote et aux procédures pénales.

Sources : Gouvernement du Canada (7 septembre 2018). *Droits des personnes handicapées*. https://www.canada.ca/fr/patrimoine-canadien/services/droits-personnes-handicapees.html; Assemblée générale des Nations Unies. (2015). *Transformer notre monde : le Programme de développement durable à l'horizon 2030, 21 octobre 2015*, A/RES/70/1. https://www.refworld.org/docid/57b6e3e44.html; Haut-Commissariat des Nations Unies aux droits de l'homme. (s.d.) *Comité des droits des personnes handicapées*. https://www.ohchr.org/fr/treaty-bodies/crpd

Les personnes handicapées sur le plan cognitif ou physique font encore l'objet de discrimination fondée sur les capacités, et parfois d'attitudes impatientes et dédaigneuses. Celles qui ont des handicaps invisibles peuvent faire face à des défis similaires.

RÉFLÉCHIR À LA QUESTION

Handicap invisible

J. B. a une maladie cardiovasculaire et une capacité limitée à marcher sur de longues distances. J. B. possède une vignette à mettre à la fenêtre de sa voiture pour pouvoir utiliser une place de stationnement pour les personnes handicapées. Les gens qui voient J.B. se garer dans un endroit réservé aux personnes handicapées l'abordent souvent en l'accusant d'abuser d'un privilège ou d'utiliser la vignette de quelqu'un d'autre.

1. Avez-vous déjà vu une personne n'ayant pas de déficience physique apparente s'éloigner de son véhicule garé dans un endroit désigné pour les personnes handicapées et se demander si elle utilise l'endroit légitimement? Aborderiez-vous cette personne? Expliquez.
2. Que pensez-vous du concept de vignette de stationnement pour personnes handicapées?

LE SAVIEZ-VOUS?

Terry Fox : un héritage continu

Malgré son handicap, un jeune homme appelé Terry Fox a relevé un défi, laissant un héritage qui persiste aujourd'hui.

Il a lancé un projet de sensibilisation et de collecte de fonds, qui se poursuit à ce jour. Terry est né à Winnipeg, au Manitoba, en 1958. Athlète reconnu à l'école secondaire, Terry a reçu à 18 ans un diagnostic d'ostéosarcome (cancer des os), qui a entraîné la nécessité d'amputer sa jambe droite juste au-dessus du genou. Acceptant son handicap physique, Terry a pris la décision étonnante de traverser le Canada à la course pour amasser des fonds pour la recherche sur le cancer. Il a commencé sa course, son « Marathon de l'espoir », le 12 avril 1980, à St. John's, à Terre-Neuve-et-Labrador. Terry a arrêté sa course près de Thunder Bay, en Ontario, lorsque, après avoir consulté un médecin en raison de la réapparition de symptômes d'ostéosarcome (essoufflement, fatigue et douleurs thoraciques), il est devenu évident que son cancer était revenu. Terry est décédé le 28 juin 1981, un mois avant son vingt-troisième anniversaire. Chaque année, des Canadiens du monde entier collaborent avec des collectivités et le soutien des Forces canadiennes, d'ambassades et de hauts-commissariats pour organiser la Course Terry Fox, et amasser des fonds pour la Fondation Terry Fox. À la fin de 2021, environ 800 millions de dollars avaient été recueillis dans le monde. Sur chaque dollar amassé, 78 cents sont versés directement à la recherche sur le cancer. En plus de l'argent, le Marathon de l'espoir Terry Fox continue d'accroître la sensibilisation au cancer, une maladie qui touche tant de vies.

Une statue de Terry Fox en bronze a été érigée à Ottawa en juin 1982, le reconnaissant comme l'un des personnages historiques du Canada s'étant démarqué avec son Marathon de l'espoir et sa capacité à unir les efforts des Canadiens pour sa cause. En janvier 2022, la statue de Terry Fox a été défigurée par des manifestants protestant contre les obligations vaccinales et d'autres mesures de santé publique. La condamnation a été rapide et nationale, illustrant le respect qu'inspire toujours Terry Fox aux Canadiens.

Sources : Fondation Terry Fox (s.d.). *Terry Fox*. http://www.terryfox.org/TerryFox/T_Fox.html; Fondation Terry Fox (s.d.). *Les faits*. https://terryfox.org/fr/; La Fondation Terry Fox (2020). *Terry Fox : Rapport d'impact 2021-2022*. https://cdn.terryfox.org/wp-content/uploads/2022/11/TFF_TFRI_IR_2022_FR_FINAL.pdf

MODÈLES DE SANTÉ

La santé, le bien-être, la maladie, l'incapacité d'une personne, et les interactions qui en résultent avec les fournisseurs de soins de santé, sont habituellement liés, dans une certaine mesure, à un **modèle de santé**. Défini comme un plan de prestation de soins de santé, un modèle de santé peut influencer à la fois la pratique d'un fournisseur et sa prestation de soins de santé, ce qui à son tour a une incidence sur le traitement, les priorités et la mesure des résultats. Les trois types de modèles de soins de santé les plus courants sont le modèle médical, le modèle holistique et le modèle de bien-être, qui continuent tous d'évoluer.

Les principes du modèle de bien-être, qui consiste à mettre l'accent sur le bien-être et la prévention des maladies, sont ceux qui sont les plus couramment suivis dans la conjoncture de nos soins de santé. Les médecins prennent des décisions fondées sur des données probantes et utilisent des pratiques exemplaires pour offrir des soins axés sur le patient dans un environnement reposant sur le travail d'équipe.

Modèle médical

Le modèle médical reposait au départ sur la définition selon laquelle la santé est l'absence de maladie. Selon le modèle médical, les maladies sont détectées par une série d'étapes prédéterminées : questions fonctionnelles, examen objectif, antécédents du patient (informations subjectives) et tests de diagnostic, dont les résultats conduisent à un diagnostic et à un traitement (tous fondés sur des données scientifiques). Plus récemment, le modèle s'est élargi pour inclure des dimensions supplémentaires, visant à reconnaître, par exemple, que les personnes atteintes de maladies chroniques peuvent effectivement mener une vie saine (même certaines formes de cancer sont maintenant considérées comme des maladies chroniques qui, lorsqu'elles sont contrôlées, permettent à une personne d'avoir une qualité de vie raisonnable). Le modèle médical, cependant, n'adopte généralement pas d'approches holistiques concernant les soins des patients. Le modèle médical, en général, n'englobe pas non plus d'autres approches de soins de santé et n'inclut pas non plus de collaboration avec elles, bien que cette pratique varie selon chaque fournisseur de soins.

Ce qui est reproché à ce modèle comprend notamment le fait que la santé mentale et la santé physique y sont le plus souvent considérées comme des entités distinctes; le fait qu'il met davantage l'accent sur la maladie et l'incapacité que sur la capacité et les forces du patient; et enfin, le fait qu'il est paternaliste dans l'approche des soins aux patients (Swaine, 2011). Cette approche, cependant, continue de changer, car les praticiens font davantage participer les patients à la prise de décision concernant leurs propres options de traitement et leur plan de soins.

Modèle holistique

L'approche **holistique** de la santé tient compte de la personne dans sa totalité. Elle est utilisée depuis de nombreuses années par les praticiens alternatifs, tels que les naturopathes, mais n'a été intégrée dans la médecine traditionnelle que récemment (voir le chapitre 5).

En mettant l'accent sur les aspects positifs de la santé, au lieu des aspects négatifs, pour éclairer le modèle médical, le modèle holistique vise un état de santé qui englobe l'ensemble de la personne, plutôt que de simplement viser l'absence de maladie ou de handicap. Bien que similaire à la définition originale de la santé de l'OMS, présentée en 1948 (voir l'encadré 7.1), la définition holistique va beaucoup plus loin, en reconnaissant l'incidence de facteurs tels que le mode de vie, la spiritualité, les aspects socioéconomiques et la culture sur la santé d'un individu.

Théorie holistique autochtone pour la santé

Reposant sur des concepts similaires au modèle holistique ci-dessus, le *modèle holistique* autochtone est également connu sous le nom de *théorie holistique autochtone*. Cette approche globale de la santé tient compte du bien-être mental, physique, culturel et spirituel, non seulement de l'individu, mais de l'ensemble de la collectivité. Le cadre intègre la roue de médecine qui est examinée en détail au chapitre 1, en même temps que la vision qu'ont les Autochtones de la santé.

Modèle de bien-être

Le modèle de bien-être s'appuie sur les modèles médical et holistique. Il considère la santé comme un processus qui évolue et progresse constamment vers un état futur de meilleure santé. Ce modèle exige que les gens fassent des choix sains et essaient de mener une vie équilibrée. La perception de la santé d'une personne provient davantage de son sentiment à propos de sa maladie ou de son handicap plutôt que de manifestations objectives. Le modèle de bien-être englobe la capacité d'une personne ou d'un groupe à faire face aux défis de santé.

Dans le modèle de bien-être, les gens assument la responsabilité de leur propre santé et font des choix éclairés, par exemple par rapport à des modes de vie risquant de nuire à tous les aspects de leur santé. Le modèle de bien-être considère également qu'une personne souffrant d'un handicap ou d'une maladie est en bonne santé en fonction de sa vision de la vie, de la santé et du bien-être. Cela tient compte du fait que cette personne peut fonctionner, atteindre les objectifs qu'elle s'est fixés et qu'elle n'est pas handicapée par la douleur.

Ce qui relie les modèles de santé holistique et de bien-être est qu'ils comprennent un large éventail de facteurs : physiques, spirituels, sociaux, émotionnels, économiques et culturels.

Classification internationale du Fonctionnement, du handicap et de la santé

Présentée dans les années 1980 par l'OMS, la Classification internationale du Fonctionnement, du handicap et de la santé (CIF) est à la fois un système de classification et un modèle de santé. En tant que système de classification, la CIF mesure la santé des individus en plus de celle des populations désignées. Elle examine la santé et les questions connexes du point de vue de l'environnement, des fonctions organiques et des structures anatomiques; ainsi que des activités connexes à la santé de la personne (promotion de la santé personnelle). Comme modèle, la CIF considère la santé et le handicap un peu différemment. Elle soutient que tout le monde, à un moment donné au cours de sa vie, a une santé moins bonne et peut alors éprouver une certaine forme de handicap. Les handicaps sont considérés comme courants, vécus par beaucoup de gens, et pas seulement par quelques personnes. Ce modèle tient également compte des composantes sociales de la vie avec un handicap et des effets d'un handicap sur les personnes et leur entourage, en mettant l'accent sur les effets d'un handicap plutôt que sur la cause. En tant que modèle, la CIF est utilisée cliniquement par les fournisseurs de soins de santé pour évaluer les défis et les capacités sociales et fonctionnelles des patients, fixer des objectifs réalistes, formuler des plans de traitement et mesurer les résultats.

CHANGEMENT DES PERCEPTIONS DE LA SANTÉ ET DU BIEN-ÊTRE

La façon dont une personne perçoit la santé et le bien-être aura une incidence sur la façon dont elle réagit aux changements de santé. Une personne qui se sent heureuse et optimiste peut estimer qu'une maladie mineure est un problème anodin ou facile à gérer. Cependant, si cette même personne se sent déprimée, stressée ou autrement vulnérable, la même maladie peut prendre une plus grande importance. Les circonstances, comme l'heure du jour ou de la nuit, peuvent affecter profondément la façon dont une personne perçoit sa santé. Par exemple, les gens se sentent parfois plus vulnérables la nuit ou tôt le matin. Ils peuvent se réveiller dans la nuit et commencer à s'inquiéter en amplifiant les soucis. Une maladie ou une préoccupation mineure peut sembler plus profonde, une irritation mineure peut générer un grand stress. Les personnes qui souffrent de maladies graves ou d'anxiété et de stress à la suite d'événements importants dans leur vie trouvent également souvent que leurs mécanismes compensatoires fonctionnent moins bien pendant la nuit. À l'inverse, lorsque les gens se lèvent le matin, interagissent avec les autres et commencent à se concentrer sur leurs activités quotidiennes, ils se sentent plus positifs et les choses qui les ont alarmés la nuit semblent moins graves. Par conséquent, un état d'esprit positif peut aider une personne à gérer plus efficacement le stress et à lutter contre la maladie.

Approches antérieures

Jusqu'au début ou au milieu des années 1960, la plupart des Canadiens avaient pour réflexe, s'ils se sentaient malades, de consulter un médecin, se disant qu'il les aiderait à se sentir mieux. (Les gens prenaient peu de responsabilités par rapport à leur santé et participaient rarement aux décisions liées à leur traitement.) Ils faisaient ce que le médecin leur disait de faire, et la plupart des médecins ne s'attendaient pas à être remis en question. Les médecins et les patients fonctionnaient très bien dans le modèle médical paternaliste. Peu de gens reconnaissaient l'impact de leur mode de vie sur leur santé et leur sécurité. Des habitudes telles qu'un mode de vie sédentaire, une mauvaise alimentation, le tabagisme et la consommation d'alcool étaient rarement directement liées à des changements dans l'état de santé. Au sein de la communauté médicale, l'éducation visant la promotion d'un mode de vie sain était limitée. Cette approche a commencé à changer dans les années 1960 et 1970. Grâce aux initiatives gouvernementales et à l'établissement d'une approche des soins axée sur la santé de la population (voir le chapitre 6), les Canadiens ont commencé à comprendre l'importance de la prévention et à réfléchir à ce qu'ils pouvaient faire eux-mêmes pour préserver leur santé, et ont commencé à prendre davantage en main leur propre bien-être. Peu à peu, les collectivités et les groupes ont commencé à participer à la promotion de la santé et à la prévention des maladies.

Dans les années 1980 et 1990, la structure et le fonctionnement de la prestation des soins primaires ont commencé à changer pour inciter davantage les personnes à non seulement assumer la responsabilité de leur propre santé, mais aussi à participer à la prise de décisions sur leur traitement, ce qui est devenu la norme aujourd'hui. Les Canadiens sont maintenant mieux informés, et certains font parfois leurs propres recherches sur Internet, qu'ils apportent à leur fournisseur de soins de santé.

Bien que certaines informations soient exactes, d'autres ne le sont pas, et cela peut avoir des conséquences néfastes qui entraînent stress et anxiété. Parfois, les fournisseurs sont dépassés par la quantité d'informations qui leur sont présentées par leurs patients. Dans l'ensemble, les gens sont devenus plus autonomes, ils cherchent des réponses s'ils ne sont pas satisfaits de ce qu'on leur dit, quitte à consulter un autre fournisseur de soins. Les équipes interprofessionnelles qui font partie de nombreux groupes de soins primaires offrent aux patients un plus grand choix de fournisseurs. De plus, les gens ont davantage tendance à chercher des méthodes alternatives de traiter des maux comme l'anxiété, le stress, ainsi que diverses maladies et problèmes physiques. Les médecins qui sont prêts à collaborer avec des praticiens de médecines douces offrent à leurs patients le meilleur des deux mondes.

L'éducation du public concernant les changements de mode de vie continue d'avoir à tout le moins un effet modéré. Une initiative publique fédérale, judicieusement appelée ParticipACTION, lancée en 1971, fait toujours la promotion d'un mode de vie sain grâce à une activité physique accrue. ParticipACTION est devenu un réseau composé d'organismes publics et d'organisations non gouvernementales (ONG), dont les objectifs sont de promouvoir l'activité physique, y compris la participation à des activités sportives. D'autres organisations contribuent pour favoriser un mode de vie sain. L'Association des maladies du cœur et de l'AVC, par exemple, parraine des publicités accrocheuses sur des choix de mode de vie (p. ex., tabagisme, inactivité) et les risques connexes. Des campagnes de lutte contre le tabagisme ont été lancées en même temps que la législation connexe (y compris les lois régissant les cigarettes électroniques, voir le chapitre 8). De même, les campagnes permanentes (p. ex., Les mères contre l'alcool au volant) et les lois contre l'alcool au volant continuent de renforcer les risques et de faire pression pour réduire la consommation d'alcool. Maintenant, avec la légalisation de la marijuana, de nouveaux défis se posent en matière de santé et de sécurité (voir le chapitre 8). Dans l'ensemble, les Canadiens prêtent attention à l'information diffusée et appuient les mesures législatives connexes, reconnaissant que la prévention est importante. Aujourd'hui, les Canadiens comprennent mieux le lien entre le mode de vie et la santé. La plupart des gens reconnaissent que le tabagisme cause le cancer du poumon et les maladies respiratoires. Et beaucoup savent qu'être actif peut réduire leurs risques d'hypertension, d'ostéoporose, de maladies cardiovasculaires et même de certains types de cancer. Les gens sont plus conscients que jamais du lien qui existe entre obésité, inactivité et diabète. De toute évidence, la façon dont les individus réagissent à ces connaissances dépend de l'idée qu'ils ont de la santé, du bien-être, de leur propre situation quant aux déterminants de la santé et de leur propre vulnérabilité.

LA PSYCHOLOGIE DU COMPORTEMENT DE SANTÉ

Démontré par la réaction ou la réponse d'une personne à un problème de santé, le **comportement de santé** a un impact significatif sur ce qu'une personne fait pour maintenir une bonne santé physique et psychologique. De nombreux facteurs, y compris ce que les gens croient être vrai au sujet de la santé, de la prévention, du traitement et de la vulnérabilité, influencent la façon dont ils agissent lorsqu'ils sont malades ou pensent qu'ils le sont. Les comportements de santé dépendent également du niveau de connaissances en matière de santé, des motivations personnelles, des processus cognitifs et des facteurs de risque perçus. La culture et l'ethnicité d'une personne influencent invariablement tous ces aspects.

Pour expliquer le comportement en matière de santé humaine, plusieurs modèles ont été élaborés, y compris le modèle transthéorique de changement, le modèle socioécologique, la théorie de la motivation à protection et le modèle des croyances sanitaires (élaboré dans les années 1950 par le Service de santé publique des États-Unis). Les éléments du modèle des croyances sanitaires sont pertinents d'une manière ou d'une autre pour tous les autres modèles, il est donc décrit en détail ci-dessous.

Modèle des croyances sanitaires

Les croyances des gens relatives à la santé influent sur leur comportement en matière de santé. Les **croyances sanitaires** sont ce qu'une personne croit être vrai au sujet de sa santé personnelle, de sa vulnérabilité à la maladie, de la prévention et du traitement en général. Les croyances s'acquièrent en grande partie par l'interaction sociale et l'expérience. Depuis plus de six décennies, l'idée selon laquelle les croyances sanitaires influent sur les comportements de santé est largement acceptée et repose sur un certain nombre d'hypothèses. Par exemple, si les gens croient qu'en faisant telle chose, ils peuvent éviter un résultat négatif, ils le feront.

RÉFLÉCHIR À LA QUESTION

M.M. et la contraception

M.M. a 17 ans et une vie sexuelle active. Un certain nombre de ses ami/e/s le sont également. J.L., 16 ans, l'une de ses meilleures amies, est tombée enceinte, affirmant qu'elle et son petit ami utilisaient des préservatifs. J.L. prévoit de se faire avorter et n'était pas particulièrement contrariée d'être enceinte. M.M. a utilisé la méthode du calendrier pour éviter une grossesse, ne voulant pas prendre la pilule pour des raisons religieuses. M.M. croyait également qu'elle ne tomberait pas enceinte. Cependant, M.M. envisage maintenant de prendre un contraceptif oral.

1. À votre avis, pourquoi M.M. pensait-elle qu'elle ne serait pas enceinte?
2. Qu'est-ce que la grossesse de J.L. a-t-il changé dans la façon de penser de M.M.?
3. Avec quels problèmes M.M. pourrait-elle être aux prises, étant donné qu'elle doit faire un choix entre le risque de grossesse et la prise d'un contraceptif oral?
4. Pourquoi pensez-vous qu'elle n'envisage pas d'utiliser des préservatifs?
5. Quel autre choix M.M. a-t-elle?

Un autre facteur qui influence les choix et le niveau de préoccupation des gens est la gravité perçue de la maladie ou de l'état en question. M.M. pense peut-être qu'une grossesse serait dévastatrice ou croire qu'elle et son petit ami se marieront et vivront heureux pour toujours. M.M. peut également penser qu'un avortement serait une option acceptable si elle était enceinte.

La **culture**, la religion et les convictions spirituelles influencent également les croyances en matière de santé et les systèmes de valeurs. En tant que pays multiculturel, le Canada exige que les fournisseurs de soins de santé accordent une attention particulière aux traditions et aux pratiques culturelles et religieuses, et les respectent. Le respect, ou l'absence de respect, manifesté envers de telles croyances peut avoir une incidence sur la façon dont le patient se sent dans la recherche de soins de santé (p. ex., à quel moment et auprès de qui) et le suivi des plans de traitement (observance).

La culture, la spiritualité et la religion peuvent avoir une incidence sur la perception qu'a un patient de la santé mentale et physique, du bien-être, de la maladie et des handicaps. Ces croyances comprennent souvent l'**étiologie** ou l'origine du trouble et la façon dont il devrait être traité. La médecine occidentale est en grande partie fondée sur la science. Selon elle, par exemple, une infection aiguë est causée par un agent pathogène, tandis que, pour d'autres cultures, les esprits, le surnaturel ou un manque d'harmonie avec la nature pourraient en être la cause. Des croyances particulières sur l'origine d'une maladie dicteront probablement le type de traitement que la personne est susceptible d'accepter et de respecter. On ne peut pas supposer que chaque personne d'une culture donnée aura les mêmes croyances ou pratiques, car il y a d'autres variables en jeu, comme les opinions, l'éducation et les expériences personnelles. Il est préférable de vérifier soi-même si le patient a des croyances, des préférences et des pratiques culturelles. Si la langue est un obstacle, prenez des dispositions pour que quelqu'un agisse à titre de traducteur ou demandez à la personne d'amener un ami ou un membre de la famille pour traduire en son nom (bien que cela ne soit pas toujours recommandé, surtout si la confidentialité des renseignements personnels est un problème, ou si la personne qui traduit assume un rôle dominant, ce qui nuit à l'autonomie du patient).

Au Canada, on privilégie le droit du patient de participer à ses propres soins de santé. Au cours de la dernière décennie, des fournisseurs de soins primaires ont mis l'accent sur la participation du patient en tant que partenaire dans le processus de prise de décision : ils lui fournissent les informations nécessaires et les options de traitement, et le laissent prendre la décision finale (éventuellement avec l'avis de sa famille). Dans d'autres cultures, cependant, on ne considère pas comme nécessaire ni important que le patient soit autonome dans la prise de décisions liées à sa santé, et on accepte qu'un membre de la famille assume cette responsabilité. Souvent, dans ces cultures (p. ex. asiatiques et certaines cultures autochtones), la prise de décision tient compte du bien-être de toute la famille, peut-être même sans consulter le patient. Certaines cultures considèrent les médecins et d'autres fournisseurs de soins de santé comme des symboles d'autorité, de sorte que les patients peuvent trouver difficile de discuter de leurs options de traitement parce qu'ils sont habitués à faire ce qu'on leur dit. Les gens au sein de certaines cultures peuvent ne pas signaler de problèmes cognitifs ou de maladie mentale, croyant que de telles maladies sont provoquées par des esprits (c.-à-d., la possession par des démons), révèlent un manque de maîtrise de soi, ou sont une source de honte.

La religion, les coutumes culturelles, l'éducation et les barrières linguistiques influencent également les comportements et les croyances liés à la santé et les décisions concernant la mort et l'agonie. Par exemple, les personnes d'origine chinoise ou sud-asiatique, les musulmans et les juifs orthodoxes peuvent remettre en question le don d'organes ou le retrait du maintien des fonctions de survie, même si le patient est considéré comme en état de mort cérébrale, parce que la croyance que la vie est sacrée domine. La connaissance des croyances et des traditions culturelles du patient et de la famille est essentielle pour qu'un/e infirmier/ère, par exemple, puisse répondre aux souhaits de la famille concernant le décès d'un être cher. Il convient également de se renseigner sur le laps de temps pendant lequel la famille veut rester avec son être cher après son décès, s'il est approprié ou non de parler du don d'organes et s'il y a moyens particuliers de préparer le corps après la mort.

Il se peut que les Canadiens de deuxième et de troisième génération n'aient pas les mêmes croyances que leurs parents, ou les aient, mais pas dans la même mesure. Parfois, au sein d'une famille, les divergences d'opinions entre générations peuvent causer des conflits relativement aux plans de traitement (Euromed Info, s.d.).

Modèle transthéorique de changement

Le modèle transthéorique de changement du comportement de santé est un cadre permettant de promouvoir des changements adaptatifs dans le comportement de santé d'une personne. Selon le concept, les gens progressent à travers les étapes suivantes avant que leur comportement de santé change complètement (c.-à-d. s'améliore) : précontemplation, contemplation, décision, action, maintien et sortie (figure 7.2). Ces étapes sont intégrées à 10 activités cognitives et comportementales qui facilitent davantage le changement. Par exemple, au cours de *l'étape de la précontemplation*, bien qu'elle soit consciente qu'une modification de comportement peut améliorer sa santé, la personne peut initialement n'avoir aucun désir ni motivation à cet égard. À *l'étape de la contemplation*, la personne est prête à envisager sérieusement de changer son comportement et peut tenir compte des risques et des avantages que cela représente. *L'étape de la décision* a lieu lorsque la personne commence à planifier le changement de comportement (p. ex., trouve un gymnase qu'elle aime, se renseigne sur l'inscription). *L'étape de l'action* a lieu lorsque la personne met en œuvre son plan, va au gymnase, embauche un entraîneur personnel, se prépare et mange un repas sain. Le soutien continu des autres est important au cours de cette phase. Si la personne est en mesure d'adhérer à son plan pendant au moins six

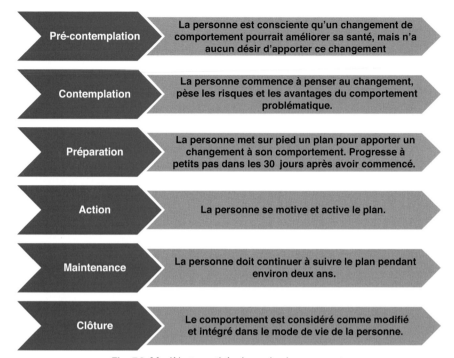

Pré-contemplation — La personne est consciente qu'un changement de comportement pourrait améliorer sa santé, mais n'a aucun désir d'apporter ce changement

Contemplation — La personne commence à penser au changement, pèse les risques et les avantages du comportement problématique.

Préparation — La personne met sur pied un plan pour apporter un changement à son comportement. Progresse à petits pas dans les 30 jours après avoir commencé.

Action — La personne se motive et active le plan.

Maintenance — La personne doit continuer à suivre le plan pendant environ deux ans.

Clôture — Le comportement est considéré comme modifié et intégré dans le mode de vie de la personne.

Fig. 7.2 Modèle transthéorique de changement.

mois, elle est prête à passer à l'*étape du maintien*, qui doit durer deux ans, pendant lesquels elle continue de suivre un programme d'exercice et de manger de manière équilibrée. Une fois cette période terminée, la personne entre dans l'*étape de la sortie*. À ce stade, les changements de comportement de la personne sont intégrés à son mode de vie et considérés comme permanents.

Modèle socioécologique

Selon le modèle socioécologique, de nombreux niveaux d'influence façonnent les comportements de santé, et visent en particulier la promotion de la santé chez les gens et les groupes de personnes au sein des organisations. Ces influences comprennent l'éducation, l'occupation ou la profession, le type de soutien social (personnel, communautaire), l'environnement (p. ex., milieu de travail, disponibilité des soins de santé), ainsi que les politiques publiques des divers paliers de gouvernement. Le modèle socioécologique prend en compte la façon dont diverses influences font courir aux gens le risque de développer des problèmes de santé, de comportement et socioéconomiques, en fonction de divers facteurs individuels, relationnels, communautaires et sociétaux. Reconnaître qu'il existe une interaction entre de multiples facteurs aide à comprendre leur influence mutuelle.

La situation idéale est celle où les déterminants de la santé sont le fondement de l'élaboration de politiques favorisant collectivement une bonne santé, l'éducation en matière de santé et un milieu de travail sain.

Théorie de la motivation à la protection

S'appuyant sur le modèle des croyances sanitaires (discuté ci-dessous), la théorie de la motivation à la protection affirme que l'auto-préservation est ce qui motive une personne à changer son comportement de santé. La peur de la maladie, du déclin physique, des handicaps physiques, des problèmes de santé mentale ou même de la mort peut favoriser des comportements de santé adaptatifs (ou inadaptés). Le comportement d'une personne dépend de sa perception de la gravité du risque (p. ex., cancer), de la probabilité qu'une personne soit touchée (p. ex., contracter un cancer du poumon en fumant ou une infection transmissible sexuellement [ITS] en ayant de nombreux partenaires sexuels), et la probabilité que les mesures préventives fonctionnent. Par exemple, si une personne craint de développer un cancer du poumon, elle modifiera son comportement de santé en fonction de sa vulnérabilité perçue (sa probabilité de contracter un cancer du poumon), de ce qu'elle doit faire pour éviter cette menace (cesser de fumer) et de sa capacité (ou de sa motivation) à agir. Voir l'Exemple de cas 7.1.

EXEMPLE DE CAS 7.1   L.S. et la gestion des risques pour la santé

Le médecin de L.S. lui dit lors d'une récente visite que sa tension artérielle, qui a augmenté, est maintenant préoccupante. Le dernier bilan sanguin de L.S. révèle également une augmentation plutôt alarmante du taux de cholestérol. Le médecin dit à L.S. que compte tenu du fait qu'il/elle est également en surpoids, il/elle court un risque sérieux d'avoir un problème cardiovasculaire. L.S. aime la restauration rapide, est sédentaire et estime que son mode de vie à ce jour n'a pas contribué à lui causer de graves problèmes de santé. L.S. a essayé de perdre du poids dans le passé en changeant de régime alimentaire et en faisant de l'exercice, mais ces tentatives n'ont pas eu les résultats escomptés. L.S. connaît des gens qui ont 70 ans et plus, et qui se portent bien malgré des modes de vie similaires au sien. Certains d'entre eux prennent des médicaments destinés à abaisser leur tension et leur taux de lipides, ce qui normalise plus ou moins leurs signes cliniques. Comment pensez-vous que L.S. perçoit le risque de crise cardiaque ou d'accident vasculaire cérébral? Pensez-vous que L.S. se sent à risque? Est-ce que L.S. semble avoir la motivation de s'engager dans des changements de mode de vie compte tenu des informations reçues du médecin? Selon vous, qu'est-ce qui pourrait aider L. S. à changer sa façon de penser? Pourquoi?

Modèle social du handicap

Selon le modèle social du handicap, le handicap résulte de l'interaction entre les personnes ayant des déficiences et l'environnement qui les entoure, qui contient des obstacles physiques, comportementaux, de communication et sociaux (Inclusion London, s.d.; People with Disability Australia, s.d.). Il soutient que c'est à l'environnement de changer pour accommoder les personnes handicapées, plutôt qu'à la personne handicapée de le faire pour réussir à interagir avec l'environnement. Par exemple, au lieu qu'une personne incapable de monter les escaliers pour se rendre au bureau de son médecin ait à trouver un moyen de les monter, il incombe au cabinet du médecin de s'adapter à la personne, en s'assurant qu'il y a une rampe ou un ascenseur. Dans ce contexte, le modèle social du handicap stipule que les obstacles externes doivent être adaptés pour les personnes handicapées, parce qu'elles ont les mêmes droits et privilèges que les personnes non handicapées (figure 7.3).

LE CONTINUUM BIEN-ÊTRE–MALADIE

Quels que soient les croyances en matière de santé et les antécédents religieux ou culturels d'une personne, chacun mesure sa santé (ou son bien-être) et sa maladie selon une certaine manière. Un *continuum* est une méthode de mesure généralement représentée par une ligne droite avec un état opposé à chaque extrémité. Le continuum santé-maladie (ou **continuum bien-être-maladie**) mesure la perception qu'a une personne de son état de santé ou de son niveau de bien-être entre « santé optimale » et « mauvaise santé » ou « décès ». Au milieu se trouve une section neutre parfois appelée **compensation** (figure 7.4). Le continuum bien-être-maladie comprend toutes les dimensions de la santé et du bien-être, de la santé physique, mentale et

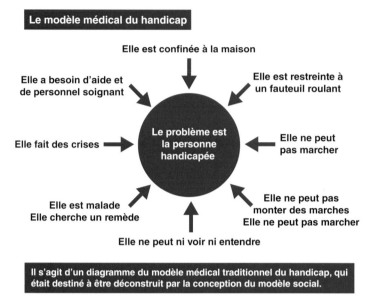

Fig. 7.3 Le modèle social du handicap par rapport au modèle médical du handicap. Dans le modèle social du handicap, la personne qui a une incapacité est au centre. La société est mise au défi de faire des aménagements qui conviennent à la personne handicapée plutôt que de s'attendre à ce que la personne s'adapte à un environnement hostile (ce qui est conforme au modèle médical, dans lequel les personnes handicapées sont censées s'adapter aux défis environnementaux qu'elles rencontrent). (Source : Inclusion London (s.d.). *Le modèle social du handicap.* https://www.inclusion-london.org.uk/disability-in-london/social-model/the-social-model-of-disability-and-the-cultural-model-of-deafness/)

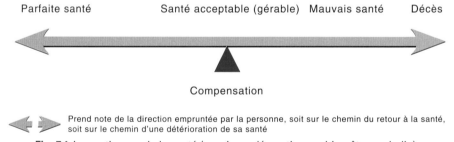

Fig. 7.4 Le continuum de la santé (aussi appelé continuum bien-être-maladie).

émotionnelle à la santé sociale, spirituelle et environnementale, à l'instar des déterminants de la santé de Santé Canada (voir le chapitre 2).

Le mouvement sur le continuum est constant. Une personne peut se réveiller en se sentant bien, puis développer un mal de tête deux heures plus tard, ce qui modifie sa situation perçue sur le continuum. De plus, une personne peut avoir un mauvais rhume, mais ne pas se sentir particulièrement malade, donc peut se placer dans la partie « bonne santé » du continuum. Quelqu'un d'autre ayant un rhume similaire peut se sentir incapable de fonctionner et de se placer dans la partie compensation du continuum. Par exemple, A.G. éprouve une certaine douleur épigastrique et reçoit un diagnostic d'ulcère gastrique. Pour certains, c'est plus grave qu'un rhume, mais elle se considère également dans la zone compensation (exemple de cas 7.2).

EXEMPLE DE CAS 7.2 **Déplacement sur le continuum bien-être–maladie**

A.G. a toujours été en bonne santé, mange bien la plupart du temps et fait régulièrement de l'exercice. Récemment, cependant, elle a commencé à ressentir des malaises épigastriques. On lui a diagnostiqué un ulcère et elle a été traitée en conséquence. Les symptômes ont commencé à s'améliorer en quelques jours. En ce qui concerne le continuum santé-maladie, A.G. se considère à la phase de compensation, mais se dirige vers une bonne santé ou l'extrémité bien-être du continuum. Le déplacement d'A.G. sur le continuum pourrait être illustré par une flèche vers un bien-être optimal. La figure 7.5 montre A.G. sur le continuum près de la « bonne santé » et évoluant vers la « santé optimale ». Quels facteurs pourraient entraîner Angela vers l'extrémité de maladie du continuum?

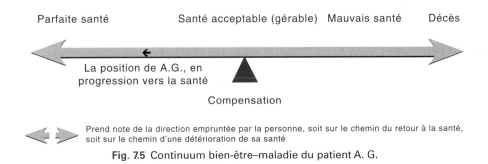

Fig. 7.5 Continuum bien-être–maladie du patient A. G.

Les personnes handicapées se placent également à différents endroits du continuum. Prenons l'exemple du Dr Stephen Hawking (décédé en mars 2018), qui était un physicien de renommée mondiale et qui a eu la SLA pendant de nombreuses années. Malgré ses déficiences, il a poursuivi la vie avec détermination. Il se serait probablement placé dans la fourchette de compensation du continuum. Il aurait même pu se considérer comme plus proche de l'extrémité du bien-être, puisqu'il acceptait que ses limites comme étant normales pour lui. Prenons aussi Rick Hanson et Ryan Straschnitzki (survivant de l'accident d'autobus de Humboldt qui a tué 16 jeunes joueurs de hockey). Les deux hommes sont paraplégiques, mais avec le soutien approprié et une attitude positive, ils ont continué à atteindre de nombreux objectifs.

Rick Hanson, connu comme « l'homme en mouvement », était, après son accident, déterminé à sensibiliser le monde au potentiel des personnes ayant des limitations physiques. C'est exactement ce qu'a fait son voyage de 26 mois autour du monde en fauteuil roulant. La Fondation Rick Hanson continue de se consacrer à l'élimination des obstacles pour les personnes handicapées.

Ryan Straschnitzki est revenu sur la glace pour jouer au hockey sur luge. En 2021, il a fait partie de l'équipe de hockey sur luge de l'Alberta, avec pour objectif de remporter le championnat national. Les deux hommes s'étaient peut-être positionnés au début plus près de la mauvaise santé sur le continuum, mais maintenant ils sont bien plus près de l'extrémité bien-être.

D'autres personnes qui, malgré leurs efforts, ne peuvent pas accepter ou gérer une invalidité progressive ou une maladie en phase terminale peuvent considérer que leur santé est plus proche de l'extrémité maladie du spectre et se retrouver à faire des choix difficiles, y compris opter pour l'aide médicale à mourir (voir chapitres 8 et 9).

COMPORTEMENT DE RÔLE MALADE

Il est largement admis que lorsque les gens sont malades, leurs comportements, leurs rôles et leurs attitudes changent. Cette réaction à la maladie est parfois appelée **comportement de rôle malade** ou réaction comportementale à la maladie (Thompson, 2022). Le stress associé à la maladie peut modifier les perceptions des gens et la façon dont ils interagissent avec les autres, leurs proches aussi bien que les professionnels de la santé qu'ils consultent. La maladie peut également influencer le comportement des personnes qui s'associent à la personne malade, en grande partie parce qu'elles sentent souvent qu'une responsabilité leur incombe. Elles peuvent être tenues de fournir un soutien supplémentaire à la personne malade ou d'assumer ses responsabilités, ce qui peut entraîner un changement dans leur routine quotidienne et un stress accru.

Pour mieux comprendre le comportement des malades, tenez compte du fait que nous nous comportons tous différemment selon le moment, les personnes avec qui on est et la situation. Ces comportements variés ont une incidence, entre autres, sur les divers rôles et responsabilités que nous assumons tout au long de notre vie. Le fait d'être malade libère souvent les personnes de certains rôles et responsabilités qu'elles ont dans la société, dans une mesure déterminée par la gravité de leur maladie.

La majorité des gens réagissent à leur maladie de manière adaptative. D'autres réagissent par un renforcement de certains traits de caractère. Par exemple, il est probable que les personnes qui se plaignent constamment de leur santé, appellent fréquemment leurs fournisseurs de soins de santé et comptent beaucoup sur eux, les sollicitent encore plus lorsqu'elles souffrent d'une maladie, même mineure. Il arrive aussi que la maladie fasse s'exprimer des traits de caractère habituellement absents. Une personne habituellement facile à vivre considérée comme extravertie peut, lorsqu'elle est malade, devenir concentrée sur elle-même et calme, ou arrêter de communiquer pour plusieurs raisons, y compris la peur (exemple de cas 7.3).

Bien que d'importants changements d'attitude soient plus susceptibles de se produire lorsqu'une personne souffre d'une maladie grave, le stress lié à une maladie ou un accident relativement mineur (par exemple, une jambe cassée ou une pneumonie) peut également être problématique, surtout si la maladie limite ou modifie les activités, les fonctions de rôle ou la capacité de travailler du patient, même pendant une courte période. De telles limitations affectent invariablement l'attitude et la façon de voir d'une personne, ainsi que le comportement

---

EXEMPLE DE CAS 7.3   **Placement d'une jeune mère sur le continuum bien-être–maladie**

Un/e étudiant/e en soins infirmiers s'occupait d'une jeune mère en train d'accoucher. En raison de graves signes de détresse fœtale, la décision a été prise de faire l'accouchement par césarienne, après avoir discuté des options avec la mère et son mari. La mère est alors devenue peu communicative, ne répondant pas ou seulement par un mot, rendant impossible pour l'étudiant/e infirmier/ère d'évaluer avec précision ses besoins. Le lendemain, lorsque l'étudiant/e infirmier/ère est allé/e voir la mère à l'unité post-partum, la mère l'a accueillie avec un grand sourire, de manière extravertie, joyeuse et bavarde. L'étudiant/e infirmier/ère avait du mal à croire qu'il s'agissait de la même personne. Lorsqu'on lui a demandé comment elle se sentait, la mère a répondu : « Bien et mon petit garçon va bien, mais c'est terminé. Je n'aurai jamais d'autre enfant. Je ne me suis jamais sentie aussi impuissante et effrayée de ma vie. Je pensais que mon bébé allait mourir. » L'anxiété et la peur de l'inconnu, ainsi que l'inquiétude quant à la santé de son bébé, avaient grandement affecté le comportement de la mère et son opinion relativement à une autre grossesse. À votre avis, où la mère se serait-elle placée dans le continuum lorsque la décision d'accoucher par césarienne a été prise? Qu'en est-il par la suite?

de ses proches. Comme il a été mentionné au début de ce chapitre, la culture peut également influencer la réaction d'une personne à la maladie.

Les fournisseurs de soins de santé peuvent apporter leur contribution en conservant leur rôle professionnel et en respectant le fait que les patients présentent des humeurs et des attitudes différentes de celles qu'ils affichent lorsqu'ils sont en bonne santé (influencées également par le modèle de croyance en matière de santé auquel ils sont affiliés et par le fait que leur locus de contrôle est interne ou externe). Les membres de la famille peuvent également devenir contrariés, coléreux et exigeants. Il est important de se rappeler qu'ils subissent également du stress lié au changement de rôles et de fonctions et qu'ils sont probablement effrayés et préoccupés par la maladie de leur proche. La prise en charge des patients et des membres de la famille dans de telles situations nécessite la capacité de rester calme, d'écouter leurs préoccupations, de répondre aux questions simplement et honnêtement, et de les mettre en contact avec les ressources appropriées au besoin. Une attitude calme, attentionnée et de soutien suscite le plus souvent les réactions les plus positives.

Le comportement de rôle malade peut être influencé par le milieu, par exemple, lorsqu'une personne est hospitalisée ou traitée dans le milieu communautaire (à la maison avec des soins à domicile) ou lorsque, malgré son problème de santé, elle est toujours capable de poursuivre ses activités habituelles de travail et de s'occuper de sa famille. L'hospitalisation est plus susceptible d'avoir une incidence sur la réaction d'une personne à une maladie, parce qu'elle est retirée de son domicile et de sa collectivité et que ses activités sont très restreintes, par les heures du lever, du coucher et de service des repas. Les patients perdent plus ou moins leur sens de l'autonomie.

Les fournisseurs de soins de santé doivent également tenir compte du fait que les barrières linguistiques ou les croyances culturelles ou religieuses sont susceptibles d'influencer la façon dont un patient réagit à l'hospitalisation et aux soins médicaux. Il est important de lire le langage corporel et les réactions du patient. Lorsque la culture joue un rôle important dans la prestation de soins à un patient, il faut se renseigner sur la culture du patient et ses croyances et pratiques en matière de soins de santé. Les membres de la famille peuvent être une ressource, tout comme d'autres fournisseurs de soins de santé, qui pourraient connaître les besoins et les attentes du patient.

Les fournisseurs de soins de santé influencés par la médecine occidentale apprennent que le toucher (comme une main sur le bras ou l'épaule) peut être réconfortant pour un patient, peu importe le cadre, et que le contact visuel est important. Le contact visuel est un comportement en grande partie influencé par la culture. Certains Canadiens apprennent qu'un contact visuel est comme un engagement, qui montre de l'intérêt et de la chaleur, surtout s'il est accompagné d'un sourire. En revanche, le contact visuel, surtout s'il est soutenu, est perçu par certains comme un signe de manque de respect ou même d'agression. Bien qu'il s'agisse d'une généralisation et qu'elle varie selon les gens, dans de nombreuses cultures, telles que hispaniques, asiatiques, moyen-orientales et autochtones, il est préférable de se limiter à un faible contact visuel (Raeburn, 2021; Willingham, 2012). Le contact visuel direct peut être perçu comme irrespectueux et impoli. Dans certaines cultures, une femme peut interpréter le contact visuel direct d'un fournisseur de soins de santé masculin comme un intérêt non professionnel pour elle. En fait, éviter le contact visuel, surtout avec une personne considérée comme en position d'autorité, est considéré par certaines personnes comme un signe de respect et de politesse. La pudeur est également importante pour les personnes de certaines cultures (exemple de cas 7.4) (Chin, 1996; Nursing, 2005; Schwartz, 1991; Thompson, 2022).

Parfois, pour assurer des soins et des traitements optimaux, il est nécessaire que les fournisseurs de soins de santé demandent de l'aide à d'autres membres de l'équipe. L'espace personnel est une autre variable dont les fournisseurs de soins de santé doivent être conscients. Même si la tolérance à cet égard est personnelle dans une certaine mesure, certaines cultures sont à l'aise lorsque quelqu'un se rapproche d'eux, alors que d'autres ne le sont pas. Le toucher, ne serait-ce que poser une main sur le bras d'un patient, peut être perçu comme un geste invasif par certains, et non par d'autres.

EXEMPLE DE CAS 7.4   N. P. et des soins culturellement sécuritaires

N.P., une femme de 65 ans de l'Inde, a refusé de laisser un infirmier autorisé masculin l'aider à prendre son bain de lit. N.P. a tiré les couvertures sous son menton et a repoussé l'infirmier. Confus, l'infirmier a signalé que N.P. avait refusé les soins. Dans la culture de N.P., la pudeur est très importante, et on préfère que ce soient des femmes qui donnent les soins. Que feriez-vous à la place de l'infirmier?

Il est important de noter que les fournisseurs de soins de santé doivent éviter les stéréotypes ou de généraliser leur comportement en fonction des antécédents culturels des patients. Par exemple, la fille de N.P., qui est née au Canada, peut ne pas accorder la même importance à la pudeur.

Théorie du rôle de malade

La théorie du rôle de malade est fondée sur l'hypothèse selon laquelle les personnes malades ont certains droits et responsabilités inhérents, et qu'elles peuvent être incapables d'exercer une partie, sinon la totalité, de leurs activités et responsabilités habituelles. On s'attend à ce que la société le comprenne et soit plus indulgente envers une personne malade, qu'elle le serait pour des gens en bonne santé. Pour qu'une personne ait droit à des mesures d'accommodement en raison de sa maladie, elle doit être en mesure de prouver qu'elle est malade (p. ex., consulter un médecin ou un autre fournisseur de soins de santé, recevoir un diagnostic et présenter une preuve de maladie à son travail). Cette théorie décrit deux droits et responsabilités : le droit de ne pas être blâmé pour sa maladie et le droit de s'attendre à de la tolérance pour l'incapacité de s'acquitter de certaines tâches pendant la maladie. Quant à la personne malade, il lui incombe de chercher rapidement et en priorité le traitement approprié. Cette théorie n'est pas idéale, car elle ne convient pas aux personnes atteintes de maladies chroniques. Les droits de la personne n'entrent en vigueur que pendant qu'elle est malade et sont donc temporaires. Comment, alors, faire des accommodements pour une personne ayant un problème de santé qui progresse et va s'améliorer?

Stades de la maladie : influence sur le comportement du patient

L'acceptation d'un diagnostic et d'un plan de traitement par un patient suit normalement un chemin relativement prévisible à travers les étapes de la maladie. Toutefois, la réaction d'une personne et son choix de plan d'action dépendent de ses croyances en matière de santé, de ses comportements de santé et d'autres variables (p. ex., la gravité du problème de santé) dont il est question dans le présent chapitre. Une personne peut avoir une maladie qui « couve » pendant un certain temps avant l'apparition des symptômes. La durée de latence de la maladie a une incidence sur la nature et la gravité de ses **signes** ou **symptômes** une fois qu'ils deviendront apparents, ainsi que sur son issue. Les stades de la maladie et les réactions probables sont résumés à l'encadré 7.4.

RÉFLÉCHIR À LA QUESTION

Régulation de la glycémie de J.W.

J.W., qui a douze ans, a un diabète qui est bien maîtrisé. elle surveille elle-même sa glycémie et ajuste son insuline selon l'ordonnance de son médecin. J.W. a une application pour téléphone intelligent (tout comme ses parents), qui lui permet de vérifier régulièrement sa glycémie (J.W. porte un timbre transdermique permettant une surveillance par une application sans fil). Avant les examens du premier semestre de J.W., les parents ont remarqué que pendant plusieurs jours, sa glycémie était beaucoup plus élevée qu'elle ne devrait l'être.

Ils ont également remarqué que J.W. ne mangeait pas bien et cachait des tablettes de chocolat dans sa chambre. Ils ont essayé de lui en parler, mais J.W. a refusé de discuter du problème et a dit à ses parents qu'ils réagissaient de manière excessive. Ses parents ont alors pris un rendez-vous pour que J.W. voie son conseiller en diabète. En tant qu'assistant·e en diététique, on vous a demandé de revoir le régime et les habitudes alimentaires de J.W. avec elle. J.W. se plaint de ces histoires et ne comprend pas la nécessité d'apporter des changements à son régime alimentaire ou à son mode de vie.

1. Quelle approche adopteriez-vous avec J.W.?
2. À votre avis, qu'est-ce qui a causé le problème?

Comportements à risque auto-imposés

Des exemples de **comportements à risque auto-imposés** sont le fait de ne pas porter de ceinture de sécurité ou de casque de vélo, de plonger dans des eaux inconnues, de fumer, d'avoir de mauvaises habitudes alimentaires et de pratiquer la promiscuité sexuelle. Les gens adoptent des comportements à risque pour un certain nombre de raisons, y compris le simple plaisir, l'habitude et la recherche de sensations fortes. Rappelons que certains comportements à risque peuvent être considérés comme des normes culturelles. De plus, les personnes dépendantes de substances ne sont pas considérées comme ayant volontairement des comportements à risque. Dans cet exemple, la consommation d'alcool et de drogues est une dépendance et non le choix clair d'une personne. Ces personnes ont besoin d'une intervention ct d'un traitement.

ENCADRÉ 7.4   Stades de la maladie

Phase préliminaire : Soupçon de symptômes
- Des symptômes, peut-être subtils, apparaissent, qui peuvent progresser ou diminuer.
- La personne les reconnaît ou les ignore.
- La personne peut consulter immédiatement un médecin ou chercher de l'information ailleurs (p. ex., sur Internet).

Phase de reconnaissance : Signes cliniques visibles
- La personne décide qu'elle ne peut pas ignorer les symptômes.
- La personne demande conseil à sa famille ou à ses amis, se soigne elle-même ou envisage de prendre rendez-vous avec un médecin.

Phase d'action : Recherche d'un traitement
- Les symptômes deviennent problématiques et inquiétants.
- La personne demande un avis médical.

Phase de transition : Diagnostic et traitement
- La personne reçoit un diagnostic, un plan de traitement, ou les deux.
- La personne peut demander un deuxième avis si le diagnostic est grave.
- La personne peut accepter un traitement, y participer, ou refuser le traitement, voire refuser le diagnostic (p. ex., dans le cas d'une maladie en phase terminale).

Phase de résolution : Rétablissement et réadaptation
- La personne peut n'avoir besoin que d'une intervention minimale pour se rétablir complètement ou peut nécessiter une intervention chirurgicale, des soins continus ou une réadaptation.
- La personne peut ou non adhérer au plan de réadaptation; si la maladie devient chronique, la personne devra revoir sa place dans le continuum santé-maladie.

Chez les jeunes, l'un des déclencheurs courants des comportements à risque (dans lesquels une personne s'engage volontairement) est la pression exercée par les pairs. Par exemple, si les amis d'un adolescent fument ou prennent de la drogue, l'adolescent est tenté de le faire aussi plutôt que de risquer de ne pas s'intégrer au groupe. Les comportements à risque d'une personne touchent souvent une autre personne. Par exemple, les personnes qui choisissent de ne pas fumer courent néanmoins un risque en inhalant la fumée secondaire (elles peuvent ne pas se rendre compte des répercussions ou avoir de la difficulté à se retirer de la situation), ou elles peuvent être des conducteurs raisonnables, mais monter volontairement dans une voiture conduite par une personne aux facultés affaiblies. Les comportements à risque sont dangereux pour la personne, et lorsqu'ils entraînent des blessures qui nécessitent une intervention médicale ou chirurgicale, ils imposent le fardeau des coûts au système de soins de santé.

Certains comportements à risque sont moins évidents, notamment en ce qui concerne l'acceptation de la responsabilité de sa propre santé, y compris la prise de conscience de ses propres risques en matière de santé en fonction de ses antécédents familiaux (génétique), de son mode de vie et de ses problèmes de santé actuels. La plupart des fournisseurs de soins primaires suivent les lignes directrices provinciales et territoriales sur les « pratiques exemplaires » en matière de médecine préventive. Les tests de dépistage préventif tels que les tests Pap, le dépistage du cancer du sein et la coloscopie, lorsque les antécédents médicaux le dictent, en sont des exemples. Les fournisseurs de soins de santé avisent parfois leurs patients lorsqu'ils devraient penser à faire un examen médical. Toutefois, il incombe à la personne de se soumettre au dépistage. La pandémie de COVID-19 a ajouté une complication à cette situation, car les interventions « non urgentes », y compris les tests de diagnostic, ont été suspendues à de nombreuses reprises, en particulier au cours des deux premières années de la pandémie (et en novembre 2022, certaines chirurgies ont été annulées pour répondre à l'augmentation des admissions dans les départements de pédiatrie et les unités de soins intensifs des hôpitaux de tout le pays). L'annulation des chirurgies et des interventions a entraîné un arriéré, parfois avec de graves conséquences. Par exemple, une patiente s'était trouvé une masse mammaire, au début 2021. Puisque les interventions non urgentes avaient été mises en attente, la patiente a dû attendre trois mois pour passer la mammographie nécessaire. Après un diagnostic de cancer du sein, elle a dû attendre encore six mois avant de se faire opérer (ce qui dépasse grandement les limites dictées par les pratiques exemplaires), car la date de sa chirurgie a été repoussée deux fois. Au moment où la patiente a été vue, la taille de la tumeur avait triplé, et avait atteint les ganglions lymphatiques environnants. Le pronostic de la patiente est aujourd'hui, au mieux, réservé.

Les initiatives de promotion de la santé et de prévention des maladies entreprises par tous les paliers de gouvernement visent à promouvoir des modes de vie sains et à éviter les activités et les comportements qui ont une incidence négative sur la santé d'une personne ou d'un groupe de population. Ces initiatives ont trois raisons d'être : promouvoir la santé et la longévité des Canadiens, alléger le fardeau financier de notre système de soins de santé et alléger le fardeau des ressources humaines en santé.

RÉFLÉCHIR À LA QUESTION

Le tabagisme : un comportement à risque

En tant qu'infirmier/ère dans une équipe de santé familiale, vous êtes responsable de conseiller les patients qui veulent arrêter de fumer. Un de vos amis vous demande de voir son cousin V.K., qui a récemment immigré au Canada et qui fume beaucoup. Votre ami dit que son cousin a refusé toutes les offres d'aide pour essayer d'arrêter de fumer. Votre ami est inquiet et pense que fumer nuit à la santé de V.K. En interrogeant V.K., vous découvrez qu'avant de venir au Canada, il a passé deux ans dans un camp de réfugiés où le stress était élevé et où le tabagisme était répandu.

1. Est-il raisonnable de présumer que V.K. s'est volontairement livré à ce qu'on appelle un comportement à risque auto-imposé?
2. Quelles circonstances culturelles ou situationnelles ont probablement contribué au tabagisme de V.K.?
3. Selon vous, quelle est la meilleure approche pour inciter V.K. à réduire ou à cesser de fumer?

LA SANTÉ DES CANADIENS AUJOURD'HUI

L'espérance de vie des Canadiens augmente tant chez les hommes que chez les femmes. L'**espérance de vie** est calculée à partir de données statistiques sur la durée de vie projetée des populations. Selon les dernières données disponibles, l'espérance de vie à la naissance au Canada est de 81,97 ans pour les hommes et les femmes (Statistique Canada, 2022a). Pour les hommes, elle est de 79,82 ans et pour les femmes, de 84,1 ans (Statistique Canada, 2022a). Pour les personnes qui se situent à l'extrémité inférieure du gradient socioéconomique, l'espérance de vie des hommes est de quatre ans plus courte que celle des personnes vivant dans des communautés socioéconomiques supérieures et de deux ans de moins pour les femmes.

D'un point de vue mondial, les hommes ont la plus longue espérance de vie en Islande, en Suisse et en Australie, tandis que l'espérance la plus longue des femmes est au Japon, en Espagne et en Suisse.

LE SAVIEZ-VOUS?

Espérance de vie au Canada

L'espérance de vie au Canada a diminué de 0,6 an en 2020 par rapport à l'année précédente, en raison des taux élevés de mortalité liés à la COVID-19. Cette baisse représente la plus forte baisse annuelle de l'espérance de vie depuis 1921, année de l'instauration du système de statistiques de l'état civil. Cette diminution était plus importante chez les hommes (0,7 an) que chez les femmes (0,4 an). Le Québec a connu la baisse la plus marquée, suivi de l'Ontario, du Manitoba, de la Saskatchewan et de la Colombie-Britannique.

L'espérance de vie des Autochtones au Canada est considérablement inférieure à celle des Canadiens non autochtones. Cet écart est associé aux lacunes dans la prestation de soins de santé de qualité, aux inégalités socioéconomiques aggravées par l'impact du colonialisme et aux traumatismes intergénérationnels (Tjepkema et coll., 2019). L'appel à l'action n° 19 de la Commission de vérité et réconciliation décrit les mesures que le gouvernement fédéral pourrait prendre pour s'attaquer aux iniquités flagrantes liées aux déterminants sociaux de la santé et pour commencer à combler cet écart :

« Nous demandons au gouvernement fédéral, en consultation avec les peuples autochtones, d'établir des objectifs quantifiables pour cerner et combler les écarts dans les résultats en matière de santé entre les collectivités autochtones et les collectivités non autochtones, en plus de publier des rapports d'étape annuels et d'évaluer les tendances à long terme à cet égard. Les efforts ainsi requis doivent s'orienter autour de divers indicateurs, dont la mortalité infantile, la santé maternelle, le suicide, la santé mentale, la toxicomanie, l'espérance de vie, les taux de natalité, les problèmes de santé infantile, les maladies chroniques, la fréquence des cas de maladie et de blessure ainsi que la disponibilité de services de santé appropriés » (Commission de vérité et réconciliation du Canada, 2015).

Au Canada, parmi les Autochtones, la communauté inuite a l'espérance de vie projetée la plus faible. Publiée en 2017 (les plus récentes statistiques disponibles), l'espérance de vie moyenne des Inuits était de 64 ans pour les hommes et de 73 ans pour les femmes. L'espérance de vie au sein des Premières Nations était de 73 ans pour les hommes et de 78 ans pour les femmes. L'espérance de vie des Métis était de 74 ans pour les hommes et de 80 ans pour les femmes (Tjepkema et coll., 2019). On estime que l'espérance de vie des Autochtones du Canada a augmenté d'environ deux ans depuis le début des années 2000. En 2017, les Autochtones représentaient environ 4,1 % de la population canadienne (Statistique Canada, 2017). Pour de plus amples renseignements sur l'espérance de vie des Autochtones au Canada, voir le tableau 7.1. Pour de plus amples renseignements sur l'espérance de vie à la naissance au Canada, voir le tableau 7.2.

Le taux de **mortalité infantile** (pour les nourrissons de moins d'un an) est souvent utilisé comme mesure de l'efficacité du système de soins de santé d'un pays. Le taux de mortalité

TABLEAU 7.1   Espérance de vie des Autochtones au Canada

	Hommes	Femmes	% de la population autochtone*
Inuits	64	73	4%
Premières Nations	73	78	60%
Métis	74	80	36

*La population autochtone au Canada est estimée à 1 670 000 personnes. Le pourcentage de ce groupe au sein de la population totale est indiqué dans la dernière colonne.
Source : Bibliothèque en ligne de l'OCDE (s.d.) Chapitre 1. Profile of Indigenous Canada : Trends and data needs (Profil du Canada autochtone : Tendances et besoins en données.). Dans *Linking Indigenous communities with regional development in Canada* (Faire un lien entre les communautés autochtones et le développement au Canada). https://www.oecd-ilibrary.org/sites/e6cc8722-en/index.html?itemId=/content/component/e6cc8722-en

TABLEAU 7.2   Espérance de vie à la naissance, 2018-2020

	Les deux sexes (années)	Hommes (années)	Femmes (années)
Canada	81.97	79.82	84.11
Terre-Neuve-et-Labrador	79.89	77.9	81.7
Île-du-Prince-Édouard	81.9	79.7	83.8
Nouvelle-Écosse	80.46	78.37	82.55
Nouveau-Brunswick	80.84	78.70	82.91
Québec	82.57	80.77	84.31
Ontario	82.34	80.16	84.47
Manitoba	79.81	77.73	82.12
Saskatchewan	80.06	77.69	82.56
Alberta	81.46	79.15	83.85
Colombie-Britannique	82.39	79.93	84.93
Yukon	79.0	76.0	82.1
Territoires du Nord-Ouest	77.5	75.2	79.8
Nunavut	71.8	70.3	73.1

Remarque : L'espérance de vie est calculée à l'aide d'une méthode qui utilise trois ans de données.
Source : D'après Statistique Canada. (2022). Espérance de vie et autres éléments de la table complète de mortalité, estimations sur trois ans, Canada, toutes les provinces sauf l'Île-du-Prince-Édouard. Tableau 13-10-0114-01. https://www150.statcan.gc.ca/t1/tbl1/fr/tv.action?pid=1310011401&request_locale=fr

TABLEAU 7.3   Taux de mortalité infantile chez les nourrissons de moins d'un an, selon la province ou le territoire, 2020

Province	Taux de mortalité infantile
Colombie-Britannique	3.7%
Alberta	5.3%
Saskatchewan	6.7%
Manitoba	6.7%
Ontario	4.2%
Québec	4.1%
Nouveau-Brunswick	4.7%
Nouvelle-Écosse	3.7%
Île-du-Prince-Édouard	4.6%
Terre-Neuve-et-Labrador	5.0%
Nunavut	14.3%
Yukon	Non disponible
Territoires du Nord-Ouest	9.0%

Source : D'après Statistique Canada (24 janvier 2022). *Mortalité infantile et taux de mortalité, selon le groupe d'âge.* Tableau 13-10-0713-01. https://www150.statcan.gc.ca/t1/tbl1/fr/tv.action?pid=1310071301&pickMembers%5B0%5D=1.14&cubeTimeFrame.startYear=2019&cubeTimeFrame.endYear=2020&referencePeriods=20190101%2C20200101&request_locale=fr

infantile au Canada a diminué au cours des dernières décennies, mais pas aussi rapidement que dans d'autres pays développés. Au Canada, le taux de mortalité infantile en 2021 était de 4,055 décès pour 1 000 naissances vivantes, ce qui représente une baisse de 2,71 % par rapport à 2020 (Revue mondiale de la population, 2022). En revanche, la mortalité infantile aux États-Unis était de 5,8 %. À l'échelle internationale, le pays ayant le taux de mortalité infantile le plus faible était le Maroc, avec 1,8 %, suivi du Japon, de l'Islande et de la Finlande. Il est intéressant de constater que la façon de définir les taux de mortalité infantile diffère d'un pays à l'autre, ce qui rend les statistiques quelque peu variables. Certains pays, par exemple, n'incluent pas les bébés mort-nés lors de la collecte de statistiques, tandis que d'autres le font. Les taux de mortalité infantile en pourcentage pour les nourrissons de moins d'un an en 2020 sont résumés dans le tableau 7.3.

RÉFLÉCHIR À LA QUESTION

Le calculateur d'espérance de vie

L'espérance de vie a progressivement augmenté au cours des dernières décennies, passant de 60 ans en 1920 à plus de 80 ans aujourd'hui. La baisse du taux de mortalité depuis 1951 a été en grande partie attribuable à une réduction des décès liés aux maladies de l'appareil circulatoire. Une baisse des maladies infectieuses et parasitaires et des maladies du système respiratoire a également contribué de manière significative à l'augmentation de l'espérance de vie. Cette tendance peut être attribuée à de nombreuses variables, notamment les progrès de la technologie médicale qui facilitent le diagnostic précoce des maladies, l'amélioration des traitements, ainsi qu'une plus grande importance accordée à la promotion de la santé et à la prévention des maladies.

Le calculateur d'espérance de vie (voir le lien sur le site Evolve) prédit combien de temps vous vivrez, en fonction des informations que vous entrez sur votre mode de vie actuel et votre état de santé à ce jour. Si vous êtes à l'aise de le faire, répondez au questionnaire pour déterminer votre propre espérance de vie.

1. Les résultats vous surprennent-ils?
2. Feriez-vous des changements dans vos choix de vie liés à la santé en fonction de vos résultats? Dans l'affirmative, quels seraient-ils?

Sources : Decady, Y., & Greenberg, L. (juillet 2014). *Quatre-vingt-dix ans de changement dans l'espérance de vie*. No 82-624-X au catalogue. ISSN 1925-6493. https://www150.statcan.gc.ca/n1/pub/82-624-x/2014001/article/14009-fra.htm; Emploi et Développement social Canada. (2021). *Pour mieux comprendre : le premier rapport du Conseil consultatif national sur la pauvreté*. No de CAT. : Em12-74/2021F-PDF https://www.canada.ca/content/dam/esdc-edsc/documents/programs/poverty-reduction/national-advisory-council/reports/2020-annual/Pour_Mieux_Comprendre_Final_Jan_15.pdf

Principales causes de décès au Canada

Les trois principales causes de décès au Canada en 2020 étaient les tumeurs malignes (cancer, 26,4 % de tous les décès), suivies des maladies cardiaques (17,5 %) et de la COVID-19, qui représentaient 5,3 % de tous les décès (Statistique Canada, 2022b). Ensuite, il y a les accidents, les maladies cérébrovasculaires, les maladies des voies respiratoires inférieures (MPOC, asthme et hypertension pulmonaire), le diabète, l'influenza et la pneumonie, la maladie d'Alzheimer, le suicide et les maladies rénales. Les quatre principales causes de décès chez les hommes étaient le cancer, les maladies cardiaques, les accidents et les maladies des voies respiratoires inférieures, tandis que, chez les femmes, il y a le cancer, les maladies cardiaques, les maladies cérébrovasculaires et les maladies chroniques des voies respiratoires inférieures. Il est intéressant de noter que les taux de mortalité attribuables à l'influenza et à la pneumonie ont chuté à leurs plus bas niveaux depuis 20 ans. Parmi les théories explicatives, il y a le fait qu'un plus grand nombre de personnes portaient des masques et pratiquaient la distanciation physique conformément aux recommandations de la santé publique relatives à la COVID-19, ce qui a également réduit la propagation des virus de l'influenza et de maladies connexes (Statistique Canada, 2022b).

Voici une brève discussion sur les trois principales causes de décès au Canada (à l'exclusion de la COVID-19) : le cancer, les maladies cardiovasculaires et les maladies cérébrovasculaires (figure 7.6).

Cancer

L'incidence du cancer au Canada est alarmante, les taux n'ayant que légèrement diminué au cours de la dernière décennie (1,2 %) malgré de nouveaux traitements et efforts de dépistage. Cela dit, deux Canadiens sur cinq développeront un cancer au cours de leur vie. Une personne sur quatre mourra de la maladie. Les hommes sont légèrement plus susceptibles de recevoir un diagnostic de cancer et de mourir de la maladie que les femmes. Le cancer du poumon est le type de cancer le plus courant, suivi du cancer colorectal, du cancer du sein et du cancer de la prostate, qui représentent 44 % de tous les nouveaux cancers au pays (Société canadienne du cancer, 2022). Pour voir plus de données statistiques, voir le tableau 7.4.

L'incidence des différents types de cancer est influencée par le mode de vie et les habitudes de santé, les facteurs environnementaux (pollution) et socioéconomiques (pauvreté), le manque d'éducation et le manque de possibilités ou d'accès aux efforts de prévention des maladies et de promotion de la santé (Elflein, 2021). L'accès rapide aux services médicaux, comme le dépistage du cancer, est un autre facteur important. Ces facteurs influent sur le nombre de cas et les types de cancer observés dans les régions du pays (c.-à-d. les cancers qui sont les plus courants selon les régions).

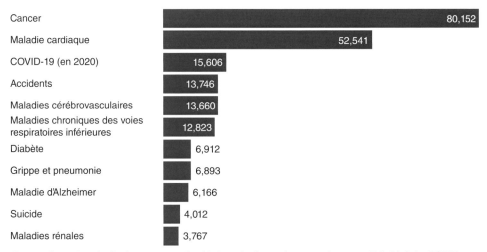

Cancer	80,152
Maladie cardiaque	52,541
COVID-19 (en 2020)	15,606
Accidents	13,746
Maladies cérébrovasculaires	13,660
Maladies chroniques des voies respiratoires inférieures	12,823
Diabète	6,912
Grippe et pneumonie	6,893
Maladie d'Alzheimer	6,166
Suicide	4,012
Maladies rénales	3,767

Fig. 7.6 Les 10 principales causes de décès, ainsi que le taux de mortalité lié à la COVID au Canada. (Source : Hurst, C. (28 septembre 2021). *What are the leading causes of death in Canada? (Quelles sont les principales causes de décès au Canada?)* https://www.finder.com/ca/what-are-the-top-10-causes-of-death-in-canada)

La province de Terre-Neuve-et-Labrador a le taux d'incidence du cancer le plus élevé de toutes les provinces du Canada (55,8 cas/100 000), suivie de l'Ontario (54,9 cas/100 000) et de la Nouvelle-Écosse (53,9 cas/100 000). L'incidence du cancer au Nouveau-Brunswick est de 50,8/100 000, suivie de près par l'Île-du-Prince-Édouard, qui est de 49,8/100 000 (Elflein, 2021). Les taux d'incidence du cancer sont très semblables au Manitoba, en Alberta et en Saskatchewan (environ 48 cas/100 000) (Elflein, 2021). Fait intéressant, la Colombie-Britannique et les Territoires du Nord-Ouest ont la même incidence de cancers, soit de 48,9 cas/100 000, et c'est au Yukon qu'elle est la plus faible, de 41,5/100 000 (Elflein, 2021). Compte tenu de la géographie éloignée des deux territoires et de leurs iniquités en matière de santé, pourquoi pensez-vous que les taux sont plus faibles? Le taux de mortalité par cancer le plus élevé est au Nunavut.

Les cancers ayant les taux de mortalité les plus élevés sont les cancers du poumon, des bronches et du sein. En revanche, les taux de mortalité du cancer de la prostate sont relativement bas en raison du diagnostic précoce, du traitement lorsqu'il est indiqué, et du fait que la plupart de ces cancers se développent lentement. En raison des faibles taux de mortalité, il y a

TABLEAU 7.4 Types de cancer et pourcentage de personnes touchées	
Type de cancer	**Renseignements statistiques**
Poumon	Représente 13 % de tous les nouveaux cancers
Sein	Représente 25 % de tous les cancers chez les femmes
Prostate	Représente 20 % de tous les cancers chez les hommes
Colorectal	Représente 11 % de tous les nouveaux cancers

Remarque : Le nombre estimé de nouveaux cas exclut les cas de cancer de la peau autres que le mélanome.
Source : D'après la Société canadienne du cancer. (2022). *Vue d'ensemble des statistiques sur le cancer.* https://cancer.ca/fr/research/cancer-statistics/cancer-statistics-at-a-glance#:~:text=2%20in%205%20 Canadians%20(44,expected%20to%20die%20from%20cancer

une controverse autour du caractère agressif du dépistage et du traitement des cas de cancer de la prostate diagnostiqués. L'âge de la personne est un facteur qui joue un rôle dans le traitement (plus la personne est jeune, plus le traitement peut être agressif). La surveillance de l'évolution du cancer de la prostate est réalisée par une évaluation périodique (une analyse de sang) pour vérifier les taux d'antigène prostatique spécifique (APS). La plupart des provinces et des territoires couvrent le coût d'un test de l'APS si un fournisseur de soins de santé le recommande à des fins de surveillance. Le coût du dépistage de routine n'est pas couvert dans la plupart des provinces et des territoires. Une personne peut demander le test, mais devra le payer. Le coût moyen du test de l'APS au Canada est de 40 $.

Maladies cardiovasculaires

Les maladies du cœur sont la deuxième principale cause de décès au Canada, les maladies cérébrovasculaires sont (à l'exclusion de la COVID-19 en 2020) la quatrième cause de maladie en importance (Statistique Canada, 2022b). Ensemble, ces maladies sont appelées *maladies cardiovasculaires* et sont souvent regroupées sous cette appellation. Les **maladies cardiovasculaires** comprennent la coronaropathie, l'insuffisance cardiaque, l'arythmie (rythme cardiaque anormal) et la maladie vasculaire périphérique (problème de circulation, principalement dans les jambes). Parmi ceux-ci, la coronaropathie est la plus courante.

L'hypertension est le plus important facteur de risque de développer une maladie cardiaque. Environ 25 % des hommes et 23 % des femmes ont une tension artérielle élevée, dont 64 % ne sont pas au courant.

D'autres facteurs de risque incluent le tabagisme, l'hypercholestérolémie, l'inactivité, et l'obésité. La génétique est également un facteur contributif. L'incidence des maladies du cœur a légèrement diminué au cours des dernières années, probablement en raison de l'amélioration du dépistage (et du traitement) visant les facteurs de risque, de l'éducation liée à la promotion de la santé et à la prévention des maladies (réduction des risques) et des changements de mode de vie.

On estime qu'un Canadien sur 12 âgé de plus de 20 ans vit avec une forme ou une autre de maladie cardiaque. Les taux de mortalité augmentent avec l'âge. Les hommes sont plus de deux fois plus susceptibles de développer une maladie cardiaque, même s'ils ont en moyenne 10 ans de moins que les femmes lorsqu'ils reçoivent un diagnostic. Les Autochtones au Canada sont environ deux fois plus susceptibles de développer une maladie cardiaque, en particulier ceux qui vivent dans les réserves et ont un large éventail de facteurs de risque de maladies cardiovasculaires, y compris l'insécurité alimentaire, l'obésité et l'inactivité (iniquités liées aux déterminants sociaux de la santé).

Les initiatives en matière de santé de la population mises en œuvre par les gouvernements fédéral, provinciaux et territoriaux ont généralement contribué à réduire les taux de mortalité attribuables aux maladies du cœur et à favoriser un mode de vie plus sain. D'autres organismes comme la Fondation des maladies du cœur et de l'AVC et la Société canadienne de physiologie de l'exercice encouragent également un mode de vie actif. Les projets de ParticipACTION traitent également de l'importance d'un repos adéquat (équilibré avec de l'activité physique). En ce qui concerne la santé cardiaque, l'organisation a récemment adopté des règlements obligeant les fabricants à réduire la quantité de gras trans dans les aliments préparés, a lancé des campagnes publiques pour encourager les fabricants à réduire la teneur en sodium des aliments et a fait des efforts pour réduire la vente d'aliments malsains dans les écoles.

Maladie cérébrovasculaire

Une **maladie cérébrovasculaire** désigne des conditions qui affectent le flux sanguin vers le cerveau, dont la plus grave est un accident vasculaire cérébral. L'AVC se produit lorsqu'il y a un blocage de l'oxygène dans une partie du cerveau, causé par une interruption de la circulation sanguine, le plus souvent un caillot sanguin. L'AVC, la dixième cause d'années de vie ajustées en fonction de l'invalidité, était (à l'exclusion des décès liés à la COVID-19) la quatrième cause de décès en importance en 2020 (Statistique Canada, 2022b). La Fondation canadienne des maladies du cœur et de l'AVC estime qu'au cours des deux prochaines décennies, le nombre de personnes vivant avec un handicap de longue durée consécutif à un AVC augmentera de 80 % (Fondation des maladies du cœur et de l'AVC, 2018).

Neuf Canadiens sur dix présentent au moins un facteur de risque d'AVC (presque identique pour les maladies du cœur). L'hypertension, comme dans le cas des maladies cardiaques, est le facteur de risque le plus important. D'autres facteurs de risque pour les femmes comprennent la grossesse, la ménopause et l'âge. Environ 10 % des Canadiens de plus de 65 ans auront un AVC (Agence de la santé publique du Canada [ASPC], 2019). L'incidence d'AVC est plus élevée chez les femmes, pour qui les résultats semblent moins bons. De tous les décès attribuables à un AVC au Canada, 59 % représentent des femmes et 41 % des hommes.

Ensemble, les maladies du cœur et les accidents vasculaires cérébraux sont l'une des principales causes d'hospitalisation au Canada. Le Nunavut (ce qui est déroutant compte tenu des facteurs de risque dans cette province) et le Québec ont les taux de mortalité attribuables aux maladies cardiaques et aux accidents vasculaires cérébraux les plus faibles, tandis que le Labrador, Terre-Neuve et les Territoires du Nord-Ouest ont les taux les plus élevés (Le Conference Board du Canada, 2018). On ne peut que supposer, d'après ces faits, que le message selon lequel les Canadiens peuvent faire beaucoup pour réduire les facteurs de risque d'acquérir diverses infirmités, y compris les accidents vasculaires cérébraux et les maladies cardiaques, ne passe pas, même si l'accès à l'information sur la santé et au matériel didactique a été grandement amélioré grâce à Internet et à l'accent mis sur l'éducation à la santé au pays. Il est clair qu'il reste encore du travail à faire pour enseigner aux Canadiens que l'adoption d'un mode de vie sain à un âge précoce augmente leurs chances de jouir d'une meilleure santé pendant leurs vieux jours.

LES RÉPERCUSSIONS DE LA COVID-19 SUR LA SANTÉ DES CANADIENS

Dire que les effets de la pandémie de COVID-19 et les résultats socioéconomiques qui en découlent ont eu un impact significatif sur la santé mentale, physique et émotionnelle des Canadiens est probablement un euphémisme. Les Canadiens de tous âges ont été touchés directement ou indirectement. Il ne fait aucun doute que les personnes qui sont considérées comme socialement défavorisées et qui se trouvent dans des tranches socioéconomiques inférieures ont subi des problèmes de santé plus graves que d'autres (Centre de toxicomanie et de santé mentale [CAMH], 2020).

Établissements de soins de longue durée

Les personnes âgées dans les établissements de soins de longue durée et les maisons de retraite ont été touchées de manière disproportionnée par la COVID-19 (Institut canadien d'information sur la santé, 2021). Les personnes qui vivent dans ces établissements étaient plus vulnérables en raison de leur âge et de la présence de comorbidités, ce qui se traduisait par des taux de morbidité et de mortalité plus élevés que ceux de la population générale. Dans de nombreux établissements, les résidents sont souvent deux, ou même trois ou quatre par chambre, ce qui contribue à la propagation de l'infection. Dans de nombreux établissements, les mesures de prévention et de contrôle des infections ont été jugées inadéquates, tout comme l'était la fourniture d'équipement de protection individuelle. De plus, le personnel était insuffisant, de sorte que la quantité de soins, même les plus élémentaires, que les résidents recevaient, a été réduite. Dans de nombreux établissements également, les visites des médecins ont été réduites et les résidents n'étaient pas envoyés à l'hôpital aussi rapidement qu'avant la pandémie. En raison du durcissement des restrictions de visite, les résidents souffraient d'isolement et de solitude, ce qui nuisait à leur santé.

Santé mentale

La pandémie a intensifié la crise relative à la santé mentale, qui existait déjà au Canada. De nombreux Canadiens ont déclaré que leurs niveaux de stress avaient augmenté depuis le début de la pandémie, alors qu'ils souffraient d'incertitude quant à leur emploi, à leur revenu et à leur logement, ainsi que d'insécurité alimentaire. À cela s'ajoute l'effet de l'isolement social et de la distanciation physique, de la mise en quarantaine et de la fermeture d'écoles à travers le pays conformément aux restrictions de santé publique. Les Canadiens de tous âges, des écoliers aux personnes âgées, ont souffert d'anxiété, de dépression et, pour beaucoup, d'incapacité à gérer efficacement la vie au quotidien. Un récent sondage a révélé que 50 % des Canadiens ont signalé une augmentation des problèmes de santé mentale depuis le début de la pandémie, surtout une hausse des niveaux d'anxiété et de stress.

Abus de substances

La pandémie a intensifié une autre crise de santé publique préexistante, soit la consommation de substances, plus particulièrement d'opioïdes et de drogues apparentées. La consommation d'opioïdes, qui ont des effets nocifs, a augmenté de façon spectaculaire, tout comme le nombre de décès liés aux opioïdes entre 2020 et 2022 (gouvernement du Canada, 2022a). Les raisons de cette augmentation comprennent une diminution des mesures de soutien et des services de lutte contre la toxicomanie (bon nombre de ces services ont été fermés conformément aux restrictions en matière de santé publique). L'offre illégale d'opioïdes et d'autres drogues a également diminué en raison des restrictions de voyage et de la fermeture des frontières, ce qui a eu pour effet d'accroître la disponibilité de drogues contaminées et plus mortelles. On estime qu'il y a eu 2 772 décès liés aux opioïdes entre janvier et mars 2021 seulement (Statistique Canada, 2021). Cela représente une augmentation de 65 % des décès liés aux opioïdes par rapport à la même période un an plus tôt (ASPC, 2022). La plupart des décès liés aux opioïdes sont survenus chez des adultes âgés de 20 à 40 ans, dont 75 % étaient des hommes. Un nombre important de ces décès sont survenus chez des Canadiens plus jeunes qui vivaient en Ontario, en Alberta et en Colombie-Britannique. La modélisation par l'ASPC indique que jusqu'à 2 000 personnes pourraient mourir de la toxicité des opioïdes au cours de chaque trimestre de 2022 (voir le chapitre 10).

COVID-19 de longue durée

La majorité des Canadiens qui ont été infectés par le virus SARS-CoV-2 (COVID-19) ou ses variantes se sont rétablis. Cependant, un certain nombre de personnes ont éprouvé des symptômes continus, maintenant appelés *COVID-19 de longue durée*. Bien que ce soit davantage des Canadiens plus âgés qui sont touchés par la COVID-19 de longue durée, de jeunes adultes et des enfants peuvent également être touchés. Les symptômes comprennent une fatigue écrasante, des symptômes respiratoires tels que l'essoufflement et la toux, des douleurs articulaires et thoraciques, et ce que beaucoup décrivent comme un « brouillard mental » ou un « brouillard cérébral », de l'anxiété et de la dépression (plus de 100 symptômes ont été signalés). Environ 80 % des adultes ont signalé un ou plusieurs symptômes de courte durée (de 4 à 12 semaines après avoir été infectés), et 60 % ont indiqué que certains de leurs symptômes ont duré plus de 12 semaines après leur infection initiale à la COVID-19 (gouvernement du Canada, 2022b).

Environ 10 % ont déclaré ne pas être en mesure de retourner au travail à long terme. Un peu moins de 60 % des enfants ont signalé des symptômes quatre semaines après leur infection. Les symptômes déclarés par les enfants comprennent la fatigue, les maux de tête, la congestion nasale, les douleurs musculaires et les troubles du sommeil. Parfois, ces symptômes s'atténuent et réapparaissent. Il n'y a pas de traitement unique pour ce syndrome, car la plupart des traitements ne visent qu'à alléger les symptômes. On fait souvent référence aux personnes qui ont la COVID-19 de longue durée en disant qu'ils ont le « syndrome post-COVID-19 ». Heureusement, la recherche sur ce syndrome est en cours, la compréhension de la façon de le traiter s'améliorant fréquemment (voir chapitre 10).

RÉSUMÉ

7.1 Aujourd'hui, les concepts clés de la santé, du bien-être et de la maladie sont définis par des termes plus nuancés. Les définitions de la santé évoquent des aspects tels que la culture, les antécédents et les expériences d'une personne. Le bien-être va au-delà d'une bonne santé physique et mentale, et tient compte de l'opinion d'une personne sur sa santé et sa qualité de vie. Les nombreuses dimensions du bien-être comprennent la santé physique, émotionnelle, intellectuelle, spirituelle, sociale, environnementale et professionnelle. La *maladie* désigne un état dans lequel les fonctions corporelles ou mentales d'une personne sont différentes de la normale. Le terme *maladie*, souvent utilisé pour désigner la présence d'une maladie, peut également faire référence à la façon dont une personne se sent par rapport à sa santé, qu'elle soit vraiment malade ou non. Un *handicap* peut être physique, sensoriel, cognitif ou intellectuel et peut survenir conjointement avec ou à la suite d'une maladie, ou peut être causé par un accident.

7.2 La façon dont les soins de santé sont dispensés se reflète dans une conception, une philosophie et une approche. Trois approches, ou modèles, sont plus fréquemment utilisés : les modèles médical, holistique et de bien-être. Le cadre holistique est une approche de la santé utilisée par de nombreux peuples autochtones. Certaines personnes préfèrent une approche naturelle, non invasive, des soins de santé, s'éloignant du diagnostic et de l'intervention traditionnels. D'autres ont plus confiance dans les traitements éprouvés. D'autres encore mélangeront les philosophies.

7.3 Plusieurs facteurs influencent la façon dont les gens réagissent lorsque leur santé est compromise. Il s'agit notamment des expériences passées et de la vision de la vie (p. ex., optimiste, pessimiste). Au cours des dernières années, les Canadiens, pour la plupart, ont assumé une plus grande responsabilité à l'égard de leur propre santé, en évaluant leurs propres comportements à risque et en mettant l'accent sur la promotion de la santé et la prévention des maladies. Les comportements à risque sont les activités qu'une personne exerce volontairement en sachant qu'elles peuvent nuire à sa santé. Il est important de noter que le fait de s'engager dans de telles activités ou de tels comportements n'est pas toujours « volontaire » en soi, mais souvent dicté par la situation dans laquelle se trouve la personne (p. ex., le tabagisme comme mécanisme d'adaptation au stress).

7.4 Le comportement de santé est la façon dont une personne réagit à tous les aspects d'une santé modifiée. La façon dont la personne réagit a une incidence sur sa relation avec les fournisseurs de soins de santé, les membres de sa famille et d'autres personnes proches d'elle. La réaction à une santé modifiée est propre à chaque personne et influencée par ses antécédents, ses croyances sociales et culturelles et ses expériences passées avec le système de soins de santé. Comprendre que les écarts par rapport au comportement normal d'une personne ne sont que cela, et soutenir la personne de manière appropriée, contribue grandement à aider un patient à se rétablir.

7.5 La santé d'une personne est mesurable en fonction de certaines normes, comme le continuum santé-maladie. La façon dont une personne se sent à propos de sa santé change fréquemment et est influencée par le type et la gravité d'une infirmité, les croyances personnelles en matière de santé et le modèle de santé avec lequel elle est le plus liée.

7.6 Il est largement admis que lorsque les gens sont malades, leurs comportements, leurs rôles et leurs attitudes changent. Cette réaction à la maladie est parfois appelée comportement de rôle malade. Elle implique les personnes proches (famille, amis) et celles avec qui les gens travaillent. Bien que la plupart des gens réagissent de manière adaptative, d'autres deviennent plus dépendants et ont parfois besoin d'un soutien et d'une compréhension accrus. Les croyances en matière de santé, la culture, les traditions et l'expérience antérieure avec le système de soins de santé jouent également un rôle dans la réaction d'une personne à la maladie. L'hospitalisation peut davantage influencer la façon dont une personne réagit. Ces réactions sont appelées les stades de la maladie.

7.7   Dans l'ensemble, la santé des Canadiens s'est améliorée au cours de la dernière décennie, mais il reste des défis à relever pour fournir des soins rapides et efficaces, en particulier pour les personnes atteintes de cancer et de maladies du système respiratoire, qui sont les principales causes de morbidité et de mortalité au pays. En 2020, la COVID-19 était la troisième cause de décès au pays. Les Autochtones sont particulièrement à risque, en raison de facteurs socioéconomiques, de l'isolement géographique, du traumatisme intergénérationnel causé par le colonialisme et des pensionnats indiens et, pour beaucoup, en raison du manque de proximité de grands centres de traitement.

La pandémie de COVID-19 continue d'avoir des répercussions importantes sur la santé physique, émotionnelle et mentale des Canadiens ainsi que sur l'économie du pays. Les Canadiens de tous âges ont connu des niveaux accrus de stress, d'anxiété et de dépression en raison de variables telles que la distanciation sociale, l'isolement et les inquiétudes liées à la perte (ou à la perte éventuelle) de revenu. Pour beaucoup, le stress est aggravé par des problèmes tels qu'un logement précaire et l'insécurité alimentaire. Pendant la pandémie, la consommation d'opioïdes et le nombre de décès qui y étaient liés ont considérablement augmenté, ce qui a eu une incidence sur ce qui était déjà une crise nationale. La plupart des Canadiens qui ont contracté le virus se sont rétablis, bien que le taux de mortalité demeure élevé, en particulier chez les Canadiens âgés ayant d'autres pathologies et vivant dans des établissements de soins de longue durée et résidentiels. Des Canadiens ont souffert de la COVID-19 de longue durée, dont certains ont semblé se rétablir, ayant une variété de symptômes réapparaissant après 12 semaines ou plus.

QUESTIONS DE RÉVISION

1. Décrivez les dimensions du bien-être et expliquez comment il va au-delà de la bonne santé.
2. Faites la distinction entre une maladie et un handicap et donnez des exemples des deux.
3. Comparez les modèles ou les théories de la santé : médicale, holistique, holistique autochtone et de bien-être, en nommant les points clés de chacun ou de chacune.
4. Quels sont les défis auxquels font face les personnes ayant une déficience physique et mentale?
5. Expliquez comment l'attitude des Canadiens à l'égard de leur santé et de leur bien-être a changé au cours des dernières décennies.
6. Faites la distinction entre les croyances en matière de santé et les comportements de santé.
7. Décrivez brièvement comment le comportement d'une personne lié à la santé peut influer sur la façon dont vous, en tant que fournisseur de soins de santé, traitez cette personne.
8. Quelle est la meilleure façon d'offrir à un nouveau Canadien des services de santé adaptés à sa culture?
9. Expliquez comment le comportement de rôle malade peut influer sur l'endroit où une personne se place sur le continuum santé-maladie.
10. Décrivez comment les différents stades de la maladie peuvent influencer le comportement du patient.
11. Comment et pourquoi les principales causes de décès au Canada ont-elles changé au cours des 10 dernières années?
12. Quel effet la pandémie de COVID-19 a-t-elle eu sur l'abus d'opioïdes au Canada?
13. Étant donné que le Canada est un pays culturellement diversifié, il est inévitable que, dans la plupart des milieux de soins de santé, la nécessité d'être bien informé et sensible sur le plan culturel soit un élément essentiel pour offrir des soins de santé appropriés et impartiaux. Faites des recherches sur la composition démographique culturelle au sein de votre collectivité. Choisissez une culture et renseignez-vous sur ses pratiques, ses traditions et ses attentes en matière de soins de santé. Indiquez sur une fiche d'information les points qu'il serait utile pour un fournisseur de soins de santé d'avoir à l'esprit lorsqu'il interagit avec une personne issue de ce contexte culturel.

RÉFÉRENCES

Canada, S. (2017). *Projections of the Aboriginal Populations, Canada, provinces and territories, 2001 to 2017. Catalogue number 91-547-XIE*. https://www150.statcan.gc.ca/n1/pub/91-547-x/2005001/4072106-eng.htm.

Canadian Cancer Society. (2022). *Canadian cancer statistics*. https://cancer.ca/en/research/cancer-statistics/canadian-cancer-statistics.

Canadian Institute for Health Information. (2021, December 9). *COVID-19's impact on long-term care*. https://www.cihi.ca/en/covid-19-resources/impact-of-covid-19-on-canadas-health-care-systems/long-term-care.

Centre for Addiction and Mental Health (CAMH). (2020, July). Mental health in Canada: Covid-19 and beyond. *CAMH policy advice*. https://www.camh.ca/-/media/files/pdfs--public-policy-submissions/covid-and-mh-policy-paper-pdf.pdf.

Chin, P. (1996). Chinese Americans. In J. G. Lipson, S. L. Dibble, & P. A. Minarik (Eds.), *Culture and nursing care: A pocket guide* (pp. 74–81). University of California San Francisco Nursing Press.

Conference Board of Canada. (2018). *Mortality due to heart disease and stroke*. https://www.conferenceboard.ca/hcp/provincial/health/heart.aspx.

Elflein, J. (2021 November 18). *Estimated cancer rates in Canada by province, 2021*. https://www.statista.com/statistics/438129/estimated-incidence-rates-of-all-cancers-in-canada-by-province/#:~:text=Rate%20of%20Canadian%20new%20cancer%20cases%20by%20province%202021&text=In%20Nunavut%20there%20are%20around,100%2C000%20in%20Newfoundland%20and%20Labrador.&text=As%20of%202021%2C%20there%20were,in%20Canada%20per%20100%2C000%20population.

Euromed Info. (n.d.). *How culture influences health beliefs*. http://www.euromedinfo.eu/how-culture-influences-health-beliefs.html/.

Government of Canada. (2022a). *Modelling opioid-related deaths during the COVID-19 outbreak*. https://www.canada.ca/en/health-canada/services/opioids/data-surveillance-research/modelling-opioid-overdose-deaths-covid-19.html.

Government of Canada. (2022b). *Post-COVID-19 condition (long-COVID)*. https://www.canada.ca/en/public-health/services/diseases/2019-novel-coronavirus-infection/symptoms/post-covid-19-condition.html.

Heart and Stroke Foundation. (2018). *Lives disrupted: The impact of stroke on women. 2018 Stroke Report*. https://www.heartandstroke.ca/-/media/pdf-files/canada/stroke-report/strokereport2018.ashx#:~:text=TIAs%20are%20an%20important%20warning,stages%20for%20stroke%20in%20women.&text=More%20than%2062%2C000%20strokes%20occur,of%20these%20happen%20to%20women.&text=One%2Dthird%20more%20women%20die,women%2C%2041%25%20are%20men.

Inclusion London. (n.d.). *The social model of disability* https://www.inclusionlondon.org.uk/disability-in-london/social-model/the-social-model-of-disability-and-the-cultural-model-of-deafness/.

Nursing. (2005). Understanding transcultural nursing. *Nursing, 18*, 21–23. 35, 14, 16. https://journals.lww.com/nursing/Fulltext/2005/01001/UNDERSTANDING_TRANSCULTURAL_NURSING.3.aspx.

People with Disability Australia. (n.d.). *Social model of disability* https://pwd.org.au/resources/disability-info/social-model-of-disability/.

Public Health Agency of Canada (PHAC). (2019, December 9). Stroke in Canada: Highlights from the Canadian chronic disease Surveillance system. Cat. *Number*. HP35–88/2017E-PDF. https://www.canada.ca/en/public-health/services/publications/diseases-conditions/stroke-canada-fact-sheet.html.

Public Health Agency of Canada (PHAC). (2022, September). *Opioid- and stimulant-related harms in Canada*. https://health-infobase.canada.ca/substance-related-harms/opioids-stimulants/.

Raeburn, A. (2021 December 20). *10 Places where eye-contact is not recommended (10 places where the locals are friendly). The Travel*. https://www.thetravel.com/10-places-where-eye-contact-is-not-recommended-10-places-where-the-locals-are-friendly/.

Schwartz, E. (1991). Jewish Americans. In J. N. Giger, & R. E. Davidhizar (Eds.), *Transcultural nursing* (pp. 491–520). Mosby.

Statistics Canada. (2021, December 22). *COVID-19 in Canada: Year-end update on social and economic impacts. Catalogue no. 11-631-X*. https://www150.statcan.gc.ca/n1/pub/11-631-x/11-631-x2021003-eng.htm.

Statistics Canada. (2022a). *Life expectancy and other elements of the complete life table, three-year estimates, Canada, all provinces except Prince Edward Island. Table 13-10-0114-01*. https://www150.statcan.gc.ca/t1/tbl1/en/tv.action?pid=1310011401.

Statistics Canada. (2022b). *Deaths*. 2020. The Daily. https://www150.statcan.gc.ca/n1/daily-quotidien/220124/dq220124a-eng.htm.

Swaine, Z. (2011). Medical model. In J. S. Kreutzer, J. DeLuca, & B. Caplan (Eds.), *Encyclopedia of clinical neuropsychology*. Springer. doi:10.1007/978-0-387-79948-3_2131.

Thompson, V. (2022). *Administrative and clinical procedures for the Canadian health professional. Pearson education.*

Tjepkema, M., Bushnik, T., & Bougie, E. (2019, December 18). *Life expectancy of first Nations, Metis, and Inuit household populations in Canada.* https://www150.statcan.gc.ca/n1/pub/82-003-x/2019012/article/00001-eng.htm.

Truth and Reconciliation Commission of Canada. (2015). *Calls to Action.* https://www2.gov.bc.ca/assets/gov/british-columbians-our-governments/indigenous-people/aboriginal-peoples-documents/calls_to_action_english2.pdf.

Visa, C. (2022). *Canada immigration levels plan*, (pp. 2023–2025). https://www.canadavisa.com/canada-immigration-levels-plans.html#:~:text=Under%20its%20Immigration%20Levels%20Plan,reunite%20families%2C%20and%20help%20refugees.

Willingham, E. (2012, October 16). *Low eye contact is not just an autism thing. Forbes.* https://www.forbes.com/sites/emilywillingham/2012/10/16/low-eye-contact-is-not-just-an-autism-thing/?sh=5b92ee4b7f5c.

World Health Organization. (1986). Health promotion: Concepts and principles in action—a policy framework. *WHO Regional Office for Europe.*

World Population Review. (2022). *Infant mortality rate by country 2022.* https://worldpopulationreview.com/country-rankings/infant-mortality-rate-by-country.

La loi et les soins de santé

Le présent chapitre donne un aperçu pratique, mais superficiel, de la relation entre le droit et certains aspects des soins de santé au Canada. Il se concentre sur des éléments de base des soins de santé et l'application de questions juridiques connexes, plutôt que sur des lois et des dispositions précises. Étant donné que les lois varient d'une province et d'un territoire à l'autre, il est plus utile pour les étudiants de faire des recherches sur celles qui relèvent de leur propre compétence pour accéder à des renseignements précis.

La plupart des fournisseurs de soins de santé, des établissements de soins de santé, des autorités régionales de la santé et d'autres autorités gouvernementales, ainsi que des titulaires de professions réglementées sont régis par des lois, des règlements ou des lignes directrices, qui ont tous une incidence sur leur façon de fonctionner (voir le chapitre 5). Le présent chapitre commence par examiner la répartition des pouvoirs législatifs en matière de soins de santé entre le gouvernement fédéral et les gouvernements provinciaux et territoriaux. Il traite également des responsabilités légales du gouvernement fédéral en ce qui concerne la législation sur la sécurité et les articles du droit criminel qui ont une incidence sur les soins de santé. Ce chapitre examine également les droits légaux des Canadiens en matière de soins de santé en vertu de la *Loi canadienne sur la santé* et de la Charte des droits et libertés.

L'entreprise privée dans le domaine des soins de santé se développe dans tout le pays et entre souvent en conflit avec les principes des soins de santé financés par l'État, et la législation relative à l'entreprise privée varie d'une administration à l'autre. De nombreux Canadiens saisissent l'occasion de choisir entre les services publics et privés, d'autres non. Le présent chapitre traite brièvement des restrictions imposées aux Canadiens qui sollicitent des soins de santé auprès de cliniques privées et du droit des Canadiens de souscrire une assurance privée pour les services médicalement nécessaires que les provinces ou les territoires ne peuvent pas fournir dans des délais raisonnables.

Parmi les autres sujets abordés ici, mentionnons les lignes directrices juridiques et les responsabilités des fournisseurs de soins de santé concernant le consentement au traitement et la façon de faciliter les demandes d'aide médicale à mourir. Les effets de la loi sur les fournisseurs de soins de santé, ainsi que sur leurs obligations morales et légales envers les patients, sont également traités. Enfin, le présent chapitre traite de la gestion et de la confidentialité des renseignements sur la santé, des lois actuelles sur la protection des renseignements personnels, ainsi que des défis posés par les dossiers de santé électroniques.

LOIS UTILISÉES DANS LA LÉGISLATION SUR LES SOINS DE SANTÉ

Les lois au Canada comprennent à la fois le droit législatif (c.-à-d., dérivé d'actes) et la common law (c.-à-d., établie par les juges dans leurs décisions). Divers ordres de gouvernement sont autorisés à créer des lois. Certaines lois s'appliquent plus que d'autres au secteur des soins de santé, y compris le droit constitutionnel, le droit législatif, le droit réglementaire et la common law (ou la jurisprudence), qui sont tous décrits dans les sections qui suivent.

Droit constitutionnel

Le droit constitutionnel s'intéresse à la relation entre le peuple et son gouvernement, et établit, attribue et limite le pouvoir public. Au Canada, les affaires contestant le droit d'une personne aux soins de santé ont été fondées sur la *Charte canadienne des droits et libertés*, qui fait partie de la Constitution canadienne. En vertu de la Constitution, chacun a les libertés fondamentales suivantes (Charte canadienne des droits et libertés, 1982) :
- Liberté de conscience et de religion
- Liberté de pensée, de croyance, d'opinion et d'expression, y compris la liberté de la presse et des autres moyens de communication
- Liberté de réunion pacifique
- Liberté d'association

Un citoyen canadien privé de l'un ou l'autre de ces droits peut remettre en question la personne, les personnes ou l'organisation qui lui refusent ces droits, en vertu de l'article connexe de la Charte.

Droit législatif

Un texte *législatif* est une loi. Les lois sont adoptées au Parlement (c.-à-d. au niveau fédéral) ou dans les assemblées législatives provinciales ou territoriales. Parmi les exemples de lois relevant de la compétence fédérale, mentionnons celles qui traitent de l'immigration, de la fiscalité et du divorce. Les lois de compétence provinciale ou territoriale comprennent celles qui ont trait à l'éducation, à la famille et aux soins de santé.

Droit réglementaire

Le droit réglementaire, également appelé *mesures législatives subordonnées*, est une forme de droit qui possède la caractéristique juridiquement contraignante d'une loi, parce qu'il est généralement fait sous l'autorité d'une loi. Bien que le droit réglementaire puisse être laissé aux ministères et organismes gouvernementaux, il n'est pas adopté par le Parlement (c.-à-d. au niveau fédéral) ou par les législatures provinciales ou territoriales, mais plutôt par des personnes ou des organisations déléguées, comme un organisme administratif ou un tribunal. Toutefois, le pouvoir de mettre en œuvre des règlements doit être expressément énoncé dans une loi fédérale, provinciale ou territoriale. Par exemple, au Manitoba, la *Regional Health Authorities Act* donne aux régies régionales de la santé le pouvoir de prendre, de mettre en œuvre et d'appliquer certains règlements. À l'échelle fédérale, la *Loi sur les aliments et drogues* a autorité sur le Règlement sur les aliments et drogues de Santé Canada.

Dans le domaine des soins de santé, le droit réglementaire touche les conseils d'administration des hôpitaux, les établissements de soins de santé et les organismes régissant les fournisseurs de soins de santé. En vertu des lois provinciales et territoriales sur les professions de la santé (p. ex., *la Loi sur les professions de la santé réglementées* de l'Ontario), le ministre de la Santé supervise la façon dont les professions de la santé fonctionnent et s'administrent elles-mêmes, et conserve également le pouvoir de demander à un conseil de prendre, de modifier ou de révoquer un règlement particulier.

Common law (jurisprudence) et droit civil au Canada

Au Canada, le droit dans toutes les provinces et tous les territoires, à l'exception du Québec, est fondé sur la common law. Le Québec fonctionne en vertu du droit civil et du droit statutaire, selon le *Code napoléon* ou *Code civil*.

La common law n'est pas établie au sein de la législature ou rédigée officiellement comme l'est le droit législatif. Aussi appelée *jurisprudence*, elle résulte des décisions des tribunaux. Ces décisions sont fondées sur une variété de lois établies historiquement, conformes à des décisions antérieures ou à des décisions de tribunaux supérieurs, à des interprétations de lois écrites et à d'autres principes juridiques non énoncés dans le droit législatif. Bien que le système de droit civil du Québec repose fortement sur des lois écrites, les juges des tribunaux québécois cherchent souvent une orientation dans les décisions antérieures et doivent également interpréter des lois écrites, comme c'est le cas dans les systèmes de common law. De plus, la common law peut régir les litiges menés devant la Cour fédérale du Canada.

Classifications du droit : droit public et droit privé

Les lois sont classées comme publiques ou privées. Le *droit public* s'applique aux affaires entre un individu et la société dans son ensemble, et comprend donc les lois pénales, fiscales, constitutionnelles, administratives et des droits de la personne. Par exemple, lorsqu'une personne enfreint une loi criminelle, sa violation est considérée comme un tort contre la société, pas seulement un tort contre une autre personne ou un groupe de personnes particulier. Il peut y avoir des variations dans le droit public d'une province ou d'un territoire à l'autre.

Le droit privé régit les questions concernant les relations entre personnes ou personnes morales et comprend le droit des contrats et des biens, les questions relatives à l'héritage, le droit de la famille, le droit de la responsabilité délictuelle (p. ex., la négligence) et le droit des sociétés. Une personne peut poursuivre une entreprise, un dentiste, un médecin, un hôpital, un organisme de soins de santé primaires ou toute autre personne pour des dommages-intérêts en vertu du droit privé. Ces poursuites peuvent inclure des délits de parole (p. ex., diffamation, calomnie), des atteintes à la vie privée et à la confidentialité, et des poursuites pour négligence.

L'exemple suivant illustre la différence entre le droit public et le droit privé. Si une infirmière, Jenna, était d'avis qu'un patient (qui n'était pas admissible à l'aide médicale à mourir) serait mieux mort et l'aidait activement à mourir, la police, agissant au nom de l'État, arrêterait l'infirmière et l'inculperait en vertu du *Code criminel*, qui fait partie du droit public. Si elle était reconnue coupable, Jenna serait probablement condamnée à une peine d'emprisonnement ou à une amende (c.-à-d., à l'État). La famille de la victime pourrait également intenter une action civile contre l'infirmière en vertu du droit privé. Si le tribunal accordait des dommages-intérêts à la famille, l'infirmière devrait les lui payer directement. Toutes les administrations ont un certain type d'organisme spécialisé, parfois appelé Commission d'indemnisation des victimes d'actes criminels ou autre. À Terre-Neuve-et-Labrador, la Newfoundland Crimes Compensation Board est un exemple permettant à une victime (ou à la famille d'une victime) de demander des dommages-intérêts, plutôt que d'intenter une action civile, une fois qu'une personne a été reconnue coupable par un tribunal criminel. Le gouvernement évalue les dommages-intérêts, qui sont accordés à même les fonds publics.

Droit de la responsabilité délictuelle

Un délit civil se produit lorsqu'une personne cause des blessures corporelles ou des dommages matériels à une autre personne, intentionnellement (délibérément) ou non. Les affaires relevant du droit de la responsabilité délictuelle peuvent être compliquées et reposer, par exemple, sur la nécessité de prouver la négligence dans un acte intentionnel.

Délit intentionnel

Un délit intentionnel se produit lorsque l'acte préjudiciable est délibéré. Dans les soins de santé, il s'agit généralement d'une agression physique ou d'un traitement médical donné de force à un patient. Parmi les exemples de délits intentionnels, on peut citer un aide-soignant dont il est prouvé qu'il a traité un patient de manière brutale, lui causant des blessures, ou un prestataire de soins de santé qui réussit à pratiquer une réanimation cardio-pulmonaire (RCP) sur une personne dont l'ordre de ne pas réanimer était connu.

Responsabilité délictuelle involontaire

Un délit non intentionnel se produit lorsqu'un acte, qui n'était pas délibéré ni prémédité, a causé des blessures physiques ou émotionnelles ou des dommages matériels. Les délits involontaires sont habituellement causés par des actes qui sont des erreurs humaines, de jugement ou de la négligence. Par exemple, l'erreur humaine pourrait être considérée comme la cause si un/e infirmier/ère avait donné le mauvais médicament à un patient plus âgé, lui causant des torts. Un physiothérapeute peut mal juger de la capacité d'un patient à se déplacer, et il chute la première fois qu'il essaie de se lever de façon autonome. La négligence est l'un des délits les plus courants, et les cas sont souvent compliqués.

Négligence. La négligence est une branche du droit de la responsabilité délictuelle. La négligence peut prendre la forme d'une faute médicale ou, selon le cas, d'une inconduite professionnelle. Il y a négligence lorsqu'un fournisseur de soins de santé omet (involontairement) de respecter les normes de soins exigées de sa profession. Il peut y avoir négligence lorsqu'un devoir de diligence envers une personne n'est pas accompli. Dans le domaine des soins de santé, il peut s'agir, par exemple, d'oublier d'effectuer un geste nécessaire, de ne pas se soucier ou de confirmer si un geste particulier et nécessaire a été effectué, de fournir des soins inappropriés ou inférieurs aux normes, de fournir à un patient des directives peu claires ou de ne pas expliquer avec succès à un patient comment suivre un plan de traitement (exemple de cas 8.1).

Un fournisseur de soins de santé peut se faire accuser d'un délit si un patient subit des blessures physiques ou émotionnelles résultant de quelque chose que le fournisseur de soins de santé a fait ou n'a pas fait, s'il est prouvé qu'il y a eu négligence.

Le devoir joue un rôle important dans l'éthique médicale et le droit médical. Les professionnels de la santé sont souvent davantage tenus responsables de leurs devoirs envers leurs patients que les personnes exerçant d'autres professions. Les fournisseurs de soins de santé peuvent faire face à des litiges s'il est prouvé qu'ils n'ont pas fait leur devoir envers un patient. Le devoir fait

---

EXEMPLE DE CAS 8.1   Un assistant en physiothérapie promène un patient

On a demandé à un assistant en physiothérapie d'emmener E.P., qui a 85 ans (qui souffre de la maladie d'Alzheimer à un stade avancé) faire une courte promenade, puis de l'aider à se remettre au lit. Après avoir quitté l'étage, l'assistant en physiothérapie se souvient qu'il n'a pas remis en place la barrière latérale du lit d'E.P. En retard, l'assistant en physiothérapie quitte l'hôpital en pensant : « Quelqu'un l'a sûrement déjà fait maintenant. » Environ une heure plus tard, E.P. essaie de sortir du lit sans aide, tombe et se casse une hanche. La famille d'E.P. poursuit l'hôpital et l'assistant en physiothérapie pour négligence.

---

partie de la relation professionnelle patient-fournisseur de soins de santé dès qu'elle commence. Par exemple, J.R. a pris rendez-vous avec un nouveau médecin. Leur relation professionnelle commence une fois que le médecin a vu J.R., a évalué J.R. et a recommandé un plan de traitement. Avant le rendez-vous, J.R. ne pouvait pas prétendre que le médecin avait été négligent sur un aspect lié à la santé et intenter une action en justice contre lui. Le médecin est responsable des soins de J.R. jusqu'à la fin de la relation médecin-patient et tant que J.R. n'a pas changé de praticien. De même, les établissements peuvent être tenus responsables d'incidents lorsqu'il est prouvé que des soins de qualité inférieure ont été donnés (p. ex., des niveaux de personnel inadéquats dans un établissement de soins de longue durée entraînant un préjudice pour un résident), parce que l'établissement lui-même est responsable de la mise en œuvre et du maintien des normes de soins.

__Litiges et devoir de diligence.__ Presque tous les fournisseurs de soins de santé sont liés par un devoir de diligence, qui est conforme aux normes de soins de leur profession. Dans de tels cas, les litiges tiennent compte du niveau de compétence qu'une « personne raisonnable » ayant les compétences requises est censée posséder Cette norme établie par toute profession réglementée (p. ex., l'Association des infirmières et infirmiers de l'Ontario ou l'Association des infirmières et des infirmiers praticiens de l'Alberta) doit être respectée par tous les membres de cette association professionnelle.

Droit contractuel

Le droit contractuel régit les accords privés, qui sont généralement exécutoires par les tribunaux comme beaucoup d'autres lois, à condition que l'accord n'enfreigne pas d'autres lois applicables ou n'ait pas un objectif illégal. Par exemple, des contrats peuvent être établis entre un employeur et un employé, ou un fournisseur de soins de santé et un patient. Ils peuvent également être exprimés (c.-à-d., ouvertement parlés ou écrits) ou implicites (c.-à-d., non-dits, mais considérés comme compris).

Une rupture de contrat se produit lorsque l'une des parties ne respecte pas les conditions de l'accord. Un chirurgien plasticien, par exemple, peut accepter d'effectuer un redrapage du visage sur un patient pour un prix donné. Si, pour une raison quelconque, le médecin ne termine pas la procédure, ou si le patient refuse de payer le prix convenu, l'un peut poursuivre l'autre pour rupture de contrat. Autre exemple : un organisme de soins de santé privé embauche un dentiste dans le cadre d'un contrat d'un an. Après deux mois, le dentiste trouve un poste mieux rémunéré et s'en va. L'organisme de soins de santé peut poursuivre le dentiste pour rupture de contrat.

Droit criminel

Au Canada, le droit criminel, à quelques exceptions près, est énoncé dans la législation fédérale. La plupart des lois se trouvent dans le *Code criminel* du Canada, qui donne également la description des crimes et des procédures de droit criminel. Il s'agit d'une catégorie de droit public qui traite des crimes contre les personnes, les biens ou les deux, ainsi que ceux jugés intolérables par la société (p. ex., meurtre, racisme, vol). Dans la plupart des cas, pour être coupable d'un crime, une personne doit accomplir *un acte fautif* ou *actus reus* (ce qui a été fait) et avoir une *intention fautive* ou *mens rea* (un esprit coupable), p. exemple, un fournisseur de soins de santé qui se livre volontairement à un acte préjudiciable dans l'intention de nuire à son patient.

Les accusations criminelles touchant des professionnels de la santé et des patients tiennent compte du « devoir de diligence », du principe consistant à « ne pas nuire » et du degré d'autorité d'un professionnel de la santé dans la responsabilité délictuelle, qui pourraient avoir une incidence sur la détermination de la peine.

Bien qu'il s'agit d'un cas extrême, prenons l'exemple de l'infirmière Elizabeth Wettlaufer, qui a plaidé coupable, entre autres, d'avoir tué huit Canadiens âgés dans des établissements de soins de longue durée à London et à Woodstock, en Ontario, en 2016. Elle était en position d'autorité et de confiance. Elle a été condamnée par un tribunal de l'Ontario à la prison à vie sans possibilité de libération conditionnelle avant 25 ans. L'encadré 8.1 donne des exemples de moyens permettant aux personnes en pratique clinique d'éviter les problèmes juridiques dans le milieu des soins de santé.

ENCADRÉ 8.1   Stratégies pour éviter les problèmes juridiques

- La plupart des établissements de soins de santé exigent des vérifications du casier judiciaire à la fois des employés éventuels et des étudiants qui postulent pour effectuer un stage ou participer à un programme coopératif. Soumettez-vous à toutes les vérifications judiciaires demandées.
- Travaillez uniquement dans le cadre de votre champ d'exercice et de vos compétences (choses qu'on vous a apprises à faire et pour lesquelles on a jugé que vous aviez les compétences nécessaires, et qui font juridiquement partie de votre exercice professionnel). Si on vous demande de faire quelque chose qui ne relève pas de votre champ d'exercice ou que vous n'êtes pas autorisé à faire, refusez. Si vous ne savez pas comment faire une tâche précise dans votre champ d'exercice, demandez de l'aide. Il peut s'agir d'une tâche ou d'une procédure qui sont bien dans les limites du cadre légal de vos responsabilités, mais que vous n'avez pas effectuées récemment et que vous n'avez pas la certitude de pouvoir faire correctement (p. ex., administrer un traitement par inhalation, installer une perfusion intraveineuse ou changer un pansement complexe). Ce n'est pas un crime de demander de l'aide; vous pourriez porter préjudice à un patient, faire l'objet de mesures disciplinaires ou faire face à un litige si vous ne le faites pas.
- Une documentation complète, concise et précise protège tout le monde : l'organisation pour laquelle vous travaillez, votre patient et vous. Gardez les dossiers requis à jour et précis. Faites une priorité de la tenue des dossiers, en adhérant au protocole de l'organisation pour laquelle vous travaillez. En cas de litige, le dossier médical peut être le document le plus important pour déterminer l'issue d'une affaire. Cela peut être un défi avec les dossiers et la documentation informatisés, l'organigramme et la consignation au dossier des exceptions. Respectez toujours les règles régissant les mots de passe, l'ouverture et la fermeture de sessions dans un système informatique, et ne permettez *jamais* à quelqu'un d'autre d'accéder à vos informations de connexion ou de signer un dossier sous votre nom.
- La plupart des installations maintiennent un processus officiel de signalement des événements indésirables, dont un signalement rapide conformément aux directives de l'établissement et une déclaration au moyen d'un formulaire appelé rapport d'incident. Les renseignements sur ce formulaire doivent être concis et exacts. Dans la plupart des cas, si l'incident touche un patient en milieu hospitalier, les renseignements consignés dans le

rapport d'incident ne figurent sur le dossier médical du patient que s'ils sont directement liés à sa santé. Le rapport d'incident lui-même est envoyé au gestionnaire des risques, qui l'utilise pour évaluer l'événement et mettre en œuvre des mesures pour prévenir des événements similaires.

- Respectez les lois sur la protection de la vie privée et la confidentialité (à la fois dans votre lieu de travail et à l'extérieur de celui-ci). Réfléchissez avant de parler du travail ou d'informations connexes au travail. N'accédez jamais aux dossiers de quiconque (électroniques ou écrits) à moins d'avoir le droit légal de le faire. Le fait d'être un ami ou un parent ne vous donne pas un accès légal aux renseignements personnels sur la santé d'autrui ni le droit de divulguer quelque chose d'aussi innocent que la naissance du bébé d'un ami commun. Gardez à l'esprit que même les bonnes nouvelles liées à l'information sur la santé doivent rester confidentielles.
- Dans un établissement de soins de santé, il peut y avoir des charges de travail irréalistes qui vous obligent à établir un ordre de priorité dans les soins. Faites toujours de votre mieux. Ne fournissez jamais de soins ou de traitements de qualité inférieure. S'il y a des choses que vous ne pouvez pas faire, consignez-le. Si possible, prenez le temps nécessaire pour terminer une tâche correctement. Comme on dit, « il vaut mieux prévenir... ».
- Prenez la défense de vos patients. Si vous soupçonnez que quelque chose ne va pas, faites appel au canal hiérarchique approprié et parlez à quelqu'un plutôt que d'ignorer l'incident. Votre patient peut avoir peur d'aborder la situation personnellement ou d'être simplement ignoré.
- N'ignorez pas les activités contraires à l'éthique ou illégales. Suivez le protocole, les politiques et les procédures.
- Veillez à avoir un certain type d'assurance responsabilité par l'entremise de votre lieu de travail, de votre ordre professionnel ou de votre organisation professionnelle, qui vous couvrira en cas d'incident ou d'acte répréhensible.
- Ayez conscience des actes répréhensibles des autres ainsi que de leurs pratiques contraires à l'éthique. Si vous avez la forte impression que quelque chose ne va pas, demandez conseil. Ne prenez pas part à quelque chose que vous sentez ou savez être illégal.
- Prenez soin de vous. Si vous êtes victime de harcèlement dans votre milieu de travail, cherchez le meilleur plan d'action possible. D'autres peuvent rencontrer le même problème. Ces situations sont délicates et peuvent parfois se terminer de façon fâcheuse si elles ne sont pas traitées de manière appropriée.

LE DROIT, LE PARTAGE DES POUVOIRS ET LE CADRE JURIDICTIONNEL

L'*Acte de l'Amérique du Nord britannique* (maintenant la *Loi constitutionnelle*) a été adopté en 1867, accordant la compétence sur certains domaines des soins de santé au gouvernement fédéral et la compétence sur d'autres domaines aux gouvernements provinciaux et territoriaux. La compétence du gouvernement signifie qu'il a autorité sur des zones géographiques et législatives spécifiques désignées et qu'il possède également le droit de rédiger, d'adopter et de promulguer des lois dans son domaine d'autorité.

Au départ, les provinces assumaient la responsabilité de « la création, l'entretien et la gestion d'hôpitaux, d'asiles et d'institutions ou établissements de bienfaisance dans les limites et pour les besoins de la province, à l'exclusion des hôpitaux maritimes » (Loi constitutionnelle de 1982). Comme nous l'avons vu au chapitre 1, les soins de santé sont essentiellement une compétence provinciale ou territoriale. Toutefois, il y a certains domaines où le pouvoir est laissé au gouvernement fédéral, parce que certaines populations relèvent du gouvernement fédéral (p. ex., les détenus sous responsabilité fédérale et les peuples autochtones visés par la *Loi sur les Indiens*).

En plus d'appliquer les modalités de la *Loi canadienne sur la santé* et de fournir un soutien financier aux provinces et aux territoires (voir le chapitre 2), le gouvernement fédéral surveille des aspects des activités de soins de santé visés par le *Code criminel* du Canada. Certains de ces éléments sont décrits dans la *Loi sur les aliments et drogues* du gouvernement fédéral, en plus de la *Loi réglementant certaines drogues et autres substances*. Le gouvernement fédéral a le pouvoir d'établir des interdictions et des sanctions en cas d'infraction à la Loi.

En vertu de l'expression vague « paix, ordre et bon gouvernement » (Loi constitutionnelle de 1982), le gouvernement fédéral a le pouvoir d'adopter des lois sur des questions qui relèveraient normalement de la compétence des provinces ou des territoires. Il s'agit, en particulier, de l'adoption de pouvoirs en cas d'urgence, comme à la suite de l'occupation d'Ottawa par un convoi en 2022, et pour des questions d'intérêt national, comme une épidémie (COVID-19).

Sécurité au travail

Plusieurs organisations canadiennes, y compris le Centre canadien d'hygiène et de sécurité au travail (CCHST), la Commission des accidents du travail (CAT, ou l'équivalent) et des systèmes comme le Système d'information sur les matières dangereuses utilisées au travail (SIMDUT), s'efforcent de maintenir la santé des travailleurs canadiens en veillant à ce que leurs milieux de travail soient sûrs et sains.

Les fournisseurs de soins de santé peuvent avoir à interagir d'une manière ou d'une autre avec le CCHST et la Commission des accidents du travail, peut-être en aidant un patient à retrouver la santé et la mobilité pour retourner à son lieu de travail actuel ou passer à une nouvelle carrière. Voici un aperçu de ces organismes.

Santé et sécurité au travail

La législation sur la santé et la sécurité au travail est répartie en 14 administrations au Canada : 10 provinciales, trois territoriales et une fédérale. Chaque administration adopte sa propre loi sur la santé et la sécurité au travail régissant les droits et responsabilités de l'employeur, du superviseur (le cas échéant) et du travailleur. Le gouvernement fédéral gère les affaires du travail pour certains secteurs, y compris les employés du gouvernement fédéral et des sociétés fédérales. Le gouvernement fédéral a également compétence sur les personnes dont la profession exige le passage des frontières provinciales et territoriales (p. ex., le transport et les communications, les pipelines et certaines activités autochtones) et dans le secteur de la fonction publique fédérale.

La *Loi sur la santé et la sécurité au travail* de chaque province et territoire s'applique aux lieux de travail des personnes habitant cette région (à l'exception de celles qui relèvent du gouvernement fédéral) et aux travaux effectués par les propriétaires dans les résidences privées. La surveillance relève du ministère du Travail dans la plupart des administrations, ou de la Commission des accidents du travail.

Législation sur la santé et la sécurité au travail : Objectifs

Visant à assurer un milieu de travail sécuritaire pour tous les Canadiens et à appuyer le droit des travailleurs à un environnement sécuritaire, la législation en matière de santé et de sécurité au travail établit des lignes directrices, prévoit l'application juridique de ces lignes directrices et décrit les droits des employés, y compris ce qui suit :

- Le droit de savoir qu'il y a des dangers potentiels pour la sécurité et la santé
- Le droit de participer à des activités (par exemple, en siégeant à des comités ou en agissant à titre de représentant en matière de santé et de sécurité) visant à prévenir les accidents du travail et les maladies professionnelles
- Le droit de refuser d'effectuer un travail dangereux sans compromettre leur emploi

Commissions de la santé et de la sécurité au travail et commissions des accidents du travail

Les commissions des accidents du travail collaborent main dans la main avec le CCHST, mais se concentrent plus particulièrement sur l'aide aux employés blessés en offrant le revenu de remplacement du salaire, la réadaptation et la formation. La législation relative à ces commissions, rédigée et administrée par chaque province et territoire, est généralement nommée *La Loi sur les accidents du travail*. Les Territoires du Nord-Ouest et le Nunavut ont la même Commission de la sécurité au travail et de l'indemnisation des travailleurs.

Système d'information sur les matières dangereuses utilisées au travail. Le CCHST supervise les règlements sur le système d'information sur les matières dangereuses utilisées au travail (SIMDUT), qui ont force de loi par le truchement de lois fédérales, provinciales et territoriales complémentaires en octobre 1988.

Les normes nationales de la législation sur le SIMDUT ont été établies par la *Loi sur les produits dangereux* et le *Règlement sur les produits contrôlés* du gouvernement fédéral. Appliquée par les gouvernements fédéral, provinciaux et territoriaux, cette législation s'applique à tous les lieux de travail canadiens dans lesquels des matières dangereuses identifiées sont utilisées. Le bureau national du SIMDUT fonctionne comme une division au sein de Santé Canada.

Certains pourraient penser que la législation sur le SIMDUT ne s'applique qu'aux milieux industriels, mais il existe des matières dangereuses dans de nombreux endroits du secteur des soins de santé. Les hôpitaux, par exemple, contiennent des substances dangereuses utilisées dans les tests diagnostiques (p. ex., produits radioactifs), des agents chimiothérapeutiques, des agents combustibles (p. ex., oxygène), des matières infectieuses et des déchets médicaux.

Les médicaments et la loi

Les lois canadiennes sur les drogues sont principalement couvertes par une loi fédérale appelée *Loi réglementant certaines drogues et autres substances*. Cette loi a remplacé la *Loi sur les stupéfiants* et certaines parties de la *Loi sur les aliments et drogues* (parties III et IV) en mai 1997. La nouvelle Loi a établi différentes catégories de drogues, appelées *annexes*. Le système de classification traite des propriétés des drogues et de leur potentiel de danger. L'annexe I, par exemple, comprend la cocaïne, l'héroïne, l'opium, l'oxycodone, la morphine et la codéine. L'annexe II porte sur le cannabis (*Loi réglementant certaines drogues et autres substances*, 2018). Des modifications sont fréquemment apportées à la Loi.

Médicaments contrôlés et ordonnances

La *Loi réglementant certaines drogues et autres substances* décrit qui peut prescrire des substances désignées, ainsi que les conditions et les modalités d'utilisation des stupéfiants sur ordonnance. La prescription de substances désignées se fait en vertu des lois fédérales, provinciales et territoriales combinées.

Délivrance de médicaments contrôlés dans les établissements. La plupart des hôpitaux et d'autres établissements de soins de santé conservent un approvisionnement étroitement surveillé de médicaments restreints (p. ex., hydromorphone). Ces médicaments doivent être prescrits par un prescripteur qualifié et soigneusement délivrés par la pharmacie. La plupart des administrations exigent que les établissements de soins de santé qui stockent de tels médicaments les gardent en tout temps dans une armoire fermée à double tour. Dans presque tous les établissements de soins actifs, même les médicaments contrôlés sont délivrés électroniquement (selon des protocoles appropriés), ce qui réduit la marge d'erreur et d'utilisation abusive. Chaque dose est soigneusement enregistrée.

Dans le passé, la manipulation et la distribution des médicaments contrôlés dans des établissements de soins actifs ne pouvaient se faire que par des infirmiers/ères autorisés/es ou des infirmiers/ères psychiatriques autorisés/es. Toutefois, le personnel infirmier auxiliaire autorisé ou immatriculé est de plus en plus nombreux à assumer également cette responsabilité. Dans presque tous les établissements de soins de longue durée, le personnel infirmier auxiliaire autorisé (immatriculé en Ontario) peut délivrer des stupéfiants et en autoriser l'administration.

Prescription de médicaments contrôlés. En vertu de la législation fédérale, les médicaments contrôlés ne peuvent être prescrits qu'à des fins légales et thérapeutiques. La loi stipule que les praticiens prescripteurs doivent rester vigilants à l'égard des comportements semblant indiquer que les patients souhaitent obtenir des médicaments à des fins illégales.

Parmi les médicaments d'ordonnance qui font l'objet d'abus courants figurent les tranquillisants ou les benzodiazépines (p. ex., diazépam, lorazépam) et les opioïdes comme l'oxycodone, l'hydrocodone, la codéine, la morphine et le Percocet (une combinaison d'oxycodone et d'acétaminophène).

D'autres drogues (le plus souvent consommées illégalement) comprennent l'héroïne et les opioïdes synthétiques comme le fentanyl (Centre canadien sur les dépendances et l'usage de substances, 2022). Ces drogues puissantes entraînent une dépendance et sont la cible d'un usage et d'un trafic illégaux, en particulier les opioïdes. La consommation de ces drogues peut être tragique, allant de la dépendance à la mort. Les drogues illégales obtenues dans la rue sont de plus en plus mélangées à d'autres composés dangereux qui sont responsables d'effets indésirables graves et de l'augmentation des taux de mortalité liés à leur consommation.

La crise des opioïdes. Santé Canada a qualifié le nombre continu de surdoses et de décès liés aux opioïdes de crise nationale. L'organisme a approuvé un certain nombre de projets pour s'attaquer au problème, en collaboration avec les gouvernements provinciaux et territoriaux, les organisations et d'autres intervenants.

La Déclaration conjointe sur les mesures visant à remédier à la crise des opioïdes, qui décrit l'engagement collaboratif de nombreuses organisations à répondre à cette crise en est un exemple (Centre canadien sur les dépendances et l'usage de substances, 2017). L'objectif commun est de trouver des moyens d'améliorer les stratégies de traitement, de prévention et de réduction des méfaits à l'échelle nationale.

Une autre initiative est la Stratégie canadienne sur les drogues et autres substances, qui est une approche globale à l'échelle nationale dont les objectifs, entre autres, consistent à réduire la disponibilité, l'offre et l'utilisation de drogues illicites et de mettre en œuvre des méthodologies efficaces de réduction des méfaits (gouvernement du Canada, 2018a). La *Loi sur les bons samaritains secourant les victimes de surdose* complète cette stratégie (gouvernement du Canada, 2018a). La Loi offre un niveau de protection juridique aux personnes qui font une surdose ainsi qu'à celles qui cherchent de l'aide pour quelqu'un qui fait une surdose (au lieu de les accuser de possession d'une substance désignée). Les exceptions sont les suivantes : la personne fait l'objet d'un mandat d'arrêt non exécuté, est connue pour trafic de drogues contrôlées ou est recherchée pour un délit sans rapport avec l'affaire.

Médicaments d'ordonnance. Dans le but de freiner l'utilisation de drogues toxicomanogènes d'ordonnance, l'Association médicale canadienne a publié en 2017 des lignes directrices détaillant les recommandations des pratiques exemplaires sur la façon de prescrire des opioïdes. Ces lignes directrices comprennent l'utilisation en dernier recours d'opioïdes pour contrôler la douleur chez tout patient, en plus d'identifier ceux qui courent un grand risque de développer une dépendance, et à qui il ne faudrait pas prescrire ces médicaments. Les lignes directrices recommandent également d'autres méthodes de contrôle de la douleur, y compris la consultation de cliniques de gestion de la douleur et des méthodes non médicamenteuses. De plus, l'Association médicale canadienne collabore avec Santé Canada à la mise en œuvre de modifications réglementaires à l'appui des programmes de reprise des narcotiques non utilisés et des méthodes d'élimination de ces médicaments de manière sûre et appropriée (Association médicale canadienne, 2015).

Quelles que soient les précautions que prennent les fournisseurs de soins de santé (p. ex., le personnel infirmier praticien et les médecins) pour prescrire de façon responsable des médicaments toxicomanogènes, certains patients obtiendront inévitablement des drogues d'ordonnance pour leur propre usage ou pour les vendre. Si un fournisseur est réputé prescrire de façon trop libérale des médicaments contrôlés, ses pratiques peuvent faire l'objet d'un examen par son organisme de réglementation.

En vertu de la législation fédérale, les praticiens prescripteurs doivent tenir des registres détaillés de toutes les substances désignées visées par règlement et fournir aux inspecteurs autorisés l'accès à ces dossiers sur demande. Afin de délivrer des médicaments contrôlés, les pharmacies de la plupart des juridictions doivent avoir une ordonnance signée originale.

Santé Canada inspecte régulièrement les pharmacies qui vendent des médicaments d'ordonnance sur Internet ou par correspondance, pour s'assurer qu'elles se conforment à la *Loi sur les aliments et drogues* et au *Règlement sur les aliments et drogues*. Ces pharmacies doivent avoir une licence établie à jour pour agir à titre de grossiste et, en vertu de la législation fédérale, seules certaines catégories de médicaments peuvent être vendues de cette manière.

Légalisation du cannabis récréatif

Étant donné que le gouvernement fédéral a autorité sur le droit criminel, la création et l'adoption de la *Loi sur le cannabis* relevaient de sa compétence. L'usage du cannabis à des fins récréatives a été légalisé au Canada en 2018 et est réglementé en vertu de la *Loi sur le cannabis*. La Loi décrit en détail le cadre juridique de la production, de la distribution, de la vente et de la possession de cannabis à des fins récréatives, mais ne modifie pas les politiques et les procédures relatives à l'utilisation du cannabis à des fins médicales, qui est légale depuis plus de deux décennies, et est contrôlée par le Règlement sur l'accès au cannabis à des fins médicales (gouvernement du Canada, 2021, 2022a).

La *Loi sur le cannabis* définit également une gamme de sanctions pour toute personne qui enfreint la législation, en particulier en ce qui concerne la distribution illégale de cannabis à des mineurs. Les pouvoirs constitutionnels relatifs aux questions touchant la législation sur le cannabis sont partagés entre le gouvernement fédéral et les provinces et territoires (Watts et coll., 2017). Les provinces, par exemple, ont l'autorité légale sur la façon de réglementer la production, la distribution et la vente au détail de cannabis à l'intérieur de leurs propres frontières (Crew, 2018).

Le rôle des gouvernements provinciaux et territoriaux

Étant donné que les questions touchant la législation sur le cannabis sont réparties entre le gouvernement fédéral et les gouvernements provinciaux et territoriaux, il existe des différences de réglementation entre les provinces et les territoires (gouvernement du Canada, 2018b). Conformément aux politiques fédérales, les gouvernements provinciaux et territoriaux peuvent autoriser et réglementer la distribution et la vente de cannabis (où il est vendu et à quelles conditions). Les provinces et les territoires sont libres d'ajuster l'âge minimum pour l'achat de produits (p. ex., 18 ans, bien que ce soit l'âge recommandé en vertu de la Loi) et d'établir des limites pour la possession personnelle.

Publicité sur les médicaments d'ordonnance

Au Canada, la publicité sur les médicaments d'ordonnance qui s'adresse directement aux consommateurs est strictement contrôlée et doit répondre à certains critères. En vertu de la *Loi sur les aliments et drogues*, la publicité sur un médicament d'ordonnance est définie comme « la présentation, par tout moyen, d'un aliment, d'une drogue, d'un cosmétique ou d'un instrument en vue d'en stimuler directement ou indirectement l'aliénation, notamment par vente. »

(Gouvernement du Canada, 2020). Certains médicaments peuvent faire l'objet d'une publicité au Canada sous les deux conditions suivantes :

1. *Publicités de rappel.* Les fabricants peuvent annoncer des médicaments en utilisant leurs noms de marque, mais ne peuvent pas en mentionner directement les utilisations. Par exemple, les publicités télévisées sur les médicaments contre la dysfonction érectile font simplement allusion à l'utilisation prévue des médicaments et se terminent en suggérant aux téléspectateurs de se renseigner auprès de leur médecin.

2. *Publicités axées sur la maladie.* Plutôt que de mentionner un nom de marque, ces publicités discutent d'un état, suggérant que le consommateur consulte son médecin pour connaître les médicaments disponibles.

Pouvoirs d'urgence de Santé Canada

La Constitution stipule que le gouvernement fédéral veille à assurer « la paix, l'ordre et le bon gouvernement ». Par conséquent, le gouvernement fédéral conserve le pouvoir d'adopter des lois pour gérer les urgences liées à la santé d'intérêt national. Les leçons tirées de la pandémie du syndrome respiratoire aigu sévère (SRAS) en 2003 ont incité le gouvernement fédéral à réviser en 2005 la *Loi sur la mise en quarantaine*, largement dépassée, car elle était demeurée essentiellement la même depuis sa création en 1872.

La *Loi sur la mise en quarantaine*

Administrée par le ministre fédéral de la Santé, la Loi sur la mise en quarantaine (2005) appuie le Règlement sanitaire international en permettant aux autorités canadiennes de réagir plus rapidement aux menaces pour la santé aux frontières canadiennes, et en préparant mieux les autorités à faire face aux menaces et aux risques pour la santé publique mondiale. La Loi est également conçue pour compléter les lois provinciales et territoriales existantes en matière de santé publique (chapitre 2).

Les dispositions de la Loi s'appliquent aux préoccupations et aux menaces actuelles dans la société. Le gouvernement fédéral a maintenant le pouvoir de :

- Détourner des aéronefs ou des navires de croisière vers d'autres sites d'atterrissage ou d'amarrage
- Désigner des installations de quarantaine n'importe où au Canada
- Restreindre ou même interdire aux voyageurs, qui représentent un risque grave pour la santé publique, d'entrer au Canada

La Loi a également créé deux nouvelles catégories professionnelles : les agents d'hygiène du milieu et les agents de contrôle. Ces agents ont le pouvoir d'évaluer les personnes qui présentent un risque pour la santé aux frontières, de les soumettre à des mesures de détection et de les détenir; d'enquêter et de détenir des navires; et d'examiner les marchandises et les cargaisons qui passent la frontière canadienne, pour entrer ou sortir du pays. Il est important de noter que cette loi ne limite pas le mouvement des Canadiens d'une province ou d'un territoire à l'autre. De telles restrictions ont été mises en place par certaines provinces (p. ex., l'Ontario et le Québec) au plus fort de la pandémie de COVID-19.

COVID-19 et lois connexes

Au début de la pandémie de COVID-19, le gouvernement fédéral, en vertu de la Loi sur la mise en quarantaine (L.C. 2005, ch. 20) et de la *Loi sur l'aéronautique* (L.R.C. 1985, c. A-2), a fermé les frontières canadiennes à la plupart des non-résidents, interdisant ainsi aux « ressortissants étrangers » (identifiés comme des personnes qui ne sont pas canadiennes) d'entrer au Canada par avion à partir d'un pays étranger, à l'exception des États-Unis. Peu de temps après, cependant, en consultation avec le gouvernement américain, la frontière entre le Canada et les États-Unis a été fermée (dans les deux sens) aux voyages non essentiels. La fermeture de la frontière a été réévaluée périodiquement et renégociée, et est restée en vigueur pendant 19 mois.

La Loi sur la mise en quarantaine (L.C. 2005, ch. 20) donne au gouvernement fédéral (habituellement supervisé par le ministre de la Santé) le pouvoir d'empêcher les personnes soupçonnées d'avoir une maladie transmissible d'entrer au pays ou de leur ordonner de s'isoler à des endroits désignés dès leur entrée. Par exemple, les voyageurs qui revenaient au Canada pendant la pandémie devaient initialement s'isoler pendant 14 jours. Parfois, les voyageurs étaient isolés dans des hôtels (en vertu de la Loi, le ministre de la Santé a le pouvoir d'établir des installations de quarantaine n'importe où dans le pays). Le non-respect de ces protocoles peut entraîner des amendes ou des peines d'emprisonnement. Les protocoles de mise en quarantaine et d'isolement ont changé plusieurs fois au cours de la pandémie. Il convient de noter qu'il existe certaines exceptions aux restrictions de quarantaine appliquées aux personnes asymptomatiques ou aux groupes de personnes entrant au pays, par exemple : un professionnel de la santé agréé travaillant au Canada (avec certaines restrictions), l'équipage d'un aéronef, une personne invitée au pays par le ministre de la Santé pour participer à l'évaluation des restrictions liées à la COVID-19, et une personne ou des groupes de personnes fournissant un service essentiel.

La *Loi sur l'aéronautique*

Utilisée avec la Loi sur la mise en quarantaine (L.C. 2005, ch. 20), la *Loi sur l'aéronautique* (L.R.C. 1985, ch. A-2) relève du ministre des Transports. La Loi traite des règlements concernant la sûreté aérienne et des préoccupations connexes. Cela comprend des règles sur le contrôle des personnes entrant dans un aéroport ou un aéronef et les conditions dans lesquelles elles peuvent voyager, telles qu'elles sont appliquées pendant la pandémie. De plus, la Loi permet au ministre de rediriger des aéronefs vers divers points au Canada ou de les empêcher d'atterrir au pays. Des aéronefs en provenance de pays où il y avait des éclosions aiguës de COVID-19 ont eu l'interdiction d'atterrir, et d'autres ont été redirigés pendant un certain temps vers quatre grands centres canadiens (Toronto, Montréal, Calgary et Vancouver) (Statistique Canada, 2021).

Le rôle des autorités de santé publique

Pendant la pandémie, le ministre fédéral de la Santé, en collaboration avec l'Agence de la santé publique du Canada (ASPC) (et parfois avec d'autres autorités), a assuré une surveillance et a fourni des directives aux Canadiens concernant les règles, les règlements et les protocoles pour assurer la sécurité des Canadiens. L'ASPC a également collaboré avec les organismes de santé publique compétents qui ont le pouvoir d'adopter des protocoles de santé publique sur leur territoire. Ces protocoles comprenaient, à divers moments ou vagues pendant la pandémie, l'ordre aux entreprises de fermer, l'imposition de restrictions sur les rassemblements publics et privés, le port obligatoire d'un masque, la fermeture des frontières provinciales et l'application des mandats de vaccination.

La légalité des mesures prises pour suspendre et parfois congédier des employés pour non-conformité aux protocoles de vaccination est gérée à l'échelle provinciale et territoriale en vertu des lois du travail.

Règlement sanitaire international

Le Règlement sanitaire international stipule les stratégies visant à prévenir la propagation mondiale de maladies infectieuses afin de réduire au minimum toute perturbation de l'économie mondiale qui en résulte (Organisation mondiale de la Santé, 2008). Depuis la révision du Règlement sanitaire international, l'Organisation mondiale de la Santé (OMS) a déclaré quatre urgences de santé publique de portée mondiale : la grippe H1N1 (2009), la poliomyélite (2014), la maladie à virus Ebola (2014), le virus Zika (2016) et, plus récemment, la COVID-19 et la variole du singe.

Les réglementations internationales offrent de nombreux avantages en matière de surveillance et de maîtrise des risques. En vertu de la Constitution de l'OMS, tous les États signataires s'engagent à respecter les conditions du Règlement sanitaire international, qui fournit des moyens d'identifier une urgence de santé publique mondiale et de définir des mesures pour recueillir et diffuser rapidement des informations et des avertissements mondiaux, y compris des avertissements aux voyageurs. Actuellement, les Centres américains pour le contrôle et la prévention des maladies (CDC) collaborent avec des pays du monde entier pour atteindre les objectifs du règlement sanitaire international, en s'attaquant à plus de 400 maladies, des affections associées à des taux de morbidité et de mortalité importants et qui entraînent des handicaps. Parmi les partenaires impliqués dans des programmes connexes, il y a des experts en surveillance, en épidémiologie, en informatique et en systèmes de diagnostic, des ministères de la Santé et des autorités de santé publique dans les pays membres de l'OMS.

LE DROIT AUX SOINS DE SANTÉ

La question de savoir si les soins de santé au Canada constituent un droit légal est parfois sujette à interprétation au regard de la Constitution canadienne et de la *Loi canadienne sur la santé*. Par exemple, bien que toutes les administrations soient censées respecter les modalités de la *Loi canadienne sur la santé*, le gouvernement fédéral ne peut *légalement* obliger les provinces et les territoires à le faire puisque les pouvoirs en matière de soins de santé sont répartis entre les administrations. Le gouvernement fédéral peut toutefois utiliser son pouvoir constitutionnel de dépenser (qui contribue financièrement aux programmes de soins de santé) comme levier pour assurer la conformité des administrations (voir le chapitre 1). Dans la plupart des cas, toutes les administrations se conforment aux modalités de la Loi, de sorte que les soins de santé sont considérés comme un droit légal. Ce droit aux soins de santé reste limité par les principes et les conditions de la Loi en ce qui concerne la subjectivité de l'interprétation de certains éléments de la Loi. Par conséquent, l'application de la Loi varie d'une administration à l'autre, selon l'interprétation, les ressources, les finances, etc. Les droits sont abordés d'un point de vue éthique au chapitre 9.

La Charte canadienne des droits et libertés

En raison des ressources limitées, il y a de longues attentes pour certaines interventions médicales et chirurgicales, ce qui incite parfois les gens à se tourner vers la *Charte des droits et libertés* pour trouver des moyens légaux d'accéder à des services de soins de santé particuliers. Les Canadiens, pour la plupart, ne peuvent pas souscrire une assurance privée pour les interventions médicalement nécessaires, car elle est refusée par le gouvernement canadien afin d'éviter de créer un système à deux vitesses qui irait à l'encontre du concept de soins de santé universels.

La *Charte canadienne des droits et libertés*, enchâssée dans la Constitution canadienne, garantit aux Canadiens certains droits et certaines libertés, mais ceux-ci sont restreints « dans des limites qui soient raisonnables et dont la justification puisse se démontrer dans le cadre d'une société libre et démocratique. » (Charte canadienne des droits et libertés, 1982). La Charte ne nomme pas précisément les soins de santé ni ne garantit expressément que les Canadiens ont droit aux soins de santé. La Charte exige toutefois que les soins de santé soient fournis à toutes les personnes *de façon égale* et *équitable*.

Les articles suivants de la Charte ont fait l'objet de contestations juridiques concernant le droit des Canadiens aux soins de santé :

- Article 7 – Droit à la vie, à la liberté et la sécurité de la personne Cet article est parfois invoqué pour défier le gouvernement en ce qui concerne l'accès (ou l'absence d'accès) à des soins de santé opportuns et appropriés (p. ex., chirurgie de remplacement articulaire). Pour déterminer si les droits d'une personne ont été violés en matière de soins de santé, le tribunal doit tenir compte de trois éléments : (1) les ressources médicales disponibles au moment de la maladie de la personne, (2) les demandes faites visant ces ressources, et (3) l'urgence des besoins médicaux de la personne. En vertu de la loi, toute personne a droit à une évaluation équitable, mais ce droit ne garantit pas l'accès à des services précis.

- Article 15 – Droit à l'égalité L'article 15 de la Charte stipule que « La loi ne fait acception de personne et s'applique également à tous, et tous ont droit à la même protection et au même bénéfice de la loi, indépendamment de toute discrimination, notamment des discriminations fondées sur la race, l'origine nationale ou ethnique, la couleur, la religion, le sexe, l'âge ou les déficiences mentales ou physiques. » Un défendeur doit prouver qu'il a été victime de discrimination (c.-à-d., qu'il a été traité de façon inégale) en se fondant sur un ou plusieurs des critères énoncés dans cet article.

Plusieurs obstacles importants ont été relevés concernant le droit des gens aux soins de santé. L'un des premiers a été provoqué par de longues attentes pour obtenir des services chirurgicaux. Le cas le plus important est probablement celui de George Zeliotis, qui avait besoin d'une chirurgie de la hanche et a fait valoir que le long temps d'attente pour se faire opérer a entraîné d'immenses douleurs, souffrances et une immobilité qui ont eu des répercussions sur presque tous les aspects de sa vie. Il a affirmé qu'il avait le droit de prendre des décisions qui préserveraient sa qualité de vie, y compris le droit à des soins de santé en *temps opportun*. La Cour suprême du Canada a statué que l'interdiction de contracter une assurance privée au Québec violait, en raison des longs temps d'attente, la *Charte des droits et libertés de la personne*. Les tribunaux ont statué que lorsque le système public n'est pas en mesure de fournir des soins dans un délai raisonnable, d'autres mesures doivent être envisagées. La Cour suprême a essentiellement supprimé les restrictions interdisant aux particuliers d'utiliser une assurance privée pour payer des services offerts par le système public. La Cour a statué que l'élimination de cette restriction garantirait la liberté de choix des individus et améliorerait l'accessibilité aux soins. Bien que viable au Québec (parce qu'elle a été plaidée en vertu de la *Charte québécoise des droits et libertés de la personne*), cette décision n'a pas entraîné de changements importants dans la législation du reste du pays. Elle a toutefois incité les provinces et les territoires à établir des échéanciers de référence pour l'exécution de certaines chirurgies.

LA LOI, LA CONSTITUTION ET LES QUESTIONS DE FIN DE VIE

Directives préalables en matière de soins

Les directives préalables en matière de soins (qui font partie du processus global de planification préalable des soins) sont des instructions préparées par une personne en pleine possession de ses facultés mentales, décrivant les soins de santé qu'elle souhaite recevoir au cas où elle ne serait plus en mesure de décider elle-même. Une personne peut exprimer à l'avance ses souhaits quant aux interventions, aux traitements médicaux ou au niveau de soins qu'elle consent à recevoir ou refuse. Les médecins et les autres fournisseurs de soins de santé doivent respecter les décisions de la personne, même lorsque le traitement recommandé est susceptible de prolonger sa vie ou être autrement bénéfique pour sa santé.

De même, un médecin peut refuser une décision du mandataire du patient (la personne à qui est confiée la procuration pour les soins personnels lorsque le patient est inapte) qui est contraire aux souhaits du patient, si le médecin estime que le patient a changé d'avis ou si le mandataire spécial ne connaît pas les souhaits du patient.

Types de directives préalables en matière de soins

Il existe deux types de directives préalables : *l'instruction proprement dite* et *l'instruction par procuration*. L'instruction proprement dite (parfois appelée *testament biologique*, bien que ce qui s'appelle testament biologique n'ait pas de statut juridique au Canada), peut être de nature spécifique ou générale. Les instructions particulières sont détaillées et explicites, et décrivent clairement les souhaits de la personne par rapport aux circonstances présumées. En ce qui concerne les directives préalables par procuration, les instructions générales comprennent les principes à suivre, mais donnent au décideur la latitude de prendre des décisions selon la situation (Health Law Institute, Université Dalhousie, s.d.).

Les lois qui déterminent les détails quant aux politiques et aux procédures juridiques pour les directives préalables en matière de soins sont propres à chaque province ou territoire. De plus, chaque administration a des versions différentes des formulaires de planification préalable des soins, ainsi que des renseignements détaillés sur la façon de les remplir, qui peuvent être téléchargés à partir du site Web du gouvernement. Il convient de noter que certaines provinces prescrivent également la prise de décisions au nom d'autrui en l'absence d'indication contraire ou de disposition légale.

Aide médicale à mourir

Voici les points saillants des politiques, des procédures et des normes relatives à l'aide médicale à mourir. Les détails sont disponibles sur le site Web du gouvernement du Canada à l'adresse suivante : https://www.canada.ca/fr/sante-canada/services/services-avantages-lies-sante/aide-medicale-mourir.html.

L'aide médicale à mourir (AMM) est devenue légale au Canada en 2016 (projet de loi C-14, qui a modifié le *Code criminel* et a reçu la sanction royale le 17 juin 2016). Pour que cela soit possible, deux articles du *Code criminel* ont été invalidés : l'article 25 du *Code criminel* selon lequel le fait d'aider une personne à mettre fin à ses jours était un acte criminel et l'article 14, selon lequel il était illégal pour une personne de demander à quelqu'un de l'aider à mettre fin à ses jours. Le projet de loi C-14 est contraignant dans tout le Canada (gouvernement du Canada, 2022b; Cour suprême du Canada, 2015).

Modifications à la législation sur l'AMM

En octobre 2020, les modifications proposées à la législation sur l'AMM ont été présentées au Parlement (projet de loi C-7), et ont reçu la sanction royale le 17 mars 2021. Les changements sont entrés en vigueur ce jour-là. Les changements les plus importants concernent l'admissibilité à l'AMM et les clauses de sauvegarde procédurales pour les personnes qui présentent une demande d'AMM dont le décès n'est pas prévisible.

Il est intéressant de noter qu'en mars 2021, un comité mixte sénatorial sur l'AMM a été nommé pour examiner les dispositions du *Code criminel* relatives à l'AMM et leur application à des sujets tels que des demandes anticipées de mineurs matures (et leur capacité ou leur droit de demander l'AMM), la maladie mentale (en particulier en ce qui concerne les mesures de protection à mettre en place lorsqu'une personne atteinte d'une maladie mentale devient admissible à présenter une demande d'AMM [en 2023]), la protection des personnes handicapées et l'état des soins palliatifs au Canada.

Étant donné que les soins de santé relèvent de la responsabilité des provinces et des territoires, il existe certaines variations quant à la façon dont la loi est interprétée, appliquée, ou les deux, la formation connexe des médecins et du personnel infirmier praticien, le processus de demande et d'approbation, les formulaires utilisés et le ou les protocoles menant à la procédure proprement dite et visant celle-ci.

Admissibilité

Une personne doit satisfaire à tous les critères suivants :
- *Âge :* Avoir l'âge de la majorité (18 ou 19 ans, selon la province ou le territoire) et être apte mentalement (à prendre des décisions liées à la santé) à présenter une demande d'AMM
- *Couverture d'assurance maladie :* Avoir une carte d'assurance maladie valide dans la province ou le territoire de résidence, ou avoir une couverture santé par l'entremise du gouvernement fédéral. Cela décourage essentiellement les visiteurs au Canada d'essayer de demander l'AMM.

- *État de santé :* La personne doit :
  - Avoir une maladie, une affection ou une incapacité grave, ou toute autre condition médicale irréversible.
  - Avoir une situation médicale qui se caractérise par un déclin avancé et irréversible de ses capacités.
  - Éprouver des souffrances physiques ou mentales insupportables et irréversibles qui ne peuvent être atténuées en raison de la maladie ou de l'incapacité, de sorte que la qualité de vie de la personne est insupportable et inacceptable pour elle. (Remarque : la personne n'a pas besoin d'avoir une maladie en phase terminale.)
- Nouveau : À compter du 17 mars 2023, la loi est modifiée afin d'élargir l'admissibilité pour inclure les personnes dont la seule affection sous-jacente est la maladie mentale et *qui répondent à tous les autres critères d'admissibilité.*

Consentement à l'AMM

Le consentement éclairé, comme pour toute procédure médicale exigeant que le demandeur soit apte, doit garantir que le patient est informé et comprend tous les détails médicaux nécessaires et les options qu'il n'a peut-être pas essayées. Cela comprend le contrôle de la douleur et d'autres mesures de soins palliatifs, comme la consultation et le soutien pour les problèmes mentaux et émotionnels, y compris l'anxiété et la dépression connexes. Il est raisonnable de présumer que de nombreuses personnes qui présentent une demande d'AMM vivent du stress et sont peut-être déprimées en raison de leur situation, mais qu'elles sont saines d'esprit et donc qu'elles prennent une décision en toute connaissance de cause. Si le praticien traitant n'est pas sûr de l'état mental de la personne (y compris de la dépression), il peut demander une consultation psychiatrique. Les critères pour les personnes qui présentent une demande d'AMM en raison d'une maladie mentale ont été ajoutés en 2023.

Tous les détails de la procédure elle-même doivent être compris par le demandeur. Le demandeur doit signer un formulaire de consentement au moment de l'entrevue initiale lorsqu'il fait la demande, et de nouveau au moment de la procédure. Il y a exception si le consentement préalable a été autorisé et donné comme indiqué ci-dessous.

Les modifications apportées à la législation sur l'AMM permettent maintenant à une personne dont l'état peut probablement avoir une incidence sur la capacité de prise de décisions à l'avenir de signer une renonciation l'exemptant de signer le consentement final autrement requis juste avant la tenue de la procédure d'AMM. Cela permet à une personne atteinte d'une déficience cognitive progressive de choisir que la procédure d'AMM ait lieu à un moment plus éloigné dans l'avenir que ce qu'elle aurait autrement pu choisir. Ainsi, la personne n'a pas à craindre que la procédure soit suspendue si sa déficience s'aggrave au point où elle est incapable d'accepter la procédure au moment prévu.

La personne qui demande l'AMM peut retirer son consentement à tout moment. Si la personne en a la capacité cognitive, le médecin ou l'infirmier/ère praticien/ne doit lui demander une dernière fois avant la procédure si elle souhaite retirer sa demande. Si une personne qui a signé une renonciation l'exemptant du consentement final indique de quelque façon que ce soit qu'elle a changé d'avis, le médecin ou l'infirmier/ère praticien/ne doit abandonner l'intervention. Cela comprend des mots ou des gestes par lesquels la personne indique qu'elle a changé d'avis, mais exclut les réponses physiques involontaires. Ce critère est une nouvelle mesure de protection pour la personne qui change d'avis au sujet de l'obtention de l'AMM.

Professionnels de la santé participant à l'AMM

Les médecins et le personnel infirmier praticien (sauf au Québec) sont autorisés à superviser une demande d'AMM et à faciliter le processus. D'autres professionnels de la santé (p. ex., personnel infirmier) sont souvent présents pour soutenir la personne et peut-être fournir une aide indirecte. Habituellement, des membres de la famille, des amis ou les deux sont présents selon les souhaits de la personne qui reçoit l'AMM.

Les professionnels de la santé qui s'opposent à l'AMM ne sont pas tenus de participer au processus. On s'attend toutefois à ce qu'ils orientent le patient vers les ressources appropriées. La plupart des provinces et des territoires ont un centre d'aiguillage, où les personnes qui n'ont pas de fournisseur de soins primaires peuvent obtenir des directives.

Mesures de protection supplémentaires

Des mesures de protection supplémentaires (autres que celles déjà abordées) garantissent que l'AMM n'est pas utilisée de façon abusive ni mal gérée. Celles-ci stipulent notamment que le demandeur doit présenter la demande initiale par écrit ou qu'un adulte compétent qui comprend le processus, ses implications et les résultats doit en faire la demande en présence du demandeur. Un témoin adulte indépendant compétent doit être présent lorsque la demande est faite. Cette personne doit également comprendre le processus et ses implications. Cette personne ne peut pas faire partie du cercle de soins du demandeur ou bénéficier de quelque façon que ce soit du décès du demandeur. De plus, un médecin, un/e infirmier/ère praticien/ne doit s'assurer que le demandeur satisfait aux critères d'admissibilité applicables dans sa province ou son territoire et faire confirmer cette évaluation par un médecin, un/e infirmier/ère praticien/ne indépendant/e (gouvernement du Canada, 2022b).

Des mesures de protection supplémentaires mises en œuvre en mars 2021 concernent les demandes faites lorsque la mort « naturelle » n'est pas prévisible. Par exemple, l'un des deux fournisseurs qui évaluent l'admissibilité de la personne à l'AMM doit avoir une expertise dans l'état de santé qui incite la personne à présenter une demande d'AMM.

RÉFLÉCHIR À LA QUESTION

Démence et AMM

Y.V. a 78 ans et a reçu un diagnostic de maladie d'Alzheimer. Y.V. est toujours mentalement apte et a décidé de demander l'AMM. Après les évaluations requises, la demande d'Y.V. a été acceptée. Y.V. signe une renonciation pour ne pas avoir à donner son consentement final au moment de la procédure (moment que Y.V. a déjà choisi).
1. Comment vous sentiriez-vous si Y.V. était votre parent et qu'au moment de la procédure, vous aviez l'impression que sa qualité de vie était toujours raisonnable, malgré la perte de capacité de prise de décision d'Y.V.?
2. Essaieriez-vous d'annuler la décision de votre parent?
3. Êtes-vous d'accord avec les modifications législatives qui permettent à une personne atteinte de démence de prendre à l'avance la décision de recevoir l'AMM? Expliquez votre réponse.

Types d'aide médicale à mourir

Il y a deux façons de fournir l'AMM. Un fournisseur de soins de santé (médecin, infirmier/ère praticien/ne) peut administrer le médicament létal, ou prescrire des médicaments que le demandeur peut s'auto-administrer. Le choix est fait par le demandeur et dépend, dans une large mesure, de la capacité physique de la personne à prendre des médicaments, ainsi que de son niveau d'aisance avec le processus.

Une personne qui est très malade, faible ou qui a de la difficulté à avaler est susceptible de recevoir les médicaments par voie intraveineuse, par un médecin, un/e infirmier/ère praticien/ne. La personne peut alors être rassurée par le fait que le médicament sera plus efficace et agira plus rapidement. D'autres peuvent simplement préférer que le médicament soit administré par voie intraveineuse, jugeant le processus plus paisible. Ceux qui choisissent de s'auto-administrer le médicament peuvent avoir l'impression que le processus est, à leur avis, moins invasif, moins intrusif et plus paisible.

LE SAVIEZ-VOUS?

L'AMM au Québec

Le processus lié à l'aide médicale à mourir présente des différences mineures dans toutes les provinces et tous les territoires du Canada, mais les parties importantes de la législation demeurent les mêmes. Il y a deux différences clés au Québec : seuls les médecins, et non les infirmiers/ères praticiens/nes, sont autorisés à administrer l'AMM, et il n'est pas possible pour un patient de s'auto-administrer le médicament.

LA LÉGALITÉ DES SERVICES PRIVÉS AU CANADA

Comme il a été mentionné précédemment, le Québec est la seule province où un Canadien peut souscrire une assurance maladie pour des soins de santé privés pour des interventions médicales désignées (voir plus loin). Toutefois, dans la *plupart* des cas, il est illégal pour les Canadiens de faire effectuer des interventions médicalement nécessaires (p. ex., remplacements articulaires) dans un établissement privé. La plupart des gens doivent payer les services de soins de santé privés, à l'exception des groupes de personnes (identifiés au chapitre 3) qui ont une assurance financée par l'État qui paie les services des cliniques privées.

Étonnamment, une personne peut légalement recevoir une intervention médicalement nécessaire au privé au Canada, à l'extérieur de sa province d'origine (selon les services offerts). T.J., par exemple, va dans une autre administration que la sienne pour recevoir une arthroplastie du genou et c'est parfaitement légal. En tant que non-résident de cette province ou de ce territoire, T.J. n'est pas assujetti à ses règles et règlements qui y régissent les services de soins de santé privés. Mais T.J. doit payer pour ce service.

RÉFLÉCHIR À LA QUESTION

Admissibilité aux services privés

Deux personnes font du vélo de montagne au nord de Vancouver. M.K. vient de l'Alberta et L.Y. de la Colombie-Britannique. Tous les deux tombent; M.K. se blesse à la cheville, L.Y. se blesse au poignet. Ils appellent une ambulance. En aidant M.K. sur la civière, l'ambulancière ou l'ambulancier paramédical se blesse à l'épaule. Une agente ou un agent de la Gendarmerie royale du Canada (GRC) s'arrête pour donner de l'aide, et se blesse également à l'épaule. Toutes ces personnes ont été vues dans un service d'urgence. Le traitement recommandé pour toutes ces personnes comprend de la physiothérapie et une chirurgie à un moment donné dans l'avenir. Les listes d'attente pour ces chirurgies sont longues, ce qui est problématique pour chaque personne par rapport à son retour au travail. L'une de ces personnes est-elle admissible à un traitement rapide (payé) dans une clinique privée? Dans l'affirmative, pourquoi? Qui est admissible à une chirurgie dans une clinique privée? Pourquoi?

Établissements de soins de santé indépendants

Les fournisseurs de soins de santé peuvent offrir leurs services auprès d'autres entreprises ou services médicaux en plus de leurs principales responsabilités professionnelles. Les installations indépendantes comprennent des cliniques médicales et chirurgicales, des laboratoires,

EXEMPLE DE CAS 8.2   Suppléments à base de plantes

N.P., un spécialiste de la médecine sportive, possède une clinique de physiothérapie privée avec son partenaire, T.P., qui vend des suppléments à base de plantes dans le même espace commercial. Souvent, N.P. recommande des suppléments à base de plantes à ses patients pour traiter divers problèmes et pour aider leur traitement de physiothérapie. Ces suppléments sont vendus par son partenaire.

des centres de physiothérapie et de diagnostic. Les patients sont souvent dirigés vers ces établissements privés par leurs fournisseurs de soins de santé. D'un point de vue théorique, les établissements privés peuvent rémunérer le professionnel de la santé référant pour de tels aiguillages, ce qui soulève des préoccupations juridiques et éthiques. Tout fournisseur de soins de santé qui fait directement ou indirectement partie d'une clinique privée, qui ne divulgue pas ses liens et qui obtient des gains monétaires pour des aiguillages agit d'une manière à la fois illégale et contraire à l'éthique (exemple de cas 8.2).

Au Canada, la common law régit certaines préoccupations relatives aux conflits d'intérêts. Selon la loi, les fournisseurs sont tenus de se comporter avec honnêteté et intégrité (c.-à-d., à agir conformément à un devoir fiducial) à l'égard de leurs patients et de leur pratique médicale (voir le chapitre 9). Cela comprend le devoir du fournisseur d'informer les patients de tout conflit d'intérêts éventuel dans le cadre de sa pratique (Commissariat aux conflits d'intérêts et à l'éthique, 2014).

Comme c'est le cas dans la majorité des aspects des soins de santé, les lois provinciales ou territoriales régissent l'exploitation des établissements de soins de santé privés au Canada. En Ontario, par exemple, le Programme des établissements de santé autonomes (mis en œuvre en vertu de la *Loi sur les établissements de santé autonomes*) délivre des permis et, dans certains cas, finance et coordonne des évaluations d'assurance de la qualité pour les établissements privés. De plus, ces établissements font l'objet d'inspections de routine, souvent par le collège provincial ou territorial des médecins et chirurgiens.

En Alberta, la *Health Care Protection Act* supervise les services chirurgicaux fournis à l'extérieur des hôpitaux. Les établissements chirurgicaux privés doivent avoir l'approbation du ministère de la Santé de l'Alberta et du Collège des médecins et chirurgiens de l'Alberta; doivent avoir un contrat approuvé les autorisant à fournir des services assurés; doivent se conformer aux principes de la *Loi canadienne sur la santé*; doivent être un service requis dans leur emplacement géographique; et ne doivent pas avoir d'incidence négative sur le système de santé publique.

Des organisations telles que Timely Medical Alternatives (https://www.timelymedical.ca) aident les Canadiens à accéder à tout type de services de soins de santé, dont certains au Canada et, d'autres aux États-Unis. Dans la plupart des cas, les patients paient eux-mêmes ces services.

Les Canadiens devraient-ils avoir le droit de choisir entre les services de soins de santé privés et publics? S'agit-il d'un droit constitutionnel? Voir l'encadré 8.2.

SOINS DE SANTÉ PRIVÉS AU QUÉBEC

D'après une correspondance personnelle avec Pascal-André Vendittoli, M. D., MSc, FRCSC, directeur médical de la Clinique Duval, Clinicien chercheur chevronné FRQS, professeur titulaire de chirurgie UdeM; Dr Nicolas Duval, M. D. FRCSC; et Dre Pauline Lavoie, M. D., M.C.M., M.C.

Pendant des années, les médecins du Québec ont été autorisés (en vertu de règles particulières) à se retirer de la Régie de l'assurance maladie du Québec (RAMQ) pour offrir au privé des procédures couvertes par le système public.

ENCADRÉ 8.2   Une contestation constitutionnelle : le droit des Canadiens aux soins de santé privés

Le Dr Brian Day est chirurgien orthopédiste et copropriétaire du centre Cambie Surgery, à Vancouver (Vancouver Sun, 2016). Ouvert en 1996, Cambie Surgery est l'un des plus grands centres chirurgicaux de la Colombie-Britannique. Le Dr Day est un défenseur de longue date du droit des Canadiens d'accéder à des soins de santé privés lorsque les services dont ils ont besoin ne leur sont pas offerts en temps opportun dans le système public. Il soutient qu'il est inacceptable, sur les plans moral et éthique, pour le gouvernement de forcer les gens à attendre pendant des périodes déraisonnables pour accéder aux services de soins de santé. Le Dr Day affirme que le Canada est le seul pays dont presque toutes les provinces ont un système de soins de santé dans lequel les citoyens ne peuvent pas, en vertu de la loi, souscrire une assurance maladie privée pour couvrir les soins de santé et les services hospitaliers « médicalement nécessaires ». Sa demande a été appuyée par des témoins experts à la fois pour les demandeurs et pour le gouvernement dans la contestation constitutionnelle en Colombie-Britannique (Correspondance personnelle avec le Dr Brian Day, 18 mars 2022).

En juin 2009, le Dr Day (ainsi que six patients qui se sont joints à l'action en tant que demandeurs) a déposé une contestation constitutionnelle contre la *Medicare Protection Act* de la Colombie-Britannique au motif qu'elle viole les droits constitutionnels des résidents de la Colombie-Britannique et que le système de soins de santé provincial (dans sa forme actuelle) refuse aux patients le droit à des soins de santé en temps opportun. La contestation judiciaire était fondée sur deux droits constitutionnels : (1) la violation du droit d'une personne à la vie, à la liberté et à la sécurité des personnes et (2) au motif qu'il existe des groupes arbitrairement exemptés qui ont accès à des soins de santé privés, y compris (comme nous l'avons vu précédemment) les personnes couvertes par l'indemnisation des accidentés du travail et celles couvertes par le Régime de soins de santé de la fonction publique (Correspondance personnelle avec le Dr Brian Day, 18 mars 2022; Administration du régime de soins de santé de la fonction publique, s.d.). L'article 15 de la Charte stipule que « La loi ne fait acception de personne et s'applique également à tous, et tous ont droit à la même protection et au même bénéfice de la loi, indépendamment de toute discrimination, notamment des discriminations fondées sur la race, l'origine nationale ou ethnique, la couleur, la religion, le sexe, l'âge ou les déficiences mentales ou physiques. » Le Dr Day soutenait que *tous* les résidents de la Colombie-Britannique ont le droit d'accéder à des soins de santé privés si les délais d'attente pour obtenir des services dans le système public sont trop longs. Les avocats des gouvernements de la Colombie-Britannique et fédéral ont répliqué en faisant valoir que le fait d'autoriser ce qui était essentiellement un système à deux vitesses éroderait les soins de santé universels au Canada et, entre autres choses, désavantagerait les patients âgés et ceux qui ont des problèmes de santé chroniques complexes. L'audience n'a commencé qu'en septembre 2016.

La Cour suprême de la Colombie-Britannique (sous la direction du juge Steeves) a rejeté la contestation judiciaire en 2020. Le Dr Day a interjeté appel devant la Cour d'appel de la Colombie-Britannique, qui a également rejeté la contestation. L'affaire est maintenant devant la Cour suprême du Canada.

La décision (lorsqu'elle sera rendue) par la Cour suprême du Canada touchera toutes les provinces et tous les territoires parce que la contestation a été faite en vertu de la *Charte canadienne des droits et libertés*. Cela diffère de l'arrêt Chaoulli c. Québec, qui a été discuté plus tôt, car ce dernier concernait des contestations de la *Charte québécoise des droits et libertés de la personne*.

Sources : Vancouver Sun (6 septembre 2016). *Dr. Brian Day vs. private medicine foes (Dr Brian Day contre les ennemis de la médecine privée).* https://www.youtube.com/watch?v=A0-OhCYAZeQ; Administration du Régime de soins de santé de la fonction publique (s.d.). À propos du RSSFP https://www.rssfp.ca/a-propos-du-rssfp/

Malgré la conclusion de la Cour suprême du Canada dans l'affaire *Chaoulli c. procureur général du Québec, 2005*, selon laquelle l'interdiction d'une assurance privée contrevenait à la *Charte des droits et libertés de la personne* du Québec et à la Loi 33 du Québec (Loi modifiant la Loi sur les services de santé et les services sociaux et d'autres positions législatives) permettant aux Québécois de demander une assurance privée pour trois interventions chirurgicales (chirurgie de remplacement de la hanche et du genou et chirurgie de la cataracte), les compagnies d'assurance ont montré peu d'intérêt à vendre de telles polices. Par conséquent, la possibilité de faire en sorte que ces services privés soient couverts par une assurance privée n'est pas un choix viable.

Malgré cela, les cliniques privées au Québec se sont développées, rendant les soins de santé privés au Québec plus disponibles que dans toute autre administration au Canada. Ces établissements, essentiellement des hôpitaux privés, sont appelés cliniques médicales spécialisées (CMS).

Il existe deux types de CMS au Québec :

1. ***Les partenariats public-privé (PPP)***, qui fournissent des services en partenariat avec le système public (RAMQ). La RAMQ couvre le coût des services que les patients reçoivent en plus de rémunérer les médecins pour leurs services. Ces CMS n'ont pas de lits d'hôpital permettant une durée de séjour de plus de 24 heures. Les procédures effectuées n'incluent que des chirurgies ambulatoires mineures telles que l'arthroscopie, la chirurgie de la cataracte ou la réparation d'une hernie. Si un patient a besoin d'un séjour à l'hôpital devant durer plus de 24 heures (p. ex., pour une complication imprévue), il est transféré à l'hôpital public « d'origine » du patient et du chirurgien.

   Des contrats sont négociés entre les CMS et les hôpitaux publics pour fournir des services désignés à leurs patients, et reçoivent l'approbation finale du ministère de la Santé. Les bénéfices réalisés par ces CMS sont négociés. Avant la pandémie de COVID-19, c'était 10 % des dépenses réclamées pour une procédure particulière, mais depuis le début de la pandémie, ce pourcentage a augmenté à 15 %.

   Dans ces CMS, il y a deux exceptions qui permettent aux patients de payer leur chirurgie et de sauter la file d'attente (alors la RAMQ ne participe pas) :
   - Une « zone grise » dans la loi permet à un tiers payeur (CSPAAT/CNESST, employeur, etc.) de payer le coût d'une chirurgie privée. Une facture privée est soumise au tiers, qui comprend des honoraires privés pour les médecins (le médecin ne doit pas adhérer à la RAMQ dans ce cas).
   - Les patients qui résident à l'extérieur de la province du Québec peuvent payer pour une chirurgie privée parce que la RAMQ ne les assure pas. Une facture privée est soumise au patient, qui comprend des honoraires privés pour les médecins (encore une fois, il ne doit pas adhérer à la RAMQ).

2. ***CMS privée :*** Les patients doivent payer la clinique de leur poche ou au moyen d'une assurance privée pour les services et les soins reçus. Pour effectuer des interventions médicalement nécessaires financées par l'État, les médecins qui travaillent dans ces CMS ne doivent pas adhérer à la RAMQ. Les CMS privées peuvent avoir jusqu'à six lits pour accueillir les patients nécessitant une hospitalisation de plus de 24 heures, qui comprend alors des services pour aider à la réadaptation après les chirurgies de la hanche et du genou. La Clinique Duval à Montréal a été la première clinique privée autorisée par le ministère de la Santé du Québec à fonctionner comme un établissement privé entièrement équipé. Il convient de noter que ces établissements privés ne peuvent pas se désigner eux-mêmes comme des *hôpitaux*.

CONSENTEMENT ÉCLAIRÉ AU TRAITEMENT

Partout au Canada, avant qu'un fournisseur de soins de santé puisse traiter un patient, il a besoin du consentement éclairé du patient. Le consentement doit être éclairé et volontaire :

- *Éclairé* : Les patients doivent comprendre le traitement ou la procédure, c'est-à-dire la nature et le but du traitement proposé, les risques, les effets secondaires, les avantages et les résultats attendus. Les patients doivent également comprendre les conséquences du refus du traitement recommandé et être informés des solutions de rechange, le cas échéant, au traitement proposé. Le fournisseur de soins de santé a l'obligation d'utiliser un langage qui est à un niveau approprié pour le patient et de discuter de l'information lorsque le patient n'est pas dans un état de stress ni déprimé.
- *Volontaire* : Les patients ne doivent pas se sentir obligés de prendre une décision par crainte de critiques, ni se sentir obligés par le fournisseur d'information ou quelqu'un d'autre de prendre une décision particulière. Parfois, dans le domaine des soins de santé, il n'existe qu'une ligne fine entre la coercition et la recommandation, surtout lorsque le fournisseur de soins de santé croit fermement que le patient devrait consentir à un traitement et que le patient serait enclin à le refuser.

Consultez Le Saviez-Vous? La stérilisation des femmes autochtones sans consentement.

La Cour suprême du Canada appuie le droit fondamental de toute personne apte, de décider des interventions médicales qu'elle accepte ou refuse. Une personne a également le droit de retirer son consentement en tout temps, même si une intervention a commencé (Ordre des médecins et chirurgiens de l'Ontario, 2020). Par exemple, un patient subit une angiographie (à laquelle il a consenti) et éprouve de la douleur, des étourdissements et des maux de tête, ainsi que des bouffées vasomotrices dans les premières étapes de la procédure (effets qui n'ont pas été expliqués comme étant « normaux » pour cette procédure). Le patient a le droit de demander l'arrêt de la procédure jusqu'à ce qu'un examen plus approfondi révèle la cause de ses symptômes, même si le médecin estime qu'il n'y a aucun danger à poursuivre la procédure. Il est important de faire participer les patients dans tous les aspects de leurs soins de santé : non seulement cela témoigne du respect pour les patients et leur droit à l'autonomie, mais cela facilite également leur adhésion aux programmes de traitement.

Chaque province et territoire a adopté sa propre loi sur le consentement éclairé. Par conséquent, les politiques varient quelque peu d'une administration à l'autre. Les lois pertinentes peuvent comprendre la *Adult Guardianship Act* (RSBC 1996), la *Loi sur la santé mentale* (L.R.O. 1990, chap. M.7), et la *Loi de 1996 sur le consentement aux soins de santé* (L.O. 1996, chap. 2, annexe A). Il est de plus en plus conseillé aux médecins et aux autres fournisseurs de soins de santé d'obtenir un consentement écrit pour des services médicaux, même mineurs, comme la vaccination, plutôt qu'un simple consentement implicite ou verbal. Le consentement écrit garantit également que les renseignements nécessaires ont été expliqués aux patients et protège ces derniers et les fournisseurs de soins de santé.

Tous les fournisseurs de soins de santé qui sont en mesure de donner des soins à un patient ont des obligations légales et éthiques au sujet du consentement de leur patient aux soins proposés. Les composantes éthiques du consentement sont abordées au chapitre 9.

LE SAVIEZ-VOUS?
La stérilisation des femmes autochtones sans consentement

En 2017, des déclarations de femmes autochtones au Canada contraintes ou forcées de subir une opération chirurgicale de stérilisation (ligature des trompes), une pratique s'étalant sur plusieurs décennies, des années 1920 ou 1930 à 2022 seulement, ont été révélées, en grande partie à la suite d'un rapport rendu public par les autorités sanitaires de la Saskatchewan (Comité sénatorial permanent des droits de la personne, 2021). Les administrations qui ont signalé cet abus comprennent la Colombie-Britannique, la Saskatchewan, le Manitoba, l'Ontario, le Québec, les Territoires du Nord-Ouest et le Yukon.

En 2018, un recours collectif a été intenté par un cabinet d'avocats de la Saskatchewan au nom d'un groupe de femmes autochtones de cette province. Certaines affirmaient qu'elles avaient été stérilisés sans leur permission; d'autres avaient consenti à la procédure, ne réalisant pas qu'elles avaient le droit légal de la refuser, et d'autres encore ont affirmé qu'elles avaient été intimidées (ou contraintes) à donner leur consentement (Zingel, 2019).

Le Comité sénatorial permanent des droits de la personne a commencé à enquêter sur cette question en 2019 et a publié en 2022 un rapport intitulé « Les cicatrices que nous portons » (Zimonjic, 2022). Le Comité a conclu que, même aujourd'hui, des femmes autochtones étaient stérilisées de force ou se faisaient harceler pour subir cette opération. En outre, le Comité a examiné des rapports selon lesquels d'autres groupes de population, y compris les femmes noires et racialisées, étaient également soumis à de telles procédures. Le Comité a formulé 13 recommandations, dont le dépôt d'un projet de loi visant à ajouter une infraction précise au *Code criminel* interdisant la stérilisation forcée et sous la contrainte (Comité sénatorial permanent des droits de la personne, 2022).

Sources : Comité sénatorial permanent des droits de la personne (juin 2021). *La stérilisation forcée et contrainte de personnes au Canada.* https://sencanada.ca/content/sen/committee/432/RIDR/Reports/2021-06-03_ForcedSterilization_F.pdf ; Comité sénatorial permanent des droits de la personne. (juillet 2022). *Les cicatrices que nous portons : La stérilisation forcée et contrainte de personnes au Canada – Partie II.* https://sencanada.ca/content/sen/committee/441/RIDR/reports/2022-07-14_ForcedSterilization_F.pdf; Zimonjic, P. (14 juillet 2022). *Senate report calls for law criminalizing forced or coerced sterilization* (Un rapport du Sénat demande une loi criminalisant la stérilisation forcée ou sous la contrainte. CBC News. https://www.cbc.ca/news/politics/senate-report-forced-coerced-sterilization-1.6520592; Zingel, A. (18 avril 2019). *Indigenous women come forward with accounts of forced sterilization, says lawyer* (Une avocate déclare que des femmes autochtones lui ont raconté avoir été stérilisées de force) CBC News https://www.cbc.ca/news/canada/north/forced-sterilization-lawsuit-could-expand-1.5102981

Types de consentement

Consentement exprès

Le consentement exprès peut être écrit ou oral (selon la politique de l'agence) et indique un choix clair de la part du patient. Le consentement exprès exige que la personne soit pleinement informée des avantages, des risques et des conséquences de toute option de traitement.

Consentement écrit

Toutes les interventions médicales importantes nécessitent un consentement écrit signé, qui confirme que le processus approprié pour obtenir le consentement a bien été suivi et que le patient a accepté l'intervention proposée (Commissariat à la protection de la vie privée du Canada, 2021). Idéalement, la personne qui signe le formulaire de consentement comprend en quoi consiste l'intervention, y compris ses risques et ses avantages. Bien que le consentement écrit donne aux fournisseurs de soins de santé une preuve de consentement, un formulaire de consentement signé peut être soupesé par rapport à toute preuve contradictoire et, par conséquent, ne pas constituer une défense solide dans le cas d'une action en justice.

La plupart des formulaires de consentement doivent être signés par le patient, datés et attestés (Commissariat à la protection de la vie privée du Canada, 2021). Les personnes qualifiées comme témoins du consentement varient d'une province ou d'un territoire à l'autre, et d'un établissement de soins de santé à l'autre. Pour les interventions médicales, y compris les chirurgies mineures ou majeures, un médecin, un/e infirmier/ère autorisé/e agit habituellement comme témoin du consentement. Le témoin doit savoir que le patient comprend ce qu'il signe

---

EXEMPLE DE CAS 8.3 Consentement par signature

P.K. est prête à signer un formulaire de consentement pour une hystérectomie et lit le formulaire qui lui a été donné par l'infirmier/ère. Le type de chirurgie nommé sur le formulaire est une *Hystérectomie totale avec annexectomie bilatérale*, termes que P.K. ne comprend peut-être pas. Si elle ne demande pas de précisions, elle signera son consentement pour l'ablation de son utérus, de ses trompes de Fallope et de ses ovaires.

(p. ex., un/e infirmier/ère obtient un consentement pour la chirurgie d'un patient et signe comme témoin). S'il subsiste un doute, la personne appropriée (habituellement le médecin, l'infirmier/ère ou le technologue qui effectue la procédure) doit parler au patient et lui donner des éclaircissements. Dans certaines situations (p. ex., à l'hôpital), il est important d'examiner la nature de la procédure, car les termes médicaux peuvent prêter à confusion ou être trompeurs. Le témoin, s'il s'agit d'un professionnel de la santé, doit s'assurer que ce qu'on a dit au patient correspond à la nature de la procédure à laquelle il consent (exemple de cas 8.3). Les formulaires de consentement peuvent être envoyés aux patients par la poste ou par courriel au préalable pour être examinés et signés. Dans ce cas, il incombe au patient de demander plus de renseignements, au besoin.

Il est à noter que le consentement dans un environnement multiculturel peut présenter des défis, en raison de préoccupations religieuses, culturelles, de genre ou sociales, ainsi que de barrières linguistiques. La plupart des hôpitaux tiennent à jour une liste d'interprètes bénévoles à solliciter si nécessaire. Toutefois, les interprètes capables de fournir des renseignements sur la santé de façon claire et précise ne sont pas toujours disponibles. Souvent, le personnel médical doit compter sur un membre de la famille pour agir comme interprète à l'intention du patient.

Consentement oral

Tout aussi contraignant que le consentement écrit, le consentement oral est donné verbalement au téléphone ou en personne. Si quelqu'un d'autre que le patient est tenu de donner son consentement oral par téléphone pour une chirurgie, selon la situation, certains établissements demandent que deux fournisseurs de soins de santé valident le consentement téléphonique. Par exemple, si le partenaire d'une patiente donne son consentement téléphonique pour une procédure (en supposant que la patiente est incapable de le faire elle-même et que son partenaire est dans une position légale pour le faire), deux fournisseurs de soins de santé doivent être au téléphone pour valider : que le partenaire a donné ce consentement, que les fournisseurs ont répondu à toutes ses questions, et que le partenaire comprend parfaitement les circonstances dans lesquelles et pour lesquelles il donne le consentement. Le protocole peut varier d'un établissement et d'une administration à l'autre.

Lorsqu'un fournisseur de soins de santé reçoit un consentement oral, il doit le documenter soigneusement dans le dossier du patient, en décrivant l'intervention discutée, en indiquant que le patient a reconnu sa compréhension de l'intervention et en notant que le patient l'a acceptée oralement. Le consentement écrit demeure toutefois l'option privilégiée, en particulier pour les traitements complexes.

Consentement implicite

Le consentement implicite est donné par le simple fait de demander des soins d'un médecin ou d'un autre fournisseur de soins de santé (Commissariat à la protection de la vie privée du Canada, 2021). Par exemple, de nombreuses personnes ont reçu un vaccin ou un autre traitement d'un médecin de famille sans avoir signé de formulaire de consentement, ce qui signifie que la vaccination ou le traitement a été fourni dans le cadre d'un consentement implicite. Toutefois, comme il a été mentionné précédemment, un plus grand nombre de fournisseurs de soins de santé demandent un consentement écrit, même pour la vaccination.

En étant admis volontairement à l'hôpital, le consentement des patients à certaines interventions est implicite (p. ex., permettre au personnel infirmier de prodiguer des soins ou de prendre leurs signes vitaux). Cela comprend également l'échange de renseignements médicaux entre les personnes qui s'occupent des patients, mais pas avec quiconque en dehors de leur cercle de soins. Cependant, il est approprié et respectueux de demander au patient s'il est prêt à certaines interventions (p. ex., « Je vais commencer vos exercices maintenant. Est-ce que ça vous va? » « Je voudrais changer votre pansement dans environ une heure. Est-ce correct pour vous? »).

Consentement en cas d'urgence

Même dans les situations d'urgence, les fournisseurs de soins de santé devraient obtenir le consentement d'un patient, dans la mesure du possible, avant de leur prodiguer un traitement. Dans certaines circonstances (p. ex., la personne ne peut pas communiquer en raison d'une déficience cognitive, d'une barrière linguistique ou d'une perte de conscience), un fournisseur de soins de santé peut administrer un traitement d'urgence sans la permission du patient si le professionnel estime qu'un retard entraînera des préjudices ou des blessures graves (Association canadienne de protection médicale [ACPM], 2021). Dans de telles circonstances, cependant, le fournisseur de soins de santé doit consigner par écrit, de manière claire, détaillée et concise, dans le dossier médical du patient l'explication de la décision d'accorder le traitement.

Qui peut donner son consentement

Le plus souvent, une personne apte qui reçoit une intervention donne son consentement au traitement. Si la personne est incapable de donner son consentement (p. ex., elle est inconsciente ou inapte mentalement), son représentant légal ou son plus proche parent (sous réserve des lois provinciales et territoriales) assume cette responsabilité. Dans la plupart des administrations, la personne qui a une procuration pour les soins personnels, la personne qui est nommée comme mandataire spécial (également appelée procuration qui subsiste à l'incapacité) pour les décisions en matière de soins de santé pour le patient, ou une personne liée au patient assume généralement cette obligation. Les accords juridiques désignant une personne responsable de prendre des décisions pour une personne inapte sont appelés *accords de représentation* ou *procurations en matière de soins de santé*.

En l'absence d'une personne légalement désignée, la plupart des provinces et des territoires permettent à un conjoint (légal ou de fait) ou à un autre membre de la famille de donner légalement son consentement. Certaines administrations dressent l'ordre des personnes désignées, en fonction de la disponibilité de certains proches. Par exemple, un conjoint aura un tel contrôle avant le père ou la mère, qui aurait le contrôle avant un frère ou une sœur, qui aurait le contrôle avant une tante ou un oncle, et ainsi de suite.

Âge du consentement pour les mineurs

L'âge de la majorité comme point de référence pour donner son consentement à un traitement médical perd de l'importance. C'est plutôt la maturité d'une personne qui devient la référence pour donner son consentement dans toutes les administrations, sauf au Québec. Au Québec, l'âge du consentement au traitement est de 14 ans en vertu du *Code civil*.

Tant que le mineur comprend parfaitement le traitement, ses risques et ses avantages, il peut prendre une décision éclairée en acceptant ou en refusant le traitement, et les fournisseurs de soins de santé doivent respecter ses souhaits. Cela est également vrai si le jeune refuse un traitement (p. ex., chimiothérapie). Il peut y avoir des variations selon les administrations.

Au besoin, l'un ou l'autre des parents qui a la garde légale du mineur (ou un tuteur légalement désigné) peut donner son consentement au traitement. Si des enfants voyagent, le tuteur légal ou un parent peut donner à l'adulte voyageant avec le mineur une autorisation écrite de consentement à un traitement médical en cas d'urgence.

Dans des circonstances extraordinaires, une province ou un territoire peut demander une tutelle temporaire et ordonner l'application du traitement. Bien que la Charte stipule que les Canadiens ont droit à la liberté de religion, lorsque les tribunaux jugent que les enfants sont trop jeunes pour avoir et exprimer des croyances ou pour comprendre les conséquences liées au fait de recevoir ou non un traitement, ils acceptent habituellement d'intervenir au nom des enfants lorsque, par exemple, une intervention donnée est inacceptable selon une certaine croyance religieuse (surtout si le traitement est potentiellement salvateur).

Consentement au don d'organes de personnes décédées

Même s'il existe des similitudes fondamentales dans l'ensemble du pays, les lois provinciales et territoriales déterminent les modalités en vertu desquelles les personnes peuvent donner leur consentement pour le don d'organes (Société canadienne du sang, 2022). Dans la plupart des provinces et des territoires, une personne doit être âgée de 16 ans ou plus pour donner son consentement au don d'organes, habituellement en signant un document comme une carte de donneur ou un permis de conduire. En Colombie-Britannique, en Alberta, au Manitoba et en Ontario, les personnes peuvent donner leur consentement en s'inscrivant en ligne comme donneur d'organes. La Saskatchewan est la seule province qui ne lie pas le consentement d'une personne au don d'organes à sa carte d'assurance maladie ou à son permis de conduire. Les personnes plus jeunes qui ne peuvent pas donner leur consentement pour le don d'organes peuvent faire connaître leurs souhaits à leurs parents. Si un malheur se produisait, les parents pourraient se sentir plus à l'aise de donner les organes de leur enfant en sachant que c'est ce qu'il voulait.

Pour demeurer légal au Canada, le don d'organes ne doit être associé à aucun paiement ni à aucune compensation de quelque nature que ce soit. Il est important que les gens qui souhaitent donner leurs organes discutent de ces souhaits avec leur famille ou une personne proche pour s'assurer que leurs souhaits sont portés à la connaissance de l'équipe médicale en cas de décès, même s'ils ont également donné leur consentement de manière officielle. À l'exception de la Nouvelle-Écosse, le Canada n'a pas de loi sur le consentement présumé, selon laquelle les organes et les tissus d'une personne sont automatiquement donnés (s'il y a lieu) après le décès, à moins que la personne ait signifié son refus. En avril 2019, la Nouvelle-Écosse a présenté ce projet de loi en vertu de la *Human Organ and Tissue Donation Act*.

LE SAVIEZ-VOUS?

La signature pour être donneur d'organes

La signature d'un formulaire d'inscription au registre des donneurs ne signifie pas que vous deviendrez un donneur d'organes. Statistiquement, peu de donneurs inscrits se prêtent à un don d'organes, car les critères médicaux (politiques et procédures de l'hôpital) imposent des restrictions. Par exemple, la personne doit mourir à l'hôpital, le plus souvent dans une unité de soins intensifs ou être maintenue envie par un ventilateur (ce qui signifie que sans ventilateur, la mort serait imminente). Les médecins doivent déterminer si le patient est en état de décès cérébral (neurologique) ou cardiocirculatoire, s'il n'est pas en réanimation. Le don d'organes ne peut être envisagé qu'après avoir déployé tous les efforts nécessaires pour sauver le patient. Au total, huit organes vitaux peuvent être utilisés : le cœur, les deux poumons, le pancréas, l'intestin, les deux reins et le foie.

La Colombie-Britannique, l'Ontario et le Québec font partie des provinces et territoires qui ont les taux de dons les plus élevés au Canada. Ces provinces ont mis en place des programmes de « don après constatation du décès cardiocirculatoire » et ont rendu obligatoires l'orientation et le signalement des décès cardiocirculatoires et neurologiques imminents, en alertant des équipes spécialisées qui contactent les membres de la famille pour les informer sur les possibilités de don d'organes. Le don d'organes (provenant de donneurs décédés) était de 19,2 % (par million d'habitants) en 2020, ce qui représente une baisse de 12 % par rapport à l'année précédente (peut-être en raison de la pandémie), mais une augmentation de 28 % depuis 2020 (Institut canadien d'information sur la santé, 2021).

Entre 2010 et 2019, l'Institut canadien d'information sur la santé (2021) a signalé une augmentation de 59 % du taux de donneurs d'organes décédés au Canada et une augmentation de 42 % des transplantations.

Les provinces et les territoires lancent continuellement des campagnes de sensibilisation au don d'organes aux résultats variables. Cependant, depuis la mort de Logan Boulet, le joueur de 21 ans des Broncos de Humboldt qui a fait don de ses organes à six patients à la suite de la tragique collision d'autobus en avril 2018, le nombre de personnes inscrites à travers le pays a augmenté (La Presse canadienne, 2018).

LE DOSSIER DE SANTÉ

Toute personne qui a reçu des soins de santé au Canada à un moment donné possède un dossier de santé, contenant les renseignements relatifs à ses interactions avec les services de soins de santé. Les personnes qui travaillent dans le secteur des soins de santé et qui sont en contact direct avec les patients sont souvent en mesure d'accéder aux renseignements sur la santé liés aux services fournis au patient et de les consigner. Aujourd'hui, une partie importante de l'information sur la santé est enregistrée et stockée sous forme électronique.

Selon la nature de l'établissement et les personnes participant au cercle de soins du patient, un dossier de santé peut consister en des informations recueillies auprès de nombreuses sources. Un dossier de santé d'un hôpital comporte plus de renseignements que celui d'un cabinet de dentiste, d'une clinique de chiropratique ou d'une clinique de physiothérapie. En milieu hospitalier, les dossiers (manuels ou électroniques) contiennent de nombreux rapports et dossiers variés.

Les cliniques ou les bureaux peuvent également tenir divers rapports : rapport de diagnostic, rapport de consultation, fiche d'antécédents (parfois appelée *profil cumulatif*) et un registre de ce qui s'est passé à chaque rencontre (p. ex., les détails des visites chez le médecin de famille, y compris la raison de la visite, le plan de traitement et le traitement reçus).

L'importance d'une consignation exacte

Pour la plupart des disciplines, les fournisseurs de soins de santé doivent consigner des renseignements de façon claire, concise et exacte conformément à la loi. Peut-être l'une des tâches les plus importantes dans le domaine des soins de santé, la consignation soigneuse fournit des informations précieuses qui peuvent assurer la continuité des soins aux patients. Toutes les entrées doivent être datées et signées ou paraphées (conformément au protocole de l'agence) manuellement ou électroniquement.

Ce qui est consigné et la formulation sont également importants. Une personne qui n'est pas en mesure de poser un diagnostic doit utiliser des mots tels que « semble avoir » au lieu de « a » et prendre garde à ne jamais inscrire de suppositions ou d'étiquettes sur des patients (p. ex., « M. Smith est schizophrène »). Chaque discipline fournit des lignes directrices connexes pour la consignation appropriée.

Les fournisseurs de soins de santé doivent voir tout ce qu'ils entrent dans un dossier de santé comme des renseignements susceptibles d'être utilisés dans un éventuel litige. Les dossiers de santé peuvent s'avérer importants dans une procédure judiciaire.

RÉFLÉCHIR À LA QUESTION

Ajout d'un diagnostic incorrect à un dossier

On a demandé à un adjoint administratif d'une équipe de santé familiale occupée d'ajouter le code d'un diagnostic posé par le médecin dans le dossier électronique de M.T. M.T., une infirmière à l'hôpital local, avait perdu son fils et était en deuil. Ne sachant pas quel était le code de diagnostic pour le deuil, l'adjoint administratif a ajouté celui qu'il connaissait pour le « trouble de l'humeur ». Ce diagnostic est apparu dans le dossier de M.T.. Plus tard, lorsque M.T. a été admise à l'hôpital pour un test diagnostique, les infirmiers/ères qui la connaissaient ont remarqué qu'elle avait eu un diagnostic de trouble de l'humeur, ce qui les a surpris. Bien que toutes les informations sont gardées confidentielles, les infirmiers/ères qui s'occupaient de M.T. étaient maintenant convaincus/es qu'elle avait un trouble de l'humeur.

1. Si vous étiez dans la même situation, cela vous dérangerait-il que vos collègues pensent que vous avez un trouble de l'humeur (qui comprend un diagnostic tel que le trouble obsessionnel-compulsif et d'autres problèmes de santé mentale majeurs)?
2. Qu'est-ce que l'adjoint administratif aurait dû faire au moment d'entrer le code du diagnostic?
3. Quelles mesures, le cas échéant, M.T. pourrait-elle prendre pour corriger cela?

Propriété de l'information sur la santé

Il est important de noter que toutes les administrations ont une loi qui établit un équilibre entre le droit d'accès aux renseignements personnels et la protection appropriée de ces renseignements. Les lois sur la protection des renseignements personnels sont abordées plus loin dans le présent chapitre. L'établissement de soins de santé ou le cabinet du médecin qui recueille des renseignements et crée un dossier de santé est propriétaire du dossier physique du patient. Les médecins, les dentistes, les autres fournisseurs de soins de santé et les établissements de soins de santé qui tiennent de tels dossiers agissent à titre de gardiens de ces renseignements.

Les renseignements sur la santé eux-mêmes, cependant, appartiennent au patient, et les patients ont le droit de demander une *copie* de l'information se trouvant dans leur dossier (manuel ou électronique). Les patients ne peuvent pas supprimer les dossiers physiques d'un établissement de soins de santé ni en modifier les données. Les dossiers sont toujours copiés et, pour un dossier électronique, l'information est téléchargée pour le patient.

Les renseignements destinés à un tiers (p. ex., une compagnie d'assurance) ne peuvent être divulgués qu'avec le consentement du patient, à moins d'une ordonnance contraire d'un tribunal.

Souvent, les patients qui déménagent ou changent de médecin demandent une copie de leur dossier, qui peut leur être remise en format papier ou (plus fréquemment) envoyée directement au nouveau fournisseur de soins de santé par voie électronique. Si le dossier contient des informations plus anciennes que sa version électronique, des copies du dossier sont préparées et remises au patient ou envoyées au nouveau fournisseur, habituellement par courrier recommandé ou par messagerie. Dans de tels cas, le médecin peut ne transmettre que les documents jugés essentiels. Le patient doit être informé de tous les frais associés au coût du transfert de ses dossiers de santé.

Dans certaines circonstances, habituellement pour éviter de graves répercussions négatives sur la santé mentale, émotionnelle ou physique du patient, un médecin peut refuser à une personne l'accès à certains éléments de ses renseignements sur la santé ou peut retirer sélectivement des renseignements du dossier d'un patient avant de lui en fournir une copie. Bien que les lois provinciales ou territoriales existantes visant à protéger les renseignements sur la santé appuient généralement le refus d'accès à un patient, le médecin doit être en mesure de justifier une telle décision. Un patient peut habituellement interjeter appel d'un refus.

Stockage et élimination des renseignements sur la santé

Si un médecin déménage, cesse d'exercer pour une raison quelconque ou prend sa retraite, les renseignements médicaux qu'il a accumulés doivent être conservés et stockés de manière à ce que les patients et les autres fournisseurs de soins de santé s'occupant de ce patient puissent y accéder au besoin (avec la permission du patient). Si un autre fournisseur de soins de santé prend la responsabilité du cabinet au même endroit, les dossiers des patients restent souvent à cet endroit. Les patients doivent être avisés du changement de fournisseur.

Lorsqu'il s'agit d'un groupe de médecins ou d'autres fournisseurs de soins de santé, la propriété des dossiers devrait être clarifiée immédiatement. Par exemple, chaque fournisseur possède-t-il les dossiers des patients qu'il voit régulièrement, ou tous les dossiers appartiennent-ils à l'organisation?

Lorsqu'un fournisseur de soins de santé quitte un cabinet et que personne n'assume la responsabilité directe des dossiers (p. ex., personne ne prend en charge le cabinet), un gardien (une personne, soit une entreprise légalement autorisée à stocker ou à conserver des dossiers médicaux) peut prendre en charge les dossiers. Les entreprises de stockage de dossiers médicaux peuvent facturer aux patients plusieurs centaines de dollars pour leur remettre des photocopies de leurs dossiers. Les gouvernements provinciaux et territoriaux et les organismes de réglementation précisent des lignes directrices pour le stockage des documents, y compris la durée pendant laquelle ils doivent être conservés.

L'Association canadienne de protection médicale (ACPM) conseille aux médecins de conserver les dossiers médicaux pendant au moins 10 ans à compter de la date de la dernière inscription, ou dans le cas des mineurs, pendant au moins 10 ans à compter de la date à laquelle l'âge de la majorité est atteint. Chaque administration établit ses propres politiques sur la conservation des dossiers de santé; par exemple, en *Colombie-Britannique*, les médecins sont tenus de les conserver pendant 16 ans à compter de la date de la dernière inscription ou de l'âge de la majorité d'un patient (ACPM, 2022). Il est conseillé aux médecins de l'*Alberta* de tenir des dossiers pendant au moins 10 ans après la dernière fois où ils ont vu les patients, ou dans le cas des mineurs, la plus longue période entre 10 ans et deux ans après que les patients ont atteint l'âge de la majorité (ACPM, 2022). En *Saskatchewan*, le délai est de six ans à compter de la date de la dernière inscription ou de deux ans à compter du moment où le patient atteint l'âge de la majorité, selon la dernière de ces éventualités (ACPM, 2022). En *Ontario*, le délai est de 10 ans à compter de la date de la dernière inscription ou de 10 ans à partir du moment où le patient atteint l'âge de la majorité ou jusqu'à ce que le médecin cesse d'exercer si certaines conditions sont remplies. Toutefois, il est conseillé aux médecins de l'Ontario de conserver des dossiers pendant au moins 15 ans (ACPM, 2022). Au *Québec*, la durée pendant laquelle certains médecins doivent conserver les dossiers médicaux n'est que de cinq ans (ACPM, 2022). Pour les *provinces de l'Est* et les *territoires*, la durée est de 10 ans, à l'exception du *Yukon* où, comme en Saskatchewan, elle est de six ans (ACPM, 2022).

Destruction des dossiers médicaux

La destruction définitive des dossiers médicaux doit être effectuée de manière à ce que l'on ne puisse plus jamais avoir accès à l'information. Par exemple, un fournisseur de soins de santé ne peut pas simplement supprimer des renseignements médicaux de son ordinateur, mais le disque dur sur lequel l'information est stockée doit plutôt être nettoyé de manière professionnelle. Les dossiers papier doivent être déchiquetés et éliminés conformément aux politiques provinciales et territoriales.

Législation fédérale et lois relatives à la protection de la vie privée

Il existe plusieurs lois régissant la protection de la vie privée au Canada. Deux lois fédérales sur la protection de la vie privée, appliquées par le Commissariat à la protection de la vie privée du Canada, soit la *Loi sur la protection des renseignements personnels* (1983) et la *Loi sur la protection des renseignements personnels et les documents électroniques* (2004), connue sous le nom de LPRPDE, contribuent à cette protection (Commissariat à la protection de la vie privée du Canada, 2018).

Chacune des provinces et chacun des territoires du Canada met en œuvre sa propre législation sur la protection de la vie privée. Certaines provinces, dont l'Alberta, le Manitoba, la Saskatchewan et l'Ontario, ont des lois sur la protection des renseignements personnels propres aux fournisseurs de services de soins de santé. (Voir les ressources Web sur Evolve pour un lien vers la législation sur la protection de la vie privée pour chacune des provinces et chacun des territoires.)

Loi sur la protection des renseignements personnels

La *Loi sur la protection des renseignements personnels* s'applique aux institutions fédérales pour tout ce qui concerne les renseignements que le gouvernement recueille, utilise et communique au sujet d'une personne. Elle exige que les ministères et organismes fédéraux limitent les renseignements personnels qu'ils recueillent auprès de particuliers (*Loi sur la protection des renseignements personnels* (L.R.C. (1985), ch. P-21)). La Loi limite l'utilisation et l'échange de tous les renseignements personnels recueillis. Ceux-ci ont habituellement trait à la sécurité de la vieillesse, à l'assurance-emploi, à Revenu Canada (perception et remboursement de l'impôt) et à d'autres questions de sécurité. De plus, la *Loi sur la protection des renseignements personnels* permet aux gens d'accéder à tous les renseignements que les organisations du gouvernement fédéral possèdent à leur sujet et de les corriger (Commissariat à la protection de la vie privée du Canada, 2018).

Loi sur la protection des renseignements personnels et les documents électroniques (LPRPDE)

La *LPRPDE* protège les renseignements personnels recueillis qui se rapportent au secteur privé. La Loi appuie et promeut les activités commerciales en ligne et traditionnelles en protégeant les renseignements personnels recueillis, utilisés ou communiqués dans certaines circonstances. Elle définit les renseignements personnels comme des « renseignements concernant une personne identifiable » et comprend tout renseignement factuel ou subjectif, consigné ou non, sous quelque forme que ce soit. Par exemple, les renseignements suivants seraient considérés comme des renseignements personnels :

- Nom, adresse, numéro de téléphone, sexe
- Numéros d'identification, revenu ou groupe sanguin
- Les dossiers de crédit, les dossiers de prêt, l'existence d'un différend entre un consommateur et un commerçant et l'intention d'acquérir des biens ou des services

Connue sous le nom de loi fondée sur le consentement, la *LPRPDE* exige que toute organisation qui recueille et utilise des renseignements personnels auprès de patients leur présente et leur fasse signer des formulaires de consentement qui divulguent pleinement la façon dont leurs renseignements personnels seront recueillis et gérés. Par exemple, le cabinet d'un dentiste qui recueille des renseignements à des fins de recherche dans un but commercial doit révéler au patient tous les renseignements personnels recueillis et lui demander la permission avant de les utiliser.

Depuis un certain nombre d'années, toutes les entreprises canadiennes doivent se conformer aux principes de protection de la vie privée énoncés par la *LPRPDE*, à l'exception des entreprises se trouvant dans des provinces ayant des lois sur la protection de la vie privée semblables à la *LPRPDE* (p. ex., la Colombie-Britannique, l'Alberta et le Québec). La *LPRPDE* protège l'information dans l'ensemble du Nunavut, des Territoires du Nord-Ouest et du Yukon parce que la plupart des organisations autres que les hôpitaux et les écoles relèvent du gouvernement fédéral.

La *LPRPDE* ne touche habituellement pas les hôpitaux et les autres établissements de soins de santé puisque la plupart d'entre eux ne participent pas trop à des activités commerciales.

Certaines entreprises commerciales dans les hôpitaux, comme les sociétés tierces qui exercent leurs activités dans l'établissement (p. ex., les entreprises alimentaires commerciales, le stationnement payant) doivent se conformer à la LPRPDE, à moins qu'il y ait une loi provinciale ou territoriale semblable qui aurait préséance.

Tous les fournisseurs de soins de santé qui ont un cabinet privé et qui participent à tout type d'activité commerciale (p. ex., dentistes, chiropraticiens et optométristes) sont assujettis à la LPRPDE, à moins qu'une loi publique (provinciale ou territoriale) semblable ne s'applique (Commissariat à la protection de la vie privée du Canada, 2015).

La légalité d'exempter certaines organisations financées par l'État des dispositions de la *LPRPDE* a été remise en question, parce que certaines fonctions au sein des établissements de soins de santé (p. ex., une clinique de diagnostic privée fonctionnant dans l'hôpital) imitent celles d'une organisation privée.

Dans la plupart des administrations, les renseignements personnels recueillis par les établissements de soins de santé demeurent sous la protection des lois du secteur public d'origine provinciale ou territoire (p. ex., en Ontario, la *Loi sur la protection des renseignements personnels sur la santé*, en Colombie-Britannique, la *Freedom of Information and Protection of Privacy Act [FIPPA]* et la *Personal Information Protection Act [PIPA]*). La FIPPA, par exemple, donne aux personnes le droit d'accéder à leurs propres dossiers ainsi que le droit d'insister pour que toute erreur trouvée soit corrigée. En même temps, la Loi prévoit des exceptions limitées au droit d'accès.

Bien que d'autres provinces et territoires aient également adopté leurs propres lois sur la protection des renseignements personnels en matière de santé, celles-ci n'ont pas été déclarées essentiellement similaires à la LPRPDE. Dans certains de ces cas, la LPRPDE peut encore s'appliquer.

Terre-Neuve-et-Labrador, le Nouveau-Brunswick, la Nouvelle-Écosse et l'Ontario ont des lois sur la protection des renseignements personnels en matière de santé jugées « essentiellement similaires » à la LPRPDE en ce qui concerne les renseignements sur la santé (Commissariat à la protection de la vie privée du Canada, 2020).

Confidentialité

Tous les fournisseurs de soins de santé sont tenus, sur les plans juridique et éthique, de garder tous les renseignements sur la santé confidentiels. Le concept de confidentialité fait référence à l'obligation morale et légale du fournisseur de soins de santé de préserver le caractère privé des renseignements sur la santé d'un patient. À l'inverse, le concept de protection de la vie privée désigne le droit du patient à ce que ses renseignements sur la santé demeurent confidentiels et ne soient divulgués qu'avec son consentement.

Tout fournisseur de soins de santé qui participe directement au cercle de soins d'un patient peut légalement accéder à des parties pertinentes de ses renseignements pour des raisons légitimes puisqu'il lui fournit des soins. Selon les circonstances, le personnel administratif a également accès aux renseignements sur la santé d'une personne et doit également les garder confidentiels. Presque tous les lieux de travail, en particulier dans le secteur des soins de santé, exigent que les employés signent une entente de confidentialité (voir les ressources Web sur Evolve pour un lien vers un exemple d'entente) et adhèrent aux principes et aux politiques contenus dans le document. On s'attend à ce que chaque établissement ait des politiques et des procédures pour protéger la vie privée des patients, y compris le fait qu'ils sollicitent des soins, ainsi que tous les renseignements sur la santé sous toutes leurs formes, y compris les échanges oraux entre fournisseurs de soins de santé ou avec eux. En règle générale, les fournisseurs de soins de santé ne devraient jamais discuter de renseignements sur la santé avec quelqu'un d'autre que les membres de l'équipe responsable des soins du patient. Par exemple, il est inacceptable de mentionner à un ami que S.O. vient d'avoir un petit garçon ou que P.D. s'est cassé la jambe et a un plâtre (encadré 8.3).

ENCADRÉ 8.3   La confidentialité : un concept séculaire

Le concept de confidentialité a été décrit dans le serment d'Hippocrate il y a 2 500 ans, comme suit :

Tout ce que je verrai ou entendrai autour de moi, dans l'exercice de mon art ou hors de mon ministère, et qui ne devra pas être divulgué, je le tairai et le considérerai comme un secret. Si je respecte mon serment sans jamais l'enfreindre, puissé-je jouir de la vie et de ma profession, et être honoré à jamais parmi les hommes. Mais si je viole et deviens parjure, qu'un sort contraire m'arrive!

Source : The Internet Classics Archive. (n. d.) *The oath, by Hippocrates (Le serment, par Hippocrate).* http://classics.mit.edu/Hippocrates/hippooath.html

---

EXEMPLE DE CAS 8.4   Violation de confidentialité

Lors d'une fête, un/e étudiant/e infirmier/ère discutait avec une camarade de classe, qui a commenté la rapidité de l'accouchement d'une amie commune, dont le petit garçon est né la semaine dernière. « Imagine, a dit la camarade de classe, son accouchement n'a duré que trois heures. C'est vraiment rapide pour un premier bébé. » L'étudiant/e infirmier/ère a répondu : « Ce n'était pas son premier accouchement, et les deuxièmes bébés naissent généralement beaucoup plus vite. »

Dès qu'elle a prononcé les mots, l'étudiant/e infirmier/ère savait qu'elle n'avait pas respecté la confidentialité, mais le mal était fait. Leur amie commune avait eu un bébé quatre ans auparavant, alors qu'elle était adolescente. Elle avait donné le bébé en adoption et n'en avait parlé à personne. Maintenant, son secret est connu, peut circuler parmi leurs amis et générer des commentaires blessants et dommageables. Pensez aux répercussions possibles si le mari de leur amie commune n'était pas au courant de son histoire!

1. En tant que membre d'une équipe de soins de santé, quels rappels pouvez-vous mettre en place pour vous assurer de protéger la confidentialité de vos patients?
2. Quelles mesures, le cas échéant, devraient maintenant être prises par l'étudiant/e infirmier/ère?
3. Votre confiance envers un ami, ou un fournisseur de soins de santé, changerait-elle si vous saviez qu'il n'a pas respecté la confidentialité?

Dans certaines circonstances, les fournisseurs de soins de santé (p. ex., les médecins) peuvent avoir la responsabilité morale et légale de *divulguer* des renseignements confidentiels sur la santé (p. ex., lorsqu'une personne a fait du mal ou risque de faire du mal à autrui ou à soi-même). De plus, certains problèmes de santé, comme les maladies transmissibles, doivent être signalés à l'autorité locale de santé publique (ACPM, 2015).

Un patient qui découvre une violation de la confidentialité peut intenter une poursuite contre la personne ou l'organisation responsable de la violation, qu'elle ait été intentionnelle ou non (exemple de cas 8.4).

Sécurité

Les dossiers de santé de tout type doivent être conservés d'une manière à la fois sûre et sécurisée, ce qui signifie qu'ils doivent être protégés contre les incendies et les dommages causés par des catastrophes environnementales telles que les inondations, entre autres scénarios possibles. Dans le cas des documents électroniques, l'utilisation de logiciels et de mots de passe chiffrés est essentielle. Tous les renseignements sur la santé doivent être conservés de manière à ce que seules les personnes autorisées y aient accès. Les copies papier de l'information électronique et les copies de l'information sur papier doivent faire l'objet d'un suivi minutieux. Toute personne qui a accès à des renseignements sur la santé doit être liée par des ententes de confidentialité (des médecins aux administrateurs en passant par les fournisseurs de soins de santé non réglementés). Chaque système électronique fonctionnel devrait avoir une piste d'audit fonctionnelle. Tout travailleur de la santé qui soupçonne une personne non autorisée de tenter d'accéder à des renseignements sur la santé, que ce soit dans une clinique ou une unité hospitalière, doit vérifier l'identité et l'intention de la personne. La plupart des fournisseurs de soins et des établissements de santé ont des protocoles pour stocker l'information sur la santé dont ils sont responsables et permettre d'y accéder.

Exigences en matière d'information électronique sur la santé

Les documents électroniques et papier sont assujettis aux principes de confidentialité et de protection des renseignements sur la santé. Toutefois, l'environnement électronique pose des défis uniques au maintien des normes de confidentialité et de protection de la vie privée.

Les dossiers de santé électroniques et les dossiers médicaux électroniques sont essentiellement des recueils distincts d'éléments similaires. Alors que les dossiers médicaux électroniques (DME) sont hébergés dans un seul établissement et ne concernent que les soins reçus dans cet établissement, les dossiers de santé électroniques (DSE) donnent une « vue d'ensemble ». Compilés dans une base de données centrale accessible aux personnes autorisées dans le but de fournir des soins, les dossiers de santé électroniques contiennent des renseignements provenant de plusieurs sources différentes (p. ex., hôpital, pharmacie, cabinet de médecin).

Étant donné qu'un dossier de santé électronique contient des renseignements provenant de diverses sources, plusieurs personnes y ont accès. Plus ces personnes sont nombreuses, plus le risque de violation de la confidentialité est élevé. Comme pour toute information électronique, il existe un risque de vol d'information par des pirates informatiques ou par des personnes qui y accèdent sans autorisation à cause d'un manque de diligence à l'égard de mots de passe. Pour une personne qui y accède illégalement, il est beaucoup plus facile de supprimer ou de copier des centaines de fichiers médicaux sur un système informatique d'hôpital que de partir avec des milliers de fichiers en format papier.

Cependant, il arrive que des dossiers médicaux stockés dans les bureaux, les cliniques ou dans d'autres installations sécurisées disparaissent. Bien que les documents électroniques soient jugés plus sûrs que les documents papier, aucun de ces systèmes n'est infaillible.

Les règles sur le consentement qui s'appliquent aux renseignements stockés sur papier s'appliquent également aux renseignements gérés sur support électronique, conformément à la *LPRPDE* et aux lois territoriales et provinciales sur la protection des renseignements personnels en matière de santé. Le dépositaire de l'information doit divulguer au patient quelles sont les personnes qui auront accès aux renseignements, ainsi que toute fin auxiliaire pour laquelle les renseignements peuvent être utilisés. Le patient a également le droit de savoir quelles mesures de protection l'établissement a mises en place pour protéger l'information. Certains dépositaires de renseignements croient qu'une fois que les gens donnent leur consentement au stockage de leurs renseignements dans un dossier de santé électronique, le consentement implicite permet d'autres utilisations de ces renseignements.

De nombreux établissements de soins de santé utilisent les renseignements sur les patients à des fins de recherche. En fait, l'établissement de soins de santé devrait obtenir le consentement du patient et fournir en outre des renseignements clairs et exacts sur la recherche.

LES PROFESSIONS DE LA SANTÉ ET LA LOI

La réglementation des fournisseurs de soins de santé est examinée en détail au chapitre 5. La présente section examine brièvement les responsabilités juridiques importantes des professions de la santé réglementées.

Fournisseurs de soins de santé réglementés

La plupart des fournisseurs de soins de santé qui détiennent un titre professionnel au Canada sont membres d'un organisme de réglementation qui assume un niveau élevé de responsabilité en ce qui concerne la conduite éthique, morale et juridique de ses membres. La plupart des professions réglementées ont mis en place un système pour la gestion des plaintes contre leurs membres et de leurs membres accusés d'une infraction (p. ex., un médecin qui a fait l'objet de mesures disciplinaires de la part de l'organisme de réglementation provincial ou qui a été accusé d'une infraction criminelle peut être suspendu ou il peut perdre son permis). De même, les organismes de réglementation appuient les membres lorsque les plaintes s'avèrent non fondées. Cela dit, les professions réglementées mettent l'accent sur la protection du public, en veillant à ce que les soins prodigués par ses membres soient professionnels, compétents et culturellement sécuritaires.

Bien qu'il y ait beaucoup moins de litiges contre les fournisseurs de soins de santé au Canada qu'aux États-Unis, ils sont de plus en plus courants ici; par conséquent, tous les fournisseurs de soins de santé devraient souscrire un certain type d'assurance responsabilité. La plupart des fournisseurs de soins de santé réglementés sont assurés contre la faute professionnelle ou la responsabilité par l'intermédiaire de leur ordre professionnel ou de l'organisation pour laquelle ils travaillent.

Syndicats, soins de santé et implications juridiques

De nombreux employés du secteur de la santé font partie d'une ou de plusieurs organisations (p. ex., un organisme de réglementation, une organisation professionnelle ou un syndicat). Malgré un certain chevauchement, chaque organisation a son propre mandat, sa propre structure et son propre objectif. Les syndicats défendent le bien-être des employés et il leur importe que le public ait accès à des soins de santé sûrs et de haute qualité.

Un *syndicat* est une organisation qui représente et défend ses membres, habituellement en ce qui concerne les questions entre les employés et les employeurs. Un syndicat, comme d'autres organisations, a des règles, des règlements, des politiques et des protocoles. Les syndicats représentent des groupes de travailleurs au sein d'un établissement, défendent et protègent les droits sociaux et économiques de leurs membres, souvent dans le cadre de négociations collectives. Les questions peuvent être liées aux droits de la personne, à l'amélioration des salaires des employés, aux heures travaillées, aux conditions de travail et aux avantages sociaux. Ils fournissent également un soutien aux membres en ce qui a trait aux plaintes.

Les syndicats ne sont pas légalement tenus de représenter leurs membres dans tout autre domaine que les relations de travail. Certains syndicats ont une assurance, à laquelle tous les membres ont accès pour bénéficier d'une représentation juridique et de conseils dans d'autres forums, le cas échéant (par exemple en cas de plainte pour violation des droits de la personne, de témoignage dans des affaires de coroner ou d'autres litiges). Lorsque des accusations criminelles sont déposées, si de l'aide est proposée, elle peut aller jusqu'au remboursement en cas de verdict de non-culpabilité.

Pour les audiences disciplinaires et les congédiements, un représentant syndical est présent à toutes les réunions entre les membres et l'employeur. Il s'assure que les procédures sont suivies correctement, que les membres sont informés de leurs droits et qu'un soutien leur est fourni, au besoin (p. ex., contester un congédiement ou une mesure disciplinaire, peut-être sous la forme d'un grief, ou aller à l'arbitrage).

Dans de nombreux cas, un syndicat protège également l'emploi d'une personne. Par exemple, si quelqu'un à l'extérieur de l'hôpital ainsi qu'une personne jugée également qualifiée à l'intérieur de l'établissement postulaient à un poste de secrétaire clinique, la convention collective en place garantirait que, dans la majorité des cas, si les protocoles appropriés sont suivis, c'est la personne déjà employée à l'hôpital qui obtiendrait l'emploi. Selon les conditions de la convention collective, il se peut que la personne employée par l'hôpital travaille dans le domaine de l'entretien ménager, mais qu'elle ait été formée sur le tas ou qu'elle ait suivi des cours appropriés, et que la personne qui postule de l'extérieur soit diplômée d'un programme de deux ans en administration d'un bureau de santé et possède un diplôme de premier cycle en sciences de la santé. S'il peut être prouvé que la personne travaillant à l'hôpital peut répondre aux qualifications professionnelles, elle obtiendra probablement l'emploi.

Le nombre de syndicats représentant des personnes dans un établissement peut dépendre de la taille de l'organisation et du nombre d'employés. La commission du travail peut stipuler que le syndicat doit représenter tous les employés, bien qu'il puisse y avoir quelques exceptions.

En ce qui concerne le nombre d'employés, si plusieurs professions sont représentées, les syndicats peuvent choisir de créer des unités de négociation distinctes pour chacune d'elles. Dans de tels cas, il serait peu probable que plusieurs catégories de travailleurs aient légalement le droit de faire la grève en même temps. Dans les grandes organisations, comme les hôpitaux, différentes catégories ou professions peuvent être représentées par différents syndicats, comme les associations des infirmières et infirmiers autorisés des provinces et des territoires et le Syndicat canadien de la fonction publique. Les différentes situations peuvent fort bien dépendre des syndicats concernés et de leur main-d'œuvre ou être influencées par ces derniers. L'environnement syndical dans un milieu de travail particulier est généralement influencé par la volonté collective de ceux qui y travaillent et qui sont admissibles à se syndiquer.

« Désolé, j'ai fait une erreur »

Bien que la législation sur la présentation d'excuses ne se limite pas à la profession de la santé, dans ce contexte, il s'agit surtout d'incidents entre les fournisseurs de soins de santé et les patients. Lorsqu'un événement indésirable survient en raison d'une erreur humaine, le professionnel de la santé a l'obligation juridique et morale d'informer le patient de tous les faits pertinents. Les exemples incluent une erreur de médication, une négligence contribuant à la chute d'un patient, la mauvaise interprétation d'un test de diagnostic ou un diagnostic incorrect. Par le passé, le fait de s'excuser pour l'erreur commise était considéré comme ouvrant la porte à un litige imminent. L'un des objectifs de la législation sur la présentation d'excuses est de réduire les préoccupations concernant la responsabilité dans diverses situations.

À l'heure actuelle, au Canada, seul le Québec n'a pas de loi sur la présentation d'excuses. La Colombie-Britannique a été la première province à en avoir une, et les dernières administrations à en avoir adopté une sont le Nouveau-Brunswick, les Territoires du Nord-Ouest et le Yukon. Les principes juridiques relatifs à la protection en vertu des diverses lois sont semblables dans toutes les administrations et dans l'ACPM. La plupart des textes législatifs soutiennent que la présentation d'excuses ne constitue pas un aveu de faute ou de responsabilité, ne doit pas servir à établir la faute ou la responsabilité, et n'est pas admissible comme preuve de faute ou de responsabilité. La protection offerte par cette loi est efficace dans les tribunaux, les comités de discipline des collèges, les enquêtes du coroner et devant les tribunaux.

La présentation d'excuses diminue la tendance des patients à porter instantanément des litiges devant les tribunaux et permet aux fournisseurs de soins de santé d'exprimer de la compassion à leurs patients en reconnaissant l'importance des excuses dans le règlement des différends. En montrant que le fournisseur de soins de santé reconnaît son erreur et éprouve des regrets, les excuses peuvent réduire la colère et l'hostilité.

Mettre fin à une relation médecin-patient

Un fournisseur de soins primaires (habituellement un médecin, un/e infirmier/ère praticien/ne) devient légalement responsable des soins d'une personne lorsque le traitement actif commence. Si un médecin ou un autre fournisseur de soins de santé refuse ou cesse de prendre soin d'un patient sans le faire en bonne et due forme (p. ex., en avisant les patients), il peut être accusé d'abandon. Diverses situations peuvent conduire à la fin d'une relation-fournisseur, comme des conflits de personnalités susceptibles de nuire à l'efficacité des interactions entre le patient et le fournisseur ou de limiter la communication nécessaire pour assurer les meilleurs soins. Il peut également s'agir d'un écart important entre les attentes du patient et la capacité du fournisseur à y répondre, ou d'un comportement agressif ou inacceptable de la part du patient. Le fait d'enlever un patient de la patientèle n'est pas la même chose que de le congédier (voir les chapitres 3 et 5).

Dans la plupart des provinces et des territoires, le fournisseur doit aborder la fin d'une relation patient-fournisseur après des avertissements écrits et verbaux documentés et, enfin, par écrit sous la forme d'une lettre (souvent appelée *lettre de rupture*). L'adjoint administratif qui travaille pour le médecin ou l'infirmier/ère praticien/ne a habituellement la responsabilité de traiter cette correspondance, qui est le plus souvent envoyée par courrier recommandé ou par messagerie pour obtenir la preuve que la lettre a été reçue. Les médecins doivent continuer à fournir des soins à ces patients jusqu'à ce que ces derniers aient trouvé un autre médecin, ce qui est difficile, compte tenu de la pénurie actuelle de médecins au Canada.

À l'inverse, les patients peuvent simplement arrêter de voir leur fournisseur de soins, sans autre processus de séparation officiel. S'ils reviennent, même après une longue période, ils ont droit d'être pris en charge à moins que le praticien ou le groupe n'ait mis en place des conditions relatives à de telles situations, qui sont alors portées à la connaissance des patients.

Pouvoir du médecin : Internement involontaire

Dans toutes les provinces et tous les territoires, en vertu d'une *loi provinciale ou territoriale sur la santé mentale*, les médecins ont le pouvoir d'envoyer temporairement un patient dans un établissement de santé mentale dans certaines circonstances, que ce soit de façon indépendante ou en collaboration avec la famille du patient. Dans certaines provinces et certains territoires, les patients qui représentent un danger pour eux-mêmes ou pour autrui et qui ne se conforment pas aux demandes de traitement peuvent devoir se soumettre à ce pouvoir pris par un médecin. Certaines régions exigent que le médecin signe un formulaire qui indique un laps de temps (p. ex., 72 heures) pendant lequel le patient fera l'objet d'une évaluation. Par la suite, le patient peut recevoir son congé et, au besoin, être réadmis sur une base volontaire ou non. Si la réadmission est involontaire, pour protéger les droits du patient, un autre médecin que celui qui a signé le formulaire original doit effectuer une évaluation. Dans la plupart des provinces et des territoires, le patient et sa famille doivent également avoir accès à un conseiller des droits formé, qui peut trouver une façon d'interjeter appel de la décision d'internement involontaire.

AUTRES QUESTIONS JURIDIQUES DANS LE DOMAINE DES SOINS DE SANTÉ

L'utilisation de moyens de contention

Les moyens de contention sont utilisés dans un établissement de soins de santé pour assurer la sécurité des patients et de ceux qui s'occupent d'eux, lorsque toutes les autres interventions ont échoué et que le comportement d'un patient présente un danger pour lui-même ou pour autrui. Les moyens de contention peuvent être mécaniques, environnementaux, physiques ou chimiques (médicaments). L'utilisation de moyens de contention de quelque nature que ce soit doit être ordonnée par un médecin et, dans le meilleur des cas, avec la permission de la famille du patient ou du mandataire désigné pour les soins personnels.

La plupart des établissements ont une « politique de moindre contention », ce qui signifie que les fournisseurs de soins de santé doivent réserver l'utilisation des moyens de contention en dernier recours, après avoir essayé toutes les interventions possibles pour calmer ou raisonner le patient. Le type de contention utilisé devrait être le moins invasif possible et interférer le moins avec la liberté du patient. Les moyens de contention chimiques sont utilisés pour calmer un patient agité et non pour des raisons thérapeutiques directes. Les moyens de contention chimiques, bien qu'ils ne sont pas visibles, s'accompagnent de risques et d'effets secondaires. Les médicaments devraient également être utilisés en dernier recours comme moyens de contention.

Dans certaines situations, le recours aux moyens de contention est susceptible de causer plus de blessures que s'ils ne sont pas utilisés. Une personne peut devenir plus agitée et confuse, en particulier si elle a une déficience cognitive. L'application arbitraire de moyens de contention dans un établissement de soins de santé contreviendrait probablement aux politiques et aux procédures de l'établissement et pourrait faire l'objet de poursuites si le patient était blessé.

Départ volontaire d'un patient d'un hôpital

À moins d'être confiné en vertu de la loi, tout patient hospitalisé peut quitter un hôpital n'importe quand, sans la permission d'un médecin. En règle générale, un médecin décide de donner son congé à un patient lorsqu'il estime que les soins hospitaliers ne sont plus nécessaires. Lorsqu'une ordonnance de sortie est rédigée, les plans de sortie du patient sont activés et une heure de sortie adaptée au patient et conforme au protocole de l'établissement est fixée.

Lorsqu'un patient décide de quitter un hôpital contre les recommandations d'un médecin, l'établissement devrait lui demander de signer un formulaire libérant l'hôpital, le médecin et les autres membres de son cercle de soins de la responsabilité de son bien-être. Une fois que le patient est parti, il assume l'entière responsabilité de toute répercussion imprévue à la suite de son comportement. Si un patient refuse de signer un formulaire de décharge, la personne qui gère le congé doit documenter de façon claire et concise le refus du patient. L'inclusion de citations du patient à l'appui peut aider à donner un compte rendu précis de l'incident.

Loi du bon samaritain

La loi du bon samaritain protège légalement toute personne qui aide quelqu'un en détresse si les choses devaient mal tourner et mener à un litige, comme il est indiqué à la partie Réfléchir à la question : L'aide d'un bon samaritain. La plupart des administrations au Canada ont une certaine forme de loi du bon samaritain. Par exemple, le Manitoba, la Colombie-Britannique et l'Ontario ont des lois du bon samaritain, et l'Alberta a une *Emergency Medical Aid Act*. En vertu du *Code civil* du Québec, tout citoyen doit agir comme un *bon père de famille*, ce qui signifie que toute personne doit agir avec sagesse et de façon raisonnable pour aider une personne en détresse si cela ne présente pas de danger sérieux pour elle. En d'autres termes, toute personne qui réagit à une situation d'urgence est censée le faire dans le cadre de son champ de pratique, de ses connaissances et de son niveau d'expertise. Une personne sans formation médicale serait tenue moins responsable qu'un/e infirmier/ère ou un médecin.

RÉFLÉCHIR À LA QUESTION

L'aide d'un bon samaritain

Une personne était en train d'avoir une crise cardiaque, et un/e infirmier/ère de l'USI qui n'était pas en service l'a vue par terre, sans aucun signe vital. L'infirmier/ère a évalué la personne et a commencé les manœuvres de RCR. La personne a survécu à la crise cardiaque, mais a subi une perforation du poumon à la suite d'une côte qui a été cassée lorsque l'infirmier/ère a commencé les compressions thoraciques. Dans les provinces où il y a une loi du bon samaritain, l'infirmier/ère qui est venu/e en aide à la personne qui a eu la crise cardiaque serait probablement protégé/e si cette personne essayait de la poursuivre pour avoir causé la fracture des côtes et l'affaissement du poumon. Quelle est la loi du bon samaritain dans votre administration? Seriez-vous enclin à ne pas commencer la RCR si vous étiez dans une situation similaire, par crainte d'un litige?

Dénonciateur

Un dénonciateur est une personne qui est ou a été employée ou membre d'une organisation, qui signale une inconduite à des gens ou à des entités ayant le pouvoir et la volonté présumée de prendre des mesures correctives. Un dénonciateur peut également être un membre du public sans liens officiels avec une organisation. Malheureusement, même lorsque des lois provinciales et territoriales sont en place, les dénonciateurs s'attirent souvent une réaction négative, et leurs efforts leur valent une rétrogradation, une suspension ou un congédiement. En plus des répercussions dans son milieu de travail, la personne peut subir des réactions négatives de la part d'amis ou de collègues à l'extérieur. Les représailles peuvent avoir de lourdes répercussions sociales, financières, physiques et mentales pour le dénonciateur.

Les employés qui signalent aux responsables de l'application de la loi des actes répréhensibles au sein de leur organisation sont protégés dans une certaine mesure en vertu de l'article 425.1 du *Code criminel du Canada* (Code criminel, 1985). En vertu du Code, le fait pour les employeurs de menacer, de prendre tout type de mesure disciplinaire ou de licencier un employé pour dénonciation constitue une infraction. Il ne protège pas les employés s'ils font des signalements à d'autres sources, comme aux médias, mais d'autres lois le pourraient dans certaines situations.

LE SAVIEZ-VOUS?

Le dénonciateur

En 2020 (pendant la pandémie de COVID-19), M. Flores, un travailleur migrant du Mexique travaillant à Scotlynn Farms dans le Norfolk, en Ontario, a été congédié après avoir parlé aux médias des conditions de vie dans des logements surpeuplés à la ferme, informations portées à la connaissance du public. L'affaire a finalement été portée devant la Commission des relations de travail de l'Ontario en vertu de la *Loi sur la santé et la sécurité au travail*.

Après une longue audience, la Commission a statué en faveur de M. Flores, déterminant que Scotlynn Farms avait enfreint l'article 50 de la Loi lorsqu'elle a congédié M. Flores pour avoir soulevé des préoccupations en matière de santé et de sécurité à la ferme, et a ordonné que le demandeur soit indemnisé.

Source : Commission des relations de travail de l'Ontario (9 novembre 2020). *CRTO affaire No : 0987-20-UR représailles Santé et sécurité Luis Gabriel Flores Flores, demandeur c. Scotlynn Sweetpac Growers Inc., partie intimée.* https://migrantworkersalliance.org/wp-content/uploads/2020/11/Gabriel-Flores-OLRB-Decision_Migrant-Workers-Alliance.pdf

---

De plus, le gouvernement fédéral prévoit des lois pour protéger les fonctionnaires. La *Loi sur la protection des fonctionnaires divulgateurs d'actes répréhensibles (LPFDAR)* s'applique à la majeure partie du secteur public, y compris les ministères et organismes gouvernementaux, les sociétés d'État mères et la Gendarmerie royale du Canada. Fait intéressant, sont exclues certaines organisations, comme les Forces armées canadiennes et le secteur public fédéral et les sociétés d'État (Commissariat à l'intégrité du secteur public du Canada, 2021). À l'échelon fédéral, les enquêtes concernant des représailles contre un dénonciateur font l'objet d'une enquête par un commissaire à l'intégrité du secteur public et, s'il croit qu'il y a des représailles légitimes, l'affaire est renvoyée au Tribunal de la protection des fonctionnaires divulgateurs d'actes répréhensibles. Entre 2011 et 2021, le Tribunal n'a entendu que huit affaires. Dans sa forme actuelle, la loi fédérale impose au dénonciateur le fardeau de prouver que l'employeur a fait preuve de discrimination ou a pris d'autres mesures contre lui, une disposition qui a suscité des critiques de l'ensemble du Canada. En juin 2017, un sous-comité de la Chambre des communes a déposé un rapport recommandant des modifications importantes à la Loi pour offrir une plus grande protection aux dénonciateurs.

Dans le secteur public de toutes les administrations à l'échelle provinciale et territoriale, à l'exception des Territoires du Nord-Ouest et de l'Île-du-Prince-Édouard (une loi à l'Île-du-Prince-Édouard a été proposée en 2017, mais n'a pas été adoptée) un dénonciateur est protégé contre les représailles par une loi très semblable à la LPFDAR. Une différence est que les lois provinciales et territoriales n'offrent pas de protection pour un dénonciateur signalant une inconduite de la part d'une personne employée dans le secteur public (Del Riccio, 2021).

En général, la législation sur la dénonciation diffère selon l'administration ainsi que la nature et les conditions dans lesquelles la divulgation a lieu. Un programme de dénonciation a été mis en œuvre en Ontario en 2016 (le premier du genre par un organisme canadien de réglementation des valeurs mobilières), basé sur d'une initiative de « primes pour des tuyaux », qui offre des récompenses financières (jusqu'à 5 millions de dollars) aux personnes qui signalent des actes répréhensibles commis par des entreprises.

En plus des lois provinciales, les personnes peuvent être protégées en vertu de la *Loi sur la santé et la sécurité au travail* de leur province ou territoire en cas d'infraction à l'application des règles, des règlements et des politiques de l'organisation (Commission du SRAS, 2005).

La common law dicte également des règles à l'égard de ce que les dénonciateurs signalent et de la façon dont ils le signalent, et des éventuelles représailles. En vertu de la common law, un employé a, envers son employeur, des obligations générales de loyauté, de bonne foi et, dans des circonstances appropriées, de confidentialité (Loi sur la dénonciation de la fonction publique, 2002). Lorsqu'un employé manque à ces obligations en révélant une confidence ou certains renseignements, croyant que c'est dans l'intérêt public, l'employeur prend habituellement des mesures disciplinaires, qui peuvent inclure le congédiement. Face à une telle sanction, les employés peuvent demander la protection des tribunaux, ou s'ils sont régis par une convention collective, suivre une procédure de grief.

Il est important pour une personne de savoir que la plupart des organismes publics ont un protocole à suivre pour les personnes qui estiment devoir révéler des renseignements qu'elles croient être problématiques pour les membres de l'organisation ou le public. Une personne doit sérieusement envisager toutes les options avant de dénoncer une personne ou une organisation, s'assurer qu'elle a tous les faits, être au courant des protocoles qu'elle doit suivre et, surtout, être prête à toute mesure de représailles à la suite de ses actes.

Étant donné que la protection contre la dénonciation varie d'une administration à l'autre dans le pays, bon nombre d'employés, y compris ceux qui travaillent dans le domaine des soins de santé, peuvent hésiter à signaler les actes répréhensibles à moins d'être convaincus qu'ils seront protégés contre les représailles. Les travailleurs de la santé, par exemple, devraient se sentir libres d'alerter les autorités compétentes d'incidents tels que les violations des protocoles de prévention et de contrôle des infections dans les établissements de soins de santé (une préoccupation constante pendant la pandémie de COVID-19), les mauvais traitements infligés aux résidents ou aux patients dans les hôpitaux ou les établissements de soins de longue durée, et d'autres informations importantes pour protéger la santé et le bien-être d'autrui. Il n'a pas été rare pendant la pandémie que des membres du personnel infirmier et d'autres travailleurs de la santé dénoncent leur lieu de travail, s'adressant de manière anonyme aux médias (sans donner leur nom), par crainte de représailles. En 2020, une préposée aux services de soutien en Ontario a signalé que le personnel d'un établissement de soins de longue durée se voyait refuser l'équipement de protection individuelle approprié parce que l'administration de l'établissement voulait stocker les produits en cas d'éclosion grave. Elle a affirmé qu'elle n'était même pas autorisée à utiliser un masque lorsqu'elle s'occupait d'un patient qui toussait (Haines, 2020).

La dénonciation et la cote du Canada

En mars 2021, le Government of Accountability Project (GAP) et l'Association internationale du barreau ont publié les résultats d'une étude portant sur les lois nationales sur la dénonciation de 37 pays (Devine, 2016; Nieweler, 2021). Chaque pays s'est vu attribuer une note sur 20, basée sur les pratiques exemplaires internationales en matière de politiques de dénonciation, établies par le GAP. Sur les 37 pays, le Canada a obtenu le score le plus faible, aux côtés de la Norvège et du Liban. Les scores les plus élevés ont été obtenus par l'Union européenne, l'Australie et les États-Unis.

Sources : Devine, T. (22 juillet 2016). *Government Accountability Project.* https://whistleblower.org/international-best-practices-for-whistleblower-policies/; Nieweler, A. (29 mars 2021). *Canada's whistleblower law falls last in international rankings* (le Canada est le dernier dans le classement en matière de lois sur les dénonciateurs) Sécurité des dénonciateurs. https://blog.whistleblowersecurity.com/blog/canadas-whistleblower-law-falls-last-in-international-rankings https://blog.whistleblowersecurity.com/blog/canadas-whistleblower-law-falls-last-in-international-rankings

RÉSUMÉ

8.1 Au Canada, divers ordres de gouvernement sont autorisés à créer des lois, relevant notamment du droit constitutionnel, législatif, réglementaire, civil et de la common law. La plupart d'entre elles s'appliquent aux soins de santé à des degrés divers. Le droit constitutionnel, par exemple, comporte des contestations du droit d'une personne aux soins de santé qui ont été fondées sur la *Charte canadienne des droits et libertés.* Le droit de la responsabilité délictuelle est couramment appliqué lorsqu'il est prouvé que des actes négligents de la part des travailleurs de la santé se produisent ou en raison d'une norme de soins compromise dans un établissement de soins de santé. Le droit criminel, à quelques exceptions près, est légiféré par le gouvernement fédéral.

8.2 En vertu de la Constitution, l'autorité juridictionnelle dans certains domaines des soins de santé relève principalement des gouvernements provinciaux. Le gouvernement fédéral fournit du financement et veille à ce que les provinces et les territoires se conforment aux principes et aux conditions de la *Loi canadienne sur la santé.* Le gouvernement fédéral a également l'autorité juridique sur les dépenses, les questions liées à certains domaines de la sécurité au travail, le droit criminel(p. ex., la réglementation et la distribution de drogues contrôlées) et le droit d'adopter des pouvoirs fédéraux en cas d'urgence nationale, comme pendant la pandémie de COVID-19 en vertu de la *Loi sur la mise en quarantaine.* Bien que la loi varie entre les administrations, tous les ordres de gouvernement travaillent ensemble pour résoudre des problèmes tels que la crise actuelle des opioïdes et pour améliorer continuellement les politiques et les procédures liées à la légalisation du cannabis.

8.3 À mesure que le paysage des soins de santé au Canada change, les attentes à l'égard de notre système de soins de santé changent également. De nombreux Canadiens considèrent les soins de santé comme un droit moral et légal, même s'ils ne sont pas expressément cités comme tels dans la *Charte canadienne des droits et libertés.* Dans le cadre d'un système de soins de santé universel, certains services de soins de santé sont indirectement garantis en vertu de la *Loi canadienne sur la santé.* L'accès aux services de soins de santé n'est pas toujours égal, par exemple, dans les collectivités éloignées. De plus, ce qui est jugé médicalement nécessaire est parfois subjectif, de sorte qu'une procédure qui est couverte dans une administration peut ne pas l'être dans une autre. Cela peut parfois mener à la fois à des iniquités et à des obstacles au type de soins auxquels les gens croient avoir droit. Toutefois, des contestations relatives au droit aux soins de santé sont souvent soulevées en vertu des articles 7 (Droit à la vie, à la liberté et la sécurité de la personne) et 15 (Droit à l'égalité) de la Charte.

8.4   Le Canada interdit à ses citoyens de souscrire une assurance privée pour des services de soins de santé financés par l'État (p. ex., remplacement des articulations ou chirurgie cardiovasculaire). On craint que le fait d'autoriser des systèmes parallèles de soins de santé, publics et privés, n'entraîne des iniquités dans les soins et un système à deux vitesses. Il y a toujours eu des soins de santé privés et publics au Canada, les services privés étant réglementés par les gouvernements fédéral, provinciaux et territoriaux. À quelques exceptions près, un service jugé médicalement nécessaire, peut être théoriquement acheté à titre privé. Les services de santé privés ont plus prospéré dans certaines provinces que dans d'autres, par exemple, au Québec. La question de savoir s'ils sont complémentaires ou en opposition au concept de soins de santé universels demeure en suspens. Les Canadiens peuvent souscrire une assurance privée pour les soins dentaires, les médicaments, les services optométriques, ainsi que tout ce qui n'est pas jugé médicalement nécessaire.

8.5   Le consentement au traitement est un sujet compliqué et parfois controversé. Le consentement exprès signifie qu'une personne donne un consentement écrit ou verbal clair pour une procédure; le consentement implicite peut être ambigu. La plupart des fournisseurs demandent maintenant le consentement, même pour des interventions mineures, comme l'administration de vaccins. Également litigieux sont le droit des mineurs de prendre leurs propres décisions (ce qui est maintenant légal dans la plupart des provinces et des territoires pour les mineurs matures) et les situations où les parents prennent des décisions pour les enfants qui sont contraires à ce qu'un fournisseur de soins de santé juge meilleur ou essentiel.

8.6   La confidentialité, la protection des renseignements sur la santé et le consentement au traitement sont des questions visées dans certains cas par les lois fédérales, provinciales et territoriales. La *Loi sur la protection des renseignements personnels et les documents électroniques (LPRPDE)* réglemente au niveau fédéral la façon dont les organisations peuvent recueillir, stocker et utiliser les renseignements personnels, y compris les dossiers médicaux, à des fins commerciales. Les provinces peuvent remplacer les dispositions de cette loi fédérale en mettant en œuvre leur propre loi semblable.

8.7   Presque toutes les grandes professions de la santé ont un organisme de réglementation qui régit (ou contrôle) des aspects tels que les normes éducatives, l'inscription provinciale, territoriale ou nationale et les exigences d'accès à cette profession. Ces organismes maintiennent également des normes de pratique et examinent les plaintes contre un membre professionnel soumises par le public. La protection du titre garantit que seuls les professionnels qualifiés peuvent utiliser un titre désigné, par exemple celui d'infirmier/ère autorisé/e. Chaque profession a également un code de déontologie, mais ces codes ne sont pas juridiquement contraignants.

8.8   Parmi les questions juridiques importantes dans les soins de santé au Canada, mentionnons l'utilisation de moyens de contention, le départ volontaire d'un établissement de soins de santé et la dénonciation. Un dénonciateur est une personne qui est ou a été employée ou membre d'une organisation, qui signale une inconduite à des gens ou à des entités ayant le pouvoir et la volonté présumée de prendre des mesures correctives. Un dénonciateur peut également être un membre du public sans liens officiels avec une organisation. La plupart des administrations ont leur propre loi sur la dénonciation. Toute personne qui décide de tirer la sonnette d'alarme doit prendre garde à la réaction de plusieurs sources.

QUESTIONS DE RÉVISION

1. Dans quelles conditions le gouvernement fédéral pourrait-il décréter des pouvoirs d'urgence en vertu de la *Loi sur la mise en quarantaine?* Donnez des exemples dans votre réponse.

2. Quel est le but de la législation sur la santé et la sécurité au travail?

3. Quels sont les comportements liés au souhait d'obtenir des drogues à surveiller dans votre profession?

4. Pourquoi le droit d'une personne aux soins de santé est-il parfois litigieux?

5. Quels sont les deux éléments controversés de la loi qui limitent le droit d'une personne de présenter une demande d'aide médicale à mourir?

   a. Quels ont été les récents changements apportés à la loi sur l'aide médicale à mourir?

6. Dans quelles circonstances un professionnel de la santé propriétaire d'un établissement de soins de santé privé serait-il en conflit d'intérêts?

7. Quels sont les deux types de cliniques privées qui existent au Québec?

8. Quels sont les trois critères essentiels pour qu'une personne puisse donner son consentement éclairé?

9. Qu'est-ce qu'un mineur mature?

   a. Pensez-vous qu'une limite d'âge devrait être imposée pour donner son consentement? Justifiez votre réponse.

10. Quel est le but d'une procuration pour les soins personnels?

11. Pendant combien de temps un fournisseur de soins de santé ou un établissement de soins de santé doit-il conserver ses dossiers médicaux?

12. Qu'entend-on par moyens de contention chimiques?

13. De quoi devrait tenir compte une personne avant de tirer la sonnette d'alarme?

14. Expliquez la législation sur la dénonciation dans votre juridiction.

15. Quelle protection un syndicat offre-t-il à un employé membre?

RÉFÉRENCES

Canadian Blood Services. (2022). *Organ and tissue donation and transplantation—Privacy notices.* https://blood.ca/en/about-us/organ-and-tissue-donation-and-transplantation.

Canadian Centre on Substance Abuse and Addiction. (2022). *Prescription drugs.* https://www.ccsa.ca/Eng/topics/Prescription-Drugs/Pages/default.aspx.

Canadian Centre on Substance Use and Addiction. (2017). *Joint statement of action to address the opioid crisis: A collective response.* https://www.ccsa.ca/sites/default/files/2019-04/CCSA-Joint-Statement-of-Action-Opioid-Crisis-Annual-Report-2017-en.pdf.

Canadian Charter of Rights and Freedoms. (1982). *Part I of the constitution act. 1982, being Schedule B to the Canada act 1982 (UK) c* (p. 11).

Canadian Institute for Health Information (CIHI). (2021, December 16). *Organ replacement in Canada: CORR annual statistics.* www.cihi.ca/en/organ-replacement-in-canada-corr-annual-statistics#:~:text=Canada's%20living%20donor%20rate%20in,performed%20in%20Canada%20in%202020.

Canadian Medical Association (CMA). (2015). *Harms associated with opioids and other psychoactive prescription drugs.* https://policybase.cma.ca/list?ps=20&q=opioids&p=1.

Canadian Medical Protective Association (CMPA). (2015, March). *When to disclose confidential information.* https://www.cmpa-acpm.ca/en/advice-publications/browse-articles/2015/when-to-disclose-confidential-information#:~:text=The%20CMA's%20Code%20of%20Ethics,%2C%20to%20the%20%20patients%20themselves.%E2%80%9D.

Canadian Medical Protective Association (CMPA). (2021, April). *Consent: A guide for Canadian physicians.* https://www.cmpa-acpm.ca/en/advice-publications/handbooks/consent-a-guide-forcanadian-physicians#:~:text=For%20consent%20to%20treatment%20to,risks%20involved%20and%20 alternatives%20available.

Canadian Medical Protective Association (CMPA). (2022, February). *How to manage your medical records: Retention, access, security, storage, disposal, and transfer.* https://www.cmpa-acpm.ca/en/ advice-publications/browse-articles/2003/a-matter-of-records-retention-and-transfer-of-clinical-records#:~:text=10%20years%20from%20the%20date,if%20some%20conditions%20are%20met.

Canadian Press. (2018, April 9). *Organ donation by Humboldt Broncos player inspires others.* CBC News. https://www.cbc.ca/news/canada/calgary/humboldt-broncos-organ-donation-increase-1.4612143.

College of Physicians and Surgeons of Ontario (CSPO). (2020, May). *Consent to treatment.* https://www. cpso.on.ca/Physicians/Policies-Guidance/Policies/Consent-to-Treatment.

Constitution Act. (1982). *1982, being schedule B to the Canada act 1982 (UK).* c. 11, s. 92. http://laws-lois. justice.gc.ca/eng/CONST/INDEX.HTML.

Controlled Drugs and Substances Act (S.C. 1996, c.19). Last amended 21 June 2018. https://laws-lois.justice. gc.ca/eng/acts/C-38.8/FullText.html

Crew, I. (2018, June 28). *Federal/provincial power and pot: How constitutional distribution of power affects deregulation. Queen's certificate in law.* Blog post. https://certificate.queenslaw.ca/blog/federal-provincial-power-and-pot-how-constitutional-distribution-of-power-affects-deregulation.

Criminal Code. R.S.C (1985). c. C-46 as amended. https://laws-lois.justice.gc.ca/eng/acts/c-46/.

Del Riccio, J. (2021, May 25). *Employee whistleblower protections in the time of COVID-19.* Canadian Bar Association. www.cba.org/Sections/Labour-Employment/Articles/2021/Employee-whistleblower-protections-in-the-time-of#:~:text=Section%2019%20states%20simply%20%E2%80%9Cno,are%20 not%20themselves%20public%20servants.

Devine, T. (2016, July 22). *Government accountability project.* https://whistleblower.org/international-best-practices-for-whistleblower-policies/.

Government of Canada. (2018a). *Prevention: Canadian drugs and substances strategy.* https://www.canada. ca/en/health-canada/services/substance-use/canadian-drugs-substances-strategy/prevention.html.

Government of Canada. (2018b). *Legalizing and strictly regulating cannabis: The facts.* https://www.canada. ca/en/services/health/campaigns/legalizing-strictly-regulating-cannabis-facts.html.

Government of Canada. (2020, August 11). *Illegal marketing of prescription drugs.* https://www.canada. ca/en/health-canada/services/drugs-health-products/marketing-drugs-devices/illegal-marketing/ prescription-drugs.html.

Government of Canada. (2021, July 7). *Cannabis legalization and regulation.* https://www.justice.gc.ca/ eng/cj-jp/cannabis/.

Government of Canada. (2022a). *Cannabis laws and regulations.* https://www.canada.ca/en/health-canada/services/drugs-medication/cannabis/laws-regulations.html.

Government of Canada. (2022b). *Medical assistance in dying.* https://www.canada.ca/en/health-canada/ services/medical-assistance-dying.html.

Haines, A. (2020, March 31). *Whistleblower says workers at nursing homes aren't being given protective gear.* CTV News. https://www.ctvnews.ca/health/coronavirus/whistleblower-says-workers-at-nursing-homes-aren-t-being-given-protective-gear-1.4877005.

Health Law Institute, Dalhousie University. (n.d.) *End of life law & policy in Canada: Advance directives.* http://eol.law.dal.ca/?page_id=231.

Nieweler, A. (2021, March 29). *Canada's whistleblower law falls last in international rankings. Whistleblower Security.* https://blog.whistleblowersecurity.com/blog/canadas-whistleblower-law-falls-last-in-international-rankings. https://blog.whistleblowersecurity.com/blog/canadas-whistleblower-law-falls-last-in-international-rankings.

Office of the Conflict of Interest and Ethics Commissioner. (2014, April 1). *Overview of the conflict of interest act.* https://ciec-ccie.parl.gc.ca/en/publications/Pages/CoIA-LCI.aspx.

Office of the Privacy Commissioner of Canada. (2015, December). *The application of PIPEDA to municipalities, universities, schools, and hospitals.* https://priv.gc.ca/en/privacy-topics/privacy-laws-in-canada/ the-personal-information-protection-and-electronic-documents-act-pipeda/r_o_p/02_05_d_25/.

Office of the Privacy Commissioner of Canada. (2018, January). *Summary of privacy laws in Canada.* https://www.priv.gc.ca/en/privacy-topics/privacy-laws-in-canada/02_05_d_15/.

Office of the Privacy Commissioner of Canada. (2020, May). *Provincial laws that may apply instead of PIPEDA.* https://www.priv.gc.ca/en/privacy-topics/privacy-laws-in-canada/the-personal-information-protection-and-electronic-documents-act-pipeda/r_o_p/prov-pipeda/.

Office of the Privacy Commissioner of Canada. (2021, August 13). *Guidelines for obtaining meaningful consent.* https://www.priv.gc.ca/en/privacy-topics/collecting-personal-information/consent/gl_omc_201805/.

Office of the Public Sector Integrity Commissioner. (2021, June 30). *The public servants disclosure protection act.* https://psic-ispc.gc.ca/en/public-servants-disclosure-protection-act.

Public Service Health Care Plan Administration Authority. (n.d.). *About the PSHCP.* https://www.pshcp.ca/about-the-pshcp/.

Quarantine Act (S.C. 2005, c.20). https://discussions.justice.gc.ca/eng/AnnualStatutes/2005_20/

SARS Commission. (2005, April 5). *7. Whistleblower protection. The SARS commission second interim report: SARS and public health legislation.* The honorable Mr. Justice Archie Campbell, Commissioner. http://www.archives.gov.on.ca/en/e_records/sars/report/v5-pdf/Vol5Chp7.pdf.

Standing Senate Committee on Human Rights. (2021, June). *Forced and coerced sterilization of persons in Canada.* https://sencanada.ca/content/sen/committee/432/RIDR/Reports/2021-06-03_ForcedSterilization_E.pdf.

Standing Senate Committee on Human Rights. (2022, July). *The scars that we carry: Forced and coerced sterilization of persons in Canada – Part II.* https://sencanada.ca/content/sen/committee/441/RIDR/reports/2022-07-14_ForcedSterilization_E.pdf.

Statistics Canada. (2021, January 13). *Leading indicator of international arrivals to Canada by air, fourth quarter 2020. The Daily.* https://www150.statcan.gc.ca/n1/daily-quotidien/210113/dq210113c-eng.htm.

Supreme Court of Canada. (2015). *Judgment in appeal. Carter et al v. Attorney general of Canada,* 2015 SCC 5. https://scc-csc.lexum.com/scc-csc/news/en/item/4815/index.do?r=AAAAAQAjY2FydGVyIHYuIGNhbmFkYSAoYXR0b3JuZXkgZ2VuZXJhbCkb.

Watts, M., Austin, M., & Mack, A. (2017). *Cannabis in 2017: Setting the stage for legalization.* www.mondaq.com/canada/x/659326/food+drugs+law/Cannabis+in+2017+Setting+the+stage+for +legalization.

World Health Organization. (2008, January 1). *International health regulations (2005).* https://www.who.int/publications/i/item/9789241580410.

Zimonjic, P. (2022 July 14). *Senate report calls for law criminalizing forced or coerced sterilization.* CBC News. https://www.cbc.ca/news/politics/senate-report-forced-coerced-sterilization-1.6520592.

Zingel, A. (2019, April 18). *Indigenous women come forward with accounts of forced sterilization, says lawyer.* CBC News. https://www.cbc.ca/news/canada/north/forced-sterilization-lawsuit-could-expand-1.5102981.

Éthique et soins de santé

Les fournisseurs de soins de santé sont tenus de rendre des comptes élevés parce que la nature personnelle et sensible des soins de santé l'exige. Entrer dans une profession de soins de santé signifie conclure un contrat moral et éthique avec les patients, les pairs et d'autres membres de l'équipe de soins de santé. Une personne doit appliquer les normes les plus élevées de professionnalisme et de comportement éthique et s'engager à l'excellence dans la pratique dans le domaine de son choix. Toute personne entrant dans le domaine des soins de santé doit respecter les droits, les pensées et les actions des patients; plaider en leur faveur; mettre de côté les préjugés; et aider les patients dans leur quête pour atteindre le bien-être. Enfin, les fournisseurs de soins de santé doivent travailler en collaboration avec tous les membres de l'équipe de soins de santé, dans le respect de leurs domaines d'expertise et de leurs champs de pratique.

Les décisions éthiques prises dans la même situation ou dans une situation similaire par différentes personnes peuvent varier en fonction de leurs propres codes éthiques moraux. Ce chapitre décrit brièvement quatre théories éthiques qui forment la base de la plupart des décisions éthiques. Reconnaître le point de vue à partir duquel une personne prend une décision éthique aide ceux qui ne sont pas d'accord avec la décision à faire preuve de tolérance. Il est important de se rendre compte que la compréhension et le soutien du patient n'exigent pas que l'on compromette ses propres croyances et valeurs.

Les fournisseurs de soins de santé ont l'obligation d'adhérer à six principes éthiques qui ont une pertinence particulière pour la profession des soins de santé. Le présent chapitre aborde ces principes du point de vue de la pratique clinique et administrative, en mettant l'accent sur l'importance du comportement éthique, du professionnalisme et de l'autonomie du patient.

QU'EST-CE QUE L'ÉTHIQUE?

L'éthique est l'étude des normes du bien et du mal dans le comportement humain, c'est-à-dire la façon dont les gens devraient se comporter, en tenant compte des droits et des obligations, ainsi que des vertus telles que l'équité, la loyauté et l'honnêteté. Divers systèmes, approches et cadres conceptuels traitent de la façon dont les actions humaines sont jugées. L'éthique consiste à examiner les critères que nous utilisons pour déterminer quelles actions sont bonnes ou mauvaises.

L'éthique implique également des valeurs, des devoirs et des questions morales. L'éthique n'est ni la religion ni déterminée par la religion – si c'était le cas, les personnes non religieuses seraient considérées comme contraires à l'éthique. L'éthique reste également distincte de la loi, bien que les questions éthiques et juridiques soient parfois étroitement liées. Les choix éthiques ne correspondent pas toujours à ce qui est légal, et les choses qui peuvent être légales – ou les décisions juridiques – ne sont pas toujours éthiques. De plus, être éthique ne signifie pas suivre les normes sociales; les comportements considérés comme éthiques dans une société peuvent être jugés contraires à l'éthique dans une autre. Par exemple, l'homosexualité n'est pas tolérée (considérée comme illégale ou contraire à l'éthique ou les deux) dans des pays tels que la Russie, l'Iran, l'Arabie saoudite, l'Indonésie, l'Algérie et la Libye, pour n'en nommer que quelques-uns. La polygamie est considérée par la plupart des gens en Amérique du Nord comme immorale, et pour la plupart, elle est illégale. Pourtant, dans certaines régions du monde, y compris dans certaines régions du Moyen-Orient, de l'Asie et de certaines parties de l'Afrique, c'est à la fois légal et moralement acceptable. L'avortement est légal au Canada, mais beaucoup considéreraient l'avortement comme contraire à l'éthique et immoral; il est légal dans certaines régions des États-Unis et pas dans d'autres, où il est également considéré comme profondément contraire à l'éthique et immoral, même dans les cas de viol (discuté plus loin dans ce chapitre).

Le terme *éthique* fait également référence à un code de comportement ou de conduite. Notre comportement reflète notre système de croyances, qui est façonné par de nombreux facteurs, y compris la façon dont nous sommes éduqués, notre environnement familial et des facteurs sociétaux tels que la religion, les amis et l'école. Nos points de vue éthiques sont continuellement influencés par les événements et les expériences et changent au fil du temps. Les normes éthiques sont influencées par la morale, les valeurs et le sens du devoir, tous des éléments essentiels à la pratique éthique dans les soins de santé.

Moralité et morale

Presque toujours liée à l'éthique, la moralité s'étend d'un système de croyances sur ce qui est bien et ce qui est mal. Elle englobe les valeurs, les croyances et le sens du devoir et de la responsabilité d'une personne et peut s'étendre aux actions qu'une personne croit être bonnes ou mauvaises. La morale est ce qu'une personne croit être le bien et le mal en ce qui concerne la façon de traiter les autres et la façon de se comporter dans une société organisée. Par exemple, une personne peut avoir la conviction morale qu'il faut toujours dire la vérité, quelles qu'en soient les conséquences. Quelqu'un d'autre pourrait croire que mentir, si cela épargne de la douleur à quelqu'un et ne blesse personne, est une action morale.

On peut dire que la morale définit le caractère d'une personne. L'éthique peut être décrite comme la *collection* de morale d'un individu. Plus largement, l'éthique est un système social dans lequel un ensemble de morales d'un certain nombre de personnes sont appliquées. En tant que code de conduite professionnelle, l'éthique englobe la moralité et les croyances morales de la profession. Les gens apportent leur propre code moral à leur profession; il influence la façon dont ils se comportent en tant que professionnels et sur la mesure dans laquelle ils respectent le code de déontologie de leur profession. Cela dit, il y a des individus qui ont un code d'éthique différent qui s'applique à leur vie professionnelle, et qui est différent dans leur vie personnelle, bien qu'il y ait inévitablement des similitudes fondamentales.

Les différences entre la morale et l'éthique sont subtiles et peuvent être mieux illustrées par un exemple. Supposons que le fils en bas âge des Taylor soit né avec une condition considérée comme incompatible avec la vie. Au mieux, il ne lui resterait que quelques jours à vivre. Il mourrait probablement d'une insuffisance respiratoire ou aurait un arrêt cardiaque. Les Taylor et leur médecin ont convenu d'appliquer une ordonnance de non-réanimation. De plus, les parents ont refusé des interventions qui pourraient prolonger modestement la vie du bébé, par exemple, l'hydratation intraveineuse et l'oxygène. Amy, une infirmière autorisée travaillant dans l'unité néonatale de soins intensifs, n'est pas moralement d'accord avec la décision, estimant que toutes les tentatives de sauver ou simplement de prolonger la vie du nourrisson devraient être prises. Cependant, sur le plan éthique (c.-à-d. par respect pour le choix du parent et son autonomie), Amy doit se conformer à la décision que les parents et le médecin ont prise et s'abstenir de commencer la RCR si elle est présente si le bébé a un arrêt cardiaque ou d'intervenir en hydratant le bébé ou en lui donnant de l'oxygène. Cela dit, il y a des moments où un fournisseur de soins peut s'opposer si fermement à une décision qu'un patient et la famille ont prise qu'il estime qu'il ne peut pas se conformer à une décision avec laquelle il n'est pas d'accord. Dans de tels cas, la plupart des établissements permettent au fournisseur de soins de se retirer du cercle de soins de cette personne.

Les fournisseurs de soins de santé qui comprennent leurs propres valeurs et normes morales sont mieux préparés à faire face aux problèmes qui peuvent survenir dans leur rôle professionnel. De plus, ils ont généralement un meilleur sens de leur engagement à pratiquer de manière éthique.

De nombreuses zones grises existent dans l'éthique et dans les croyances concernant ce qui est moralement bien ou mal. Souvent, il n'existe pas de bien ou de mal *absolu*, et les croyances personnelles du fournisseur de soins de santé peuvent influer sur la façon dont il fait face à des situations difficiles ou réagit aux patients. Comprendre et se sentir à l'aise avec ses propres croyances dans de tels domaines peut faciliter l'acceptation des décisions des autres. Les sujets moralement chargés comprennent le droit de mourir, l'abstention de traitement, les ordonnances de non-réanimation, la rétention d'informations d'un patient et l'ingérence dans le droit du patient à l'autodétermination—la liberté de prendre ses propres décisions. Cependant, tous les sujets ne sont pas aussi intenses.

Les problèmes moraux moins dramatiques sont plus courants et sont les suivants : est-il approprié d'accepter un cadeau d'un patient, ou la loi obligera-t-elle un travailleur de la santé à fournir au patient un traitement préférentiel? Est-il moralement acceptable de dissimuler une erreur médicale qui n'a pas causé de tort à un patient? Est-il acceptable pour un fournisseur de soins de santé de suivre un dossier de soins qui ne lui a pas été transmis parce qu'il était tellement occupé qu'il n'avait que le temps de faire les bases, mais qu'il craignait des répercussions si son superviseur découvrait que certaines composantes des soins n'étaient pas rendues? Est-il acceptable de ramener des fournitures d'hôpital à la maison pour un usage personnel tant qu'il en reste beaucoup pour ceux qui en ont besoin? Est-il moralement acceptable de traiter un patient de manière irrespectueuse ou de dire à un collègue quelque chose qu'on vous a demandé de garder secret? Est-il acceptable de ramener des crayons ou des stylos à la maison de la clinique dans laquelle vous travaillez, ou d'utiliser le photocopieur après les heures de bureau pour le projet d'école de votre fils? La façon dont on décidera de ce qui est un comportement acceptable et inacceptable dépendra de notre code moral et de nos valeurs. Le dénominateur commun de certaines des situations antérieures est qu'il y a beaucoup à faire et que personne n'est désavantagé. À l'école, est-il acceptable de copier le devoir de quelqu'un? Est-il correct de demander à quelqu'un d'autre de terminer un projet pour vous? Est-il correct de tricher à un examen? Est-il correct d'éviter un autre étudiant parce que vous ne l'aimez pas pour des raisons culturelles ou religieuses?

Valeurs

Les valeurs, les croyances importantes pour un individu, guident la conduite d'une personne et les décisions qu'elle a prises. Les gens peuvent avoir des valeurs personnelles, des valeurs sociales et des valeurs professionnelles ou en milieu de travail. Une personne qui accorde une grande importance à l'amitié peut considérer sa relation avec une personne en particulier comme plus importante que, par exemple, un objet matériel. Et bien qu'une personne puisse valoriser l'amitié en général, un ami peut être plus apprécié qu'un autre. Le contexte peut également influer sur les valeurs et, par conséquent, sur le comportement (exemple de cas 9.1).

EXEMPLE DE CAS 9.1   T.C. et la valeur du travail par rapport à l'école

T.C., un étudiant en ergothérapie, a un emploi à temps partiel en tant qu'aide-soignant. T.C. valorise clairement la conduite professionnelle au travail plus que la conduite personnelle à l'école. Au travail, il maintient un excellent dossier d'assiduité, n'est jamais en retard et fait bien son travail. Cependant, à l'école, T.C. parle en classe, envoie fréquemment des SMS sur son téléphone portable, remet ses devoirs en retard et a une faible assiduité, en particulier le vendredi après-midi. T.C. manque aussi souvent une journée de cours avant un examen ou un test. T.C. peut accorder plus d'importance au travail pour plusieurs raisons, y compris gagner de l'argent pour le loyer et d'autres commodités. T.C. peut ne pas (du moins pas encore) valoriser l'éducation ou la voir comme un moyen d'atteindre une fin - établir une carrière et devenir financièrement autonome.

Dans le domaine des soins de santé, une valeur particulière est accordée à certaines vertus—la (*véracité),* le respect d'autrui, l'empathie, la compassion, la compétence, la responsabilité et le droit à l'autonomie et à des soins médicaux appropriés. Par exemple, on ne peut pas établir efficacement des relations thérapeutiques avec les patients ou des relations de confiance avec des collègues sans sincérité (le fondement de la confiance) et respect des autres. Un/e infirmier/ère ou un assistant dentaire peut ne pas particulièrement « aimer » son chef d'équipe ou son superviseur pour une raison donnée en tant que personne, mais peut valoriser ses compétences en gestion et en organisation. Supposons que Rose, une inhalothérapeute, ait un ami, Jeremy, qui est également un collègue. Si Jeremy révélait un secret en disant à Rose quelque chose qu'un autre ami lui avait demandé de ne pas divulguer, que penserait Rose? Pourrait-elle lui faire confiance en tant qu'ami ou au travail en ce qui concerne la divulgation des renseignements sur les patients?

RÉFLÉCHIR À LA QUESTION

Statut vaccinal d'A.V.

A.V. a été invité à la maison d'un ami pour le dîner. Lorsqu'on lui a demandé, A.V. a assuré à ces amis qu'il était complètement vacciné contre la COVID-19, mais A.V. n'est pas vacciné et y est allé quand même, sachant qu'il y avait quelqu'un qui était immunodéprimé dans ce foyer. Quelques jours plus tard, l'hôte a découvert qu'A.V. n'était pas vacciné. Lorsqu'il a été confronté, la réponse d'A.V. a été que ce n'était « pas grave » et qu'il n'avait de toute façon aucun symptôme lié au Covid. Certaines personnes pourraient ne pas penser que c'est un problème, selon leur point de vue sur la valeur des vaccins. Même le fait qu'A.V. ait menti pourrait ne pas être considéré comme un problème compte tenu des circonstances.

1. Que pensez-vous des actions d'A.V.?
2. Quelle partie de cette situation est la plus problématique, le fait qu'A.V. soit allé au rassemblement non vacciné ou qu'il ait menti à ce sujet? Ou les deux?

Devoir

Les devoirs découlent souvent des réclamations d'autrui. Si un patient dépend de vous (c.-à-d. a une revendication à votre égard) pour vos services professionnels, vous avez le devoir, ou l'obligation, de fournir ces services. En tant que membre de la profession des soins de santé, vous avez également le devoir de vous comporter de manière éthique, morale et compétente. Par ailleurs, les droits peuvent être auto-imposés. Par exemple, une personne qui valorise l'honnêteté se fera un devoir d'être honnête.

Les fournisseurs de soins de santé, de par la nature même du domaine dans lequel ils travaillent, ont le devoir moral et éthique de prendre soin de leurs patients d'une manière compétente, en plus d'une obligation légale, appelée « devoir de diligence ». Comme nous l'avons vu au chapitre 8, l'élément juridique de cette obligation exige que les fournisseurs de soins de santé fournissent aux patients une norme de soins raisonnable conformément aux normes d'exercice de leur profession. En ce qui concerne l'obligation morale, on s'attend à ce que les fournisseurs de soins de santé fournissent des soins même dans des situations qui peuvent menacer leur propre vie ou leur propre santé; cependant, ils peuvent ne pas être légalement tenus de le faire.

RÉFLÉCHIR À LA QUESTION

Le devoir de diligence

Au Canada, aux États-Unis et dans toute l'Europe, de nombreux incidents de fournisseurs de soins de santé dans des établissements de soins de longue durée ont été signalés, fuyant leur lieu de travail au milieu d'une épidémie de coronavirus, laissant les résidents pratiquement sans surveillance. Dans un cas, seules deux infirmiers/ères se sont retrouvés/es à s'occuper de résidents dans un établissement privé de soins de longue durée de 150 lits. Des résidents ont été retrouvés dans des conditions déplorables, dont certains étaient décédés. Ces actions vont clairement à l'opposé du devoir de diligence.
1. Pensez-vous que les fournisseurs de soins ont réfléchi au devoir de diligence avant de partir?
2. Pensez-vous qu'ils avaient raison? Expliquez votre réponse.
3. À votre avis, à quels problèmes ces fournisseurs de soins étaient confrontés qui ont pu exacerber leur décision de partir?
4. Que pensez-vous que vous feriez dans une situation similaire? Justifiez votre réponse.

THÉORIES ÉTHIQUES : LES BASES

Les fournisseurs de soins de santé sont confrontés à la prise de décisions éthiques qui les touchent individuellement, les autres membres de l'équipe de soins de santé, ainsi que leurs patients. Ils sont également exposés à des situations éthiques dans lesquelles les décisions prises par d'autres peuvent les affecter, peut-être pas directement, mais émotionnellement.

Une théorie éthique guide les gens vers la prise d'une décision éthique. La discussion des théories éthiques qui suit, bien que sommaire, vous aidera à voir comment certaines personnes prennent des décisions difficiles.

Théorie téléologique

La théorie téléologique, également appelée *théorie de la fin basée sur les conséquences*, définit une action comme bonne ou mauvaise en fonction des résultats qu'elle produit. Théoriquement, la « bonne » action apporte le plus d'avantages pour le plus grand nombre de personnes. Prenons l'exemple de cas 9.2, qui, bien qu'il semble extrême, est une histoire vraie.

Dans l'exemple de cas 9.2, ne rien dire devient la décision éthique du groupe. Les personnes concernées déterminent ce qu'elles pensaient être le meilleur résultat et ont pris leur décision en conséquence. Ce qui était moins important pour eux, c'était qu'en choisissant cette action, ils dissimuleraient la vérité (sans parler des implications juridiques de leur décision - en vertu de la loi, un patient doit être informé lorsqu'une erreur médicale s'est produite). En appliquant la théorie téléologique, la décision apporte les meilleurs résultats pour le plus grand nombre de personnes (épargner le patient et la douleur de la famille). Cependant, on pourrait soutenir qu'une décision de dire la vérité ferait ressortir le meilleur résultat pour le plus grand nombre de personnes : dire la vérité, préserver la confiance et sauver les personnes impliquées dans la décision d'un éventuel litige. Que feriez-vous?

EXEMPLE DE CAS 9.2　Prendre une décision éthique

P.K., un patient de 68 ans, a subi une chirurgie pour un cancer du poumon. On a découvert que le cancer s'était propagé à plusieurs autres organes. Le chirurgien a fermé sans aucune intervention. Le pronostic de P.K. se limite à quelques semaines au mieux. Après la chirurgie il a été découvert qu'une petite éponge avait été laissée à l'intérieur du patient. Les membres du personnel présents, ainsi qu'un technicien de salle d'opération, ont décidé qu'il était dans l'intérêt de tous de ne rien dire. Compte tenu des solutions de rechange, la décision était fondée sur le fait que l'éponge ne ferait pas de mal à P.K., mais que l'ouvrir pour retirer l'éponge pourrait précipiter son décès et lui causer plus de douleur. Une autre considération était le fait que la famille, qui essayait déjà de faire face à la mort imminente de P.K., serait bouleversée par l'incident. Élément à considérer : c'était une simple erreur - pourquoi causer du tort au chirurgien et aux infirmiers/ères?

Théorie déontologique

La déontologie s'est développée à partir du mot *devoir*. Dans le cas de la théorie déontologique, une action morale et honnête est prise, quel que soit le résultat. Si, dans l'exemple de cas 9.2, l'équipe avait utilisé une approche déontologique et avait fait la « bonne » chose, elle aurait retiré l'éponge, ou elle aurait dit à la famille ce qui s'était passé, expliqué les risques et lui aurait permis de prendre la décision. Dans ce scénario, on pourrait soutenir que suivre l'éthique du « devoir » et la théorie téléologique pourrait aboutir à la même conclusion (selon le choix de la décision qui a apporté le plus de bien pour le plus de gens, en utilisant l'une ou l'autre théorie).

Dans ce cas, la vérité est rapidement devenue évidente, car tous les membres de l'équipe de la salle d'opération ne se sentaient pas à l'aise avec la décision initiale de la cacher. Ils étaient conscients des implications juridiques et estimaient que l'honnêteté, malgré les conséquences, était la meilleure politique. La famille a apprécié l'honnêteté, a reconnu qu'une erreur avait été commise, a décidé de laisser l'éponge là où elle était et a été reconnaissante à l'équipe de s'être manifestée. L'hôpital a ouvert une enquête sur l'incident. Il n'y a pas eu d'accusations ni de mesures disciplinaires, mais des protocoles de protection supplémentaires ont été mis en place afin de réduire ou d'éliminer les risques que cet incident ne se reproduise.

Éthique de la vertu

L'éthique de la vertu examine le caractère éthique de la personne qui prend la décision, plutôt que son raisonnement. Cette théorie fonctionne sous la conviction qu'une personne de caractère moral agira sagement, équitablement et honnêtement et respectera les principes de justice. Par conséquent, l'éthique de la vertu, contrairement aux théories téléologiques et déontologiques, ne fournit pas de lignes directrices pour la prise de décision.

Dans l'exemple de cas 9.2, plusieurs personnes étaient présentes pour la découverte post-chirurgicale. La personne A a peut-être décidé qu'il serait préférable de ne pas divulguer l'incident au sujet de l'éponge, tandis que la personne B peut avoir décidé que l'incident devait être exposé. Chaque personne prendrait une décision individuelle basée sur son propre ensemble de valeurs et de morales. Cependant, une décision commune doit souvent être prise. Lorsque les gens ne sont pas d'accord sur la ligne de conduite à adopter, parfois la majorité se prononcera; d'autres fois, une personne peut avoir le pouvoir de faire un appel. Cependant, chaque personne devrait toujours se sentir à l'aise avec ses propres actions, car chaque personne pourrait avoir à assumer la responsabilité de ces actions. Dans l'exemple de cas, les personnes qui suivent les principes de l'éthique de la vertu peuvent croire que le chirurgien a des principes moraux élevés et s'abstiendront donc de remettre en question sa décision. De plus, ils peuvent croire que la loyauté envers le chirurgien est une vertu. Encore une fois, l'action est à la fois illégale et contraire à la politique de l'hôpital, de sorte que ces personnes peuvent prendre un risque personnel en se conformant à la décision de ne pas signaler l'incident. En fin de compte, chaque personne doit soupeser la situation, déterminer à qui elle doit la plus grande loyauté et décider selon sa propre conscience.

Commandement divin

La théorie éthique la plus rigide, l'éthique du commandement divin, suit les philosophies et les règles établies par une puissance supérieure. Par exemple, les chrétiens doivent vivre selon les dix commandements de la Bible, une liste de lois morales basées sur la religion. Les musulmans suivent les règles décrites dans le Coran, telles que le maintien d'une société juste et l'engagement dans des relations humaines « appropriées ». Dans l'exemple de cas 9.2, les adeptes de l'éthique du commandement divin décideraient sans aucun doute que l'incident doit être signalé parce que l'honnêteté constitue une partie essentielle de la théorie du commandement divin.

RÉFLÉCHIR À LA QUESTION

Cacher la vérité à un patient

Le Dr K. décide de ne pas révéler à J.V. (un patient âgé qui vit dans un établissement de soins de longue durée sans parents ni système de soutien émotionnel) la nature de sa maladie — la sclérose latérale amyotrophique (SLA) — jusqu'à ce qu'il devienne plus cliniquement symptomatique. Il s'agit d'une maladie qui provoque une paralysie progressive, conduisant éventuellement à l'incapacité d'avaler ou de respirer. Le Dr K. croit que cette ligne de conduite épargnera à J.V. un chagrin inutile, du moins à court terme.
1. Le Dr K. a-t-il raison de ne pas parler à J.V. de cette affection et du pronostic?
2. Cela ferait-il une différence si J.V. avait de la famille ou des amis pour le soutenir?
3. Selon vous, quelle théorie éthique le Dr K suit-il? Expliquez pourquoi.
4. Quelle décision auriez-vous prise? Pourquoi? Sur la base de quelle théorie?

LES PRINCIPES ÉTHIQUES ET LA PROFESSION DE LA SANTÉ

Communs à toutes les théories éthiques, les principes éthiques—des normes acceptables de comportement humain – fournissent une orientation pour la prise de décision et forment donc la base de l'étude éthique. Les principes éthiques peuvent être de nature personnelle ou professionnelle. Dans le meilleur des cas, les individus pratiquent des principes similaires dans leur vie personnelle et professionnelle. Les principes personnels guident principalement les actions d'une personne et constituent le fondement à partir duquel les principes professionnels évoluent. Les personnes qui croient en la gentillesse et en aidant les personnes dans le besoin dans leur vie personnelle feront probablement la même chose dans leur vie professionnelle. Ceux qui ont une attitude insensible et indifférente envers les autres dans leur vie personnelle peuvent ou non être en mesure de faire preuve d'une attention, d'un soutien ou d'un respect authentiques, d'être patients ou de donner des soins adéquats à un patient.

Vous trouverez ci-dessous un certain nombre de principes éthiques qui se prêtent particulièrement bien aux soins de santé. Ces éléments importants de la prise de décisions éthiques apparaissent presque toujours dans les codes d'éthique adoptés par les professionnels de la santé.

Bienfaisance et non-malfaisance

Le fondement de l'éthique des soins de santé, la bienfaisance, se réfère à faire preuve de gentillesse envers les autres ou à faire du bien pour les autres. Quelle que soit la théorie éthique utilisée, la bienfaisance guide le processus vers un résultat moralement juste. Souvent traitée comme un principe distinct de la bienfaisance, la non-malfaisance se réfère spécifiquement à ne pas causer de préjudice, tandis que la bienfaisance englobe les devoirs de prévenir le préjudice et d'éliminer le préjudice lorsque cela est possible. Tous les fournisseurs de soins de santé ont le devoir de faire le bien, de prévenir les préjudices et de ne pas causer de préjudice. Les critères liés à ce qui cause des préjudices ont changé au cours des dernières années, peut-être plus encore depuis la légalisation de l'aide médicale à mourir (AMM). Est-ce que le fait d'aider une personne qui a choisi l'aide médicale à mourir cause du tort? Certains diront que oui, c'est le cas. D'autres ne seraient pas d'accord avec cela (discuté plus loin).

À l'instar de la bienfaisance, le principe du double effet exige qu'une personne choisisse l'option qui permet d'obtenir le résultat le plus favorable ou qui cause le moins de tort. Lorsque des résultats ou des effets secondaires potentiellement négatifs peuvent être prédits, ceux-ci ne doivent pas être le résultat attendu de la mesure. Par exemple, A.B., qui a un cancer en phase terminale, prend de fortes doses de sulfate de morphine à libération contrôlée (MS Contin), qui s'est avéré être le seul moyen de contrôler la douleur. Cependant, A.B. éprouve maintenant une détresse respiratoire (la dépression respiratoire est un effet indésirable connu du MS Contin), ce qui pourrait bien accélérer la mort du patient. Malgré cela, rendre A.B. confortable est considéré éthiquement et moralement comme l'action de choix. Il se pourrait bien que la famille soit favorable à l'utilisation du médicament malgré cet effet indésirable, croyant qu'à ce stade, la mort serait un soulagement pour le patient. S'il est conscient, le patient pourrait également être d'accord.

Respect

Un autre principe éthique clé est le respect. Tous les patients ont le droit d'être traités avec respect par ceux qui s'occupent d'eux. Les fournisseurs de soins de santé et leurs collègues ont également le droit d'être traités avec respect par les patients ainsi que par ceux avec qui ils travaillent. Respecter les autres implique d'honorer leur droit à l'autonomie, d'être véridique, de ne pas cacher d'informations et d'honorer leurs décisions, qu'elles découlent d'influences personnelles, religieuses, culturelles ou sociétales. Trop souvent, le respect est absent lorsque les préjugés et le racisme entrent en situation. Voir les cas de Brian Sinclair et Joyce Eschaquan (discutés plus loin) pour des exemples.

L'autonomie

L'autonomie vient du grec *autos*, qui signifie « soi-même », et *nomos*, qui signifie « gouvernance ». Le principe éthique de l'autonomie souligne le droit d'une personne à l'autodétermination. L'autonomie reconnaît le droit d'une personne mentalement capable, compte tenu de tous les faits pertinents, de prendre des décisions indépendantes sans coercition (c.-à-d. pression ou force).

Le principe de l'autonomie sert de fondement aux principes du consentement éclairé et de l'autodétermination concernant les choix de traitement. Les patients doivent être mentalement capables et pleinement informés de leur situation pour être en mesure de prendre des décisions autonomes et bien informées au sujet de leurs soins de santé (voir le chapitre 8). Il incombe au fournisseur de soins de santé de s'assurer que les patients disposent de l'information appropriée, d'aider les patients à comprendre l'information et de répondre aux questions des patients concernant leur situation. Les patients ont également le droit de demander un deuxième avis. Souvent, les patients demanderont au fournisseur des commentaires, des conseils ou des recommandations sur ce qu'il faut faire lorsqu'une décision doit être prise, même dans des situations à risque relativement faible. Par exemple, le médecin de J.O. a expliqué certaines options de traitement concernant la chirurgie mineure. J.O. a compris les choix, mais a demandé au médecin : « Si c'était votre partenaire, que feriez-vous? » Comment pensez-vous que le médecin devrait répondre?

Le passage à des soins axés sur le patient soutenant les droits du patient à l'autonomie a donné lieu à la création d'une version contemporaine du serment d'Hippocrate qui reste plus conforme aux concepts, aux philosophies et aux pratiques modernes, y compris l'aide médicale à mourir (encadré 9.1). Bien que ce serment soit associé aux médecins, il reflète les valeurs et les implications éthiques qui ont une incidence sur tous les fournisseurs de soins de santé.

ENCADRÉ 9.1   Une version moderne du serment d'Hippocrate

Je jure d'accomplir, au mieux de mes capacités et de mon jugement, cette alliance :

Je respecterai les gains scientifiques durement gagnés de ces médecins dans les pas desquels je marche, et je partagerai volontiers ces connaissances comme les miennes avec ceux qui viendront après moi.

J'appliquerai, au bénéfice des malades, toutes les mesures [qui] sont nécessaires, en évitant ces pièges jumeaux de surtraitement et de nihilisme thérapeutique.

Je me souviendrai qu'il y a de l'art à la médecine ainsi qu'à la science, et que la chaleur, la sympathie et la compréhension peuvent l'emporter sur le scalpel du chirurgien ou le médicament du chimiste.

Je n'aurai pas honte de dire « je ne sais pas », et je ne manquerai pas non plus d'appeler mes collègues lorsque les compétences d'une autre personne sont nécessaires pour le rétablissement d'un patient.

Je respecterai la vie privée de mes patients, car ils ne me confient pas leurs problèmes pour que je les dévoile. Je dois faire preuve d'une attention particulière en matière de vie ou de mort. Si j'ai l'occasion de sauver une vie, j'en serai reconnaissant. Mais il peut aussi être en mon pouvoir de prendre une vie; cette énorme responsabilité doit être confrontée à une grande humilité et à la conscience de ma propre fragilité. Par-dessus tout, je ne dois pas jouer à Dieu.

Je me souviendrai que je ne traite pas un tableau de fièvre, une tumeur cancéreuse, mais un être humain malade, dont la maladie peut affecter la famille et la stabilité économique. Ma responsabilité comprend ces problèmes connexes, si je veux prendre soin adéquatement des malades.

Je préviendrai la maladie chaque fois que je le peux, car la prévention est préférable à la guérison.

Je me souviendrai que je reste un membre de la société, avec des obligations particulières envers tous mes semblables, ceux qui sont sains d'esprit et de corps, ainsi que les infirmes.

Si je ne viole pas ce serment, puis-je profiter de la vie et de l'art, et être respecté pendant que je vis et rappelé avec affection par la suite. Puis-je toujours agir de manière à préserver les plus belles traditions de mon appel et puis-je faire l'expérience de la joie de guérir ceux qui demandent mon aide.

Source : Nova Online. (s.d.). *Le serment d'Hippocrate : Version moderne.* http://www.pbs.org/wgbh/nova/doctors/oath_modern.html Écrit en 1964 par Louis Lasagna, doyen académique de l'École de médecine de l'Université Tufts.

Fidélité

Le principe de la fidélité –l'honnêteté ou la loyauté – exige que les fournisseurs de soins de santé adhèrent à leurs codes d'éthique professionnels et aux principes qui définissent leurs rôles et leurs champs de pratique, ainsi qu'à s'acquitter de leurs responsabilités envers les patients en exerçant leurs compétences. Le terme *fidélité* vient d'un mot racine latin qui signifie « être fidèle ». La fidélité exige donc de l'honnêteté et de la loyauté envers les patients, les collègues et les employeurs (exemple de cas 9.3). On s'attend également à ce que les fournisseurs de soins de santé respectent les règles et les politiques de l'organisation (ou de la personne) pour laquelle ils travaillent. En milieu de travail, la fidélité aux rôles devient un principe éthique important pour les fournisseurs de soins de santé alors qu'ils s'efforcent d'honorer les souhaits des patients et de gagner la confiance essentielle à la relation professionnel-patient. Dans certains milieux, on peut demander aux fournisseurs de soins de santé d'assumer des responsabilités différentes dont ils ne sont pas satisfaits. Selon la situation, ils peuvent avoir à soupeser ce qu'ils veulent faire avec leurs obligations ou devoirs professionnels et le concept de fidélité à leur employeur.

EXEMPLE DE CAS 9.3 Fidélité

Un gestionnaire d'un certain nombre de cliniques de soins d'urgence est dans un autobus et entend une conversation entre deux jeunes sur le siège en face de lui. « Cette clinique est la pire », dit l'un d'eux. « Ils s'attendent à ce que je fasse tout ce qu'ils demandent, et ils veulent que cela se fasse pour hier. »

« Oui », répond l'autre, « Je sais ce que tu veux dire. Je parie que tu détestes travailler là-bas. On dirait que ce gestionnaire est un vrai dragon. Je n'irais jamais à cette clinique, à moins d'être en train de mourir et qu'il n'y ait nulle part où aller!

À votre avis, que devrait faire le gestionnaire? De toute évidence, le principe de fidélité n'était pas un principe que le fonctionnaire respectait.

RÉFLÉCHIR À LA QUESTION

Obligations professionnelles ou choix personnel?

Vous travaillez dans un grand hôpital de soins actifs, dans une unité de transplantation assez éloignée de l'endroit où les patients atteints de COVID-19 sont admis, et à l'autre extrémité de l'hôpital de l'unité de soins intensifs (USI), qui fonctionne au-delà de sa capacité avec les patients COVID-19 sous respirateur. Lorsque vous arrivez au travail un matin, votre gestionnaire vous dit que vous avez été transféré à l'USI en raison d'une pénurie de personnel. Vous acquitteriez-vous de vos responsabilités professionnelles parce que c'est votre devoir de le faire, ou refuseriez-vous d'y aller? Quels facteurs prendriez-vous en considération lorsque vous prendrez votre décision?

Justice

Le principe de justice s'applique, d'une manière ou d'une autre, à la plupart des situations éthiques. Dans le domaine des soins de santé, par exemple, cela soulève des questions telles que les suivantes : est-ce que tous les patients reçoivent le traitement approprié (c.-à-d. juste)? Les ressources en soins de santé sont-elles réparties équitablement? Les droits du patient sont-ils respectés? Les trois principaux types de justice sont distributifs, compensatoires et procéduraux. *La justice distributive* traite de la répartition appropriée et équitable des ressources en soins de santé (l'allocation des ressources). La répartition n'est peut-être pas égale, car elle est priorisée et fondée sur les besoins. La répartition des ressources peut également être inéquitable en raison de la géographie, comme celle vécue par les Autochtones dans les collectivités éloignées ou pour les personnes vivant dans une région rurale (p. ex. il y a une pénurie de médecins et d'autres services de soins de santé). *La justice compensatoire* a trait au versement d'une indemnité pour les torts causés. Par exemple, en juin 2022, toutes les provinces et tous les territoires ont convenu d'un règlement de 150 millions de dollars d'un recours collectif avec Purdue Pharma, l'argent devant être utilisé pour recouvrer les coûts des soins de santé liés à la vente et à la commercialisation d'opioïdes et de médicaments liés aux opioïdes comme l'oxycodone (Charlebois, 2022). *La justice procédurale* indique qu'il faut agir de manière juste et impartiale (p. ex., voir les patients selon le premier arrivé, premier servi, ou voir les patients en fonction de la gravité de leur plainte; ne pas accorder de traitement préférentiel à un ami).

La *Loi canadienne sur la santé* donne à tous les Canadiens le droit d'avoir un accès égal aux soins de santé prépayés, aux services médicaux et hospitaliers. Cependant, avec les ressources étirées à leurs limites et les longues listes d'attente pour de nombreux services, l'égalité d'accès est compromise, ainsi que d'autres principes de la Loi. Les fournisseurs de soins de santé doivent faire ce qu'ils peuvent pour offrir les meilleurs services à leurs patients avec les ressources dont ils disposent (chapitre 1).

Les fournisseurs de soins de santé doivent exercer dans les limites de la loi et signaler toute action qui enfreint la loi ou compromet la santé ou la sécurité d'un patient. La plupart des organisations mettent en place un processus pour signaler les comportements contraires à l'éthique ou illégaux. Il est important d'apprendre ce processus et de le suivre, peu importe qui – un employeur, un pair ou un supérieur – se trouve à agir de manière contraire à l'éthique. En ayant simplement connaissance d'un acte illégal ou immoral et en ne le signalant pas, une personne peut être considérée comme coupable dans cette affaire. Les conséquences peuvent aller d'une réputation professionnelle et personnelle ternie à une action en justice et à un préjudice causé aux patients. Dans l'exemple de cas 9.2, le technicien de la salle d'opération peut être en désaccord avec la décision de ne pas signaler l'éponge manquante, et en ne la signalant pas, il pourrait partager la culpabilité dans toute action en justice subséquente.

Véracité/honnêteté

Le principe de véracité a une incidence sur tous les autres principes de soins de santé. L'honnêteté (aussi appelée *véracité*), principe de valeur que les patients devraient attendre d'un fournisseur de soins de santé, contribue à l'établissement d'un lien de confiance essentiel à toute relation patient-fournisseur de soins de santé (appelée relation fiduciaire). Sans ce lien, une relation efficace est presque impossible. Cacher ou déformer la vérité de la part de tout membre de l'équipe de soins de santé est rarement justifiable, fait preuve de manque de respect et va à l'encontre de l'autonomie et des droits d'une personne. Cela est particulièrement le cas dans les circonstances où le patient estime que le fournisseur de soins ou d'autres membres de l'équipe de soins de santé conservent une position de pouvoir sur eux parce qu'ils comptent sur ces professionnels de la santé pour leurs soins. Si un patient considère son fournisseur comme une figure d'autorité, il peut ne pas se sentir libre d'exprimer des préoccupations au sujet de son diagnostic et de son plan de traitement, qu'il fasse confiance au fournisseur ou non. Il peut renoncer à leur droit à l'autonomie en étant participatif dans ses propres soins.

S'attendre à ce que les autres soient véridiques et honnêtes est essentiel à la confiance, même dans notre vie quotidienne. L'approche de traitement axée sur le patient (et non sur le fournisseur) exige que les fournisseurs le tiennent pleinement et honnêtement informé. Le fait de refuser des renseignements aux patients, de leur donner des renseignements incomplets ou de les tromper cause plus de tort que de bien dans la plupart des situations.

Être honnête soutient les principes éthiques clés du respect, de l'autonomie, de la fidélité, de la justice, de la bienfaisance et de la non-malfaisance. Agir avec bienfaisance implique de ne faire que ce qui est approprié et juste. S'abstenir de faire du mal est de la non-violence, et l'autonomie est le droit à l'autodétermination. Il est nécessaire de dire la vérité pour respecter ces principes et adhérer au concept de devoir, qui est au cœur de l'éthique des soins de santé.

La véracité est nécessaire pour établir et maintenir la confiance entre les collègues et les autres personnes avec qui on travaille, quelle que soit la nature de la relation professionnelle. Si un/e infirmier/ère ne peut pas faire confiance à d'autres infirmiers/ères, à un inhalothérapeute, à un assistant administratif, à un membre du personnel diététique ou au personnel d'entretien d'un hôpital (et vice versa), cette relation est compromise. Il en va de même pour ceux qui travaillent dans un cabinet de médecin, une clinique ou tout autre milieu de travail. Il y a un certain degré d'interdépendance entre les travailleurs de la santé qui dépend de l'honnêteté et de la confiance que chaque personne sera responsable et travaillera dans son champ d'exercice, en maintenant le code d'éthique de leur profession.

RÉFLÉCHIR À LA QUESTION

M.P. et une vérité partielle

M.P. a une maladie grave, mais une option de traitement qui pourrait guérir sa maladie est disponible. Son médecin lui parle du traitement, mais craignant que M.P. ne décide de refuser le traitement, le médecin n'élabore pas, minimisant la gravité des effets indésirables que M.P. subira probablement.
1. Pensez-vous que le médecin fait preuve de respect pour M.P.?
2. Quels principes éthiques le médecin a-t-il enfreints?
3. Comment le médecin aurait-il pu autrement s'adresser à M.P. au sujet du traitement?

DROITS EN MATIÈRE DE SOINS DE SANTÉ

Les droits sont des droits ou des choses qui peuvent et doivent être attendus des fournisseurs de soins de santé et du système de soins de santé. Les droits peuvent être tangibles (réels, mesurables, physiques, p. ex., le droit de voir un spécialiste couvert par le régime provincial ou territorial) ou intangibles (quelque chose que l'on ne peut pas voir ou toucher ou qui n'est pas facilement mesurable, comme traiter un patient avec respect).

De nombreuses controverses morales entourent les droits dans les soins de santé, tels que le droit de mourir, le droit à l'autodétermination, les droits du fœtus, le droit des femmes à l'avortement (discuté à la fin de ce chapitre), le droit d'être traité avec respect et équitablement indépendamment de sa race, de sa religion, de sa culture, de son statut socioéconomique ou de son orientation sexuelle, et les droits d'une personne aux soins de santé.

Les droits des patients au Canada sont vaguement abordés dans la *Charte canadienne des droits et libertés*. Ils sont également décrits dans la *Loi canadienne sur la santé*, et bien qu'ils soient théoriquement garantis également dans l'ensemble du pays, des variations se produisent dans chaque province et territoire. Tous les Canadiens ont des droits explicites aux soins de santé eux-mêmes et à certains droits au sein du système, comme les soins dans un délai raisonnable (voir ci-dessous). D'autres droits plus vagues ont été contestés en vertu de la Charte, par exemple, le droit à l'aide médicale à mourir, bien que légal pour ceux qui répondent aux critères établis, n'est pas assez complet pour beaucoup et trop large pour d'autres (voir le chapitre 8). Les droits *en matière* de soins de santé, établis dans la loi dans la plupart des provinces et des territoires, comprennent le droit des patients à leurs propres dossiers médicaux, le droit à la confidentialité concernant leurs affaires de santé et le droit au consentement éclairé. Les droits intangibles sont plus vagues, comme le droit à des soins de santé impartiaux, respectueux et compétents. Ce droit a été ouvertement ignoré dans de nombreuses circonstances, les événements survenus dans certains établissements démontrant un racisme flagrant (l'encadré 9.2 décrit les cas de Brian Sinclair et Joyce Echaquan, dont il est question plus loin dans le chapitre). Chaque Canadien a le droit d'être traité avec dignité et de faire reconnaître, dans la mesure du

ENCADRÉ 9.2   Respect, droits et racisme au sein du système de soins de santé

Il y a de nombreux incidents de racisme impliquant des soins de santé et des Autochtones au Canada, mais peu d'entre eux sont aussi médiatisés et poignants que les histoires de Brian Sinclair et Joyce Echaquan. Les deux cas démontrent clairement la présence d'un racisme systémique que de nombreux Canadiens ont de la difficulté à accepter. En lisant ces cas, formez votre propre opinion sur chacun. À votre avis, qu'est-ce qui a incité les fournisseurs de soins de santé à agir ou à réagir comme ils l'ont fait? Quels principes éthiques ont été ignorés ou violés? Selon vous, quelles théories éthiques sont entrées en jeu? De toute évidence, les droits de M. Sinclair et de Mme Echaquan ont été ignorés ou simplement bafoués. De quelles façons les professionnels de la santé, et peut-être l'hôpital, ont-ils enfreint l'obligation de diligence? Quelles pourraient être les conséquences juridiques de l'abandon de l'obligation de diligence (voir le chapitre 8)? Y a-t-il eu une obligation de diligence appliquée dans les deux cas? Selon vous, quels changements pourraient empêcher l'un ou l'autre de ces cas de se reproduire?

Brian Sinclair

Brian Sinclair était un homme autochtone qui s'inscrit bien dans la catégorie de la marginalisation. Ses expériences comprenaient des traumatismes intergénérationnels. Il a grandi dans la pauvreté, aggravée par des antécédents familiaux de toxicomanie, de racisme et d'alcoolisme. À l'âge adulte, Brian Sinclair a connu des défis continus. Il avait de multiples problèmes de santé accentués par des antécédents de toxicomanie et de maladie chronique. De plus, il avait une déficience mentale et était doublement amputé. En septembre 2008, M. Sinclair a été vu dans une clinique de Winnipeg, se plaignant de douleurs abdominales et d'aucun résultat urinaire au cours des 24 heures précédentes (il avait un cathéter urinaire permanent). Le médecin traitant l'a dirigé vers le service d'urgence du Centre des sciences de la santé de Winnipeg, notant dans une lettre de recommandation qu'il devrait être vu immédiatement. M. Sinclair s'est inscrit à l'urgence et on lui a dit d'attendre dans la salle d'attente. Il l'a fait, pendant un étonnant 34 heures. À la demande pressante d'une personne dans la salle d'attente qui a remarqué que M. Sinclair ne respirait pas, le personnel professionnel s'est occupé de lui, mais il a été déclaré décédé peu de temps après. La cause officielle du décès était péritonite secondaire à une infection urinaire aiguë liée à une vessie neurogène.

Plus tard, l'enquête du coroner a révélé des éléments de preuve selon lesquelles le personnel professionnel avait ignoré M. Sinclair, faisant l'hypothèse qu'en raison de son apparence minable et de son statut d'autochtone, il était à l'urgence parce qu'il était sans abri et qu'il « dormait peut-être », qu'il n'avait pas besoin de soins médicaux. En fin de compte, le juge n'a pas ordonné la mise en œuvre d'une enquête pour déterminer le rôle des stéréotypes ou du racisme comme facteur contributif au décès de M. Sinclair. L'enquête a incité l'hôpital à admettre qu'elle avait laissé tomber M. Sinclair et à apporter les changements appropriés pour améliorer l'équité des soins aux patients. Veuillez voir la vidéo sur Evolve sur le traitement (ou l'absence de traitement) de Brian Sinclair et les recommandations faites (à la suite d'une enquête) à l'hôpital pour éviter qu'un tel événement ne se reproduise.

Joyce Echaquan

Joyce Echaquan, une femme autochtone de 37 ans et mère de sept enfants, a été admise en ambulance dans un hôpital du Québec le 26 septembre 2020. Elle se plaignait de douleur abdominale grave. Après admission, et dans son lit, ses bras et ses jambes ont été attachés. Le 28 septembre, Mme Echaquan a diffusé en direct 7 minutes de son séjour à l'hôpital, au cours desquelles elle semblait être en détresse continue et implorait de l'aide. Au moins deux employées sont entrées dans la pièce (identifiées plus tard comme étant une infirmière et une aide-soignante) vers la fin de la vidéo et ont été entendues lui adresser des commentaires cruels et ouvertement racistes. Joyce Echaquan est décédée peu de temps après la diffusion en direct de cet événement. Les infirmières qui ont admis Mme Echaquan l'auraient identifiée comme une toxicomane en sevrage, ce qui aurait retardé le traitement dont elle avait besoin en raison de son état de santé réel. Sa mort a été attribuée à l'œdème pulmonaire. L'infirmière impliquée a par la suite été congédiée.

Près d'un an plus tard, un rapport du coroner a conclu que le racisme et les préjugés ont contribué au décès de Mme Echaquan. Le rapport souligne également que le gouvernement du Québec doit reconnaître qu'il existe un racisme systémique dans les établissements de la province (p. ex., les soins de santé et l'éducation), ce que le premier ministre du Québec a nié. La coroner, Géhane Kamel, a déclaré aux journalistes de Trois-Rivières que « nous avons été témoins d'un décès inacceptable » et qu'« il faut s'assurer que ce n'est pas en vain ».

Sources : Global News. (21 septembre 2018). *Dix ans après la mort de Brian Sinclair.* https://globalnews.ca/video/4473299/ten-years-since-the-death-of-brian-sinclair/; Nerestant, A. (1er octobre 2021). *Le racisme et les préjugés ont contribué au décès de Joyce Echaquan à l'hôpital, conclut l'enquête du coroner du Québec.* CBC News. https://www.cbc.ca/news/canada/montreal/joyce-echaquan-systemic-racism-quebec-government-1.6196038; Laframboise, K. (5 octobre 2021). *La mort de Joyce Echaquan est « inacceptable », a déclaré le coroner du Québec en abordant les conclusions de l'enquête.* Global News. https://globalnews.ca/news/8243732/quebec-coroner-systemic-racism-joyce-echaquan/; Geary, A. (18 septembre 2017). *Ignoré à mort : la mort de Brian Sinclair causée par le racisme, enquête insuffisante, dit un groupe.* CBC News https://www.cbc.ca/news/canada/manitoba/winnipeg-brian-sinclair-report-1.4295996

possible, ses traditions et ses pratiques, y compris lorsqu'il cherche à obtenir des services de santé mentale et dans des établissements de soins de longue durée. Tous les Canadiens ont également droit à la vie privée et à une qualité raisonnable des soins, y compris la continuité des soins. Habituellement contenus dans les codes d'éthique des professions de la santé, ces derniers droits ont tendance à être décrits davantage comme des éléments que les fournisseurs de soins de santé doivent fournir, plutôt que comme des droits auxquels le patient a droit. Le droit à un traitement dans un délai raisonnable et à des soins de qualité a été remis en question compte tenu des facteurs de stress vécus au sein du système de soins de santé qui semblaient atteindre un point de rupture dans certaines administrations à l'été 2022 (p. ex. l'accessibilité, avec la fermeture temporaire de nombreux services d'urgence). De telles situations échappent au contrôle des fournisseurs de soins de santé et sont liées, entre autres, à une grave pénurie de ressources humaines en santé.

Bien qu'ils soient difficiles à appliquer et parfois subjectifs, les principes de la *Loi canadienne sur la santé* traitent du droit des Canadiens *aux* soins de santé (avec des limites). Vous vous souviendrez que les services offerts dans chaque province et territoire varient d'une province et d'un territoire à l'autre, toutes les administrations offrant des services sélectionnés qui dépassent les exigences de la *Loi canadienne sur la santé*. De plus, certaines procédures demeurent fragmentées et mises au jour par les régimes provinciaux ou territoriaux, ce qui fait que ceux qui ne peuvent pas se le permettre se passent de ces procédures, ce qui crée le fondement de l'argument selon lequel le droit d'une personne à des soins de santé adéquats a été violé. Ces interventions comprennent le coût total de la chirurgie de changement de sexe dans la province ou le territoire d'une personne et de la fécondation in vitro. Certains remettent également en question l'éthique des critères d'admissibilité qui limitent le droit d'une personne à certaines procédures (habituellement en fonction de l'âge ou de l'état de santé d'une personne). Par exemple, il y a des limites d'âge quant à savoir qui peut être un donneur d'organes vivant, ce qui est logique d'un point de vue médical en termes de maximisation des résultats pour la santé des donneurs d'organes et des receveurs d'organes.

LE SAVIEZ-VOUS?

Fécondation in vitro

La plupart des juridictions ne couvrent pas le coût total de la fécondation in vitro (FIV) (implantation d'un ovule fécondé dans l'utérus d'une personne), mais couvriront de telles procédures pour rectifier certaines causes d'infertilité, telles que le déblocage des trompes de Fallope. Le financement public de la FIV est réglementé par les provinces, et la façon dont cela est financé varie. Le coût (médical) d'un seul cycle de FIV se situe entre 10 000 $ et 20 000 $, de nombreuses patientes ayant recours à plus d'un cycle pour concevoir. Cela pose un obstacle financier pour de nombreuses personnes, même avec un financement public limité. L'Ontario finance un cycle de FIV, le Manitoba offre un crédit d'impôt aux couples pour l'argent dépensé en FIV, et le Nouveau-Brunswick finance les coûts partiels du traitement de FIV par le biais d'une subvention. Au Québec, le système public couvrira un cycle de FIV pour les personnes âgées de 18 à 42 ans (avec certaines restrictions). Pour les partenaires féminines de même sexe, une seule partenaire est admissible. Les personnes célibataires sont également admissibles.

En plus de l'âge, il existe des restrictions dans la plupart des provinces et territoires sur le nombre d'embryons qui peuvent être transférés dans l'utérus d'une personne en même temps. Au Québec, par exemple, le nombre d'embryons transférés dépend de l'âge de la personne (jusqu'à trois si la personne est âgée de 37 ans ou plus). En effet, plus une personne est âgée, moins il y a de chances qu'un transfert d'embryon réussisse. Il n'y a pas de couverture dans les six autres provinces ni dans aucun des territoires pour les traitements de FIV.

Les provinces et territoires ayant des critères d'admissibilité aux traitements de FIV sont-ils discriminatoires à l'égard des personnes plus âgées? Devrait-il y avoir des limites sur le nombre d'embryons implantés? Est-il éthique pour les administrations de financer les traitements de fertilité comme elles l'entendent, ou les traitements devraient-ils être offerts de manière égale dans l'ensemble du pays? Le coût de l'offre de ces traitements de fertilité est-il un fardeau justifiable pour un système de soins de santé déjà en difficulté financière alors que l'argent pourrait, par exemple, aller à des traitements contre le cancer ou augmenter la capacité des ressources humaines en santé dans un service d'urgence?

Avantages sociaux élargis aux employés

Au début de 2022, plusieurs grandes entreprises, y compris la plupart des grandes banques du Canada, ont élargi leurs avantages pour inclure la maternité de substitution et les traitements de fertilité ainsi que les coûts engagés liés à l'adoption. Cette mesure est, du moins en partie, une tentative d'aider les employeurs à recruter et à maintenir en poste du personnel sur un marché du travail restreint, ainsi qu'une réponse aux demandes formulées par les employés compte tenu des diverses méthodes disponibles pour l'expansion de la famille.

Source : MacNaughton, L. (15 mai 2022). *Les avantages de la fertilité sont des avantages clés que les entreprises peuvent offrir dans un marché du travail restreint, disent les défenseurs.* CBC News https://www.cbc.ca/news/business/fertility-benefits-tight-labour-market-1.6451824

En ce qui concerne les soins de santé en temps opportun en tant que droit, au cours des dernières années, un nombre croissant de Canadiens sont devenus impatients avec les longs temps d'attente pour les services de soins de santé. Certains contestent également ce droit en vertu *de la Charte des droits et libertés* lorsque ce qui est considéré comme « raisonnable » ou les temps d'attente de référence sont dépassés, par exemple, pour une chirurgie articulaire. Malgré les engagements pris par les gouvernements fédéral, provinciaux et territoriaux de réduire les temps d'attente, les listes d'attente dans la plupart des régions s'allongent en fait. Cela a été grandement affecté par les retards encourus pour les procédures de diagnostic et les chirurgies pendant la pandémie. Pour réduire ces temps d'attente, certaines provinces ont recours à des interventions dans des cliniques privées (avec des fonds publics). D'autres Canadiens sont allés aux États-Unis pour faire effectuer des procédures, les payant eux-mêmes (voir le chapitre 8).

RÉFLÉCHIR À LA QUESTION

Le droit à un traitement rapide

Au cours des diverses vagues de la pandémie de COVID-19, pour répondre au nombre de personnes hospitalisées atteintes d'infections à la COVID-19, des centaines de chirurgies et d'interventions à travers le pays ont été reportées. Certaines personnes dont les procédures ont été reportées soutiennent que leurs chirurgies, bien que qualifiées de « non urgentes », étaient en fait urgentes, car les retards pouvaient (et ont entraîné) une aggravation de leur état et, dans certains cas, la mort.

1. Comment les droits de ceux dont les chirurgies et les procédures ont été retardées ont-ils été violés?
2. Selon vous, quelles stratégies seraient les plus efficaces pour trier les patients afin que chacun ait un accès égal aux soins dont il a besoin en temps opportun?

Déclaration des droits d'un patient

De nombreux pays ont élaboré une déclaration des droits des patients – une déclaration des droits des patients lorsqu'ils reçoivent des soins médicaux – qui comprend généralement des droits à l'information, à un traitement équitable et à l'autonomie par rapport aux décisions médicales. La législation de pays comme la Norvège, la Nouvelle-Zélande, les États-Unis, l'Angleterre, l'Espagne, la Suède et l'Italie appuie ces déclarations des droits. Dans d'autres pays, les déclarations des droits des patients n'existent qu'en tant que lignes directrices, et non en tant que lois. Au Canada, les gouvernements provinciaux et territoriaux ont adopté une gamme d'approches. Les déclarations des droits des patients canadiens sont énumérées par juridiction à l'adresse suivante : https://canadianhealthadvocatesinc.ca/patient-rights/.

Même certains hôpitaux créent leur propre déclaration des droits des patients. Bon nombre d'entre eux comprennent une section décrivant les responsabilités du patient, qui comprennent le partage de renseignements exacts sur la santé avec les fournisseurs de soins de santé; jouer un rôle actif dans leurs soins de santé; être courtois envers les fournisseurs de soins de santé, les autres patients et les membres du personnel; et le respect des biens de l'hôpital.

Devoirs et droits

Si un patient a droit *dans les* soins de santé ou *aux soins de* santé, pour la plupart, le fournisseur de soins de santé a la responsabilité, ou le devoir, d'accorder ce droit (le devoir de soins) d'une manière éthique, compétente et opportune. De plus, au cœur des droits des patients en matière de soins de santé se trouve le principe d'autonomie dont il a été question précédemment et qui a de l'importance sur la plupart des autres éléments. Ainsi, les devoirs, les droits et l'autonomie sont nécessairement unis.

Pour s'acquitter de son devoir d'honorer les droits des patients, le fournisseur de soins de santé doit soit agir pour s'acquitter d'une responsabilité, soit s'abstenir d'agir ou de s'ingérer dans une situation. En d'autres termes, le droit d'un patient à quelque chose peut exiger que l'on prenne des mesures pour fournir un service (p. ex., éduquer le patient pour l'aider à prendre sa décision); sinon, il peut être nécessaire de ne rien faire (p. ex., s'abstenir d'orienter un patient vers une option de traitement particulière). Les droits des patients comprennent la non-intervention concernant certains aspects de leurs soins de santé, soutenant le droit du patient à l'autonomie.

En raison de ce changement vers les patients déterminant indépendamment ce qui est le mieux pour eux-mêmes, les médecins engagés à la bienfaisance peuvent faire face à des dilemmes moraux – par exemple, quand un patient refuse un traitement salvateur. Dans la plupart des cas, cependant, les fournisseurs de soins de santé respectent et honorent les décisions des patients. Lorsque, à l'occasion, ils ne le font pas, il en résulte un stress important et parfois des litiges.

RÉFLÉCHIR À LA QUESTION

Demander des conseils

Les patients demandent souvent des conseils aux fournisseurs de soins de santé en fonction de leurs connaissances et de leur expertise professionnelles spécifiques. Par exemple, A.T., un asthmatique, peut demander à un inhalothérapeute s'il devrait utiliser ses inhalateurs aussi souvent que prescrit par son médecin spécialiste.

1. Est-il acceptable pour un fournisseur de soins de santé de donner des conseils de traitement à un patient en fonction de son propre jugement et de son expérience, par exemple : « Si j'étais vous, je le ferais? »
2. Où tracez-vous la ligne entre suggérer fortement au patient de suivre vos conseils, les conseils d'un autre fournisseur, et permettre au patient de faire un choix indépendant?
3. À quelles solutions de rechange pouvez-vous penser si vous n'êtes pas d'accord avec les recommandations du médecin?

Les droits parentaux, l'éthique et la loi

Lorsqu'un patient est considéré comme un adulte, l'autodétermination a préséance sur l'intervention paternaliste, même lorsque la vie du patient est en jeu. Cependant, le paternalisme et le système juridique unissent parfois leurs forces lorsqu'un traitement salvateur est considéré comme nécessaire pour un mineur, mais qu'il est refusé – par exemple, lorsque les parents prennent des décisions pour leurs enfants mineurs qui, selon le fournisseur de soins de santé, compromettront la santé ou la vie de l'enfant, comme dans le cas des parents témoins de Jéhovah refusant une transfusion sanguine qui sauverait la vie de leur enfant. Dans ces cas, les droits du parent ou du tuteur ne sont pas absolus, et les tribunaux provinciaux ou territoriaux obtiendront presque toujours la garde légale de l'enfant et permettront le traitement recommandé. De nombreux cas ont fait surface au cours des dernières années impliquant des enfants, des nouveau-nés aux adolescents. Cela change avec la reconnaissance d'un « mineur mature » dans lequel les souhaits de l'enfant peuvent être honorés.

Toutes les parties concernées veulent ce qui est le mieux pour le patient, mais ce que l'on considère comme le mieux pour l'un peut différer de ce que l'autre considère comme le mieux. Les valeurs, les croyances culturelles et religieuses et les codes éthiques peuvent entrer en conflit. Qui peut dire quelle voie suivre? Les parents n'ont-ils pas le droit de prendre des décisions pour leurs enfants mineurs? Les enfants qui ont clairement la maturité nécessaire pour prendre leurs propres décisions n'ont-ils pas le droit de le faire? Les médecins n'ont-ils pas l'obligation à la fois morale, éthique et légale de préserver la vie? Il y a des moments où des individus, des parents, des tuteurs et même des personnes considérées comme mineures prennent des décisions qui entrent en conflit avec les recommandations du médecin, même face à des résultats graves et mortels. Il s'agit des droits de la personne d'un point de vue éthique et parfois juridique. Les décisions peuvent être liées à de nombreuses entités, y compris les valeurs personnelles, sociales et culturelles.

Un très bon exemple est le cas en 2015 de Makayla Sault, une fillette des Premières Nations (Ojibwé) de 11 ans de l'Ontario qui a reçu un diagnostic de leucémie; on lui a donné une chance de 75 % de rémission avec la chimiothérapie. Après avoir éprouvé les effets indésirables difficiles de la chimiothérapie, Makayla, avec ses parents, a décidé de mettre fin à ce plan de traitement (basé sur des croyances spirituelles et culturelles), exerçant ses droits autochtones (et les droits légaux qui lui sont accordés en vertu de la *Loi sur le consentement aux soins de santé*) pour suivre des thérapies traditionnelles et alternatives. Cette affaire a été au centre de nombreuses discussions sous plusieurs angles, dont la moindre ne concernait pas le droit des « mineurs compétents » de prendre des décisions de vie ou de mort, ainsi que la nécessité de comprendre et de respecter les traditions et les pratiques autochtones en matière de santé, même si l'on croyait que la médecine « occidentale » (p. ex. la chimiothérapie) offrait les plus grandes chances de survie. Qu'en pensez-vous?

Une personne a également le droit de prendre des décisions fondées sur des croyances religieuses. Les Témoins de Jéhovah adultes sont en mesure de prendre leurs propres décisions face à des situations mettant leur vie en danger lorsque le traitement recommandé implique une transfusion de sang ou de produits sanguins. Dans le cas d'enfants mineurs considérés comme n'étant pas compétents pour prendre leurs propres décisions, ce sont les adultes qui prennent la décision pour eux. Ils ne veulent pas que leurs enfants meurent, ni qu'ils refusent d'autres traitements médicaux, y compris la chirurgie. Leurs croyances religieuses dictent leur ligne de conduite. Les médecins, d'autre part, observent l'éthique de devoir; leur devoir est de traiter le patient. Certains pourraient plaider en faveur d'une approche téléologique – traiter le patient sauve la vie du patient et, en fin de compte, profite à toutes les personnes impliquées. Ce résultat pourrait-il être soutenu, cependant, si le patient est ostracisé par sa communauté pour avoir eu une transfusion sanguine, et si le patient se sent lésé d'avoir été forcé de faire quelque chose de contraire à ses croyances religieuses? Si vous étiez un fournisseur de soins de santé et que vous étiez chargé d'essayer de convaincre quelqu'un (un adulte ou un adulte qui prend une décision pour un enfant) d'accepter une transfusion sanguine, quelle ligne de conduite adopteriez-vous? Seriez-vous à l'aise de respecter la décision de la personne, ou feriez-vous tout ce que vous pouvez pour la persuader du contraire?

Droits et compétence mentale

Le conflit avec l'autonomie d'un patient survient souvent lorsqu'il existe une question de compétence mentale. Prenons l'exemple d'une personne atteinte d'anorexie mentale, un trouble de l'alimentation dévastateur qui touche principalement les jeunes femmes, bien que les personnes de tous âges soient vulnérables. Il est souvent causé par un autre trouble physiologique, ou vice versa. Les conditions associées à l'anorexie comprennent le trouble obsessionnel-compulsif, le trouble de la personnalité limite, le trouble bipolaire, le trouble de stress post-traumatique et la dépression. La nature de ces maladies entrave souvent la capacité du patient à prendre des décisions rationnelles.

Une personne dont la maladie fausse sa capacité à prendre des décisions rationnelles a-t-elle droit à l'autodétermination? Les préoccupations suscitées par de telles situations ont amené une psychiatre, Marian Verkerk, à proposer le concept intervention compatissante, dans lequel les médecins pourraient justifier le traitement des individus contre leur volonté. Le Dr Verkerk a fait valoir que le traitement rétablit les patients dans un état physique et mental sain, leur permettant de prendre des décisions éclairées. Il s'agit d'un concept éthique, et non d'une approche juridique du traitement, en gardant à l'esprit que toutes les administrations ont des lois régissant les droits des individus de refuser des soins, et des mesures juridiques qui doivent être prises si des soins sont imposés.

En Colombie-Britannique, les mineurs sont légalement en mesure de refuser le traitement de dépendances telles que les dépendances aux opioïdes. En outre, ils ont le droit d'empêcher un médecin traitant d'informer les parents du mineur que leur enfant a une dépendance. Dans un épisode *de Fifth Estate* (disponible sur le site Evolve), une mère explique à quel point elle voulait avoir le droit d'aider sa fille, peut-être même de lui sauver la vie.

Comme on l'a vu, il existe de nombreux cas où l'autorité parentale a été supprimée lorsque des parents ou des tuteurs refusent un traitement médical jugé nécessaire pour sauver la vie d'un enfant. Ces cas peuvent devenir encore plus complexes, par exemple, lorsque l'enfant en question refuse également un traitement, mais qu'il est considéré comme mentalement inapte à prendre une telle décision.

Une autre question litigieuse est de savoir si une personne qui est gravement handicapée mentalement ou physiquement devrait avoir des enfants si elle est considérée comme incapable d'élever un enfant sans aide sociale à temps plein. Est-il raisonnable d'avoir le pouvoir d'empêcher les personnes dans une telle situation d'avoir des enfants? Y aurait-il une différence si la personne était financièrement en mesure de payer cette aide au lieu d'être bénéficiaire de l'aide sociale? Quels droits considère-t-on? Y a-t-il une obligation d'envisager l'affectation des ressources utilisées pour les soins de santé et l'aide sociale? Est-ce que cela a préséance sur le droit d'une personne à l'autonomie? Ou l'obligation morale et éthique de traiter chaque personne avec respect et dignité? Cette obligation a été violée lorsque les femmes autochtones ont été stérilisées, parfois sans leur consentement exprès, parfois en les intimidant pour subir la procédure, et parfois en effectuant la procédure à l'insu de la femme (voir le chapitre 8). De plus, le devoir de diligence, ainsi que presque tous les autres principes éthiques, ont été abandonnés par les fournisseurs de soins de santé au sein du cercle de soins de ces personnes.

L'ÉTHIQUE AU TRAVAIL

Toutes les professions de la santé réglementées ont des codes d'éthique, tout comme de nombreux lieux de travail. Passez en revue celui qui appartient à votre profession ou à votre organisation. S'il n'y en a pas, vous devriez envisager d'en recommander la création et la mise en œuvre. De nombreuses situations éthiques surviennent dans l'industrie des soins de santé, et les codes d'éthique aident considérablement les professionnels à prendre les décisions appropriées.

Code de déontologie

Un énoncé officiel des valeurs d'une organisation ou d'une profession concernant le comportement professionnel, un code d'éthique, fournit une orientation pour la prise de décisions éthiques, l'auto-évaluation et les politiques sur les pratiques exemplaires. La plupart des codes couvrent les attentes liées à la conduite professionnelle qui, si elles sont violées, peuvent entraîner la perte du permis professionnel de la personne, le licenciement ou une action en justice. Tous les codes d'éthique soulignent l'importance de traiter toutes les personnes sur un pied d'égalité, avec respect et dignité, et sans parti pris. Le Code de déontologie de l'Association canadienne des travailleuses et travailleurs sociaux, par exemple, stipule que « les travailleurs sociaux respectent la valeur unique et la dignité inhérente de toutes les personnes et respectent les droits de la personne » (Association canadienne des travailleuses et travailleurs sociaux, s.d.). Le Code de conduite de l'Association des infirmières et infirmiers autorisés de l'Ontario stipule que « les infirmières et infirmiers respectent la dignité des patients et les traitent comme des individus » (Ordre des infirmières et infirmiers de l'Ontario, 2019). Malheureusement, ces principes ne sont pas toujours respectés, comme dans les événements réels relatés dans l'encadré 9.2.

Rôles et relations
Relations avec les patients

Les relations personnelles entre les patients et les fournisseurs de soins de santé dans n'importe quelle discipline sont, pour la plupart, interdites tant que la relation formelle demeure, et parfois même pendant un certain temps après la fin de la relation professionnelle. Les codes d'éthique des médecins décrivent clairement ces limites. Les médecins peuvent ne pas établir de relations personnelles éthiques avec les patients dont ils ont la charge. Dans la plupart des cas, il est recommandé qu'un médecin n'ait pas de relation personnelle avec un ancien patient pendant un an après la fin de la relation patient-médecin. La plupart des autres professions de la santé adoptent une position similaire, bien que souvent moins stricte, sur le développement de relations personnelles avec les patients. Par exemple, il n'existe aucune objection formelle à ce qu'un physiothérapeute entame une relation avec un ancien patient après la fin de sa relation professionnelle.

Souvent, en particulier dans les petites villes, un patient admis à l'hôpital connaît de nombreux membres du personnel. Selon la nature de la relation, cela peut ou non causer des préoccupations. Si le fournisseur de soins de santé se sent mal à l'aise de s'occuper d'un patient en particulier, ou l'inverse, il serait dans l'intérêt des deux d'avoir quelqu'un d'autre qui assume les soins de ce patient.

Relations et amitiés avec des collègues

Inévitablement, vous développerez des amitiés en milieu de travail. À moins que ces amitiés n'interfèrent avec la façon dont vous faites votre travail, cela n'est pas considéré comme contraire à l'éthique. Cependant, vous devez rester impartial et ne pas choisir de favoris parmi le personnel. Développer des alliances en formant des cliques au détriment des autres est à la fois non professionnel et destructeur. Les groupes tissés serrés en milieu de travail font en sorte qu'il est difficile pour les nouveaux membres du personnel de s'intégrer et de se sentir les bienvenus. Commencer un nouvel emploi est déjà assez difficile. Un environnement chaleureux et accueillant contribue grandement à aider les nouveaux employés à s'intégrer et à commencer à fonctionner avec compétence en tant que membre de l'équipe de soins de santé. Les groupes tissés serrés en milieu de travail peuvent également aliéner les employés actuels, les rendant mal à l'aise, et entraîner un environnement de travail toxique.

L'entreprise personnelle n'a pas non plus de rôle sur le lieu de travail. Discuter de la fête d'hier soir, du voyage de demain ou de la récente rupture de quelqu'un reste inapproprié dans n'importe quel environnement de travail. Cela s'étend à l'utilisation de son téléphone cellulaire pendant les heures de travail, à l'exception des textos et des appels pendant les pauses.

En milieu hospitalier

On s'attend à ce que les fournisseurs de soins de santé employés en milieu hospitalier s'acquittent de leurs fonctions de manière professionnelle, juridique et éthique. Tous les établissements de soins de santé ont des procédures, des politiques et des lignes directrices régissant la conduite éthique. Les employeurs s'attendent également à ce que les fournisseurs de soins de santé respectent les codes d'éthique de leurs professions individuelles. Bien que les membres de l'équipe de soins de santé doivent se soutenir mutuellement, le dépassement de certaines limites peut contrevenir à la conduite éthique (p. ex., déplacer le membre de la famille d'un collègue au haut d'une liste d'attente).

Les fournisseurs de soins de santé ont également l'obligation de signaler l'inconduite ou l'incompétence d'un collègue fournisseur de soins de santé, que ce soit en ce qui concerne son rendement au travail ou une violation des principes de confidentialité. La plupart des milieux de soins de santé élaborent des procédures décrivant ce qu'il faut signaler et à qui le signaler. Les questions éthiques non résolues à un niveau inférieur, dans la plupart des établissements, seront signalées à un comité d'éthique.

RÉFLÉCHIR À LA QUESTION

Établir une amitié avec un patient

En milieu de travail, vous rencontrerez un large éventail de personnes, envers qui vous vous sentirez attirées ou avec lesquelles vous souhaiterez développer une amitié.

1. Est-il éthique pour un fournisseur de soins de santé d'échanger des numéros de téléphone avec un patient avec l'intention de le fréquenter après son congé?
2. Cela fait-il une différence si l'échange de numéros de téléphone se fait dans le but de développer une amitié platonique?
3. Quels problèmes moraux ou éthiques pourraient découler de l'un ou l'autre scénario?

Justification des limites

Confiance

Un travailleur de la santé qui fournit des services médicaux à un patient le fait dans le cadre d'une relation thérapeutique. Les patients font confiance au fournisseur de soins de santé pour qu'il exécute ses services professionnels de manière impartiale et compétente, sans parti pris ni discrimination. Non seulement changer la nature de cette relation est-il injuste sur les plans éthique et moral; elle peut également nuire aux soins et compromettre la capacité du fournisseur de soins de santé de s'acquitter de ses obligations professionnelles. Plus le niveau de responsabilité du professionnel est élevé (p. ex., un médecin par rapport à un physiothérapeute, un inhalothérapeute ou un adjoint administratif médical), plus un tel changement peut être dommageable.

Équilibre des pouvoirs et transfert

Dans une relation médecin-patient, les décisions prises par le médecin peuvent avoir un impact significatif sur la santé et le rétablissement du patient. En plus de se sentir vulnérable, le patient peut être impressionné par le médecin et mal interpréter ses sentiments pour le patient. Les patients peuvent avoir l'impression de « tomber amoureux » des médecins ou d'autres fournisseurs de soins de santé. Le fournisseur de soins de santé a la responsabilité de reconnaître les signes pertinents et de s'assurer que la relation demeure formelle. Dans certains cas, les médecins doivent cesser de prodiguer des soins au patient.

Tous les fournisseurs de soins de santé qui traitent avec des patients devraient être conscients de la possibilité de telles situations. Les patients ont droit à des soins équitables et justes et d'avoir confiance en ces droits. Par conséquent, tout lien personnel avec un patient peut interférer avec les soins de ce patient ou d'autres personnes, d'interférer avec une relation de confiance et de le placer dans une position vulnérable. Le non-respect du maintien d'une relation professionnelle avec un patient pour un fournisseur de soins de santé peut entraîner des litiges – même un commentaire peut avoir des conséquences professionnelles négatives. Par exemple, un chirurgien a fait un commentaire à une patiente de 17 ans qu'elle avait un beau « dos » et de belles jambes (il était connu pour ses commentaires inappropriés aux infirmiers/ères et aux patients, mais n'avait jamais été contesté). La patiente et ses parents se sont plaints au Collège provincial des médecins et chirurgiens. Après une enquête, le chirurgien a été suspendu pour une certaine période.

Accepter des cadeaux

Les patients font souvent des cadeaux aux fournisseurs de soins de santé qui ont pris soin d'eux, généralement en guise d'expression de gratitude. Peu de documentation est disponible sur l'éthique de l'acceptation de cadeaux. Une boîte de chocolats pour le poste de soins infirmiers lorsqu'un patient quitte l'hôpital, des fleurs envoyées au bureau ou une carte avec un petit ornement sont des exemples de cadeaux acceptables. Accepter quoi que ce soit de plus est inapproprié et peut placer le fournisseur de soins de santé dans une position difficile parce que le patient peut s'attendre à du favoritisme, comme l'accès à un traitement spécial ou à un rendez-vous quand il le souhaite. Certains fournisseurs de soins de santé ont pour politique de ne rien accepter, jamais. Si un employeur ou un ordre de réglementation a des lignes directrices sur l'acceptation de cadeaux, celles-ci doivent être suivies.

Les cadeaux de saison peuvent être une exception. Pendant les fêtes, en particulier à Noël, les patients offrent souvent aux fournisseurs de soins de santé et à leur personnel de bureau des cadeaux, tels que des pâtisseries maison, du vin ou d'autres marques d'appréciation, généralement sans conditions. Certaines personnes obtiennent un véritable sentiment de satisfaction de l'occasion d'exprimer leur gratitude. Le bon sens et la familiarité avec le patient sont les meilleures lignes directrices lors de l'acceptation de cadeaux saisonniers si le lieu de travail ou l'ordre de réglementation n'aborde pas la question.

Le comité d'éthique

Un comité d'éthique est composé d'un groupe de personnes – souvent des bénévoles – qui écoutent, évaluent et font des recommandations sur des actes perçus comme contraires à l'éthique. Les membres de ces comités viennent généralement d'horizons divers et peuvent inclure des médecins, des infirmiers/ères, des travailleurs sociaux, des physiothérapeutes, des avocats, des éthiciens et des membres du public. Les membres du public n'ont pas besoin de qualifications particulières autres que la capacité d'écouter et d'aider à prendre des décisions justes et impartiales. Les membres demeurent membres du comité pendant des périodes désignées.

En plus d'évaluer les actes contraires à l'éthique, les comités d'éthique peuvent fournir aux fournisseurs de soins de santé des conseils pour prendre des décisions médicales controversées et compiler des recherches pour l'élaboration de politiques au sein de l'établissement. Dans la profession des soins de santé, les décisions ne sont souvent ni unanimes ni faciles. Toutes les questions discutées et examinées par un comité d'éthique demeurent strictement confidentielles.

QUESTIONS DE FIN DE VIE

Les questions de fin de vie qui soulèvent des préoccupations éthiques vont de l'établissement de protocoles de non-réanimation, d'un patient souhaitant retirer des mesures de sauvetage et demandant des soins de soutien ou palliatifs, à la demande d'aide médicale à mourir (AMM).

Les ordonnances de non-réanimation sont fréquemment vues à l'hôpital et dans les établissements de soins de longue durée, généralement demandées par des personnes qui sont gravement malades (quel que soit leur âge) et qui estiment que prolonger leur vie leur laisserait une vie sans qualité. L'expression *permettre la mort naturelle* est parfois utilisée comme alternative aux ordonnances de non-réanimation et est jugée moins dure et plus appropriée pour certains, permettant à la nature de suivre son cours. Cela comprend le retrait ou la non-mise en œuvre initiale de mesures de sauvetage ou de prolongation de la vie. Les mesures de confort demeurent en place. Les soins palliatifs sont également de nature de soutien, évitant le traitement actif, mais s'assurant que le patient est à l'aise et, la plupart du temps, sans douleur. Les soins palliatifs soulèvent rarement des questions éthiques chez les patients, leurs familles et les professionnels de la santé.

LE SAVIEZ-VOUS?

Suicide versus euthanasie

Le terme *suicide* est largement appliqué à l'action intentionnelle de s'enlever la vie pour quelque raison que ce soit et est l'une des principales causes de décès prématurés et évitables dans le monde. En 2021, Statistique Canada a signalé qu'il y a 10 décès attribués au suicide chaque jour au Canada (Gouvernement du Canada, 2022). Le suicide est souvent commis par désespoir, dépression, et d'autres formes de maladie mentale. Le terme euthanasie est plus souvent associé à *l'euthanasie* pour soulager la douleur et la souffrance, avec ou sans la demande de la personne — par exemple, l'euthanasie volontaire (le patient demande à quelqu'un de mettre fin à sa vie, également appelée *suicide assisté*) ou l'euthanasie non volontaire (quelqu'un met délibérément fin à la vie du patient sans son consentement exprès, ce qui se termine probablement par une accusation de meurtre).

Le terme *euthanasie* est utilisé moins fréquemment maintenant que l'aide médicale à mourir est légale au Canada, mais cela ne veut pas dire que l'utilisation de ce terme ne se produit pas encore.

Source : Organisation mondiale de la santé. (2018). *Données sur le suicide.* http://www.who.int/mental_health/prevention/suicide/suicideprevent/en/

Éthique et aide médicale à mourir

L'aide médicale à mourir (AMM) sera toujours controversée, certains Canadiens étant très heureux de pouvoir faire ce choix, et d'autres n'étant pas d'accord avec le concept pour diverses raisons. Il y a aussi ceux qui restent ambivalents. Le concept soulève un certain nombre de préoccupations, y compris la crainte d'une mauvaise utilisation du processus pour les personnes handicapées et autrement vulnérables – par exemple, mettre fin à la vie de tante Sally pour hériter de son argent, ou essayer d'organiser la mort d'une personne (adulte ou enfant) qui est handicapée au point où elle ne peut pas prendre ses propres décisions, mais pour qui certains voient la mort comme un soulagement et un acte de bienveillance, ou pour qui le soignant estime qu'il ne peut plus répondre aux besoins de la personne. Cela peut être pour des raisons financières ou parce que les exigences des soins dont la personne a besoin sont trop difficiles à gérer pour une famille.

Rappelons les changements apportés aux critères d'admissibilité à l'aide médicale à mourir dont il est question au chapitre 8. Ces changements, bien que bien accueillis par beaucoup, ont soulevé des préoccupations parmi d'autres, fondées sur des normes juridiques, éthiques et morales. Ces préoccupations comprennent les droits d'une personne atteinte de démence d'avoir l'aide médicale à mourir si elle n'est pas en mesure de donner son consentement au moment de l'intervention, ainsi que le concept d'être admissible à l'aide médicale à mourir fondée sur un diagnostic de santé mentale. De plus, le concept de demandes anticipées a été remis en question.

RÉFLÉCHIR À LA QUESTION

Demandes anticipées d'aide médicale à mourir

Depuis septembre 2022, une demande anticipée d'aide médicale à mourir pour une personne atteinte de démence (à l'exclusion de la santé physique) est illégale au Canada, mais il y a des demandes croissantes pour augmenter l'admissibilité afin de permettre à une personne de faire une demande anticipée à cette fin. Par exemple, H.W. a reçu un diagnostic de maladie d'Alzheimer. Bien qu'il en soit aux tout premiers stades de la maladie, H.W. veut avoir le droit d'être accepté pour la procédure d'aide médicale à mourir, mais souhaite recourir à la procédure à un moment donné dans le futur. H.W. décrira les conditions dans lesquelles ils estiment que la vie serait intolérable en raison de la démence (p. ex., perdre la capacité de reconnaître les êtres chers et être dépendant des autres pour tous les aspects des soins de H.W.).

1. Quelles objections voyez-vous que certaines personnes pourraient avoir à l'égard de la légalisation de l'aide médicale à mourir dans ces conditions?
2. De quels principes éthiques s'agit-il?
3. Quelle incidence l'autorisation de ces critères d'admissibilité pourrait-elle avoir sur la famille et les proches de la personne?

Lorsque vous répondez à la question 3, déterminez qui pourrait avoir à prendre la décision finale quant au moment où la procédure devrait réellement avoir lieu, comment il prendrait cette décision, aux questions morales et éthiques avec lesquelles le décideur pourrait avoir du mal et à l'influence potentielle des autres membres de la famille sur la situation.

Principes éthiques et aide médicale à mourir

Droits

Le droit d'une personne à l'autodétermination est essentiel lorsqu'il s'agit d'éthique médicale. Cela comprend, sans toutefois s'y limiter, le droit à des soins de santé équitables, le droit d'accepter ou de refuser un traitement et, en ce qui concerne cette discussion, le droit de mourir dans la dignité conformément à la loi sur l'aide médicale à mourir. Les principes de la légalisation de l'aide médicale à mourir comprennent le droit d'une personne à l'autonomie et à la dignité. Des valeurs opposées concernant le caractère sacré de la vie ont été prises en considération lorsque l'aide médicale à mourir a été légalisée, mais le droit d'une personne de mettre fin à sa vie pour prévenir la douleur et la souffrance intolérables a pris le pas. Les droits des médecins et des infirmiers/ères praticiens/nes qui facilitent le processus d'aide médicale à mourir doivent également être pris en considération. Au Canada, les fournisseurs de soins de santé ne sont pas tenus de participer activement au processus en raison de l'objection de conscience, qui peut être pour des raisons religieuses, spirituelles, sociales, professionnelles, personnelles ou institutionnelles (exemple de cas 9.4). À l'heure actuelle, les médecins sont tenus de diriger les patients vers un médecin ou un/e infirmier/ère praticien/ne (sauf au Québec) qui les guidera tout au long du processus de recherche d'aide médicale à mourir, car les fournisseurs de soins de santé ont un devoir de diligence envers leurs patients et ne devraient pas les abandonner. Les établissements qui refusent de participer activement à l'aide médicale à mourir (en particulier ceux qui ont des affiliations religieuses) le font en raison de croyances et de principes religieux, mais ils dirigeront et transféreront un patient vers un autre endroit ou un autre établissement qui participe à l'aide médicale à mourir. Ce protocole est une discussion en soi et remet en question le droit d'un hôpital (p. ex., un hôpital catholique) de refuser ce type de soins s'il est financé par l'État.

EXEMPLE DE CAS 9.4   **B.T. et l'objection de conscience**

B.T. est un/e infirmier/ère qui s'oppose à l'aide médicale à mourir pour des raisons religieuses, morales et éthiques. B.T. est l'un/e des multiples infirmiers/ères autorisés/es qui fournissent des soins à domicile à un patient atteint d'une maladie du foie en phase finale. Le patient a organisé une procédure d'aide médicale à mourir. B.T. devait fournir des soins au patient le jour de l'intervention, mais elle estimait qu'elle ne pouvait pas le faire. Un/e autre infirmier/ère a changé de quart de travail avec B.T. Si B.T. était dans une position similaire à l'hôpital, elle pourrait également se retirer des soins au patient. Il est important de souligner que lorsqu'une procédure d'aide médicale à mourir a lieu à domicile ou en milieu hospitalier, les infirmiers/ères n'ont aucune part à l'exécution de la procédure; leur seule obligation est de fournir des soins généraux au patient.

Autonomie

Les partisans de l'aide médicale à mourir affirment que la loi soutient les droits de l'individu à l'autonomie, à l'autodétermination et à choisir son destin lorsqu'il est confronté à une maladie ou à un handicap causant une douleur et une souffrance insolubles et intolérables. Le principe de l'autodétermination est souvent central dans les décisions médicales. La clé est que la personne est mentalement capable de prendre sa propre décision.

Valeurs

Lorsqu'il s'agit d'évaluer le bien ou le mal éthique de la recherche d'aide médicale à mourir, les valeurs d'une personne doivent être prises en compte. Par exemple, la plupart des gens accordent de l'importance à leur dignité personnelle. La dignité personnelle peut inclure l'estime de soi et le sentiment de fierté d'une personne, par exemple, d'être capable de prendre soin d'elle-même à la suite d'une maladie chronique (pas nécessairement si la mort est inévitable) ou dans les derniers stades d'une maladie. La personne peut craindre une perte de dignité si elle ne peut pas prendre soin d'elle-même ou dépend des autres pour répondre à des besoins tels que l'alimentation et l'élimination, des entités qu'elle associe à la qualité de vie (ou à l'absence de qualité de vie). La perte de dignité est presque toujours associée à une déficience cognitive et est redoutée à mesure qu'une maladie progresse (considérez le patient dans sa quête de demandes anticipées d'aide médicale à mourir).

Confiance

Les fournisseurs de soins primaires ont presque toujours le mandat de préserver la vie, de ne pas faire de mal et d'apporter le bien (les principes de bienfaisance et de non-malfaisance). Le concept d'amener ou de contribuer délibérément à la mort d'une personne viole presque tous les principes de l'éthique du devoir que les fournisseurs de soins de santé s'engagent à respecter. Est-ce que cela affaiblit la confiance entre un patient et les professionnels de la santé qui participent à l'aide médicale à mourir?

L'aide médicale à mourir et le fait qu'elle soit bonne ou mauvaise dépendront toujours des croyances et des valeurs éthiques et morales d'un individu. Le processus continuera de poser plus de questions que de réponses. De plus, les politiques et les procédures concernant l'admissibilité doivent encore être ajustées. Y a-t-il suffisamment de mesures de protection en place pour prévenir l'utilisation abusive du processus? Deviendra-t-il « ordinaire » de sorte que ceux qui évaluent l'admissibilité deviennent complaisants, créant une pente glissante qui pourrait mener à une mauvaise utilisation du processus? Les personnes ayant reçu un diagnostic de maladie d'Alzheimer et d'autres formes de démence devraient-elles être autorisées à prendre des dispositions pour l'aide médicale à mourir alors qu'elles sont encore mentalement capables? Les personnes atteintes de maladie mentale devraient-elles être admissibles? Les mineurs devraient-ils être autorisés à prendre de telles décisions? Est-il raisonnable de permettre à quelqu'un d'avoir de l'aide pour mettre fin à sa vie afin de mettre fin aux souffrances permanentes, même lorsque la mort n'est pas imminente?

Préparation aux décisions de fin de vie

De nombreuses personnes, à mesure qu'elles vieillissent et qui peuvent ou non souffrir d'une mauvaise qualité de vie en raison d'une maladie, veulent que des mesures soient en place pour orienter leurs soins et leurs décisions de fin de vie si elles deviennent incapables de le faire (à l'exception de l'aide médicale à mourir, qui doit être demandée par le patient en ce qui concerne un problème de santé actuel). Face à la détérioration de la santé, ces demandes peuvent inclure des instructions spécifiques telles que la restriction des interventions à celles qui les garderont à l'aise, le retrait du maintien des réanimateurs (p. ex., les ventilateurs) et les ordonnances de non-réanimation, ou ils peuvent vouloir que toutes les mesures visant à préserver la vie soient mises en œuvre (bien que ce ne soit généralement pas le cas). Il y a des mesures dans toutes les provinces et tous les territoires que les individus peuvent prendre pour faciliter la mise en œuvre de leurs décisions de fin de vie, certaines plus compliquées que d'autres.

Demandes de non-réanimation

Une personne qui entre dans un établissement de soins de santé peut demander une ordonnance de non-réanimation, habituellement avec le soutien de sa famille. Le médecin doit signer une ordonnance de non-réanimation, qui devient une partie du dossier médical du patient. Dans un établissement de soins actifs, les médecins traitants et le personnel doivent être au courant de cette décision. Si une personne est transférée d'un établissement de soins de longue durée à un hôpital de soins actifs, une ordonnance de non-réanimation, s'il y a lieu, devrait faire partie du dossier de santé transféré avec la personne. Les protocoles pour faire cette demande peuvent varier d'une installation et d'une administration à l'autre. Il est important que tous ceux qui font partie du cercle de soins de la personne soient au courant de ces demandes; s'il n'y a pas d'ordre écrit et signé, les professionnels de la santé sont tenus d'initier la RCR. S'il y a une ordonnance signée au dossier du patient, les fournisseurs de soins de santé sont légalement tenus d'honorer ces demandes, ce qui peut être difficile pour ceux qui croient que des mesures actives devraient être prises à tout prix. Il est important de noter qu'une personne peut annuler sa demande de non-réanimation à tout moment.

RÉFLÉCHIR À LA QUESTION

Respecter le droit du patient à l'autonomie

Actuellement hospitalisé, G.G. souffre d'un arrêt cardiaque. Son infirmier/ère est dans la salle à ce moment-là et sait que G.G. a une ordonnance de non-réanimation écrite et signée parce que G.G. le rappelait constamment au personnel. Cependant, en raison de croyances personnelles et religieuses, l'infirmier/ère estime que sauver la vie d'une personne a préséance sur tout le reste. Ne pas réanimer G.G. est un choix difficile à faire pour l'infirmier/ère, même en sachant que cela violerait la demande du patient et donc son droit à l'autonomie. La confiance entre également en jeu ici. G.G. espère que le personnel professionnel honorera ses souhaits.

1. Que devrait faire l'infirmier/ère?
2. Quelle ligne de conduite adopteriez-vous s'il n'y avait pas d'ordonnance écrite ou signée de non-réanimation parce que la famille s'y opposait, mais vous saviez que c'était ce que G.G. voulait?
3. Dans votre administration, seriez-vous exempté de poursuites si vous agissiez pour des raisons humanitaires?

Directives préalables

Une directive préalable, aussi appelée une directive sur le *testament de vie* ou *le traitement*, précise la nature et le niveau de traitement qu'une personne voudrait recevoir au cas où elle deviendrait incapable de prendre ces décisions à une date ultérieure. Les gens préparent des directives préalables afin de s'assurer que leurs souhaits sont connus et honorés par la famille et les proches et exécutés par des soignants médicaux. Les directives préalables qui nomment une procuration pour les soins personnels sont les plus susceptibles d'entraîner le respect des instructions de la personne (voir le chapitre 8).

Formulaire d'historique des valeurs

Un formulaire d'historique des valeurs est un document complet qui guide les gens dans la réflexion sur les options de traitement qu'ils voudraient ou ne voudraient pas dans le cas où ils devenaient incapables de prendre des décisions au sujet de leurs propres soins de santé. Les gens peuvent détailler leurs sentiments, leurs pensées et leurs valeurs en ce qui concerne les interventions médicales. Le formulaire peut également aider les êtres chers qui pourraient avoir à prendre des décisions au nom de la personne, et également clarifier les choix de la personne en cas de désaccord entre les proches (exemple de cas 9.5).

EXEMPLE DE CAS 9.5 S.C. et un formulaire d'historique des valeurs

S.C., une personne de 67 ans qui a récemment subi un accident vasculaire cérébral grave, a créé une directive préalable exprimant son souhait de ne pas recevoir d'intervention active s'il a un autre AVC. Cependant, craignant qu'un autre AVC ne laisse S.C. incapable de communiquer et sous respirateur, S.C. commence à avoir des doutes sur sa décision, craignant que s'il change d'avis, il serait incapable de communiquer. Beaucoup de gens qui ont décidé de ne pas accepter d'intervention changent d'avis lorsqu'ils font face à la mort. Certains membres de la famille sont au courant des récents doutes de S.C. au sujet de sa directive préalable. S.C. décide de remplir un formulaire d'historique des valeurs pour clarifier ses sentiments et ses pensées au sujet de l'intervention médicale. Ce formulaire *pourrait* aider la famille de S.C. si jamais elle doit prendre des décisions de traitement pour S.C.

Niveaux de soins

Les niveaux de soins reflètent un choix d'interventions de fin de vie habituellement attribuées aux soins infirmiers dans les établissements de soins de longue durée. Ils sont discutés avec la personne et les membres de sa famille ou le décideur par procuration lors de leur admission dans un établissement de soins de longue durée. Une fois établis, les renseignements sont inscrits au dossier de la personne. La personne (habituellement appelée *résident* en soins de longue durée) ou les membres de sa famille peuvent changer d'avis en tout temps. Les niveaux de soins changent le plus souvent lorsque l'état de santé d'une personne commence à se détériorer. Si cela se produit, le médecin ou un autre fournisseur de soins de santé ainsi que les infirmiers/ères consultent presque toujours la famille, la mettant à jour sur l'état du résident et évaluant les options. Bien que les détails varient, la plupart des installations offrent quatre options. Notez que les niveaux 1 et 2 sont conformes au fait de permettre à la personne de mourir naturellement là où elle vit à ce moment-là.

Niveau 1. Le résident souhaite rester à la maison (p. ex. soins de longue durée ou établissement de soins infirmiers), en recevant uniquement des mesures de confort et de soutien. Cela inclut le contrôle de la douleur, mais pas habituellement le traitement intraveineux pour l'hydratation.

Niveau 2. Le résident veut rester dans l'établissement et recevoir tous les traitements, médicaments et interventions qui sont possibles *dans cet établissement*. Cela comprendrait le contrôle de la douleur et les antibiotiques si le patient développait une infection, une pneumonie ou une infection des voies urinaires. D'autres médicaments peuvent inclure ceux pour traiter les problèmes cardiovasculaires. L'hydratation intraveineuse peut ou non être envisagée. Certains établissements de soins de longue durée transfèrent un résident à l'hôpital s'ils ont besoin d'une thérapie IV.

Niveau 3. Un résident qui choisit ce niveau de soins serait transféré de son établissement de soins actifs à un établissement de soins de longue durée. Il recevrait des examens d'imagerie et de diagnostic recommandés, une intraveineuse si nécessaire, des antibiotiques et d'autres médicaments au besoin. Le niveau 3 n'inclut pas le protocole de RCR ou le transfert à l'unité de soins intensifs.

Niveau 4. Ce niveau exige que la personne soit transférée dans un établissement de soins actifs pour toutes les mesures actives requises pour maintenir la vie.

LE SAVIEZ-VOUS?

Refus de médicaments

Certaines personnes refusent leurs médicaments quotidiens (p. ex. médicaments antihypertenseurs, diurétiques) dans le but d'accélérer leur décès. Un tel refus est parfaitement légal, mais peut poser des questions morales pour les personnes impliquées dans les soins de la personne.

Les soins palliatifs : une perspective éthique

Les personnes qui font face à la mort et leurs familles font face à deux défis : l'un est la peur de prolonger inutilement la vie d'une personne, l'autre est de mettre fin prématurément à la vie d'une personne. D'un point de vue éthique et moral, l'option des soins palliatifs est pour de nombreuses personnes réconfortante et conforme aux valeurs religieuses, morales et éthiques.

Les soins palliatifs répondent aux besoins physiques et émotionnels des mourants. Les personnes qui s'opposent à toute forme d'interférence avec le cours naturel de la mort croient que les soins palliatifs peuvent faciliter une mort naturelle paisible et indolore. Qu'ils soient dispensés à l'hôpital, dans un centre de soins palliatifs ou à domicile, les soins palliatifs peuvent aider toute personne qui en est aux derniers stades d'une maladie en phase terminale ou qui ne peut pas autrement faire face à sa maladie sans soutien spécialisé. Des équipes d'experts travaillent avec les patients et leurs familles pour gérer l'inconfort physique et la détresse psychologique et pour répondre aux besoins spirituels.

Sédation palliative

Parfois appelée *sédation consciente,* la sédation palliative est généralement utilisée lorsqu'une personne est mourante et dans une douleur intense malgré toutes les mesures de gestion de la douleur. Appliquée dans des milieux surveillés, la sédation est administrée pour induire un état de diminution de la conscience ou à un point où le patient est inconscient. Le but est de soulager le patient du fardeau de la douleur. Le consentement du patient est requis (ou le consentement d'une personne autorisée, p. ex., la personne ayant la procuration pour les soins personnels). La sédation palliative est généralement moralement et éthiquement acceptable pour beaucoup de ceux qui s'opposent à l'aide médicale à mourir.

ALLOCATION DES RESSOURCES

Le terme *allocation de ressources* fait référence à qui obtient quelles ressources, quand et pour quelle raison. L'augmentation des coûts des soins de santé, les technologies coûteuses et l'accès limité à de nombreux services ont fait de l'allocation des ressources une préoccupation croissante dans le milieu des soins de santé. Et des ressources limitées signifient que « Qui obtient quoi? » devient un énorme problème éthique. Une brève discussion sur certaines ressources limitées suit, dans le but de promouvoir la réflexion et la discussion.

Greffe d'organes

La greffe d'organe est devenue plus courante avec l'augmentation des résultats positifs. Toutefois, la disponibilité d'organes viables demeure une ressource limitée et continue de faire intervenir plusieurs questions éthiques. Prenons l'exemple de cas 9.6.

Dans l'exemple de cas 9.6, A.B. n'a pas été en mesure de surmonter la maladie de l'alcoolisme. Bien qu'A.B. ait réussi à abandonner la consommation d'alcool pendant des périodes limitées, sa capacité à maintenir la sobriété reste discutable. Un retour à la consommation d'alcool diminuerait fortement les chances d'A.B. de maintenir même une santé raisonnable avec un foie

---

EXEMPLE DE CAS 9.6 **Greffe du foie d'A.B.**

A.B., un alcoolique avoué, a été admis à l'hôpital pour insuffisance hépatique aiguë. A.B. est sur la liste des greffés depuis un peu plus d'un an. Pour A.B., les conditions pour être un receveur de greffe comprenaient l'acceptation de s'abstenir de façon permanente de la consommation d'alcool. A.B. était tenu de se soumettre à des tests périodiques pour assurer sa sobriété pendant un an avant d'être ajouté à la liste de transplantation. A.B. a été sobre pendant 10 mois. A.B. a eu une rechute et a consommé de l'alcool de façon excessive un soir à cause de certains problèmes familiaux, en plus de la mort d'un ami. En raison de problèmes de santé résultant de cette rechute, A.B. a été admis à l'hôpital. Lors de l'évaluation d'admission d'A.B., il n'était plus considéré comme admissible à une greffe de foie, même à la suite de sa santé défaillante. A.B. (et sa famille) a plaidé publiquement pour une deuxième chance, affirmant qu'une rechute ne devrait pas permettre de retirer A.B. de la liste de transplantation.

transplanté. Faut-il donc refuser à A.B. une chance de vivre une nouvelle vie? Un autre patient vit un mode de vie sain et développe une insuffisance hépatique à la suite d'une infection. Mais que se passerait-il si, comme cela est débattu dans la médecine moderne, l'alcoolisme était plus communément considéré comme une maladie plutôt qu'un échec moral? A.B. serait-il alors dans une position plus favorable pour obtenir le foie? A.B. serait-il sur un pied d'égalité avec le patient qui a une insuffisance hépatique à la suite d'une infection?

D'autres considérations d'un point de vue médical encouragent les questions suivantes : Qui serait plus susceptible de voir des améliorations significatives sur sa santé avec le nouveau foie? Quels dommages l'alcoolisme a-t-il causés à la santé globale d'A.B.? Les alcooliques ont tendance à avoir des taux de réussite plus bas avec la transplantation parce que leur santé générale est habituellement moins bonne. Un retour à la consommation d'alcool nuirait à l'observance du régime de traitement post-greffe nécessaire, qui nécessite la prise de médicaments immunosuppresseurs. Néanmoins, l'un ou l'autre de ces facteurs fournit-il une raison solide de refuser la greffe à A.B..?

Finances et ressources

Au Canada, la demande de ressources en soins de santé, y compris les finances, les fournisseurs de soins de santé et les services médicaux comme les tests diagnostiques et les lits d'hôpitaux, dépasse parfois l'offre. L'affectation des ressources dans les soins de santé pose un problème éthique parce qu'elle soulève des questions sur l'équité et la justice. Les priorités devraient être fondées sur les besoins, mais comment une personne, une organisation ou un gouvernement évalue-t-il les besoins?

Le financement des soins de santé au Canada, pour la plupart, est réparti de manière à ce que chaque région puisse établir ses propres priorités et prendre des décisions sur la meilleure façon de répondre aux besoins en soins de santé des populations qu'elle dessert. Toutefois, si les fonds augmentent, comment sont-ils distribués? Si les fonds diminuent, quels services sont maintenus et lesquels sont sacrifiés? Comment quelqu'un peut-il prendre la décision, par exemple, de financer un traitement coûteux pour un petit groupe de personnes atteintes d'une maladie rare pour laquelle le traitement annuel est de l'ordre de centaines de milliers de dollars pour chaque personne si ce même montant d'argent pourrait être dépensé pour le traitement du cancer qui pourrait sauver des milliers de vies? Parfois, dans le but de rendre le financement plus équitable, le gouvernement fédéral interviendra et fournira un financement ciblé pour des domaines précis. Cela s'est produit lorsque le financement a été consacré à la prévention des maladies et à la promotion de la santé dans les soins primaires. Plus la population canadienne est en bonne santé, moins l'argent des soins de santé doit être dépensé en fin de compte. Bien que plusieurs considèrent l'immunisation comme l'une des avancées les plus importantes en matière de soins préventifs, d'autres soutiennent que les vaccins présentent plus de risques que des maladies comme la polio, la rougeole, les oreillons, la typhoïde et la rubéole, ce qui donne à penser que les vaccins ont causé l'autisme chez certains enfants canadiens (il n'existe aucune preuve définitive de cette affirmation). Les enfants non vaccinés présentent un risque pour les autres en présence d'une éclosion de maladie (p. ex. la rougeole).

De nombreux groupes se font concurrence pour obtenir des fonds pour les soins de santé, certains pour des traitements pour des maladies rares qui videraient l'enveloppe de soins de santé de millions de dollars. Les théoriciens de la téléologie, cependant, suggéreraient que les fonds devraient aller aux services qui répondent aux besoins du plus grand nombre de personnes. La plupart des Canadiens sont d'accord pour dire que le traitement devrait être offert à tous les Canadiens et que les gouvernements devraient assurer une telle disponibilité universelle sans imposer de difficultés financières à une personne ou à une famille. Comment cela peut-il se produire si les ressources financières sont limitées?

RÉFLÉCHIR À LA QUESTION

Allocation des ressources

Des milliers de Canadiens souffrent de maladies relativement rares qui sont incurables, mais qui peuvent être traitées avec un certain succès. Ces traitements, cependant, sont souvent extrêmement coûteux – parfois, les médicaments ne sont pas couverts par le régime public, et parfois les traitements ne correspondent pas à la définition de « médicalement nécessaire ».

1. Est-il éthique de dépenser beaucoup d'argent pour quelques personnes alors que cet argent pourrait être utilisé pour améliorer les services de soins de santé pour un groupe beaucoup plus important?
2. Chaque vie ne mérite-t-elle pas la même considération?
3. En vertu de la *Loi canadienne sur la santé*, le système public ne devrait-il pas être responsable de tous les coûts liés au traitement d'une personne? Quels principes de la *Charte des droits et libertés* pourraient s'appliquer ici?

Les nouvelles technologies introduisent continuellement des modalités de traitement qui préservent et prolongent la vie, et les Canadiens ont le sentiment d'avoir droit à ces technologies, dont la plupart sont très coûteuses. Cependant, les fonds sont limités; si toutes les mesures de sauvetage ou de traitement étaient offertes à chaque personne dans le besoin, le système de soins de santé s'effondrerait. Par exemple, des progrès importants (et coûteux) ont été réalisés dans le maintien de la vie des bébés très prématurés; cependant, les bébés très prématurés ont souvent peu d'espoir de se rétablir ou d'avoir une qualité de vie satisfaisante s'ils se rétablissent (exemple de cas 9.7).

Certains médicaments sont très coûteux, comme les produits biologiques (voir le chapitre 4), un faible pourcentage de la population utilisant une somme d'argent disproportionnée allouée aux médicaments. Est-ce raisonnable, si l'argent pouvait être utilisé pour payer le coût des médicaments pour des milliers de Canadiens qui n'ont pas les moyens de payer leurs ordonnances? Avec l'augmentation des coûts des soins de santé, on pourrait en fin de compte demander aux Canadiens de réfléchir à l'incidence de leurs choix sur les coûts.

EXEMPLE DE CAS 9.7 Le coût du traitement

R.P. a donné naissance à un bébé à 23 semaines de gestation. Le bébé a été transporté à l'unité néonatale de soins intensifs la plus proche. Trois jours plus tard, les médecins ont dit à R.P. que le bébé avait 20 % de chances de survie et que si le bébé survivait, il serait probablement aveugle, aurait besoin de plusieurs chirurgies cardiaques, souffrirait d'un trouble épileptique et serait atteint de paralysie cérébrale. Les médecins ont demandé si R.P. voulait poursuivre le traitement pour tenter de sauver la vie du bébé. Le coût pour le système de soins de santé serait énorme, et la qualité de vie du bébé serait mauvaise. Confrontée à une décision très difficile, R.P. a dû considérer la petite marge d'espoir que le bébé vivrait, et en cas de survie, les complications que l'enfant aurait à endurer. La dernière chose dans l'esprit de R.P. était le coût des traitements - ils étaient couverts par le système de soins de santé. Quelle décision prendriez-vous?

AUTRES QUESTIONS ÉTHIQUES DANS LES SOINS DE SANTÉ

Avortement

L'avortement est disponible au Canada sans restrictions depuis 1984, lorsque la Cour suprême du Canada a déclaré que l'avortement ne pouvait pas être légalement interdit parce que cela violerait l'article 7 de la *Charte des droits et libertés*. Comme vous vous en souviendrez peut-être, l'article 7 stipule que « toute personne a droit à la vie, à la liberté et à la sécurité de sa personne et le droit de ne pas en être privée, sauf en conformité avec les principes de justice fondamentale ». De plus, la Cour a déclaré que le fait de forcer une personne à porter un fœtus à terme constitue une violation de sa « sécurité de la personne » (Charte canadienne des droits et libertés, 1982).

Les points auxquels un avortement chirurgical peut être pratiqué varient d'un bout à l'autre du pays, mais en général, ils ne sont pas effectués si une personne a plus de 24 semaines de gestation. La majorité des avortements thérapeutiques sont pratiqués si une personne est enceinte de 12 à 14 semaines ou moins. Les avortements du deuxième trimestre ne sont généralement envisagés que dans certaines circonstances, par exemple, lorsque la vie de la personne enceinte est en danger ou s'il est déterminé que le fœtus a une condition incompatible avec la vie.

Comme dans le cas de l'aide médicale à mourir, les fournisseurs de soins de santé ne sont pas obligés de pratiquer des avortements et peuvent refuser de les pratiquer en raison de croyances religieuses ou morales. Les personnes n'ont pas besoin d'une référence d'un fournisseur de soins primaires pour accéder à une clinique d'avortement.

Les questions morales et éthiques entourant l'avortement concernent deux questions principales : le droit du fœtus à la vie et le droit des gens à prendre des décisions qui impliquent leur propre corps. Ces questions comprennent également des composantes philosophiques, religieuses, culturelles et politiques.

Les groupes pro-vie croient que la personnalité (c'est-à-dire l'état d'être considéré comme une personne) commence à la conception – au moment où le sperme rencontre l'ovule. D'un point de vue spirituel, certains croient que l'âme entre dans le corps à ce stade. Les partisans pro-vie considèrent toute ingérence délibérée qui menace la vie de cette « personne » comme un meurtre, estimant que le fœtus partage les mêmes droits que tous les autres humains, y compris le droit à la vie.

Les groupes pro-choix soutiennent que la personne enceinte a le choix de porter le bébé à terme ou de mettre fin à la grossesse, soutenant que l'avortement est un droit constitutionnel et que l'accès sûr et rapide aux hôpitaux et aux cliniques doit être garanti. Les points de vue des groupes pro-choix varient quant au moment où le fœtus devient une personne ayant des droits. Les personnes qui croient que la personnalité ne commence pas avant le début du deuxième trimestre ou plus tard affirment qu'un avortement survenant avant 13 semaines est à la fois moral et éthique s'il reflète les souhaits de la personne enceinte.

Le débat sur la question de savoir si l'avortement est bon ou mauvais, éthique ou non, se poursuivra. L'argument se résume à des valeurs et des croyances personnelles, morales, religieuses et culturelles. La disponibilité des services d'avortement et les critères connexes varient quelque peu d'une région à l'autre du Canada. À l'Île-du-Prince-Édouard, une personne enceinte peut subir un avortement médicamenteux si elle est enceinte de 10 semaines ou moins (ce qui est assez courant au Canada) et un avortement chirurgical si elle n'est pas enceinte de plus de 12 semaines. La personne est aiguillée vers l'extérieur de la province si elle a dépassé 12 semaines de gestation (Santé Î.-P.-É., 2021). Au Nouveau-Brunswick, un avortement peut être pratiqué sur une personne si elle n'est pas enceinte de plus de 14 semaines, et en Nouvelle-Écosse, pas plus de 16 semaines de grossesse.

Aux États-Unis, l'affaire *Roe v. Wade* fait référence à un procès qui a conduit à une décision prise par la Cour suprême des États-Unis en 1973 légalisant l'avortement dans ce pays. La décision a conclu qu'une femme avait le droit constitutionnel d'avorter légalement. En juin 2022, l'arrêt *Roe v. Wade* a été contesté par l'État de Virginie devant la Cour suprême. Le tribunal a rendu une décision infirmant l'arrêt *Roe v. Wade*, supprimant le droit constitutionnel d'une femme à avorter et laissant les lois sur l'avortement être établies par les États. La réaction dans tout le pays a été rapide et féroce, déclenchant des protestations et des défis au niveau de l'État. La décision a également suscité des réactions chez de nombreux Canadiens, qui se demandent si cette décision pourrait avoir des répercussions en amont sur la santé reproductive des femmes au Canada. Un certain nombre d'États américains ont agi rapidement pour rendre l'avortement illégal à l'intérieur des frontières des États, tandis que d'autres n'ont pas resserré leurs lois sur l'avortement, adopté des amendements pour garantir le droit à l'avortement et sont devenus des refuges sûrs pour les personnes qui cherchent à avorter. Les États ont donc construit une matrice de lois qui codifient, réglementent et promulguent des lois sur l'avortement dans cet État. Ceux qui restreignent ou interdisent l'avortement déterminent si, quand et dans quelles circonstances une personne peut obtenir un avortement.

Tests génétiques

Un nombre croissant de Canadiens subissent des tests génétiques – l'examen de l'acide désoxyribonucléique (ADN) d'une personne – effectués par l'entremise d'un certain nombre d'organismes en ligne comme : www.23andMe.com et www.Ancestry.com, fournissant des résultats directs aux consommateurs. Grâce à des tests génétiques, les gens peuvent savoir s'ils sont porteurs de gènes qui les exposent à un risque plus élevé de maladie, comme certains types de cancer (p. ex., le cancer du sein), la maladie d'Alzheimer et la maladie de Huntington. De même, les tests de dépistage des porteurs déterminent s'il existe un potentiel de transmettre une maladie génétique (p. ex. drépanocytose et fibrose kystique) à la progéniture. Un couple qui subit de tels tests et qui a des résultats positifs doit alors évaluer la gravité de la maladie potentielle et les chances de son apparition lorsqu'il décide d'avoir des enfants. Le dépistage diagnostique prénatal peut déterminer le risque d'un fœtus pour certains troubles génétiques, aider à un diagnostic plus précoce des anomalies fœtales et fournir aux parents potentiels des informations importantes pour prendre des décisions éclairées au sujet d'une grossesse, ce qui peut inclure l'interruption de la grossesse.

Toutefois, les tests génétiques soulèvent un certain nombre de questions morales et éthiques. Par exemple, si une compagnie d'assurance obtenait des dossiers démontrant qu'un client potentiel était porteur d'un gène qui le mettrait à risque de développer un cancer, cette personne serait-elle considérée comme non assurable? Un employeur ayant accès à des renseignements semblables déciderait-il de ne pas embaucher cette personne? Une certaine protection est offerte aux personnes en possession de résultats de tests génétiques révélant des problèmes de santé qui pourraient avoir une incidence sur l'achat de polices d'assurance. Le projet de loi S-201 (Loi de 2017 sur la non-discrimination génétique), loi visant à interdire et à prévenir la discrimination génétique, a été adopté au Canada au début de 2017. En vertu de la Loi, il est interdit aux compagnies d'assurance de demander aux clients de leur fournir les résultats des tests génétiques qu'ils ont pu subir lorsqu'ils ont présenté une demande d'assurance-vie d'un montant de moins de 250 000 $ ou d'une assurance-maladie. La Loi modifie le *Code canadien du travail* afin d'interdire aux employeurs d'exiger que les employés effectuent des tests génétiques ou de révéler les résultats des tests déjà en la possession de l'employé. La Loi modifie également le *Code des droits de la personne* afin d'interdire tout type de discrimination à l'égard d'une personne, fondée sur des caractéristiques génétiques (p. ex., une personne ayant des caractéristiques évidentes du syndrome de Down). Il y a encore des inquiétudes si des informations génétiques dommageables tombaient en quelque sorte entre de mauvaises mains, et elles peuvent toujours être demandées par les compagnies d'assurance pour des polices d'assurance-vie ou d'assurance-maladie plus chères. Pensez-vous que le fait que le Canada dispose d'un système de soins de santé universel réduit le préjudice potentiel d'être tenu de révéler les résultats des tests génétiques lors de l'achat d'une assurance-maladie privée?

Ce que la personne fait des renseignements obtenus soulève d'autres questions. Par exemple, une femme qui apprend qu'elle est atteinte du gène du cancer du sein pourrait choisir de se faire enlever ses seins et ses ovaires. L'actrice américaine Angelina Jolie a subi une double mastectomie prophylactique basée sur des antécédents familiaux et sur un test génétique *BRCA* positif. Deux ans après cette chirurgie, Jolie s'est fait enlever ses ovaires et ses trompes de Fallope prophylactiquement.

RÉFLÉCHIR À LA QUESTION

BRCA1 *et* BRCA2 : Voudriez-vous *savoir?*

La présence des gènes *BRCA1* ou *BRCA2* peut prédisposer une personne avec des organes génitaux féminins au cancer du sein et de l'utérus également. Ce ne sont pas toutes les personnes qui choisissent d'avoir l'une de ces chirurgies, même si elles ont l'un ou l'autre ou les deux de ces gènes. Au lieu de cela, certaines opteront pour une surveillance étroite pour la détection des maladies.
1. Voudriez-vous savoir si vous ou un être cher étiez porteur de l'un ou l'autre de ces gènes?
2. Si vous ou un être cher avez été testé positif, quelle ligne de conduite pensez-vous adopter?
3. Quels principes éthiques, le cas échéant, pourraient influer sur vos décisions?

Les Canadiens sont encouragés à bien réfléchir (c.-à-d. à demander quel est l'avantage de savoir) avant de passer un test génétique pour des affections présumées ou établies. Par exemple, cela aiderait-il une personne de savoir qu'elle peut développer la maladie de Huntington, un trouble neurologique incurable? Une telle connaissance pourrait soulager l'incertitude et donner à une personne l'occasion de mettre de l'ordre dans ses affaires. D'autre part, l'anxiété produite par le fait de vivre avec le risque de développer une maladie incurable peut être écrasante et débilitante en soi.

RÉFLÉCHIR À LA QUESTION

Démence : *Voulez-vous savoir?*

Supposons que plusieurs membres de votre famille ont souffert de la maladie d'Alzheimer. Un test génétique vous dira si vous êtes porteur du gène héréditaire, ce qui augmenterait votre probabilité de développer la maladie.
1. Voudriez-vous savoir si vous êtes porteur du gène?
2. Quels sont les avantages et les inconvénients de savoir ou de ne pas savoir?

Bien que la demande de tests génétiques au Canada augmente, les ressources sont limitées, et les personnes qui se tournent vers des laboratoires privés renoncent généralement à l'avantage de recevoir des conseils de leurs propres médecins. Les résultats peuvent être indéfinis, stressants, préjudiciables aux relations familiales et nuisibles aux carrières. Les tests génétiques couverts par l'assurance publique au Canada comprennent ceux du cancer du sein et de l'ovaire, du cancer du côlon, de l'hypercholestérolémie et de la maladie d'Alzheimer.

Les gouvernements provinciaux et territoriaux ont remis en question la rentabilité de certains types de tests génétiques (c.-à-d. l'allocation des ressources) et ont convenu que la rentabilité dépend du test et des avantages qui en découlent. Par exemple, le dépistage génétique du cancer du côlon ou du sein est probablement rentable puisque les personnes dont le test est positif peuvent subir un dépistage plus intensif comme mesure préventive. Ceux à un risque plus élevé pour le cancer du côlon, par exemple, peuvent avoir des coloscopies périodiques, tandis que d'autres (considérés à faible risque) peuvent avoir des tests de dépistage moins coûteux (par exemple, test immunochimique fécal connu sous le nom *de TIF*). Le counseling génétique d'experts accompagne les tests génétiques dans certaines administrations canadiennes, mais pas dans toutes. L'objectif du counseling génétique est de fournir aux individus une compréhension des implications d'un test positif, à la fois pour eux-mêmes et pour leurs proches, et de s'assurer que les individus font un choix éclairé sur la prise du test.

CRISPR

CRISPR est un acronyme pour **C**lustered **R**egularly **I**nterspaced **S**hort **P**alindromic **R**epeats (Broad Institute, s.d.). En français canadien, cela se traduit par : groupement d'éléments palindromiques et d'espaceurs. CRISPR est l'un des nombreux systèmes de programmation technologique d'édition du génome. Le terme *CRISPR* est souvent utilisé pour désigner vaguement ces autres systèmes, y compris CRISPR-Cas9 et CPS-1, qui sont des outils d'édition du génome. Ces systèmes sont capables de sélectionner des chaînes spécifiques de code génétique et d'éditer l'ADN à des points ciblés. L'édition du génome permet aux scientifiques qui travaillent actuellement principalement avec des cellules animales et des modèles animaux d'accélérer la recherche sur des maladies telles que le cancer et d'identifier et de modifier les mutations dans le génome humain pour traiter, et peut-être éliminer les causes génétiques de, certaines maladies.

Pour faciliter la recherche, cette technologie a été partagée avec des scientifiques du monde entier. Ces derniers comprennent que cette technologie est prématurée et ne doit pas être utilisée sur les humains tant que des recherches adéquates n'ont pas été menées de manière transparente et que les essais cliniques n'ont pas été achevés, partagés avec d'autres scientifiques et évalués par des pairs. Cela dit, avec la technologie si largement disponible, il n'y a aucun moyen de surveiller ce que les scientifiques et les chercheurs font avec cette technologie. On ne sait pas jusqu'où quelqu'un pourrait mener la recherche, peut-être en l'avançant pour l'appliquer aux humains.

En 2018, un biologiste chinois du nom de He Jiankui a édité les gènes de deux embryons humains pour les rendre résistants au VIH et les a implantés dans une femme (la mère) qui a ensuite donné naissance à deux bébés filles. Ces bébés, en théorie, sont résistants au développement du VIH (p. ex. si l'un des parents est séropositif). Pour ajouter encore plus de complexité morale et éthique à cette expérience, Jiankui a modifié un embryon, réduisant ainsi les risques d'immunité du bébé au VIH (Ledford, 2020). Pourquoi alors, a-t-il implanté cet embryon? Lorsque He Jiankui a rendu cette expérience publique, elle a été rapidement et avec véhémence condamnée par les scientifiques du monde entier. He Jiankui et deux personnes qui travaillaient avec lui sur le projet ont été inculpés puis envoyés en prison.

De nombreuses préoccupations éthiques surgissent avec l'utilisation (ou la mauvaise utilisation) de la technologie CRISPR, en particulier lorsqu'elle est liée à la modification des cellules germinales humaines. Dans le cas des jumelles, dans quelle mesure la procédure était-elle sûre sans essais cliniques appropriés? Les parents ont-ils compris les risques pour les bébés? Dans quelle mesure le consentement éclairé l'était-il? Le scientifique avait-il le droit moral ou éthique de procéder à cette intervention? Même avec de bonnes intentions, qu'y a-t-il pour empêcher les scientifiques de se lancer dans d'autres expériences sans les essais cliniques appropriés? Qu'est-ce qui empêche d'autres scientifiques d'utiliser l'édition génétique à d'autres fins, telles que la production de bébés « concepteurs »? Comment la communauté scientifique du monde entier peut-elle élaborer et appliquer des directives réglementaires strictes pour l'édition de gènes humains? De quels principes moraux et de quelles valeurs éthiques s'agit-il?

RÉSUMÉ

9.1 L'éthique est l'étude de ce qui est bien et de ce qui est mal dans la façon dont nous nous comportons. Elle englobe un certain nombre de principes, y compris l'équité, la loyauté et l'honnêteté. L'étude de l'éthique examine la morale, les valeurs et le sens du devoir des gens. *L'éthique* fait également référence à un code de conduite attendu d'une personne dans son rôle professionnel. Dans le domaine des soins de santé, il est important que les fournisseurs de soins de santé respectent les décisions des autres, même lorsque ces choix ne sont peut-être pas conformes à leur code d'éthique personnel.

9.2 Comprendre vos propres croyances morales et éthiques, vos valeurs et votre méthode de prise de décisions éthiques vous aidera à comprendre vos réponses aux problèmes éthiques rencontrés dans votre rôle professionnel. Quatre théories éthiques (théorie téléologique, théorie déontologique, éthique de la vertu et commandement divin) définissent la façon dont la plupart des gens prennent des décisions éthiques, fournissant une explication des décisions que les individus prennent au sujet de leur propre santé ou de la santé de ceux qu'ils aiment.

9.3 Six principes (bienfaisance et non-malfaisance, respect, autonomie, véracité, fidélité et justice) constituent le fondement de l'éthique dans les soins de santé. La bienfaisance – faire ce qui est juste et bon pour le patient – remonte aussi loin que la pratique de la médecine elle-même, comme l'illustre le serment d'Hippocrate, qui a été modernisé pour s'adapter à l'évolution des tendances. Bien qu'il soit axé sur le médecin, le serment reflète les valeurs fondamentales attendues de la plupart des professionnels de la santé. L'établissement d'une relation de confiance avec les patients et le respect, l'honnêteté et la véracité permettent aux patients de prendre leurs propres décisions. Cette approche soutient également le principe d'autonomie, ou le droit du patient à l'autodétermination. Dans la plupart des cas, le paternalisme n'est plus acceptable dans les soins de santé. Les patients conservent le droit de se faire retirer un traitement actif, de refuser un traitement et de mourir dans la dignité.

9.4 Le droit d'une personne aux soins de santé est parfois ambigu. Les droits généralement considérés comme viables sont les suivants : l'accès à ses propres renseignements sur la santé; le droit à la confidentialité; le droit au consentement éclairé; le droit à des soins de santé opportuns jugés médicalement nécessaires; et le droit de faire en sorte que les besoins en matière de soins de santé soient satisfaits en temps opportun.

9.5 Les fournisseurs de soins de santé doivent établir et maintenir des relations thérapeutiques et respectueuses avec leurs patients. Cela comprend le respect du droit du patient à des soins équitables et impartiaux, sans discrimination. L'équilibre des pouvoirs qui existe entre un fournisseur de soins de santé et un patient place le patient dans une position vulnérable dans laquelle les sentiments peuvent être mal interprétés. Les fournisseurs de soins de santé confrontés à un problème relationnel doivent respecter les codes de déontologie de leur profession, de leur employeur ou des deux.

9.6 Les décisions qu'une personne prend en ce qui concerne les questions de fin de vie peuvent être à la fois complexes et controversées. Les décisions d'une personne sont habituellement fondées sur son code d'éthique personnel et peuvent être influencées par la nature de sa maladie. Une personne peut décider de refuser un traitement ou de chercher des méthodes actives pour mettre fin à ses jours, comme l'aide médicale à mourir (AMM). Les modifications apportées à la législation régissant l'aide médicale à mourir élargissent les critères d'admissibilité et comprennent davantage de mesures de protection en ce qui concerne la procédure. Les niveaux de soins offrent aux personnes le choix du type d'interventions qu'elles souhaitent lorsque leur santé se détériore – un concept qui fait partie des politiques de la plupart des établissements de soins de longue durée. Les deux premiers niveaux sont congruents avec le fait de permettre à une personne une mort « naturelle ». Les décisions prises par le patient, sa famille ou les deux peuvent être modifiées à tout moment. Les directives de non-réanimation doivent prendre la forme d'une ordonnance signée par le médecin et présente au dossier médical du patient. Il est important que les fournisseurs de soins de santé respectent les décisions qu'une personne prend, même si la décision est incompatible avec celle qu'ils prendraient pour eux-mêmes dans des circonstances similaires. Ce n'est pas toujours facile et, dans certaines circonstances, les professionnels de la santé peuvent se retirer d'une situation qui les oblige à agir en opposition avec leurs propres croyances et valeurs. C'est ce qu'on appelle *l'objection de conscience* et peut être appliquée, par exemple, dans les cas d'avortement ou d'aide médicale à mourir.

9.7 Alors que les coûts des soins de santé continuent d'augmenter, les provinces et les territoires sont devenus plus conscients de l'endroit, du moment et de la façon de distribuer les ressources, en particulier lorsqu'ils sont liés aux coûts. L'affectation des ressources devrait-elle être fondée sur les besoins, le rapport coût-efficacité ou le principe d'une répartition égale? Une partie du financement récent du gouvernement fédéral a été affectée aux soins à domicile et à la santé mentale afin d'améliorer les services dans ces domaines. C'est ce *qu'on appelle le financement ciblé* et cela donne un certain niveau d'assurance que les déficits dans ces domaines seront comblés.

9.8 De nombreux domaines des soins de santé (p. ex., l'avortement, les tests génétiques et l'aide médicale à mourir) sont le sujet de controverses dans l'application de la morale, des valeurs et de l'éthique. Pour la plupart, il n'existe pas de bonnes ou de mauvaises réponses, seulement ce que les croyances et les valeurs dictent. Il est essentiel que les fournisseurs de soins de santé gardent l'esprit ouvert, respectent le droit des autres de prendre leurs propres décisions et reconnaissent qu'un tel respect peut être atteint sans compromettre ses propres croyances et valeurs. CRISPR est l'un des nombreux systèmes de programmation technologique d'édition du génome. Ces systèmes sont capables de sélectionner et de modifier le code génétique d'une personne avec des implications pour corriger les défauts dans les embryons humains et accélérer la recherche sur de nombreuses maladies. La crainte est que les scientifiques utilisent ces technologies sur les humains prématurément et peut-être à des fins moins qu'éthiques.

QUESTIONS D'EXAMEN

1. Faites la différence entre l'éthique, la morale et les valeurs.
2. Donner des exemples pour faire la différence entre l'éthique, les valeurs et la morale.
3. En quoi les théories éthiques déontologiques et téléologiques diffèrent-elles?
4. En quoi le paternalisme et le principe d'autonomie s'opposent-ils?
5. La fidélité aux rôles est-elle la même chose que le fonctionnement dans son champ de pratique? Expliquez.
6. Qu'entend-on par « équilibre des pouvoirs » entre un fournisseur de soins de santé et un patient?
7. Expliquez la différence entre un formulaire d'historique des valeurs et une directive préalable.
8. A.B., qui est mentalement apte, a été accepté pour l'aide médicale à mourir. La famille s'oppose avec véhémence à la décision d'A.B., jurant d'essayer d'intervenir et déclarant que, pour des raisons religieuses, A.B. ne devrait pas être autorisé à aller de l'avant. La famille a-t-elle le droit d'intervenir? Expliquez votre réponse.
9. Expliquer les principes de l'aide médicale à mourir.

10. S.J., qui en est aux premiers stades de la démence et qui n'a pas de problèmes de santé physique, serait-il admissible à l'aide médicale à mourir? Pourquoi ou pourquoi pas? Discutez des implications de ceci. Est-ce que cela changerait si S.J. avait un problème de santé grave qui nuisait à sa qualité de vie?

11. Qu'entend-on par sédation palliative?

12. Qu'entend-on par « allocation des ressources en santé » et pourquoi présente-t-elle un problème éthique?

13. Quels sont les avantages et les inconvénients d'effectuer des tests génétiques?

14. Comment définiriez-vous la personnalité?

15. Serait-il éthique ou moral de rendre obligatoire la vaccination des enfants contre les maladies infantiles courantes? Justifiez votre réponse.

16. À la suite d'une agression d'un/e infirmier/ère par un patient atteint d'une maladie mentale, un hôpital stipule que tous les patients hospitalisés atteints de maladie mentale considérés comme potentiellement « violents » ou ayant des tendances violentes doivent porter des brassards colorés les identifiant comme tels. Est-ce éthique? Cela viole-t-il les droits du patient? Dans l'affirmative, lesquels et pour quels motifs? Qu'en est-il des droits des infirmier/ères à un environnement sûr? Cette politique est-elle discriminatoire?

RÉFÉRENCES

Broad Institute. (n.d.). *Questions and answers about CRISPR.* https://www.broadinstitute.org/what-broad/areas-focus/project-spotlight/questions-and-answers-about-crispr#:~:text=A%3A%20%E2%80%9CCRISPR%E2%80%9D%20(pronounced,CRISPR%2DCas9%20genome%20editing%20technology.

Canadian Association of Social Workers. (n.d.). *Code of ethics: Core social work values and principles.* https://www.casw-acts.ca/files/attachements/code_of_ethics_-_printable_poster.pdf.

Canadian Charter of Rights and Freedoms. (1982). *S. 2, Part I of the constitution act, 1982, being Schedule B to the Canada act 1982 (UK) c* (p. 11).

Charlebois, B. (2022). *Canadian governments OK settlement with purdue pharma over opioid addictions.* The Canadian Press. CTV News. https://bc.ctvnews.ca/canadian-governments-ok-settlement-with-purdue-pharma-over-opioid-addictions-1.5968109#:~:text=B.C.%20settles%20opioid%20lawsuit%20for%20%24150M&text=A%20proposed%20%24150%2Dmillion%20settlement,of%20opioid%2Dbased%20pain%20medication.

College of Nurses of Ontario. (2019). *Code of conduct.* https://www.cno.org/globalassets/docs/prac/49040_code-of-conduct.pdf.

Genetic Non-Discrimination Act (S.C. 2017, c.3). https://laws-lois.justice.gc.ca/eng/acts/G-2.5/FullText.html.

Government of Canada. (2022). *Suicide in canada.* https://www.canada.ca/en/public-health/services/suicide-prevention/suicide-canada.html.

Health PEI. (2021). *Abortion services.* https://www.princeedwardisland.ca/en/information/health-pei/abortion-services.

Ledford, H. (2020, September 3). "CRISPR babies" are still too risky, says influential panel. *Nature.* https://www.nature.com/articles/d41586-020-02538-4.

Enjeux actuels et tendances émergentes dans les soins de santé au Canada

OBJECTIFS D'APPRENTISSAGE

10.1 Discutez des enjeux actuels concernant la santé mentale et la toxicomanie au Canada.

10.2 Examinez les défis liés à l'itinérance au Canada.

10.3 Décrivez l'état des soins de longue durée, des soins à domicile et des soins communautaires au Canada.

10.4 Résumez deux préoccupations actuelles liées à la santé des Peuples autochtones au Canada.

10.5 Expliquez l'importance et la gestion de la technologie de l'information dans les soins de santé.

10.6 Examinez les problèmes auxquels fait actuellement face le système de soins de santé canadien.

Comme il a été mentionné tout au long du livre, malgré de nombreuses caractéristiques positives sur les soins de santé au Canada, il existe également des lacunes importantes. Celles-ci vont de l'état de la santé mentale et des dépendances, des soins de longue durée et des soins communautaires à travers le pays à l'impact de la pandémie de COVID-19 sur les services de santé et de soins de santé. À l'heure actuelle, la viabilité même du système de soins de santé est mise à l'épreuve, comme en témoignent les longues attentes pour obtenir des services et une grave pénurie de ressources humaines en santé.

Bien que la plupart de ces préoccupations aient été abordées à un certain niveau tout au long de ce livre, ce chapitre examine brièvement de plus près certaines de ces questions.

SANTÉ MENTALE ET TOXICOMANIE

Chaque semaine, au moins 500 000 Canadiens s'absentent du travail pour cause de maladie mentale. La maladie mentale et les problèmes liés à la toxicomanie (ou les deux) touchent directement ou indirectement tous les Canadiens, par association avec un membre de la famille, un ami, un être cher ou un collègue (Centre de toxicomanie et de santé mentale [CAMH], s.d., 2020). La maladie mentale peut toucher n'importe qui, peu importe l'âge, le sexe ou le genre, le niveau de scolarité ou le revenu, la culture ou la situation familiale.

Au cours d'une année civile, un Canadien sur cinq est atteint d'une forme ou d'une autre de maladie mentale. Pour les personnes de plus de 40 ans, ce chiffre s'élève de façon étonnante à un sur deux (CAMH, s.d.). Selon le Centre de toxicomanie et de santé mentale (CAMH), moins de la moitié de ces personnes demanderont de l'aide.

L'accès en temps opportun à des soins de santé mentale appropriés demeure une préoccupation. Il existe une grave pénurie de ressources humaines spécialisées, un manque de planification stratégique pour les services de santé mentale communautaires collaboratifs et des lacunes dans les services de soutien aux personnes ayant des troubles liés à l'utilisation de substances.

En réponse au besoin d'un soutien accru pour les services de santé mentale et de lutte contre les dépendances, le gouvernement fédéral a annoncé en mai 2022 un investissement de 3 775 000 $, dont 1 775 000 $ pour 13 centres de détresse à travers le pays et deux millions de dollars pour le CAMH. Le Centre aidera également à élaborer des ressources pour soutenir les centres de détresse (Agence de la santé publique du Canada [ASPC], 2022).

Le nombre de personnes qui demandent des services de santé mentale a augmenté depuis mars 2020, des plaintes de stress, d'anxiété, de dépression, d'épuisement professionnel et de trouble de stress post-traumatique (TSPT) ayant été signalées en raison de la pandémie de COVID-19. Alors que la pandémie continuait d'évoluer entre le début de 2020 et 2022, la santé mentale autoévaluée a continué de diminuer (Statistique Canada, 2022a).

RÉFLÉCHIR À LA QUESTION

Le continuum de la santé mentale

Diverses définitions de la santé mentale sont habituellement résumées avec celles de la santé et du bien-être, en mettant l'accent sur l'intégration des différentes composantes de la santé. *La santé mentale* est l'état de bien-être dans lequel une personne est capable de faire face efficacement au stress et aux défis de la vie quotidienne et est capable de contribuer à la société, de rester productive et de maintenir un sentiment d'estime de soi et un but. Une personne a habituellement la possibilité de progresser dans le continuum de la santé mentale sans maladie. Par exemple, les symptômes de tristesse, d'anxiété, de stress et d'épuisement professionnel en eux-mêmes ne signifient pas qu'une personne a une maladie mentale, mais pourraient être des signes avant-coureurs qu'elle doit demander de l'aide ou du soutien afin que ses symptômes ne progressent pas vers quelque chose de plus grave.

1. Comment faites-vous face aux situations où vous vous sentez trop anxieux ou stressé?
2. À quel moment envisageriez-vous de demander de l'aide professionnelle?
3. Quand considéreriez-vous le stress, l'anxiété, la dépression ou la tristesse comme une maladie mentale?

Source : D'après Plouffe, R. A., Liu, A., Richardson, J. D., et coll. (18 mai 2022). *Validation du continuum de la santé mentale : Forme abrégée parmi le personnel des Forces armées canadiennes.* Statistique Canada. (2016). https://www150.statcan.gc.ca/n1/pub/82-003-x/2022005/article/00001-eng.htm

L'épuisement professionnel peut causer un stress important et des perturbations dans la vie des gens. Le terme est utilisé vaguement par certains et plus sérieusement par d'autres. *L'épuisement professionnel* est une forme d'épuisement, caractérisée par un large éventail de symptômes, y compris la sensation de fatigue extrême, de découragement, de désespoir et de futilité et la réalisation de ne plus être en mesure de faire face à une situation donnée qui peut être liée à sa vie personnelle ou au travail.

RÉFLÉCHIR À LA QUESTION

L'épuisement professionnel comme diagnostic clinique

En 2019, l'Organisation mondiale de la Santé a reconnu l'épuisement professionnel comme un syndrome résultant d'un stress chronique qui n'a pas été géré avec succès par d'autres interventions, et l'a inclus dans la onzième révision de la Classification internationale des maladies (CIM-11).

L'épuisement professionnel que de nombreux Canadiens vivent peut être lié à l'école, à la maison, au lieu de travail, au bénévolat ou au travail rémunéré, ou à une combinaison de ces éléments. Un nombre important de fournisseurs de soins de santé – des infirmiers/

ères, des médecins, des technologues respiratoires et des ambulanciers paramédicaux en passant par ceux qui gèrent et interprètent les tests diagnostiques – signalent l'épuisement professionnel en raison des pressions accrues ajoutées à leurs rôles professionnels pendant la pandémie de COVID-19, combinées à un sentiment de manque de respect pour le travail qu'ils font.

1. Vous êtes-vous déjà senti dépassé ou épuisé par les pressions à l'école ou au travail? Quels ont été vos symptômes? Comment les avez-vous gérés? De quelles ressources disposiez-vous?
2. Pensez-vous qu'il devrait s'agir d'un diagnostic reconnu? Pourquoi?

Sources : Organisation mondiale de la Santé. (28 mai 2019). *Burn-out an « occupational phenomenon »: International Classification of Diseases.* https://www.who.int/news/item/28-05-2019-burn-out-an-occupational-phenomenon-international-classification-of-diseases; Berg, S. (23 juillet 2019). *L'OMS ajoute l'épuisement professionnel à la CIM-11. Ce que cela signifie pour les médecins.* https://www.ama-assn.org/practice-management/physician-health/who-adds-burnout-icd-11-what-it-means-physicians#:~:text=Burnout%20is%20now%20categorized%20as,the%20official%20compendium%20of%20diseases

Structure et mise en œuvre des services

Au Canada, la santé mentale relève principalement de la compétence des gouvernements provinciaux et territoriaux. Ces gouvernements collaborent avec Santé Canada, l'Agence de la santé publique du Canada, l'Association canadienne pour la santé mentale (ACSM) et leurs homologues des administrations pour planifier des stratégies et des interventions visant à prendre soin des personnes atteintes de maladie mentale et de toxicomanie. Les provinces et les territoires partagent certaines responsabilités avec le gouvernement fédéral à l'égard des personnes qui ont besoin de services de santé mentale et de lutte contre les dépendances lorsqu'elles ont des liens avec le système de justice pénale (Service correctionnel du Canada, 2020). Le gouvernement fédéral (comme pour d'autres aspects des soins de santé) a une responsabilité directe de la prestation des services de santé mentale et du traitement de la toxicomanie à des populations comme les Indiens inscrits et les Inuits; l'armée; les vétérans; le personnel de l'aviation civile; dans certaines circonstances, la Gendarmerie royale du Canada (GRC); les détenus dans les pénitenciers fédéraux; les immigrants qui arrivent; et les fonctionnaires fédéraux. Les établissements de santé mentale et les ordres de gouvernement responsables des différents groupes de population font l'objet de discussions, en partie, dans les Chapitres 2, 3 et 7.

Services communautaires

Dans chaque province et territoire, les organismes de santé offrent des soins et de l'éducation au public. De nombreuses administrations offrent un point de contact centralisé pour aider les gens à s'y retrouver dans le système de soins de santé mentale et pour leur fournir des directives sur leurs droits légaux (p. ex. Access Mental Health de l'Alberta).

L'ACSM et ses directions générales nationales offrent des services et du soutien aux personnes aux prises avec des problèmes de santé mentale et de toxicomanie. Cet organisme dépend fortement d'une équipe de bénévoles dévoués pour offrir et maintenir ses programmes communautaires. D'autres organisations comme Centraide financent certains services non assurés pour ceux qui ne sont pas en mesure de payer, bien que de nombreux services demeurent accessibles uniquement aux personnes qui peuvent se les permettre.

Les grands hôpitaux ont des unités psychiatriques pour patients hospitalisés pour les personnes qui ont besoin de soins intensifs et de soutien, de traitement et de services. Les patients sont généralement admis sous les services d'un psychiatre et restent à l'hôpital jusqu'à ce que leur médecin les considère en mesure de vivre dans la communauté avec les services de soutien appropriés (qui sont souvent inadéquats). Il existe également de nombreux établissements privés dans l'ensemble du pays qui offrent des services, y compris des établissements spécialisés, comme pour la consommation de substances ou les troubles de l'alimentation. À l'échelle nationale, à mesure que la demande de services de santé mentale augmente, la disponibilité même des services privés est limitée. Par exemple, un nombre croissant d'aiguillages pour des enfants atteints de troubles de l'alimentation ont été observés depuis le début de la pandémie. Pour ces services spécialisés, dans certaines provinces, les temps d'attente pour les programmes communautaires et externes peuvent être de 6 à 18 mois ou plus (Dubois, 2022).

Les infirmiers/ères psychiatriques autorisés/es (voir le chapitre 5) continuent d'offrir une vaste gamme de services inestimables aux personnes atteintes de troubles de santé mentale, dans quatre provinces (Manitoba, Saskatchewan, Alberta et Colombie-Britannique). Les services traitent à la fois de la santé mentale et du développement, de la maladie et de la toxicomanie tout en s'occupant des besoins physiques, sociaux et spirituels des patients d'un point de vue holistique (Institut canadien d'information sur la santé [ICIS], 2022).

Les centres de détresse aident les personnes à se connecter à une variété de services de santé mentale, y compris ceux qui offrent un soutien en cas de crise, un soutien émotionnel, une intervention en cas de crise et la prévention du suicide (ASPC, 2022). Ces centres sont gérés par des bénévoles et fonctionnent jour et nuit, toute l'année.

Services virtuels de soutien en santé mentale

La prestation des services de santé mentale a été améliorée grâce à l'utilisation d'Internet et des technologies connexes (appelées services *de santé mentale électroniques, virtuels* ou *numériques*).

Les services de santé électronique se développent rapidement, offrant de nombreux avantages tels que la connectivité aux professionnels de la santé mentale pour le traitement et le soutien sans avoir à se rendre à une clinique. Les temps d'attente sont plus courts et l'accès aux services peut être obtenu dans la langue que l'on préfère. De nombreuses applications sur les appareils mobiles améliorent l'accès au soutien Web et aux thérapies d'autoassistance, qui se sont avérées efficaces pour gérer des troubles tels que l'épuisement professionnel, la dépression, l'anxiété et le TSPT. Les applications pour appareils mobiles peuvent fournir des options de suivi de l'humeur et des forums de soutien sur les médias sociaux, donnant aux gens un meilleur sentiment de contrôle sur leur santé mentale et leur traitement. Les options de santé mentale électronique sont également précieuses pour aider à maintenir l'équilibre et à prévenir de nombreux problèmes de santé mentale avant qu'ils ne se transforment en quelque chose de plus grave. Il existe de nombreuses solutions en ligne, y compris des exercices de pleine conscience pour réduire l'anxiété, qui peuvent être faits à tout moment.

Groupes de soutien

Les groupes de soutien sont offerts par l'entremise des médias sociaux, habituellement à l'initiative de fournisseurs ou d'organismes de santé, et peuvent constituer une partie importante du plan de traitement global d'une personne. Les groupes de soutien ciblent généralement des questions comme le deuil, la santé mentale et la toxicomanie (voir le chapitre 7) ainsi que les maladies chroniques et le cancer. Ils peuvent être facilités par une personne au sein du groupe ou être dirigés par un professionnel de la santé. Les groupes de soutien aident les participants à faire face à leurs problèmes de santé, fournissent des conseils pratiques et leur offrent un sentiment d'appartenance et de compagnie, ou l'anonymat, au besoin.

Par exemple, les Services de santé de l'Alberta se sont associés à Togetherall pour établir un service pair à pair entièrement anonyme (virtuel) qui est disponible en tout temps en ligne. Les participants peuvent communiquer avec des groupes plus importants ou former des groupes plus petits et avoir accès à une variété de ressources cliniquement approuvées, y compris des ressources et des évaluations autoguidées.

Espace mieux-être Canada : Soutien en santé mentale

Espace mieux-être Canada a été créé grâce au financement du gouvernement fédéral en réponse à une augmentation sans précédent des préoccupations en matière de santé mentale et de consommation de substances pendant la pandémie de COVID-19. Espace mieux-être Canada est conçu pour être utilisé sur demande : la personne peut choisir les services dont elle a besoin ainsi que le moment (Espace mieux-être Canada, s.d.). Les services vont de l'information de base sur le bien-être aux séances individuelles avec un conseiller, en passant par la participation à des séances de groupe. Les organismes qui appuient Espace mieux-être Canada comprennent Bell Cause pour la cause et la Société canadienne de psychologie.

MindBeacon

MindBeacon est un programme dirigé par un thérapeute pour les résidents de l'Ontario âgés de plus de 16 ans qui aide les participants à aborder et à gérer en ligne des problèmes tels que le stress, l'anxiété et la dépression. Pour s'inscrire, une personne doit remplir un formulaire en ligne détaillant des renseignements sur elle-même, ses problèmes et ses attentes. Grâce à des messages directs et sécurisés, un thérapeute travaille avec le candidat pour répondre à ses préoccupations au cours d'un programme individualisé de 12 semaines basé sur la thérapie cognitive comportementale (MindBeacon, s.d.). Le financement de MindBeacon a été réduit d'environ 85 % en août 2022 (King, 2022). Par conséquent, le programme est passé d'un programme gratuit d'autoaiguillage à un programme dans lequel une personne doit avoir une référence spécialisée pour qu'il reste gratuit. Les autres personnes qui souhaitent s'inscrire au programme doivent payer des frais de 525 $.

Troubles liés à l'utilisation de substances

Environ le cinquième des Canadiens souffrent d'un trouble lié à l'utilisation de substances à un moment donné de leur vie (Association canadienne pour la santé mentale [ACSM], s.d.). Les substances les plus couramment consommées sont l'alcool, le cannabis, la cocaïne, les méthamphétamines et les opioïdes. Les opioïdes comprennent l'oxycodone, l'hydrocodone (Vicodin), la morphine, la méthadone et le fentanyl.

La pandémie de COVID-19 a contribué à la crise nationale existante et actuelle des surdoses de santé publique dans l'utilisation d'opioïdes et d'autres stimulants. La consommation accrue de drogues pendant la pandémie a été attribuée à un plus grand nombre de personnes éprouvant des niveaux élevés de stress, d'anxiété, de sentiments d'isolement et un manque correspondant de services de santé mentale. Il en a résulté une augmentation des taux de mortalité et d'autres méfaits dans l'ensemble du Canada. Au cours de la première année de la pandémie, il y a eu une augmentation de 96 % des décès apparemment liés à la toxicité des opioïdes (d'avril 2020 à mars 2021) par rapport à l'année précédente (Gouvernement du Canada, 2022a). La majorité des décès liés à la toxicité des opioïdes provenaient du fentanyl non pharmacologique. La plupart des décès sont survenus en Colombie-Britannique, en Alberta, au Manitoba et en Ontario, en grande partie en raison de l'approvisionnement en médicaments toxiques et de l'accès limité aux services de santé mentale et à d'autres services, y compris les sites de réduction des méfaits (dont bon nombre ont été fermés pendant la pandémie en raison des restrictions de santé publique).

Sites de réduction des méfaits

Les sites de réduction des méfaits sont également appelés *sites d'injection sécuritaires* ou *sites ou cliniques de consommation supervisée*. Ils sont guidés par des stratégies, des pratiques et des procédures qui réduisent les dommages causés aux personnes par la consommation de substances et la dépendance.

Les sites de réduction des méfaits offrent une variété de services qui varient d'une province et d'un territoire à l'autre. Ces services comprennent le dépistage des impuretés ou des confinements (additifs) dans les drogues, la fourniture d'aiguilles propres, l'intervention en cas de surdose et, dans certaines administrations, la distribution d'héroïne de qualité ordonnance. De nombreux sites offrent également des services de conseil et l'accès à des installations de réadaptation. On trouve des sites de réduction des méfaits dans presque toutes les collectivités du pays. Certains sont temporaires, d'autres plus permanents. L'établissement d'une clinique nécessite la permission des gouvernements municipaux, provinciaux ou territoriaux. Les emplacements des cliniques sont soigneusement choisis en collaboration avec la communauté concernée. Plus récemment, l'accent a été mis sur l'atténuation des méfaits liés à l'utilisation abusive d'opioïdes comme la méthadone, l'oxycodone, l'hydromorphone, le fentanyl (l'un des opioïdes les plus toxiques) et l'héroïne.

En raison d'une offre croissante de drogues de rue contaminées, une stratégie novatrice utilisant des machines qui distribuent des comprimés d'hydromorphone de qualité ordonnance (initialement introduite en Colombie-Britannique en 2016) a récemment été élargie à titre d'essai en Ontario et en Nouvelle-Écosse. Voir l'encadré 10.1 Terminaux de distribution MySafe.

LE SAVIEZ-VOUS?

Drogues de rue

De nombreuses drogues de rue sont produites illégalement avec l'ajout de diverses combinaisons de drogues qui ajoutent à la puissance et à l'imprévisibilité de la réponse. Par exemple, le carfentanyl (parfois utilisé par les vétérinaires comme sédatif chez les grands animaux tels que les éléphants) est souvent composé en pilules, ce qui rend très difficile, voire impossible, de le différencier d'un opioïde d'ordonnance. En raison de sa toxicité élevée, une très petite quantité de carfentanyl peut causer une surdose grave et souvent la mort. L'antidote (qui inverse l'effet de l'opioïde) est le Narcan ou la naloxone, qui est maintenant largement disponible dans tout le pays, des pharmacies aux bibliothèques. Narcan se présente sous forme d'injection ou sous forme de vaporisateur nasal. Il faut entre 30 secondes et 2 minutes pour fonctionner.

ENCADRÉ 10.1 **Terminaux de distribution MySafe**

Entre 2016 et 2020, environ 80 % des décès par surdose en Colombie-Britannique ont été attribués à un approvisionnement en médicaments contaminés. Un effort pour lutter contre cette tendance est une machine de distribution qui ressemble à un guichet automatique qui est stocké avec des tablettes d'hydromorphone. La machine, appelée MySafe, qui a été installée sur la Côte Est de Vancouver en 2020, identifie les utilisateurs désignés en scannant le motif de la veine dans leurs mains. Une fois l'identité de la personne vérifiée, la machine délivre son ordonnance selon un horaire prédéterminé. Les personnes qui consomment des opioïdes et qui ont des antécédents de surdose subissent un dépistage préalable et une évaluation médicale avant d'être acceptées dans le programme; ils s'engagent également à faire un suivi régulier auprès d'un professionnel de la santé.

En 2021, le financement fédéral a permis l'expansion du projet MySafe à un autre site à Vancouver et un à Victoria (Colombie-Britannique), un à Dartmouth (Nouvelle-Écosse) et un à London (Ontario).

Source : D'après Watson, B. (17 janvier 2020). *La machine de distribution de médicaments de Vancouver : pourquoi elle existe et comment elle fonctionne.* CBC News https://www.cbc.ca/news/canada/british-columbia/vancouver-drug-dispensing-machine-opioids-overdoses-1.5429704

Opioïdes d'ordonnance. Depuis octobre 2018, Santé Canada a rendu obligatoire que les pharmaciens aillent des autocollants jaune vif à tous les contenants de médicaments contenant des opioïdes délivrés, indiquant que « les opioïdes peuvent causer une dépendance, une toxicomanie et une surdose ». De plus, une brochure décrivant les risques du médicament est remise au patient par le pharmacien. Les sociétés pharmaceutiques doivent également mettre en œuvre des plans de gestion des risques pour les opioïdes qu'elles produisent qui indiquent les dangers liés à leur consommation (propriétés addictives) et les signes de dépendance (Santé Canada, 2018).

Nouvelle entente juridique pour la Colombie-Britannique. En mai 2022, la Colombie-Britannique est devenue la première administration au Canada à négocier une entente avec le gouvernement fédéral pour permettre aux gens de posséder jusqu'à 2,5 grammes de drogues illégales désignées, pour leur usage personnel, sans craindre d'être accusées au criminel (Santé Canada, 2022a). Ces drogues comprennent l'héroïne, la morphine, le fentanyl, la cocaïne, la méthamphétamine et la MDMA (ecstasy). Les personnes doivent être âgées de plus de 18 ans et déclarer n'avoir aucune intention de faire le trafic des drogues en leur possession. Les personnes trouvées en possession de l'une de ces substances reçoivent plutôt de l'information sur les ressources liées à la santé et de l'aide pour accéder à ces services.

Cet essai, qui a débuté en janvier 2023, a été lancé par la province pour s'attaquer au taux de mortalité élevé et aux méfaits connexes liés à la consommation de drogues illégales. L'exemption a été accordée en vertu de l'article 56 de la *Loi réglementant certaines drogues et autres substances.* D'autres administrations ont exprimé leur intérêt à établir une entente semblable avec le gouvernement fédéral, mais l'entente est seulement avec la Colombie-Britannique jusqu'à ce que l'essai soit terminé, en janvier 2026.

SANTÉ MENTALE ET ITINÉRANCE AU CANADA

Les causes de l'itinérance sont multiples et complexes. Presque sans exception, les facteurs prédisposants comprennent les inégalités socioéconomiques. Le simple fait d'être sans-abri peut avoir des effets si préjudiciables sur une personne qu'il peut précipiter une maladie mentale ou intensifier la gravité d'une condition existante ou préexistante, à l'exclusion d'autres facteurs socioéconomiques, y compris la pauvreté, l'isolement social et les problèmes personnels. Les sans-abri connaissent une prévalence plus élevée de maladie mentale que la population générale (jusqu'à 50 %) en plus des taux disproportionnellement élevés de consommation de substances et d'altération de la santé physique (Homeless Hub, s.d.). Cela dit, il faut noter que ce ne sont pas toutes les personnes en situation d'itinérance qui ont ou qui développeront un problème de santé mentale.

Les services communautaires jouent un rôle important en aidant les sans-abri à accéder aux services et à rester en contact avec les travailleurs de soutien en santé mentale. Ce soutien est essentiel, car les personnes qui n'ont pas d'adresse permanente sont encore plus désavantagées parce qu'elles n'ont souvent pas de moyens de communication durables et qu'elles établissent ou maintiennent des plans de traitement pour le soutien en santé mentale.

Le service d'urgence est un point de soins fréquent pour les personnes en situation d'itinérance, qui sont généralement déconnectées de leur praticien de soins primaires (si elles en ont déjà eu un) et qui peuvent ne pas être proches de leur communauté d'origine.

Réduire l'itinérance

Les stratégies visant à réduire l'itinérance varient d'une province ou d'un territoire à l'autre et d'une collectivité à l'autre. Elles sont déterminées en fonction des ressources disponibles, des données démographiques et des besoins variés de chaque collectivité. Les ressources disponibles peuvent ou non inclure le financement gouvernemental, les événements de collecte de fonds, les planificateurs et les décideurs, les fournisseurs de services, les autorités médicales et de santé mentale, les groupes communautaires et les bénévoles.

Logement d'abord

Logement d'abord est un cadre largement utilisé partout au Canada pour élaborer des programmes de logement pour les personnes en situation d'itinérance. Logement d'abord offre des services d'hébergement, des services cliniques (accès à des services communautaires) et un soutien supplémentaire, par exemple, aider les gens à trouver un emploi et des possibilités d'éducation et à s'intégrer dans la collectivité. L'un des éléments clés du cadre Logement d'abord est la fourniture de logements permanents sans établir de conditions préalables ni de critères d'admissibilité; par exemple, les demandeurs n'ont pas besoin d'être sobres ou d'assister à des séances de traitement avant d'être pris en considération pour un logement permanent.

Le fait d'offrir un logement aux gens grâce à des programmes comme Logement d'abord réduit considérablement les visites à l'urgence et améliore la santé générale des résidents. Sept villes de l'Alberta ont déclaré que, grâce au programme, la durée totale des séjours à l'hôpital a été réduite de 64 % et le nombre de visites à l'urgence de 60 % (7 villes, 2018). À Medicine Hat, en Alberta, l'initiative Logement d'abord, en collaboration avec d'autres organismes communautaires, a presque éliminé l'itinérance dans cette ville. L'initiative vise à ce que chaque personne sans abri ou à risque d'itinérance soit mise en contact avec un travailleur de soutien, en moyenne dans les trois jours, et à emménager dans un logement permanent dans les 10 jours (Lawrynuik, 2017). Ce faisant, la ville de Medicine Hat est devenue la première au Canada à éliminer fonctionnellement l'itinérance chronique dans la communauté en 2021 (Ranney, 2021). Bon nombre de ces stratégies sont maintenant intégrées aux stratégies utilisées dans le cadre de la stratégie nationale de lutte contre l'itinérance du Canada (Infrastructure Canada, 2022). Cependant, en 2022, Medicine Hat a fait face à de nouveaux défis pour trouver un logement pour un nombre accru de sans-abri.

Vers un chez-soi : la stratégie canadienne de lutte contre l'itinérance

Une stratégie nationale sur le logement appelée *Vers un chez-soi* a été annoncée pour la première fois à l'automne 2017. S'appuyant sur les cadres antérieurs, le gouvernement fédéral s'est engagé à investir plus de 40 milliards de dollars sur une période de 10 ans dans des programmes de logement pour les populations vulnérables (Infrastructure Canada, 2022). Vers un chez-soi, offre du financement pour réduire l'itinérance dans les collectivités urbaines, autochtones et éloignées, en répondant aux besoins particuliers de chaque collectivité. Les principaux objectifs de la stratégie nationale sont ambitieux, y compris de réduire l'itinérance de moitié d'ici 2028.

Une partie du financement a été affectée à la réduction de l'itinérance chez les Autochtones. En consultation avec les communautés et les dirigeants autochtones, des ressources et un soutien culturellement sécuritaires sont fournis pour répondre aux besoins uniques des personnes vulnérables au sein de cette population.

Les membres du comité qui recommandaient des moyens de réduire l'itinérance venaient de divers milieux et comprenaient des personnes ayant une expérience réelle de l'itinérance afin de s'assurer que les stratégies tenaient compte des besoins démographiques et culturels. Il est important de noter que ces stratégies ont tenu compte des obstacles juridictionnels (historiques et actuels) cernés par la Commission de vérité et réconciliation (2015) et ont reconnu que les pratiques mises en œuvre doivent être conformes aux appels à l'action de la Commission.

Le financement va directement aux municipalités et aux fournisseurs de services locaux. Bien qu'il existe certaines lignes directrices, le gouvernement fédéral ne dicte pas précisément la façon dont les fonds doivent être utilisés dans chaque collectivité. Une partie du financement cible les programmes Logement d'abord ainsi que les organismes qui fournissent des refuges et des services d'urgence lorsque le logement n'est pas disponible. Les programmes Logement d'abord sont encouragés à adapter leurs programmes pour répondre aux besoins uniques des jeunes, des Autochtones, des femmes qui cherchent refuge contre la violence entre partenaires intimes et des vétérans des Forces armées. En vertu du cadre restructuré, les collectivités qui ne reçoivent pas encore de soutien peuvent présenter une demande de financement. La stratégie fournira un soutien continu en termes d'information, de conseils et d'outils nécessaires pour structurer et exécuter des plans fondés sur le système pour réduire l'itinérance de manière coordonnée, en utilisant les services et les ressources au sein de leurs communautés. Par exemple, la stratégie nationale utilise le Système d'information sur les personnes et les familles sans abri, une plate-forme de collecte de données et de gestion de cas qui permet à de nombreux fournisseurs de services au sein d'une communauté d'accéder à de l'information en temps réel pour promouvoir la coordination des services et des opérations quotidiennes, en plus de la collecte et de l'élaboration d'un portrait national de l'itinérance. Les rapports disponibles générés par ce système comprennent une analyse de la capacité et de l'utilisation des refuges ainsi que les dénombrements ponctuels coordonnés à l'échelle nationale (qui fournissent un portrait national de l'itinérance à un moment donné).

Malgré une stratégie nationale, il sera toujours difficile d'éliminer l'itinérance dans n'importe quelle collectivité. Certaines des raisons incluent le coût élevé du logement dans de nombreuses villes; l'inflation, qui a une incidence sur le coût de la main-d'œuvre et des matériaux de construction; la pénurie de logements et de logements locatifs; la stigmatisation, les personnes ne voulant pas de refuges ou de logements subventionnés dans leur quartier; le manque actuel de financement et de stratégies coordonnées et efficaces; et une incidence accrue de maladie mentale et de toxicomanie, avec des services de santé mentale inadéquats pour répondre à ces préoccupations.

À l'heure actuelle, la Stratégie nationale sur le logement du Canada est la plus importante entreprise par le gouvernement fédéral à ce jour. Le gouvernement fédéral investira plus de 70 milliards de dollars pour améliorer l'accès au logement abordable pour les Canadiens de partout au pays. Cet argent s'ajoute aux 13 milliards de dollars proposés dans l'Énoncé économique de l'automne 2020. L'un des principaux objectifs de cette stratégie est de réduire l'itinérance chronique de 50 % d'ici 10 ans et de se concentrer d'abord sur les personnes les plus vulnérables du pays (Gouvernement du Canada, 2020).

Il y aura toujours des personnes qui auront besoin de refuges d'urgence, dont beaucoup ne trouveront pas de lit en raison de pénuries dans les foyers et les refuges, ce qui obligera les individus à rester à l'extérieur. Pendant l'hiver, les personnes de la rue sont particulièrement vulnérables. Les villes de partout au Canada se démènent pour fournir des logements, ouvrant parfois des installations en tant que sanctuaires temporaires. Par ailleurs, les travailleurs des services d'approche parcourent des endroits connus pour fournir de la nourriture, des boissons chaudes, des couvertures et des sacs de couchage (Comité consultatif sur l'itinérance, 2018).

De nombreux organismes partout au Canada offrent des refuges temporaires ou d'urgence, par exemple l'Armée du Salut (qui exerce ses activités dans plus de 4 000 collectivités partout au Canada); Out of the Cold Foundation (un réseau d'églises et d'autres organisations religieuses tournant les installations disponibles); la mission Scott (qui fournit un logement familial à Toronto, en Ontario); Young Parents No Fixed Address (qui met l'accent sur les jeunes enceintes et celles qui ont des enfants à Toronto); Inn from the Cold (qui a ouvert le premier refuge d'urgence de Calgary); Hope Mission (qui exploite également une fourgonnette de sauvetage 24 heures sur 24, 7 jours sur 7 fournissant des couvertures, des déjeuners et des fournitures nécessaires aux sans-abri d'Edmonton); Bissell Centre (qui fournit un abri et des repas chauds à Edmonton); et The Lighthouse (exploitant des abris d'urgence et des logements abordables ainsi que d'autres services à Saskatoon).

En 2021, le gouvernement du Québec a investi 280 millions de dollars dans le cadre *d'une initiative appelée S'allier devant l'itinérance afin d'offrir* un soutien à court et à long terme aux sans-abri de la province (ministère de la Santé et des Services sociaux du Québec, 2021). L'objectif est d'offrir une source de financement stable aux organismes qui luttent contre l'itinérance. Une partie de l'argent est allouée aux personnes à risque immédiat d'itinérance, aux Autochtones et aux femmes sans abri.

Effets de la COVID-19 sur l'itinérance

Les personnes en situation d'itinérance ont été touchées de manière disproportionnée par la pandémie de COVID-19 en raison de leurs comorbidités médicales et du manque d'accès aux soins préventifs et aux services de santé (Baral et coll., 2021). Une étude de six mois menée en 2021 auprès de 30 000 personnes en Ontario a révélé que les personnes en situation d'itinérance étaient environ 20 fois plus susceptibles d'être hospitalisées avec la COVID-19, 10 fois plus susceptibles d'avoir besoin d'un traitement intensif et plus de cinq fois plus susceptibles de mourir dans les 21 jours suivant le test positif à la COVID-19 (Booth et coll., 2021).

Pendant la pandémie, les refuges s'étendaient déjà au-delà de leurs capacités, et avaient du mal à respecter les mesures de prévention et de contrôle des infections nécessaires pour réduire la transmission du virus. Pour tenter de respecter les lignes directrices en matière de santé publique, les collectivités ont fait de leur mieux pour accroître la capacité d'hébergement par tous les moyens possible, comme la location de chambres dans des hôtels et des motels. Les conditions de surpeuplement dans les refuges et l'absence flagrante de tout logement ont motivé de nombreux sans-abri à rejoindre les campements de sans-abri, qui étaient déjà abondants dans les milieux ruraux et urbains à travers le pays.

RÉFLÉCHIR À LA QUESTION

Campements de sans-abri

Les campements (également appelés *villes de tentes*) varient en taille, pouvant parfois accueillir plus de 100 personnes. Les campements peuvent se faire sous les viaducs, sur les espaces verts près des bretelles de sortie vers les autoroutes ou dans les parcs. Ils ne se limitent pas aux grandes villes, existant dans les petites communautés et les zones rurales. Les facteurs qui contribuent à l'itinérance et, par conséquent, au nombre de personnes vivant dans des campements comprennent les bas salaires et les pensions, le manque de logements abordables et la discrimination due à la maladie mentale ou à la toxicomanie, ce qui affecte la capacité des gens à conserver un emploi et donc à se permettre un endroit où vivre. Selon un rapport sur les droits de la personne, « en fin de compte, les campements reflètent l'incapacité des gouvernements canadiens à mettre en œuvre avec succès le droit à un logement convenable » et constituent une crise de santé publique (Farha et Schwan, 2020).

Même si la vie dans les campements est difficile, avec une exposition aux intempéries toute l'année et un manque d'hygiène qui est difficile, voire mortel, certains résidents se sentent plus en sécurité là-bas que dans les refuges, où il y a un certain soutien social.

Le nombre de campements a augmenté de façon spectaculaire pendant la pandémie alors que les gens fuyaient les abris surpeuplés. Les campements sont, pour la plupart, illégaux et indésirables par les villes et la plupart des communautés en raison de problèmes de santé (par exemple, le manque de services de base tels que les toilettes et les douches) et du manque de sécurité pour ceux qui se trouvent dans le campement ainsi que pour la communauté environnante. Bien que la plupart des gens conviennent que les campements ne sont ni sûrs ni durables, les solutions viables restent insaisissables. Lorsque les campements sont démantelés de force, souvent par la police, les alternatives à l'endroit où les résidents peuvent aller ne sont pas offertes. De plus, la confiance des gens dans les fournisseurs de services est affectée négativement, ce qui rend plus difficile de convaincre les gens de déménager dans des refuges.

1. Que penseriez-vous d'un campement de sans-abri dans votre communauté? Expliquez votre réponse.
2. Quelles alternatives ou suggestions feriez-vous pour trouver des solutions à ces campements?

La Société royale du Canada a proposé des moyens de réduire ou même de prévenir les conséquences négatives de la COVID-19 et des futures éclosions respiratoires chez les sans-abri (Adams et Tremblay, 2020). Les objectifs à court terme comprennent une réaction rapide dans la coordination d'une intervention; assurer un approvisionnement adéquat en équipement de protection individuelle et en tests; coordonner l'accès aux vaccins disponibles; avoir en place des stratégies de gestion des contacts; assurer des ressources structurelles adéquates pour mettre en œuvre des protocoles d'isolement; et réduire la congestion dans les refuges. Les objectifs à long terme comprennent la fourniture de logements subventionnés avec services de soutien adéquats par l'entremise d'initiatives comme Logement d'abord.

SOINS À DOMICILE, EN MILIEU COMMUNAUTAIRE ET DE LONGUE DURÉE

Bien avant la pandémie, on s'entendait généralement pour dire que le Canada avait besoin d'une stratégie nationale pour élaborer des normes de soins pancanadiens qui répondent aux besoins d'une population vieillissante afin d'assurer l'égalité et l'uniformité des soins (Association canadienne de soins et services à domicile, 2018). L'établissement de normes nationales de soins pour une population vieillissante nécessite l'adoption d'une approche fondée sur les pratiques exemplaires pour les soins à domicile et en milieu communautaire et les soins de longue durée partout au pays. Ce processus comprend l'élaboration de programmes pour vieillir en santé, l'élaboration de stratégies de lutte contre l'âgisme, l'amélioration de la coordination des services de santé et des services sociaux et l'établissement de méthodes plus clairement définies et transparentes pour permettre aux Canadiens âgés de naviguer dans le système de soins de santé. Il faut également mettre en place un mécanisme national pour évaluer le rendement du système afin que les stratégies soient fondées sur la recherche, logique et efficace. Les services et les programmes existants doivent être améliorés pour répondre également aux besoins de la population diversifiée sur le plan culturel du Canada.

Soins de longue durée et en établissement

La COVID-19 a touché l'industrie, les entreprises, les organisations et le système de soins de santé, ainsi que la vie de tous les Canadiens d'une manière ou d'une autre. Mais elle a peut-être présenté certains des plus grands défis pour les établissements de soins résidentiels et de soins de longue durée (SLD). Les résidents des établissements de SLD ont été touchés de manière disproportionnée par la pandémie en termes de taux de morbidité et de mortalité. Une analyse, qui comprend des données de l'ICIS et de l'Institut national sur le vieillissement, montre que pendant les trois premières vagues de la pandémie, les personnes vivant dans les établissements de SLD ont représenté 3 % de toutes les infections à la COVID-19 et 43 % des décès dus à la COVID-19. Entre mai 2020 et mars 2021 seulement, il y a eu plus de 15 000 infections à la COVID chez les résidents de SLD et environ 22 000 infections chez les membres du personnel, entraînant plus de 14 000 décès (parmi le personnel et les résidents) (ICIS, 2021). Il est intéressant de noter qu'au début de 2021, environ 95 % des personnes dans les établissements de SLD au Canada ont reçu leur premier vaccin, comparativement à environ 3 % de la population générale. En conséquence, les infections et les décès liés à la COVID dans ces établissements ont chuté de plus de 90 %. Le tableau 10.1 illustre les décès dus à la COVID-19 dans les établissements de SLD par province survenus au cours des trois premières vagues de la pandémie.

La capacité, les pénuries de personnel, la qualité des soins et les problèmes liés à l'environnement bâti liés aux SLD persistent depuis de nombreuses années dans toutes les administrations. Pendant la pandémie, ces problèmes ont été exacerbés. Ces facteurs, ainsi que les lacunes dans les mesures de prévention et de contrôle des infections (PCI), ont contribué à des taux disproportionnés de morbidité et de mortalité chez les résidents des établissements de SLD

TABLEAU 10.1   Décès liés à la COVID-19 dans les soins de longue durée pour 100 000 habitants

Soins provinciaux	Vague 1: Du 1er mars au 31 août 2020 (6 mois)	Vague 2: Du 1er septembre 2020 au 28 février 2021 (6 mois)	Vague 3: Du 1er mars au 15 août 2021 (5,5 mois)
Nouvelle-Écosse	5.9	0.0	0.0
Nouveau-Brunswick	0.3	1.1	0.9
Québec	43.2	17.3	1.6
Ontario	13.5	13.9	0.4
Manitoba	0.2	32.7	0.9
Saskatchewan	0.2	6.6	0.7
Alberta	3.2	15.7	0.4
Colombie-Britannique	2.6	12.8	0.7

Remarques : En Alberta, les soins de longue durée sont définis comme tout site ayant des places en soins de longue durée, y compris les sites avec des espaces de vie avec services de soutien co-localisés.
Il n'y a eu aucun cas de soins de longue durée à l'Île-du-Prince-Édouard, au Yukon, dans les Territoires du Nord-Ouest ou au Nunavut.
Source : Institut canadien d'information sur la santé. (9 décembre 2021). *L'impact de la COVID-19 sur les soins de longue durée.* https://www.cihi.ca/en/covid-19-resources/impact-of-covid-19-on-canadas-health-care-systems/long-term-care

partout au pays. Les travailleurs de la santé de première ligne ont également été touchés; la plupart ont fait de leur mieux pour prendre soin des résidents dans des conditions très difficiles tout en naviguant sur le risque de contracter l'infection eux-mêmes et en équilibrant leur propre sécurité et celle de leur famille. D'autres soignants sont tout simplement partis, abandonnant leurs responsabilités et celles de leur patient pour bon nombre des mêmes raisons.

Le nombre alarmant d'infections et les taux de mortalité sans précédent chez les résidents de SLD au cours de la première vague de la pandémie ont amené le conseiller scientifique en chef à constituer un groupe de travail pour conseiller sur les stratégies visant à limiter la propagation de la COVID-19 parmi le personnel et les résidents des établissements et à améliorer les résultats en matière de santé des résidents (Bureau du conseiller scientifique en chef du Canada, 2020). Le groupe de travail était composé d'experts dans des domaines connexes de partout au pays. La première partie du rapport, publiée en avril 2020, décrivait les objectifs à court terme et les mesures recommandées qui répondaient à ces préoccupations prioritaires. Les domaines prioritaires nécessitant une action immédiate identifiés par le groupe de travail étaient les suivants :

- Fournir des niveaux de dotation adéquats pour répondre aux besoins de soins de tous les résidents
- S'assurer que le personnel a la combinaison et le niveau de compétences qui correspondent aux besoins des résidents
- S'assurer que les hôpitaux assurent une coordination et un soutien adéquats pour les établissements de SLD (Dans certaines administrations, on a demandé aux hôpitaux d'aider les établissements de SLD à mettre en place des protocoles et des tests PCI à certains moments et à répondre à d'autres besoins tels que la dotation en personnel, les soins aux résidents, l'organisation et les exigences administratives.)
- Évaluer et améliorer les mesures de PCI afin qu'elles soient à jour et efficaces (la même année, le groupe de travail a approuvé le document de l'Agence de la santé publique du Canada *intitulé Prévention et contrôle des infections de la maladie COVID-19 : Lignes directrices provisoires pour les établissements de soins de longue durée*, qui a été mis à jour en juin 2021) (Gouvernement du Canada, 2022b)

La deuxième partie du rapport traitait des problèmes existants exacerbés par la pandémie, notamment les suivants :

- Inattention et inaction de longue date dans l'évaluation et l'amélioration des établissements de SLD et de la façon dont ils fournissent des soins
- Manque d'uniformité dans les installations en ce qui concerne les fonctions structurelles et opérationnelles
- Des ressources insuffisantes, surtout en temps de crise
- Un environnement bâti qui contrevient aux procédures et aux politiques de PCi (p. ex. contact étroit des résidents, souvent avec deux ou trois résidents vivant dans une pièce, et du personnel), augmentant le taux d'infectiosité

Le groupe de travail a noté que les établissements de SLD dans différentes régions fonctionnent dans des contextes différents, mais a suggéré que les mêmes recommandations soient appliquées à tout milieu où vivent des personnes âgées (p. ex. maisons de retraite, résidentielles et de groupe). Les recommandations fournies par le groupe de travail ont été formulées dans le cadre plus large de la stratégie nationale de réforme du système de SLD.

Normes nationales pour les soins de longue durée

En 2021, le Conseil canadien des normes (CCN), l'Organisation des normes en santé (HSO; associé à Agrément Canada), le Groupe de l'Association canadienne de normalisation (CSA) et plus de 18 000 Canadiens ont collaboré à l'élaboration de deux nouvelles normes nationales pour les SLD au Canada. Les normes traitent à la fois des problèmes nouveaux et existants (identifiés dans d'autres rapports) mis en lumière pendant la pandémie de COVID-19 (Organisation des normes en santé, 2022). Ils comprennent la prestation de soins de haute qualité qui sont sûrs, prévisibles et fiables en plus des composantes opérationnelles des établissements de SLD et des politiques et procédures de PCI.

La mise en œuvre de ces changements recommandés exige une collaboration et une coopération continues de tous les ordres de gouvernement en collaboration avec le secteur des SLD dans l'ensemble des administrations. La mise en œuvre des normes nécessite également un financement soutenu et prévisible en plus du recrutement et de la formation des ressources humaines en santé (Association canadienne des soins de longue durée, 2022). Une ébauche des recommandations a été publiée aux fins de commentaires et de commentaires du public par le Groupe CSA et HSO en février 2022. Le rapport final a été publié à la fin de 2022. Le rapport, *la Norme nationale du Canada pour l'exploitation et la prévention des infections et le contrôle des établissements de soins de longue durée,* met l'accent sur les pratiques opérationnelles sécuritaires et l'élaboration de mesures de PCI. Les catégories de sujets sous cette dénomination comprennent les engagements organisationnels, les activités, la conception de PCI, les systèmes de SLD à domicile, l'information et la technologie, et la formation (Organisation des normes en santé, 2022).

Des lignes directrices visant à améliorer les normes de soins et à faciliter une main-d'œuvre solide, fiable et compétente, ainsi qu'à faire respecter les normes et les pratiques de gouvernance, ont été élaborées par le Comité technique des normes sur les services de soins de longue durée de HSO. Un lien vers les normes est disponible sur le site EVOLVE pour ce livre.

Soins à domicile et soins communautaires

La plupart des gens veulent maintenir leur indépendance le plus longtemps possible. Vivre à la maison avec le soutien approprié est souvent une meilleure option que de vivre dans des établissements de soins de longue durée ou continus, et une option plus économique. Bien que les soins à domicile sont plus rentables, de nombreux obstacles existent : un nombre insuffisant de travailleurs des soins à domicile formés; une couverture d'assurance provinciale et territoriale limitée pour ces services; des soins incohérents, mal coordonnés et de mauvaise qualité; et des problèmes d'horaire ou de communication entre les aidants naturels (Association canadienne des soins à domicile, 2017). La plupart des familles fournissent une certaine quantité de soins aux membres de la famille (en plus des soins fournis par les organismes de soins à domicile). Connus sous le nom d'*aidants naturels*, ils jouent un rôle important dans le maintien des membres de la famille et des proches à la maison, mais ils ne peuvent pas faire grand-chose.

Aidants naturels

On s'attend à ce que le nombre de Canadiens qui ne peuvent vivre de façon autonome double au cours des 30 prochaines années (Arrigada, 2020). En raison du manque de capacité du système de soins de santé, de plus en plus de familles pourraient devoir assumer des responsabilités envers leurs proches. Les affections auxquelles les Canadiens âgés sont confrontés comprennent le vieillissement, le cancer, la maladie d'Alzheimer ou la démence, les maladies cardiovasculaires et les maladies mentales, par ordre de prévalence. Chaque problème de santé pose son ensemble unique de défis, qui sont aggravés par des comorbidités.

En 2018, environ le quart des Canadiens de plus de 15 ans fournissaient un certain niveau de soins aux membres de leur famille ou à leurs amis à domicile. De plus, 25 % des aidants naturels avaient plus de 65 ans, souvent eux-mêmes aux prises avec une santé altérée.

RÉFLÉCHIR À LA QUESTION

Aidants naturels

La pandémie de COVID-19 a intensifié les responsabilités assumées par les aidants naturels et a souligné l'importance de leurs contributions dans la prestation de soins à domicile *ainsi que* dans les établissements de soins de longue durée. Pendant la pandémie, de nombreux aidants naturels ont constaté qu'ils devaient augmenter le nombre d'heures de soins qu'ils fournissaient aux personnes dont ils s'occupaient en raison de la capacité réduite du système public et d'autres organisations à fournir le niveau de soins qu'ils fournissaient avant la pandémie.
1. À votre avis, comment le système public pourrait-il soutenir au mieux les aidants naturels autres que d'offrir un soutien financier et une protection d'emploi s'ils doivent s'absenter du travail?
2. Quelles autres suggestions pouvez-vous faire pour aider les personnes âgées à rester à l'écart des établissements de soins de longue durée?

Quelle est la prochaine étape pour les soins à domicile?

Toutes les administrations ont le mandat d'améliorer les services de soins à domicile grâce au financement ciblé reçu du gouvernement fédéral en 2017 ainsi qu'à tout autre financement qu'elles reçoivent (au niveau fédéral ou de l'administration). Cela comprend l'élaboration de politiques, de procédures et de stratégies pour régler les problèmes (voir Chapitres 3 et 5). Il est important de se rappeler que les caractéristiques démographiques d'une population âgée varient selon la province ou le territoire, ce qui entraîne des variations dans les formules de financement ainsi que dans les besoins et les préoccupations particuliers de chaque collectivité. Par exemple, les municipalités comptant le plus grand nombre de personnes de plus de 65 ans se trouvent en Colombie-Britannique et au Québec (Statistique Canada, 2022b).

Bien que le Canada ne dispose pas d'une plate-forme législative nationale pour les normes de soins à domicile, un cadre pancanadien de normes a été proposé par l'Association canadienne des soins à domicile après consultation des planificateurs des politiques de soins à domicile, des fournisseurs de soins de santé, des patients et des soignants. Ces normes sont fondées en partie sur les Principes harmonisés pour les soins à domicile, qui sont un énoncé des valeurs des soins à domicile qui sont partagées partout au Canada. Les principes harmonisés des soins à domicile sous-tendent les normes de qualité reconnues par les organismes d'agrément nationaux, en particulier le programme Qmentum d'Agrément Canada. Les ministères de la Santé de l'Alberta, de la Colombie-Britannique, du Manitoba, du Nouveau-Brunswick, de la Nouvelle-Écosse et du Yukon ont exprimé leur appui aux normes de soins à domicile fondées sur des principes. Ces normes comprennent des soins fondés sur des données probantes, accessibles, durables, intégrées, axées sur la personne et la famille et responsables.

Même avec des normes nationales de soins comme ligne directrice, l'établissement d'un système de soins à domicile efficace, rentable et complet dans chaque province et territoire prendra du temps. L'utilisation efficace des services de soins à domicile et un cadre de collaboration optimiseront les ressources actuelles, organiseront les services et géreront les stocks pour éviter les chevauchements et prendront des mesures pour réduire le gaspillage d'approvisionnement. L'amélioration de la communication et de l'organisation de l'horaire peut faire en sorte que le même fournisseur de soins reste avec le même bénéficiaire de soins le plus longtemps possible, améliorant ainsi l'efficacité, la qualité et la continuité des soins qu'une personne reçoit.

Mesures provinciales et territoriales

Les administrations font ce qu'elles peuvent pour relever les défis des soins à domicile et en milieu communautaire et des services à long terme et continus en général, ainsi qu'à la suite de la pandémie. En avril 2022, le gouvernement fédéral a donné à l'Ontario 375 millions de dollars par l'entremise du Fonds pour la sécurité des soins de longue durée (Santé Canada, 2022b). L'argent servira à prendre des mesures comme l'amélioration de la gestion de PCI, l'approvisionnement adéquat en équipement de protection individuelle et en tests, et pour renforcer le recrutement et le maintien en poste du personnel. En mai 2022, l'Ontario a abrogé la *Loi sur les services de soins à domicile et les services communautaires* en la remplaçant par la *Loi pour connecter la population aux services de soins à domicile et en milieu communautaire* dans le but de moderniser le cadre de prestation des soins à domicile et en milieu communautaire.

Dans son budget de 2022, l'Alberta a alloué 204 millions de dollars pour mettre à jour les établissements de soins continus existants dans la province sur trois ans et ajouter des places supplémentaires pour les peuples autochtones et d'autres communautés en fonction des besoins (gouvernement de l'Alberta, 2022). De plus, les fonds du budget de fonctionnement de 2022 devaient être consacrés aux soins à domicile, aux soins continus et à l'amélioration des soins continus ou de longue durée.

Toutes les administrations équilibrent les protocoles pour assurer la sécurité des personnes âgées, que ce soit dans la collectivité ou dans les établissements de soins de longue durée ou de soins continus. Les protocoles continueront d'être fluides et de s'adapter au besoin aux menaces imposées par la pandémie et d'autres défis.

QUESTIONS D'ACTUALITÉ POUR LES PEUPLES AUTOCHTONES

Les problèmes auxquels font face les peuples autochtones au Canada (comme ceux dont il est question tout au long du présent livre) sont demeurés relativement constants pendant des décennies, avec des améliorations modestes dans certains domaines et très peu dans d'autres. Le manque d'eau potable dans de nombreuses réserves et le traumatisme continu causé par la découverte de tombes anonymes sur le terrain de certains pensionnats sont abordés ici.

De l'eau propre

Le Canada possède le troisième plus grand approvisionnement en eau douce renouvelable au monde, mais de nombreuses communautés autochtones (en particulier les réserves) au Canada n'ont pas accès à de l'eau potable et demeurent sous le coup d'avis d'ébullition de l'eau (certaines collectivités depuis près de 25 ans) (Lillo et coll., 2021). Pouvez-vous imaginer grandir dans ces conditions? Ne pas être en mesure d'ouvrir le robinet et de savoir que l'eau est sûre pour se baigner ou cuisiner, et encore moins pour boire? Et pourtant, l'accès à l'eau potable est considéré comme un droit humain fondamental.

Des progrès ont été réalisés en ce qui concerne l'amélioration de l'accès à l'eau potable dans les réserves, la majorité des collectivités ayant une certaine forme de système de traitement de l'eau. Cependant, souvent, ces systèmes de traitement ne fonctionnent pas correctement ou ne servent pas toute la communauté en raison du manque d'infrastructure. Par conséquent, les résidents doivent compter sur l'eau des puits privés et de réservoirs au sol qui sont vulnérables à la contamination par *E. coli* et d'autres micro-organismes. Dans de nombreuses collectivités des Premières Nations, l'eau contient des niveaux élevés de métaux lourds, y compris le fer et le manganèse, qui ne peuvent pas être éliminés par ébullition.

En 2015, le gouvernement fédéral a promis que tous les avis d'ébullition de l'eau à long terme dans les réserves des Premières Nations prendraient fin d'ici 2021. Bien que des progrès aient été réalisés, cet objectif n'a pas été atteint pour plusieurs raisons. L'un d'eux est le fait que le soutien financier de Services aux Autochtones Canada est chroniquement inadéquat en raison d'une politique de financement désuète pour l'exploitation et l'entretien des systèmes d'approvisionnement en eau. En raison d'un écart salarial, il est difficile de maintenir en poste des opérateurs de réseaux d'aqueduc formés et certifiés (Bureau du vérificateur général du Canada, 2021). Jusqu'à ce que les lacunes dans la gestion et l'entretien des systèmes de traitement de l'eau soient corrigées adéquatement, de nombreuses collectivités continueront de faire l'objet d'avis d'ébullition de l'eau et auront besoin que de l'eau potable soit introduite dans la collectivité.

En date d'août 2022, 47 avis à court terme concernant la qualité de l'eau potable étaient en vigueur au Canada (sans compter la Colombie-Britannique et les territoires), et 27 collectivités avaient des avis à long terme (Services aux Autochtones Canada, 2022a; Ratelle et coll., 2022). Il est à noter que ces chiffres fluctuent à mesure que les avis sont levés ou réimposés à une fréquence alarmante.

Pour une compréhension globale des défis auxquels les peuples autochtones sont confrontés en ce qui concerne un approvisionnement précaire en eau potable et des effets qu'il a sur eux en tant qu'individu et en tant que communauté, envisagez de regarder *Promesses non tenues*, une enquête sur les problèmes de qualité de l'eau dans les communautés des Premières Nations. Cette vidéo a été produite par des étudiants de l'École de journalisme de l'Université de Regina, avec des contributions à la recherche d'étudiants de l'Université des Premières Nations du Canada. Un lien vers cette vidéo et d'autres se trouve sur le site Evolve pour ce livre.

Tombes anonymes sur le terrain des pensionnats indiens

En mai 2021, la Première Nation Tk̓emlúps te Secwépemc a découvert 215 tombes anonymes sur le terrain d'un ancien pensionnat à l'extérieur de Kamloops, en Colombie-Britannique. La révélation a envoyé une onde de choc à travers le pays, validant ce que de nombreux anciens élèves avaient décrit avoir vécu et vu dans ces institutions (Hopper, 2021). Le mois suivant, la Première Nation de Cowessess a trouvé 751 tombes anonymes sur le terrain d'un ancien pensionnat à l'est de Regina, en Saskatchewan. Des tombes anonymes similaires continuent d'être découvertes dans tout le pays (Eneas, 2021).

On estime qu'environ 150 000 enfants ont fréquenté des pensionnats indiens (voir le chapitre 1). Parmi celles-ci, la Commission vérité et réconciliation a estimé qu'au moins 3 200 personnes sont mortes dans ces écoles, mais qu'il pourrait y en avoir eu jusqu'à 6 000. Les causes de décès comprennent les accidents, les maladies infectieuses telles que la pneumonie et la tuberculose, et la malnutrition ainsi que le suicide. Les dossiers des enfants décédés étaient mal tenus, voire inexistants, et étaient souvent incomplets. Les responsables de l'école peuvent avoir enregistré le décès d'un enfant, mais peu ou pas d'informations à son sujet, pas même son sexe. Certaines familles n'ont jamais entendu parler de leurs enfants et ne les ont jamais revus, une source de chagrin et de traumatisme inimaginables.

De nombreux anciens élèves des pensionnats indiens continuent de revivre le traumatisme qu'ils ont subi. Leurs descendants peuvent vivre avec un traumatisme intergénérationnel, ayant appris un comportement adaptatif de « survie », transmis de génération en génération, qui limite leur capacité à s'épanouir parce qu'ils n'ont pas un sentiment de sûreté et de sécurité. Les personnes qui subissent un traumatisme intergénérationnel ont souvent une réactivité extrême au stress et à l'hypervigilance; un sentiment accru de vulnérabilité et d'impuissance; une augmentation de l'anxiété et de la culpabilité; un faible estime de soi; la dépression, des pensées suicidaires et des troubles liés à l'utilisation de substances; ainsi que de la difficulté avec les relations et dans la régulation de l'agressivité (Journey Counselling, 2021; Limmena, 2021).

LE SAVIEZ-VOUS?

Ligne d'assistance téléphonique

Dans les quatre jours qui ont suivi la découverte de tombes anonymes à Kamloops, les lignes d'écoute téléphonique ont connu une augmentation de 265 % des appels. Partout au pays, les lignes de soutien en cas de crise sont dotées de personnes formées pour fournir un soutien en santé mentale. La ligne d'aide Hope for Wellness (https://www.hopeforwellness.ca/), par exemple, fournit un soutien direct aux Autochtones qui ont besoin de conseils immédiats et culturellement compétents, d'une intervention en cas de crise, ou les deux pour des souvenirs douloureux récemment déclenchés ou pour des incidents actuels ou passés. Une autre ressource est le Programme de soutien en santé de résolution des questions des pensionnats indiens, qui offre des services de soutien en santé mentale, affective et culturelle aux survivants du système des pensionnats indiens et à leur famille (Services aux Autochtones Canada, 2022b).

Au cours des prochaines années, les équipes techniques s'efforceront de trouver plus de réponses concernant ces tombes anonymes, d'identifier les restes dans la mesure du possible et de les rapatrier dans leurs lieux de repos légitimes. Veuillez visionner la vidéo connexe sur le site Evolve, car elle explique beaucoup de choses sur la découverte de ces tombes anonymes (soulignant qu'il ne s'agit pas de fosses communes), qui d'autre pourrait reposer dans ces lieux de sépulture, et les raisons pour lesquelles au moins certaines de ces tombes sont anonymes.

La voie à suivre

La découverte de ces tombes anonymes a servi de signal d'alarme à de nombreux non-Autochtones au Canada, fournissant la preuve des horreurs que les peuples autochtones ont décrites comme étant témoins et endurant dans les pensionnats indiens. Dans une entrevue accordée à la télévision de CBC en juin 2022, la chanteuse et auteure de chansons Buffy St. Marie a déclaré à propos de la découverte de tombes anonymes, « la bonne nouvelle à propos des mauvaises nouvelles est que plus de gens le savent » (Hobbs, 2022). Peut-être que le choc favorisera également une meilleure compréhension des iniquités auxquelles les Autochtones sont confrontés quotidiennement en ce qui concerne le racisme systémique dans les soins de santé et dans de nombreux établissements canadiens.

L'amélioration de la santé et du bien-être des populations autochtones va bien au-delà du traitement des personnes; il est nécessaire de reconnaître les effets dévastateurs et le système des pensionnats indiens, la rafle des années soixante, et d'autres effets de la colonisation sur la santé et le bien-être des peuples autochtones (voir le chapitre 6). Bien qu'il n'existe pas de solutions à court terme, nous ne pouvons pas nous permettre de retarder toute autre mesure, tous les ordres de gouvernement, les organismes et les organisations travaillant dans toutes les disciplines.

Les défis plus larges sont complexes. À l'avant-garde se trouve un système de soins de santé à plusieurs niveaux et à multiples facettes géré par de multiples partenaires et ordres de gouvernement; le manque de confiance, de compréhension et de vision parmi les intervenants; les complexités culturelles; le manque de ressources (financières et physiques); et le temps qu'il faut pour mettre en œuvre le changement. Le progrès exige un engagement solide de la part de tous les intervenants et une volonté d'établir la confiance, de maintenir l'esprit ouvert et d'utiliser une pensée novatrice pour relever les défis. Plus important encore, les Autochtones eux-mêmes doivent participer à tous les niveaux des soins de santé, qu'il s'agisse de cerner les problèmes de santé ou de participer à des solutions pour des services et des soins appropriés qui sont culturellement sécuritaires.

Le rapport *de la Commission de vérité et réconciliation du Canada : Appels à l'action* (2015) identifie les principaux domaines des soins de santé qui doivent être abordés dans les appels à l'action 18 à 24. Six ans après la publication du rapport de la Commission de vérité et réconciliation, moins du cinquième des 94 appels à l'action a été complété, le nombre réel variant entre 11 et 17 selon la source — les organisations autochtones ou le gouvernement fédéral (Jewell et Mosby, 2020). Dans le domaine des soins de santé, les progrès ont été limités. Par exemple, l'un des Instituts de recherche en santé du Canada (IRSC), l'Institut de la santé des Autochtones (ISA), supervise la recherche nationale en santé (en collaboration avec les dirigeants et les communautés autochtones) afin de recueillir de l'information sur la détermination et l'analyse des problèmes fondamentaux qui continuent d'avoir une incidence sur la santé et le bien-être des peuples autochtones (ICIS, 2018). En 2017, l'ISa a fondé le Bureau de soutien à la recherche en santé autochtone pour soutenir d'autres projets, y compris les voies d'accès à l'équité en santé pour les Peuples autochtones. Leur mandat comprend la recherche sur le bien-être mental, la tuberculose, le diabète et l'obésité connexe, ainsi que sur la santé buccodentaire.

De plus, chaque administration a mis en œuvre des programmes propres à ses besoins, politiques et procédures, dont bon nombre en collaboration avec le gouvernement fédéral. Des universités comme l'Université de la Colombie-Britannique, l'Université de la Saskatchewan, l'Université de l'Alberta et l'Université du Manitoba ont élargi leurs programmes éducatifs pour inclure des programmes d'études axés sur la culture recommandés dans les appels à l'action.

LE SAVIEZ-VOUS?

Rapport de l'Organisme de surveillance de la vérité et de la réconciliation

Le 22 juin 2022, le gouvernement fédéral a présenté un projet de loi qui a finalement créé un conseil non partisan, le Conseil national de réconciliation, afin de fournir un aperçu des progrès, ou de l'absence de progrès, concernant les recommandations énoncées par la Commission de vérité et réconciliation (Relations Couronne-Autochtones et Affaires du nord Canada, 2022). Le Conseil est chargé de fournir au Parlement un rapport annuel ainsi que des recommandations à tous les ordres de gouvernement et aux Canadiens en général. La majorité des membres du Conseil doivent être autochtones, le ministre des Relations Couronne-Autochtones et un comité choisissant 9 des 13 administrateurs du conseil, qui seront nommés pour un mandat de quatre ans.

TECHNOLOGIES DE L'INFORMATION ET DOSSIERS DE SANTÉ ÉLECTRONIQUES

Les technologies de l'information (TI) ont changé le visage des soins de santé, les progrès se produisant parfois quotidiennement avec la promesse de gains d'efficacité qui améliorent les soins aux patients et la connectivité dans l'ensemble du spectre des soins de santé. Jusqu'à récemment, cependant, le système de soins de santé canadien était à la traîne en ce qui concerne les progrès technologiques, malgré le volume élevé d'informations sur la santé créées, consultées et échangées chaque jour dans les cabinets médicaux, les hôpitaux et d'autres établissements à travers le pays. Par exemple, de nombreuses installations utilisent encore des télécopieurs qui, selon certains, sont lourds et longs à utiliser et désuets lorsqu'il s'agit de transférer de l'information; d'autres estiment que le télécopieur offre des avantages que la technologie numérique n'offre pas (Davis, 2019).

La connectivité informatique dans les soins de santé profite aux hôpitaux, aux cliniques, aux fournisseurs de soins de santé et aux groupes de soins primaires, ainsi qu'aux patients (parfois en mesure de sauver des vies). La numérisation offre des options infinies, permettant aux fournisseurs de soins de santé d'accéder rapidement et de partager des radiographies, des numérisations et des résultats de tests de laboratoire et d'autres tests de diagnostic des patients hospitalisés et cliniques de leurs bureaux et de partager des documents. Cela accélère le processus d'échange d'informations, limitant le risque d'égarer des documents, réduisant la quantité de papier utilisée et augmentant considérablement l'efficacité ou la productivité de la pratique médicale. La numérisation permet également la surveillance à distance des problèmes de santé et la tenue des dossiers de santé électroniques (DSE) et des dossiers médicaux électroniques (DME), améliorant ainsi la continuité des soins. Les ordonnances électroniques réduisent les erreurs dues à l'écriture illisible et permettent le stockage d'une histoire pharmacologique; le pharmacien à n'importe quel point de service (où la connectivité existe) peut surveiller les médicaments d'une personne, évitant ainsi les interactions médicamenteuses nuisibles et réduisant l'abus d'ordonnance.

RÉFLÉCHIR À LA QUESTION

M.T. et dossiers de santé électroniques

M.T., un résident du Nouveau-Brunswick âgé de 32 ans, a été amené au service d'urgence du Foot Hills Medical Centre à Calgary. M.T. avait été heurté par une voiture et avait subi une blessure grave et douloureuse à la jambe. Au service des urgences, M.T. était semi-conscient et incohérent, une condition qui n'était pas conforme à la blessure. Les infirmiers/ères ont trouvé la carte d'assurance-maladie provinciale de M.T. et ont accédé à son dossier médical et ont trouvé des antécédents de diabète et de réactions allergiques à un certain nombre de médicaments.

1. Quelle information était la plus importante pour le médecin d'avoir?
2. Quels problèmes possibles auraient pu survenir si les fournisseurs de soins de santé n'avaient pas été en mesure d'accéder au dossier de santé électronique de M.T.?

L'utilisation des systèmes d'information électroniques dans les hôpitaux

Presque toutes les phases de l'expérience hospitalière, de l'admission à la sortie, sont prises en charge électroniquement. Dans la plupart des établissements, les dossiers des patients sont entièrement informatisés, y compris la rédaction d'ordonnances des médecins appelées saisie informatisée des ordonnances des fournisseurs (SIEO). À l'aide du SIEO, le praticien enregistre toutes les commandes des patients dans le système logiciel intégré de l'établissement, qui envoie ensuite chaque commande à la destination appropriée (p. ex. commandes de médicaments à la pharmacie, analyses sanguines au service de laboratoire, ordonnances de régime alimentaire aux services nutritionnels). Les systèmes électroniques d'information sur la santé des hôpitaux servent également de mesures de protection pour les soins, l'identification et le suivi des infections et la notification des personnes des erreurs de médication et d'autres événements indésirables. Le SIEO avertit les médecins-prescripteurs du potentiel d'interactions médicamenteuses, si le patient est allergique à un médicament prescrit ou à ses ingrédients, lorsque les tests ont été dupliqués ou s'il existe une valeur de laboratoire critique pour un patient.

Des tableaux informatisés sont accessibles au chevet du patient, ce qui permet aux fournisseurs de soins de consulter les commandes, les résultats de laboratoire et les médicaments et d'entrer des notes au point de service. La plupart des pharmacies hospitalières préparent des médicaments à l'aide de la technologie des robots. Une fois préparés, les médicaments du patient sont transférés dans une armoire de médicaments électronique sécurisée où les infirmiers/ères peuvent récupérer les médicaments du patient lorsqu'ils doivent être donnés. Trois des systèmes d'information hospitalière les plus couramment utilisés sont Cerner, Epic et Meditec.

Les hôpitaux travaillent continuellement à trouver des interfaces qui permettront aux systèmes informatiques d'une variété de partenaires de soins de « parler » les uns aux autres, en utilisant des interfaces telles que H7 (Health Level Seven International). Ce protocole de communication facilite le transfert d'informations du point d'entrée à une destination prévue. Prenons l'exemple de Z.O., qui est un patient en soins complexes avec plusieurs organisations qui s'occupent de lui à la maison. Z.O. entre au service d'urgence, et les informations démographiques de Z.O. sont entrées dans le système hospitalier. Le système hospitalier contactera automatiquement les organisations environnantes pour voir si Z.O. est dans leur système. S'il l'est, l'ordinateur via l'interface H : 7 enverra le plan de soins communautaires de Z.O. à l'urgence. Avec cette information, le médecin peut être en mesure de renvoyer ce patient à la maison, sachant qu'il a les soutiens appropriés en place. Ce type de coordination des services est parfois appelé *transition des soins*. Malheureusement, les hôpitaux utilisent souvent des systèmes d'exploitation incompatibles avec ceux utilisés par les partenaires de soins, ce qui entrave cette connectivité espérée.

Cybersécurité

La cybersécurité de l'information sur la santé est une priorité absolue pour les hôpitaux et est un domaine où les coûts augmentent, ainsi que les risques de failles de sécurité. De nombreux établissements externalisent leur cybersécurité, en particulier les petits hôpitaux ou cliniques. Pour les petits établissements de santé, il est difficile (et coûteux) d'embaucher et de retenir des personnes ayant le talent et l'expérience en TI pour gérer efficacement la sécurité informatique des hôpitaux, en plus d'avoir les outils dont elles ont besoin pour y parvenir.

Les analyses de sécurité informatique des hôpitaux identifient les agents de piratage presque quotidiennement. Les systèmes d'information hospitaliers contiennent des informations sur toutes les personnes qui interagissent avec un hôpital. Chaque patient enregistré fournit des données personnelles importantes lors de son inscription : son numéro de carte santé, son adresse, sa date de naissance et ses informations d'assurance. Chaque détail sur ses antécédents de santé, la raison de chaque admission, tous les médicaments, les interventions, le traitement et les résultats des tests diagnostiques et de laboratoire sont contenus dans son dossier hospitalier électronique. Pour les cyberpirates, cette information est une mine d'or.

En même temps, les hôpitaux font partie d'un système interopérable qui échange des renseignements sur la santé avec des fournisseurs, des pharmacies, des établissements de diagnostic, d'autres hôpitaux et des établissements de soins de longue durée (avec lesquels ils partagent un réseau), pour n'en nommer que quelques-uns. Un maillon faible de la chaîne de sécurité peut rendre toutes les sources d'information connectées et vulnérables. De plus, de nombreux hôpitaux ont des portails permettant à un patient d'accéder à son dossier médical en ligne; cela seul a le potentiel de mettre un hôpital dans une position vulnérable en ce qui concerne la sécurité des TI.

Protocoles de sécurité

Les hôpitaux ont des protocoles, des procédures et des politiques de sécurité que tous les employés, les médecins et les fournisseurs de soins sont censés connaître et respecter. Un employé, et non le système de sécurité, est plus susceptible d'être responsable d'une atteinte à la sécurité. Le préjudice potentiel qui peut résulter d'une erreur est d'une grande portée et ne se limite probablement pas à un seul ordinateur, mais peut affecter l'ensemble d'un système. Il est important pour les employés non seulement de suivre les règles, mais aussi d'être toujours attentifs à tout ce qui est suspect et qui pourrait entraîner une infection virale ou une entrée pour un pirate informatique.

Les services informatiques des hôpitaux testent parfois la sensibilisation des employés et la façon dont ils examinent les sites Internet, les courriels et les messages. Par exemple, certains établissements mènent ce qu'on appelle une « expédition d'hameçonnage » pour voir comment les employés répondent à un faux courriel avec un lien invitant (p. ex., vente d'équipement à l'hôpital avec un lien vers les détails de la vente). Dans un hôpital, plus de 60 % des employés ont cliqué sur le lien, qui aurait pu contenir un virus. Le lien les a amenés au service informatique. Il y avait des indices cachés dans le lien et le courrier électronique que le service informatique pensait que les employés auraient pris le temps de vérifier, tels que des différences subtiles dans le logo de l'hôpital et le langage qui n'était pas tout à fait correct. Les employés qui ont cliqué sur le lien ont été invités à un séminaire d'appoint sur les protocoles de sécurité.

Pour la plupart, les hôpitaux ont plusieurs réseaux distincts : un réseau externe pour le public (comme le Wi-Fi sur lequel les patients et les visiteurs peuvent se connecter); un interne à utiliser dans l'exécution de responsabilités liées au travail; et un autre interne qui est plus sûr, fournissant l'accès à des informations hautement confidentielles, y compris les dossiers médicaux. Les employés de l'hôpital qui souhaitent utiliser leurs propres appareils électroniques à l'hôpital doivent donner au service informatique la permission de scanner leurs appareils à la recherche de virus et permettre au service informatique d'accéder à leurs appareils à tout moment s'ils pensent qu'il y a une menace. Ce protocole est appelé *gestion des appareils mobiles*.

La sécurité informatique des hôpitaux dispose également d'un logiciel qui analyse continuellement les atteintes à la sécurité dans l'établissement et peut identifier les personnes qui tentent d'accéder aux dossiers et à d'autres informations pour lesquelles elles n'ont pas d'autorisation. Seul un professionnel de la santé faisant partie du cercle de soins d'une personne est autorisé à accéder à ses renseignements sur la santé. L'informatique peut également signaler les dossiers des patients dans le domaine public (parfois identifiés comme « VIP », abréviation de « personnes très importantes » de l'anglais very important persons) pour s'assurer que seules les personnes autorisées à accéder aux informations de santé de cette personne peuvent le faire. Par exemple, si une célébrité était admise, certains membres du personnel pourraient ne pas être en mesure de résister à jeter un coup d'œil rapide à la raison de l'admission. Tout membre du personnel qui enfreint ce protocole est généralement suspendu ou licencié sur-le-champ pour comportement contraire à l'éthique.

Si un établissement est piraté, l'hôpital doit réagir rapidement, évaluer les dommages et signaler toute violation aux autorités compétentes. Le partage d'informations liées à des tentatives de piratage ou à des piratages réels avec d'autres installations peut limiter les dommages causés. Si un système hospitalier est piraté ou infecté par un rançongiciel, l'ensemble de l'établissement pourrait devoir être fermé temporairement, avec l'annulation de rendez-vous, de tests et de chirurgies, comme cela s'est produit à Terre-Neuve-et-Labrador à l'automne 2021. Toute personne soupçonnée d'avoir été compromise doit être avisée de l'incident et des risques potentiels. Une installation ne peut jamais supposer que ses systèmes informatiques sont sûrs. Une citation populaire dans l'industrie de la sécurité de l'information, créditée à l'ancien directeur du FBI Robert Mueller, est qu'il existe deux types d'organisations, « celles qui savent qu'elles ont été compromises et celles qui ne le savent pas » (TaoSecurity Blog, 2018).

Sites des médecins

Un nombre croissant de médecins canadiens ont un site Web de pratique qui offre aux patients l'accès à leurs renseignements sur la santé au moyen de portails sécurisés. Une personne peut examiner son profil de médicament, les résultats des tests de laboratoire et de diagnostic et les antécédents d'immunisation, entre autres choses. Certains portails permettent au patient d'échanger des courriels sécurisés avec l'équipe de soins de santé, de modifier les coordonnées, de demander des renouvellements d'ordonnances (bien que de nombreux prescripteurs demandent aux patients d'appeler leur pharmacie pour des répétitions ou des renouvellements d'ordonnances) et d'accéder à du matériel éducatif et à des informations plus détaillées sur leur état de santé, leurs options de traitement et leurs plans de traitement potentiels. Un avantage est que les individus peuvent venir à des rendez-vous plus informés sur leur problème de santé ou leur état de santé, sans nécessairement avoir eu recours à la recherche d'informations auprès de sources potentiellement douteuses.

Examens par les médecins. Les gens peuvent rechercher des informations sur leurs médecins et d'autres fournisseurs sur les sites Web d'évaluation et soumettre des commentaires. Les informations sur ces sites Web peuvent ne pas être exactes. Certaines personnes afficheront des opinions et raconteront des expériences de nature plus subjective que des faits.

Prise de rendez-vous. Bien que la plupart des médecins travaillent dans un environnement électronique, avec seulement quelques bureaux qui utilisent encore un mélange de papier et de dossiers électroniques, pratiquement tous utilisent des ordinateurs pour planifier des rendez-vous. Des programmes d'autoplanification sont également disponibles. Un exemple est Click-4Time, un système primé de prise de rendez-vous et de réservation de ressources d'autoplanification qui gagne en popularité.

Les principaux laboratoires ont des sites Web grâce auxquels les gens peuvent également prendre rendez-vous pour des tests, ce qui rend le processus plus facile et plus pratique pour les individus et leurs fournisseurs de soins de santé. Peu de temps après le traitement des résultats, la plupart des laboratoires les envoient par voie électronique au fournisseur de commande et permettent aux patients de voir les résultats en ligne. Shoppers Drug Mart Corporation est une pharmacie qui a mis en place un portail grâce auquel les médecins et les infirmiers/ères praticiens/nes peuvent accéder à l'information sur le remboursement des médicaments et à d'autres outils cliniques (p. ex. renseignements sur la santé, documents sur certaines affections). Les particuliers peuvent également se connecter à leurs comptes et demander des renouvellements d'ordonnances en ligne.

Un système national de dossiers de santé électroniques : est-ce réalisable?

Un système interopérable efficace de gestion des DSE au sein des collectivités, des provinces et des territoires n'a pas encore été mis en œuvre, et encore moins un système pancanadien. L'objectif d'un système national de DSE est au mieux ambitieux, et les défis sont multiples, différents d'une administration à l'autre. Un obstacle important est l'absence d'une architecture à l'échelle du système pour soutenir l'élimination des systèmes d'information sur la santé cloisonnés (c.-à-d. différents systèmes qui fonctionnent de façon isolée sans avoir la capacité de « parler » à d'autres systèmes) qui existent dans la plupart des administrations.

À l'heure actuelle, bien que la situation s'améliore, il n'existe aucun cadre technologique efficace qui puisse faciliter la connectivité des dossiers de santé entre de multiples utilisateurs (p. ex. soins primaires, soins actifs, hôpitaux, soins à domicile et en milieu communautaire, établissements de diagnostic, santé publique). Cela s'explique en partie par le fait qu'il existe des moyens limités de créer une interface de programmation appliquée (IPA) pour les systèmes de dossiers médicaux des médecins de soins primaires existants, les systèmes de dossiers hospitaliers et ceux utilisés dans les soins à domicile et en milieu communautaire. Aujourd'hui, avec la mise en œuvre d'approches de soins de santé fondées sur le travail d'équipe, il est plus important que jamais que les praticiens, les soignants et les organismes aient la capacité d'accéder à l'information sur la santé des patients, de la partager, de la mettre à jour, de la modifier et de la coordonner afin de fournir les bons soins au bon moment et au bon endroit.

L'amélioration et la mise en œuvre d'un système national de DSE nécessitent ce qui suit :

1. Un engagement continu de tous les intervenants à partager la vision et à adopter la technologie
2. Des efforts de collaboration entre tous les ordres de gouvernement et les organismes de soins de santé
3. Financement responsable continu des initiatives provinciales et territoriales, y compris des fonds pour encourager tous les intervenants à adopter et à promouvoir des solutions médicales électroniques interopérables

4. Un public qui a confiance que ses renseignements sur la santé seront gérés de façon respectueuse et sécuritaire

5. Des systèmes de suivi et de sécurité infaillibles qui peuvent identifier qui accède à quelles informations en cas de violation de la sécurité, et des lois qui traitent spécifiquement des violations de la vie privée

6. Des logiciels d'ordinateur qui s'envoient des messages les uns aux autres sans problèmes de connectivité

7. Un soutien des systèmes à l'échelle fédérale, provinciale, territoriale et municipale qui veillent à assurer un échange d'information continu

8. Un vocabulaire uniforme du langage technique pour augmenter l'efficacité de l'utilisation du système

9. Des lois clairement définies régissant l'utilisation et l'échange de renseignements sur la santé au-delà des frontières provinciales et territoriales, y compris des lignes directrices précises pour clarifier qui est responsable de l'information et quels sont les frais facturés pour les services fournis

La connectivité à divers points de service est l'un des principaux obstacles à la mise en œuvre réussie d'un système pancanadien de DSE. Les systèmes électroniques doivent être capables de réseauter avec les systèmes locaux et provinciaux ou territoriaux. Peu d'administrations ont des options normalisées, de sorte que la compatibilité avec d'autres systèmes est également une préoccupation. Des solutions numériques pancanadiennes, comme celles établies ou encore mises en œuvre par Inforoute Santé du Canada, minimiseraient ces problèmes, mais les partenaires de soins ne sont pas tenus de s'inscrire à ces réseaux.

L'informatisation et les DSE s'étendent également aux organismes de soins à domicile et en milieu communautaire. Cependant, il est presque impossible de déterminer un calendrier définitif pour atteindre l'objectif d'un système de soins de santé électronique entièrement intégré. La connectivité, même au sein des communautés, est imparfaite. En fait, il se peut qu'il ne soit jamais complètement atteint. Les systèmes hybrides (un mélange d'électronique et de papier) coexisteront probablement toujours avec des environnements entièrement électroniques.

LA CRISE DES SOINS DE SANTÉ AU CANADA

Les problèmes qui affligent le système de soins de santé au Canada préoccupent la plupart des Canadiens, dont bon nombre croient qu'il est sur le point de s'effondrer. La pénurie aiguë de ressources humaines en santé dans l'ensemble du spectre des soins de santé a récemment dominé les nouvelles et affecté tous les aspects des soins de santé. Les travailleurs de la santé sont stressés, épuisés et souffrent d'épuisement professionnel diminués par le travail tout au long de la pandémie, la plupart dans des conditions incroyablement horribles. Beaucoup se sentent également démoralisés, car ils ne peuvent pas donner la qualité des soins qu'ils veulent donner, éprouvent une détresse morale, et au fil du temps, de nombreux travailleurs de la santé ont été réprimandés, harcelés et menacés de violence alors que des groupes de personnes protestaient contre les mandats de vaccination et d'autres mesures de santé publique en ligne et en dehors des cliniques et des hôpitaux. Un grand nombre d'agents de santé continuent de quitter leur carrière (en particulier les prestataires de première ligne), ne pouvant tout simplement pas ou ne voulant plus faire face au stress. Cela laisse une main-d'œuvre surchargée de travail, découragée et épuisée pour fournir les soins qu'elle peut à ceux qui en ont besoin et pour faire face aux exigences des arriérés du système.

La fermeture récente, quoique limitée, de certains services d'urgence, cliniques et unités de soins intensifs en raison d'une pénurie de médecins et d'infirmiers/ères est sans précédent. On peut en dire autant du fait que la disponibilité d'ambulances pour répondre aux appels d'urgence dans certaines communautés a été sévèrement limitée et parfois inexistante. Les ambulanciers paramédicaux, ainsi que leurs ambulances, sont retenus dans les baies d'urgence parce qu'ils ne peuvent pas décharger leurs patients, car il n'y a pas de place pour eux à l'urgence. Dans la plupart des provinces et des territoires, les ambulanciers paramédicaux doivent garder leurs patients dans l'ambulance jusqu'à ce qu'ils soient vus à l'urgence. Cela dit, en Nouvelle-Écosse, depuis juin 2022, une initiative de triage direct permet aux ambulanciers paramédicaux de transférer les soins de leurs patients à faible risque dans la salle d'attente où ils sont évalués; cela libère l'ambulance pour répondre à d'autres appels.

Le 6 octobre 2021, des représentants de l'Association médicale canadienne (AMC) et de l'Association des infirmières et infirmiers du Canada (AIIC) ont organisé un sommet d'urgence sur la COVID-19 pour discuter de la pandémie et de ses effets dévastateurs sur le système de soins de santé et la main-d'œuvre (Association médicale canadienne, 2021). Les objectifs de la réunion étaient de former des plans d'action immédiats et à long terme pour faire face à l'épuisement professionnel de la main-d'œuvre et aux pénuries de personnel. Cette réunion a été suivie d'une autre le 9 mars 2022, au cours de laquelle environ 40 organismes de santé se sont joints à l'AMC et à l'AIIC. Les priorités d'action comprenaient la création d'une source de données sur les ressources humaines en santé, une stratégie nationale pour les ressources humaines en santé dans les disciplines connexes et un engagement concret à restructurer le système de soins de santé.

Malgré ces suggestions, ou peut-être en plus de celles-ci, certaines personnes ont proposé que ce qu'il faut, c'est un financement accru du gouvernement fédéral. D'autres estiment que l'argent n'est pas la solution, mais plutôt la restructuration de la façon dont les soins de santé sont fournis, ainsi que l'offre d'un soutien accru et de meilleures conditions de travail pour les fournisseurs de soins de santé. Certaines provinces, comme l'Ontario, ont leurs propres plans. L'Ontario prévoit transférer certaines chirurgies ambulatoires dans des cliniques privées (ce qui permettra de résorber l'arriéré de chirurgies résultant de la pandémie), ce qui a été fait par d'autres administrations. Ces procédures seraient couvertes par le régime de santé publique. Au milieu d'une opposition farouche, l'Ontario a également adopté un plan controversé permettant aux hôpitaux de congédier les patients occupant des lits de soins actifs et de les transférer dans un autre logement, jusqu'à 150 km de leur communauté selon l'endroit où ils vivent. Cela peut être fait sans le consentement de la personne si nécessaire. Si la personne refuse d'y aller, elle recevra officiellement son congé de l'hôpital et devra payer des frais quotidiens pour profiter de l'hébergement. La personne serait transférée de nouveau dans un établissement de son choix lorsqu'un lit sera disponible.

Dans le cadre d'un plan en cinq points, le ministère de la Santé des Territoires du Nord-Ouest offre des contrats aux ambulanciers paramédicaux pour travailler dans les centres de santé ainsi qu'aux infirmiers/ères pour fournir des soins actifs aux communautés éloignées (Hudson, 2022). Le Nouveau-Brunswick met l'accent sur le recrutement et les mesures visant à maintenir en poste les travailleurs de la santé.

En août 2022, les 13 premiers ministres provinciaux et territoriaux se sont réunis en Colombie-Britannique pour une conférence sur les soins de santé. Une partie de l'ordre du jour était consacrée au partage des préoccupations et des solutions potentielles concernant la crise apparente des soins de santé d'un point de vue régional et national. Sur le site Evolve, vous trouverez un lien vers une vidéo de la conférence de presse d'après-réunion. Ici, les premiers ministres répondent à de nombreuses questions sur leurs préoccupations et font des suggestions pour les stratégies futures.

Toujours en août 2022, le gouvernement fédéral a annoncé le rétablissement d'une infirmière en chef ainsi que du Bureau de la politique des soins infirmiers sous l'égide de la Direction générale de la politique stratégique de Santé Canada, qui avait été éliminée en 2012 (voir le chapitre 2) (Santé Canada, 2022; correspondance personnelle avec Marie-France Proulx, Cabinet de l'honorable Jean-Yves Duclos, ministre de la Santé). Selon le gouvernement fédéral, ce rétablissement vise à « reconnaître leur expertise (au Canada) et à accroître leur contribution aux décisions qui touchent notre système de soins de santé » (Santé Canada, 2022c).

La personne nommée (Dre Leigh Chapman) fournira des conseils stratégiques du point de vue des soins infirmiers à Santé Canada et participera à l'élaboration de politiques et de programmes généraux en matière de santé concernant la planification de la main-d'œuvre; la santé mentale; les soins de longue durée, les soins à domicile et les soins palliatifs; ainsi que le champ de pratique et les compétences en soins infirmiers. La personne qui occupe ce poste représentera également le gouvernement fédéral lors de forums publics au pays et à l'étranger (Tasker, 2022). Compte tenu du fait que les soins de santé ne relèvent pas de la compétence fédérale, la personne qui assume ce rôle agira à titre de collaboration et de consultation auprès des provinces et des territoires. Il reste à voir comment le rétablissement de ce poste profitera au système de soins de santé.

TENDANCE VERS L'AVANT

Revoyez les questions posées au début du chapitre 1, puis passez en revue les principes d'exhaustivité, d'universalité et d'accessibilité de la *Loi canadienne sur la santé* dont il est question dans le même chapitre. Vos réponses ont-elles changé? Ces principes sont-ils respectés dans votre collectivité? Les soins de santé au Canada *devraient* être de grande qualité, accessibles, complets et universels, peu importe qui les offre, où ils sont dispensés ou qui les reçoit. La plupart des Canadiens vous diraient que notre système de soins de santé est loin de respecter ces normes. Les perturbations dans les services de soins de santé nous ont tous touchés d'une manière ou d'une autre et continueront de le faire dans un avenir prévisible. Trouver des solutions est compliqué et prendra du temps, et il n'y a pas de « solution » universelle. La communication, la collaboration et la souplesse sont des éléments nécessaires à la promotion d'une approche unifiée pour trouver des solutions tout en répondant au caractère unique des besoins provinciaux et territoriaux.

RÉSUMÉ

10.1 Au cours d'une année civile donnée, un Canadien sur cinq est atteint d'une forme ou d'une autre de maladie mentale ou d'un trouble lié à l'utilisation de substances. Il y a eu une augmentation spectaculaire du nombre de personnes ayant des problèmes de santé mentale depuis le début de la pandémie de COVID-19, en particulier pour des plaintes telles que le stress, l'anxiété, la dépression et l'épuisement professionnel. L'épuisement professionnel a été reconnu comme un diagnostic clinique en 2019 par l'Organisation mondiale de la Santé et a été ajouté à la onzième révision de la Classification internationale des maladies (CIM-11). Depuis le début de la pandémie, il y a également eu une augmentation de la consommation de substances et une augmentation des taux de mortalité liés aux décès liés à la drogue. Les responsabilités en matière de services de santé mentale et de lutte contre les dépendances sont gérées conjointement par les gouvernements fédéral, provinciaux et territoriaux. Les stratégies de lutte contre la consommation de substances au Canada comprennent la mise en œuvre de sites de réduction des méfaits, qui sont également appelés sites d'injection sécuritaires ou sites/cliniques de consommation supervisée. Ils sont guidés par des stratégies, des pratiques et des procédures qui réduisent les dommages causés aux personnes par la consommation de substances et la dépendance. Les drogues contaminées sont en partie responsables d'un nombre alarmant de décès liés à la drogue dans l'ensemble du pays. Les trousses de narcan utilisées pour inverser les effets des surdoses sont largement disponibles dans toutes les administrations.

10.2 L'itinérance, dont les causes sont à la fois multiples et complexes, est vécue par des personnes de tous les horizons et en milieu urbain et rural partout au pays. Entre 23 et 67 % des sans-abri peuvent avoir une maladie mentale, une dépendance à une substance, ou les deux, beaucoup comptant sur les services de soutien social communautaires. Presque sans exception, les facteurs prédisposants comprennent les inégalités socioéconomiques. Les stratégies visant à réduire l'itinérance varient d'une province ou d'un territoire à l'autre et d'une collectivité à l'autre. Ils sont déterminés en fonction des ressources disponibles, des données démographiques et des besoins variés de chaque collectivité. Les ressources disponibles peuvent ou non inclure le financement gouvernemental, les événements de collecte de fonds, les planificateurs et les décideurs, les fournisseurs de services, les autorités médicales et de santé mentale, les groupes communautaires et les bénévoles.

10.3 Depuis des décennies, il est nécessaire d'avoir une stratégie nationale pour les soins à domicile et en milieu communautaire, ainsi que pour les soins de longue durée. La pandémie a mis en lumière bon nombre des faiblesses des deux systèmes, mais peut-être plus encore sur les soins de longue durée. Le nombre de résidents décédés de la COVID-19 dans les établissements de soins de longue durée est stupéfiant et était dû au manque de personnel, au manque d'équipement de protection individuelle et au protocole de l'IAPC, ainsi qu'à un environnement bâti qui contrevient à presque toutes les recommandations de l'IAPC. Une stratégie nationale récemment élaborée pour gérer les soins de longue durée vise à fournir une plate-forme pour une réforme efficace. Les soins à domicile sont reconnus comme un élément essentiel des soins de santé primaires, ce qui fait que les gens fonctionnent de façon plus autonome pendant une plus longue période et qu'ils ne sont pas dans les établissements de soins de longue durée. Comme dans le cas des soins de longue durée, il existe une grave pénurie de ressources humaines en santé disponibles pour travailler dans le système de soins à domicile. Un nombre important de personnes qui ont besoin de soins à domicile comptent sur leur famille, leurs amis et des bénévoles, dont bon nombre vieillissent eux-mêmes et ont leurs propres problèmes de santé.

10.4 Au Canada, les Autochtones sont confrontés à des iniquités à un niveau qui n'est souvent pas connu par les non-Autochtones, en grande partie en raison des déterminants sociaux et économiques de la santé. Presque tous ces facteurs sont liés d'une façon ou d'une autre à l'impact des pensionnats sur les survivants et sur les générations suivantes qui subissent des traumatismes intergénérationnels. Une iniquité importante est le nombre de communautés autochtones (en particulier les réserves) qui ont peu ou pas d'accès à l'eau potable pour boire, se baigner ou cuisiner. Certaines collectivités font l'objet d'avis d'ébullition de l'eau depuis plus de 25 ans. Bien que des progrès importants aient été réalisés dans la construction d'usines de traitement de l'eau dans de nombreuses collectivités, elles sont aux prises avec des problèmes tels que l'entretien qui oblige la collectivité à revenir aux avis d'ébullition de l'eau et à utiliser de l'eau embouteillée apportée par la route ou l'air pour boire. De plus, la découverte de tombes anonymes sur le terrain des pensionnats indiens a causé d'importants traumatismes émotionnels à de nombreux Autochtones qui pleurent la perte de tant d'enfants qui ont été envoyés dans ces écoles. Les résultats de ces découvertes sont loin d'être atteints, car des tombes anonymes continuent d'être découvertes et les enquêtes se poursuivent. Tant de questions restent sans réponse.

10.5 Tous les établissements ont des mesures de sécurité en place pour protéger les renseignements sur la santé. Certains hôpitaux sous-traitent la sécurité des technologies de l'information (TI) à des entreprises spécialisées dans ce domaine, tandis que d'autres (en particulier les grands hôpitaux) ont un service entier consacré à l'identification des menaces à l'intérieur et à l'extérieur de l'établissement. Les hôpitaux et autres établissements sont une mine d'or virtuelle d'informations pour les pirates informatiques, stockant presque tous les détails démographiques et l'état de santé des patients (y compris leur numéro de soins de santé). Les hôpitaux ont également des systèmes de sécurité internes en place pour traiter les atteintes à la sécurité, par exemple, par les employés qui accèdent aux renseignements sur les patients sans autorisation. De plus, les employés n'adhèrent pas toujours aux politiques et aux protocoles, et ceux qui ne sont pas attentifs aux cyberintrusions posent un risque important pour la sécurité du système. Quelque chose d'aussi apparemment bénin que de cliquer sur un lien non reconnu dans un courriel peut exposer tout l'hôpital à une cyberattaque.

10.6   Le système de soins de santé du Canada est en mode crise. Bon nombre des problèmes ne sont pas nouveaux, mais ont été exacerbés par la pandémie. Le manque de ressources humaines en santé est à l'avant-plan. Il y a eu un exode de professionnels de la santé qui ont quitté un certain nombre de professions de la santé en raison du stress et de l'épuisement qu'ils ont vécu pendant la pandémie. La pénurie de ressources humaines en santé touche tous les aspects des soins de santé et de la prestation des soins de santé. Les dirigeants provinciaux et territoriaux se sont réunis à Victoria, en Colombie-Britannique, en août 2022, pour discuter de stratégies visant à régler les problèmes actuels. Tous s'entendent pour dire que l'augmentation du financement du gouvernement fédéral est un point de départ, mais d'autres estiment que plus d'argent ne réparera pas le système de soins de santé.

QUESTIONS D'EXAMEN

1. Expliquez le concept d'épuisement professionnel.
2. Le gouvernement fédéral est responsable de la santé mentale et de la maladie mentale pour quels groupes de population?
3. Expliquer brièvement le rôle de l'Association canadienne pour la santé mentale (ACSM) et de Centraide en ce qui concerne les services de santé mentale et de lutte contre les dépendances.
   a. Décrivez trois services de santé mentale et de toxicomanie qui sont offerts dans votre collectivité.
   b. À votre avis, pourquoi la stigmatisation de la maladie mentale empêche-t-elle les gens de demander de l'aide?
4. Énoncez trois avantages du soutien en santé mentale en ligne ou virtuel.
   a. Identifiez deux soutiens en ligne ou virtuels disponibles pour la santé mentale et la toxicomanie dans votre région ou votre communauté.
5. Quels sont les trois facteurs qui ont contribué à la consommation accrue de drogues pendant la pandémie? Quelles provinces ont connu les taux de mortalité les plus élevés?
6. De quelles façons les sites de réduction des méfaits profitent-ils aux personnes qui utilisent des drogues?
7. Quelle entente juridique la province de la Colombie-Britannique a-t-elle conclue avec le gouvernement fédéral concernant la possession d'opioïdes? Pourquoi cet accord a-t-il été conclu?
8. Décrivez brièvement l'objectif de la Stratégie canadienne de lutte contre l'itinérance, en tenant compte de ses objectifs, des populations cibles et du financement.
9. Quels sont les trois facteurs qui ont contribué aux taux élevés de morbidité et de mortalité dans les établissements de soins de longue durée pendant la pandémie?
10. Expliquez deux raisons pour lesquelles les communautés autochtones du Canada font toujours l'objet d'avis d'ébullition de l'eau (certains transitoires).
11. Comment la découverte de tombes anonymes a-t-elle affecté les peuples autochtones au Canada?
12. Quels sont les trois avantages des dossiers de santé électroniques?
13. Qu'est-ce que certains petits hôpitaux et établissements embauchent à part des organisations externes pour assurer la sécurité des TI?
14. Comment les employés de l'hôpital peuvent-ils réduire les risques d'atteinte à la sécurité des TI?
15. Quels sont les trois facteurs qui contribuent à la pénurie de ressources humaines en santé au Canada? Expliquez le contexte derrière chaque facteur.

16. Pourquoi y a-t-il une pénurie de services ambulanciers dans certaines collectivités?
17. Quelles sont les trois responsabilités de l'infirmière en chef du Canada nommé par le gouvernement fédéral?
18. En petits groupes, discutez de trois grands enjeux auxquels font face les soins de santé dans votre province ou territoire (ou dans une collectivité de votre province ou territoire).
    a. Quelle a été l'incidence de ces questions sur la prestation des soins de santé?
    b. Quelles mesures ont été prises pour répondre à ces préoccupations?
    c. Quels problèmes ou préoccupations voyez-vous concernant les soins de santé et la prestation des soins de santé au cours de la prochaine année?

RÉFÉRENCES

7 Cities. (2018). *Ending homelessness.* https://www.7cities.ca/ending_homelessness.

Adams, T. L., & Tremblay, P. F. (2020, August 5). *Harsh realities and new opportunities: Royal society of canada members on the impact of COVID-19 on Canadian society.* RCS COVID-19 Series. Publication #34. https://rsc-src.ca/en/voices/harsh-realities-and-new-opportunities-royal-society-canada-members-impact-covid-19-canadian.

Advisory Committee on Homelessness. (2018). *Final report of the Advisory Committee on Homelessness on the homelessness partnering strategy. Employment and Social Development Canada.* www.canada.ca/en/employment-social-development/programs/communities/homelessness/publications-bulletins/advisory-committee-report.html.

Arrigada, P. (2020, November 24). *The experiences and needs of older caregivers in Canada.* https://www150.statcan.gc.ca/n1/pub/75-006-x/2020001/article/00007-eng.htm.

Baral, S., Bond, A., Boozary, A., et al. (2021, June 10). Seeking shelter: Homelessness and COVID-19. *FACETS, 6,* 925–958. doi:10.1139/facets-2021-0004.

Booth, R. L., Rayner, J., Clemens, K. K., et al. (2021). Testing, infection and complication rates of COVID-19 among people with a recent history of homelessness in Ontario, Canada: A retrospective cohort study. *CMAJ Open, 9*(1), E1–E9. doi:10.9778/cmajo.20200287.

Canadian Association for Long-Term Care. (2022, January 27). *New national standards an opportunity, but shared approach needed for transformational change.* https://caltc.ca/2022/01/new-national-standards-an-opportunity-but-shared-approach-needed-for-transformational-change/.

Canadian Home Care Association. (2017, June). *Harmonized principles for home care.* https://cdnhomecare.ca/wp-content/uploads/2021/08/CHCA_Harmonized-Principles-2017-web-b.pdf.

Canadian Home Care Association. (2018, March). *A framework for national principle-based home care standards.* content/uploads/2021/08/CHCA-Home-Care-Standards-Framework-B.pdf.

Canadian Institute for Health Information (CIHI). (2021, December 9). *COVID-19's impact on long-term care.* https://www.cihi.ca/en/covid-19-resources/impact-of-covid-19-on-canadas-health-care-systems/long-term-care.

Canadian Institute for Health Information (CIHI). (2022). *November 17). Registered psychiatric nurses.* https://www.cihi.ca/en/registered-psychiatric-nurses.

Canadian Institute for Health Research (CIHI). (2018). *Action plan: Building a healthier future for first nations, inuit, and métis peoples.* Canadian Institutes of Health Research. https://www.cihr-irsc.gc.ca/e/50372.html.

Canadian Medical Association (CMA). (2021, October 5). *Emergency COVID-19 summit tonight: Canada's doctors and nurses meet to discuss devastating impact on health system.* https://www.cma.ca/news-releases-and-statements/emergency-covid-19-summit-tonight-canadas-doctors-and-nurses-meet.

Canadian Mental Health Association. (n.d.). Substance use and addiction. https://ontario.cmha.ca/addiction-and-substance-use-and-addiction/.

Centre for Addiction and Mental Health (CAMH). (2020, January 6). *Workplace mental health: A review and recommendations.* https://www.camh.ca/-/media/files/workplace-mental-health/workplacementalhealth-a-review-and-recommendations-pdf.

Centre for Addiction and Mental Health CMAH). (n.d.) Mental illness and addiction: Facts and statistics. www.camh.ca/en/driving-change/the-crisis-is-real/mental-health-statistics#:~:text=Prevalence,Canadians%20experiences%20a%20mental%20illness.&text=By%20the%20time%20Canadians%20reach,have%20had%20%E2%80%93%20a%20mental%20illness.

Correctional Service Canada. (2020). *Health services.* https://www.csc-scc.gc.ca/health/092/MH-strategy-eng.pdf.

Crown-Indigenous Relations and Northern Affairs Canada. (2022, June 22). *Government introduces legislation to establish National Council for Reconciliation.* https://www.canada.ca/en/crown-indigenous-relations-northern-affairs/news/2022/06/government-introduces-legislation-to-establish-national-council-for-reconciliation.html.

Davis, J. (2019, November 14). *90% of healthcare providers still rely on fax machines, posing privacy risk.* Health IT Security. https://healthitsecurity.com/news/90-healthcare-providers-still-rely-on-fax-machines-posing-privacy-risk.

Dubois, S. (2022, August 1). *Wait times for eating disorder treatment in Canada grow during the pandemic.* CBC News. https://www.cbc.ca/news/health/wait-times-for-eating-disorder-treatment-in-canada-grow-during-the-pandemic-1.6533635.

Eneas, B. (2021, June 24). *Sask. First Nation announces discovery of 751 unmarked graves near former residential school.* CBC News. https://www.cbc.ca/news/canada/saskatchewan/cowessess-marieval-indian-residential-school-news-1.6078375.

Farha, L., & Schwan, K. (2020, April 30). *A national protocol for homeless encampments in Canada.* UN Special Rapporteur on the Right to Housing. https://www.make-the-shift.org/wp-content/uploads/2020/04/A-National-Protocol-for-Homeless-Encampments-in-Canada.pdf.

Government of Alberta. (2022). *Continuing Care Capital Program.* https://www.alberta.ca/continuing-care-capital-program.aspx#:~:text=in%20the%20future.-,Funding,this%20one%2Dtime%20grant%20funding.

Government of Canada. (2020). *What is the national housing strategy?* www.placetocallhome.ca/what-is-the-strategy#:~:text=The%20National%20Housing%20Strategy%20is,access%20a%20safe%2C%20affordable%20home.

Government of Canada. (2022a). *Opioid- and stimulant-related harms in Canada.* https://health-infobase.canada.ca/substance-related-harms/opioids-stimulants.

Government of Canada. (2022b). *Infection prevention and control for COVID-19: Interim guidance for long-term care homes.* https://www.canada.ca/en/public-health/services/diseases/2019-novel-coronavirus-infection/prevent-control-covid-19-long-term-care-homes.html.

Health Canada. (2018). *New regulations to provide better information for patients on the safe. use of opioid medication.* [News release]. https://www.canada.ca/en/health-canada/news/2018/05/new-regulations-to-provide-better-information-for-patients-on-the-safe-use-of-opioid-medications.html.

Health Canada. (2022a). *Exception from controlled drugs and substances act: Personal possession of small amounts of certain illegal drugs in british columbia. January 31, 2023 to January 31, 2026).* https://www.canada.ca/en/health-canada/services/health-concerns/controlled-substances-precursor-chemicals/policy-regulations/policy-documents/exemption-personal-possession-small-amounts-certain-illegal-drugs-british-columbia.html.

Health Canada. (2022b). *Government of Canada invests more than $379 million to support Canadians living in long-term care in ontario.* https://www.canada.ca/en/health-canada/news/2022/04/government-of-canada-invests-more-than-379-million-to-support-canadians-living-in-long-term-care-in-ontario.html.

Health Canada. (2022c). *Government of Canada announces chief nursing officer for Canada.* https://www.canada.ca/en/health-canada/news/2022/08/government-of-canada-announces-chief-nursing-officer-for-canada.html.

Health Standards Organization. (2022, February 11). *CSA group and HSO release new national long-term care standards for public review.* https://healthstandards.org/general-updates/csa-group-hso-release-new-national-long-term-care-standards-public-review/#:~:text=The%20National%20Long%2DTerm%20Care,centred%2C%20high%2Dquality%20care.

Hobbs, G. (2022, June 21). *Buffy Sainte-Marie wants more than just and apology from the Pope.* CBC News. https://www.cbc.ca/news/canada/buffy-sainte-marie-residential-schools-1.6489384.

Homeless Hub. (n.d.). Substance use and addiction. https://www.homelesshub.ca/about-homelessness/topics/substance-use-addiction

Hopper, T. (2021, May 29). *Why so many children died at Indian residential schools. National Post.* https://nationalpost.com/news/canada/newly-discovered-b-c-graves-a-grim-reminder-of-the-heartbreaking-death-toll-of-residential-schools.

Hudson, A. (2022, August 18). *Paramedics to help out at NWT health centres as territory contends with staff shortages.* CBC News. https://www.cbc.ca/news/canada/north/nwt-health-staff-recruitment-retention-initiatives-paramedics-1.6555426.

Indigenous Services Canada. (2022). *Ending long-term drinking water advisories*. https://www.sac-isc. gc.ca/eng/1506514143353/1533317130660.

Indigenous Services Canada. (2022). *Indian residential schools resolution health support program*. https:// www.sac-isc.gc.ca/eng/1581971225188/1581971250953.

Infrastructure Canada. (2022). *About reaching home: Canada's homelessness strategy*. https://www.infrastructure. gc.ca/homelessness-sans-abri/index-eng.html.

Jewell, E., & Mosby, I. (2020, December). *Calls to Action accountability: A 2020 status update on reconciliation*. Yellowhead Institute. https://yellowheadinstitute.org/wp-content/uploads/2020/12/yi-trc-calls-to-action-update-full-report-2020.pdf.

Journey Counselling. (2021). *Intergenerational trauma of indigenous communities*. [Blog post]. https:// journeycounselling.ca/blog/intergenerational-trauma-of-indigenous-communities/.

King, A. (2022, August 12). *Ontario cuts funding by 85% for online therapy program introduced during the pandemic*. CBC News. https://www.cbc.ca/news/canada/toronto/ontario-icbt-program-cuts-covid19-1.6548962.

Lawrynuik, S. (2017). *Medicine Hat maintaining homeless-free status 2 years on*. CBC News. https://www. cbc.ca/news/canada/calgary/medicine-hat-homeless-free-update-1.3949030.

Lillo, A., Champagne, E., Touchant, L., et al. (2021, April 29). *Canada has 20 percent of the world's freshwater reserves – this is how to protect it*. The Conversation. https://theconversation.com/canada-has-20-percent-of-the-worlds-freshwater-reserves-this-is-how-to-protect-it-159677.

Limmena, M. R. (2021). *How intergenerational trauma affects Indigenous communities*. https://blog. scienceborealis.ca/how-intergenerational-trauma-affects-indigenous-communities/.

MindBeacon. (n.d.). *It's time for you*. Mental Health support that fits your life. https://www.mindbeacon. com/?utm_campaign=Ontario&utm_source=google&utm_medium=sem&utm_content=performance&gclid=CjwKCAjw7vuUBhBUEiwAEdu2pHuJghTyogSiU44GXglEOHFxujTZmcT9cirLZnUJ-9 t8k21jvQAZNxoC6A8QAvD_BwE

Office of the Auditor General. (2021, February 25). *Report 3—access to safe drinking water in First Nations communities—indigenous services Canada*. https://www.oag-bvg.gc.ca/internet/English/att__e_43754.html.

Office of the Chief Science Advisor of Canada. (2020). *Long-term care and COVID-19: Report of a special task force prepared for the Chief Science Advisor of Canada*. https://www.ic.gc.ca/eic/site/063.nsf/vwapj/Long-Term-Care-and-Covid19_2020.pdf/$file/Long-Term-Care-and-Covid19_2020.pdf.

Public Health Agency of Canada (PHAC). (2022, April 25). *Government of Canada invests in mental health and distress centres*. https://www.canada.ca/en/public-health/news/2022/04/government-of-canada-invests-in-mental-health-and-distress-centres0.html.

Québec Ministry of Health and Social Services. (2021, October 18). *Joining forces on homelessness—nearly $280 million for the implementation of the 2021–2026 interdepartmental homelessness action plan*. https://www.msss.gouv.qc.ca/ministere/salle-de-presse/communique-3214/.

Ranney, K. (2021, July 12). *Medicine Hat becomes first city in Canada to end chronic homelessness*. Community Solutions. https://community.solutions/case-studies/medicine-hat-becomes-first-city-in-canada-to-end-chronic-homelessness/.

Ratelle, M., Spring, A., Laird, B. D., et al. (2022, March 10). Drinking water perception and consumption in Canadian subarctic Indigenous communities and the importance for public health. *FACETS, 7*, 343–359. doi:10.1139/facets-2021-0094.

Statistics Canada. (2022a). *Self-rated mental health decreases after another year of the COVID-19 pandemic*. https://www150.statcan.gc.ca/n1/daily-quotidien/220607/dq220607e-eng.htm.

Statistics Canada. (2022b). *A portrait of Canada's growing population aged 85 and older from the 2021 Census*. https://www12.statcan.gc.ca/census-recensement/2021/as-sa/98-200-X/2021004/98-200-X2021004-eng.cfm.

TaoSecurity Blog. (2018, December 18). *The origin of the quote "There are two types of companies"*. https:// taosecurity.blogspot.com/2018/12/the-origin-of-quote-there-are-two-types.html.

Tasker, J. P. (2022, August 23). *Chief nursing officer appointed to help deal with health care 'crisis': Minister*. CBC News. https://www.cbc.ca/news/politics/chief-nursing-office-appointed-1.6559588.

Truth and Reconciliation Commission of Canada. (2015). *Calls to Action*. www.trc.ca/websites/trcinstitution/File/2015/Findings/Calls_to_Action_English2.pdf.

Wellness Together Canada. (n.d.). *About Wellness Together Canada*. https://www.wellnesstogether.ca/en-CA/about

GLOSSAIRE

A

Accord sur la santé : Entente juridique entre les gouvernements fédéral, provinciaux et territoriaux sur le financement des soins de santé.

Acte autorisé : Acte qui, tel que précisé dans la *Loi sur les professions de la santé réglementées*, ne peut être accompli que par des fournisseurs de soins de santé réglementés autorisés.

Acte délégué : Acte contrôlé où un médecin autorise un autre fournisseur de soins de santé, qu'il soit réglementé ou non, à le faire à sa place et sous surveillance.

Admissible : Qualifié pour l'inclusion en raison de la satisfaction de certains critères ou exigences.

Aide médicale à mourir : Prise de sa propre vie avec des moyens fournis par un médecin.

Amérindien : Fait référence aux premiers habitants d'un pays ou d'une terre. Utilisé au Canada initialement pour désigner les peuples autochtones. Bien que le terme ne soit plus acceptable (en faveur de *Autochtones*), il apparaît toujours dans certains documents juridiques.

Antigène propre aux protéines : Marqueur de protéine qui peut être identifié dans une analyse de sang qui, si élevé, indique qu'il peut y avoir une malignité de la prostate.

Appareil de tomographie par émission de positrons : Dispositif de balayage qui utilise des techniques d'imagerie nucléaire pour obtenir des images 3D de parties du corps.

Autochtones : Désigne les premiers habitants d'une terre et leurs descendants. Au Canada, *les autochtones* désignent les Premières Nations, les Inuits et les Métis qui vivent à l'intérieur des frontières canadiennes.

Autodétermination : Liberté de prendre ses propres décisions.

Autonomie : Droit à l'autodétermination.

Autres niveaux de soins : Soins aux patients hospitalisés dans un établissement ou une partie d'un établissement où le niveau de soins fourni répond aux besoins physiques, mentaux et émotionnels du patient.

B

Bande : Terme imposé aux membres des Premières Nations en vertu de la Loi sur les Indiens, qui le définit comme une « unité dirigeante » d'Indiens en vertu de la Loi.

Bien-être : Bonne santé et sentiment de confort à de nombreux niveaux (c.-à-d. émotionnels et physiques) tels que décrits ou vécus par une personne.

Bienfaisance : Acte de faire le bien ou de faire preuve de gentillesse.

Bureau : Ministère gouvernemental responsable d'une entité ou d'une obligation particulière.

C

Cadre de pratique : Contexte et environnement dans lesquels les soins de santé sont dispensés.

Champ d'exercice : Gamme de compétences, acquises à l'école ou dans le cadre d'une formation en cours d'emploi, qu'un praticien peut exécuter avec compétence et en toute sécurité. D'un point de vue professionnel, les paramètres juridiques dictent habituellement, mais pas toujours, ce qu'un praticien peut ou ne peut pas faire, en fonction de l'éducation, de la formation et du permis d'exercice de la profession.

Charge de morbidité : Répercussions d'un problème de santé, mesuré par le coût financier, la mortalité, la morbidité ou d'autres indicateurs.

Chirurgie laparoscopique : Type d'intervention chirurgicale dans laquelle une petite incision est effectuée dans le corps, à travers laquelle un tube de visualisation (laparoscope) est inséré. Une petite caméra dans le laparoscope permet au médecin d'examiner les organes internes. D'autres petites incisions peuvent être effectuées pour insérer des instruments pour effectuer la chirurgie.

Code d'identification de médicament (DIN) : Numéro unique attribué à chaque médicament approuvé par Santé Canada pour une utilisation au Canada.

Code de déontologie : Ensemble de valeurs et de responsabilités pour guider le comportement des membres d'une organisation ou d'une profession.

Collaboration interprofessionnelle : Plusieurs travailleurs de la santé de diverses professions qui travaillent ensemble pour offrir des soins de santé fondés sur des données probantes et axés sur le patient.

Common law : Lois établies au fil du temps par les juges selon des décisions prises dans des affaires semblables; parfois appelé *jurisprudence*.

Compensation : Partie du continuum santé maladie dans laquelle une personne n'est ni en bonne ni en mauvaise santé, est capable de s'adapter à une maladie et peut continuer de mener sa vie quotidienne.

Comportement de rôle malade : Réponse d'une personne à une maladie ou à une maladie. À l'écart des attentes et des responsabilités normales de la société, la personne malade peut réagir aux situations différemment que lorsqu'elle est en bonne santé. Le comportement des malades est généralement de nature temporaire.

Comportement de santé : Les activités auxquelles une personne s'engage pour acquérir et garder une bonne santé physique et psychologique.

Comportements à risque auto-imposés : Actions, comme fumer du tabac, dans lesquelles une personne s'engage volontairement, même si elle sait que ces actions représentent un danger pour sa santé.

Confidentiel : Gardé privé ou partagé uniquement avec des personnes autorisées (p. ex., dans le domaine des soins de santé, partagé uniquement avec les personnes autorisées à disposer des renseignements sur la santé d'un patient).

Conflit d'intérêts : Affrontement possible de deux préoccupations ou plus. Par exemple, un intérêt financier personnel dans une entreprise peut influencer les décisions professionnelles d'une personne.

Consentement éclairé : Entente officielle signée par un patient qui consent à un traitement, à une intervention ou à un test administré par un fournisseur de soins de santé après que le patient a été pleinement informé de tous les risques et avantages connexes.

Consentement implicite : Consentement présumé par les actions du patient, comme le fait qu'il demande les soins d'un fournisseur de soins de santé, qu'il ne résiste pas au traitement ou qu'il ne proteste pas contre le traitement.

Consentement oral : Accord verbal d'un patient pour subir un traitement, une intervention ou un test effectué par un fournisseur de soins de santé.

Continuité des soins : Soins de santé basés sur le fait que les praticiens traitants disposent de tous les renseignements requis pour optimiser les soins que le patient reçoit. L'accès aux dossiers de santé de la personne et le maintien d'une excellente communication entre toutes les parties impliquées dans les soins du patient ne sont que quelques-uns des moyens d'assurer la continuité des soins.

Continuum bien-être-maladie : Méthode de mesure de son état de santé à un moment donné dans le temps. L'état de santé d'une personne peut aller d'une santé optimale à une extrémité à la mort à l'autre extrémité.

Coopération intersectorielle : Action conjointe entre le public, le gouvernement et les organisations non gouvernementales ou communautaires.

Copaiement : Montant ou pourcentage prédéterminé du coût d'un service de soins de santé ou d'un médicament qu'une personne doit payer.

Coûts exorbitants des médicaments : Coûts des médicaments d'ordonnance qui imposent un fardeau indu aux personnes atteintes de problèmes de santé ou de maladies graves.

Croyances sanitaires : Éléments qu'une personne croit être vraies au sujet de sa santé personnelle et de sa susceptibilité à la maladie et de la maladie, de la prévention et du traitement en général.

Culture : Éléments communs d'un groupe social, y compris ses croyances, ses pratiques, ses comportements, ses valeurs et ses attitudes. La culture peut être liée à une société ou à des sous-groupes au sein d'une société.

D

Déduction : Montant d'argent qu'une personne ou une famille est tenue de payer pour payer les coûts des soins de santé avant qu'un régime d'assurance ne prenne la relève.

Demandeurs d'asile : Les personnes qui, lorsqu'ils se sentent en danger dans leur pays d'origine, cherchent une protection dans un autre pays.

Dénonciateur : Personne qui assume la responsabilité de divulguer publiquement des renseignements sur un acte répréhensible ou une inconduite de la part d'une autre personne ou d'une organisation.

Devoir de diligence : Obligation d'agir de manière compétente selon les normes de pratique.

Devoir fiducial : Devoir qui oblige les professionnels à agir avec honnêteté et intégrité, et dans l'intérêt primordial de leurs patients en ce qui concerne leur pratique professionnelle.

Dialyse rénale : Processus qui filtre les déchets et le liquide du sang d'une manière semblable aux reins. Les personnes dont les reins ne fonctionnent pas doivent subir cette intervention plusieurs fois par semaine pour rester en vie en attendant une greffe de rein.

Direction générale : Division d'un bureau principal qui offre des fonctions étendues ou de soutien.

Directive préalable : Document juridique qui précise la nature et le niveau de traitement qu'une personne voudrait recevoir en cas d'incapacité ultérieure pour prendre ces décisions. Aussi appelé un *testament biologique* ou une *directive de traitement*.

Dossier de santé électronique (DSE) : Renseignements sur la santé recueillis par plus d'un établissement et communiqués sur une base électronique aux fournisseurs de services de soins de santé (p. ex., un cabinet de médecin, un service d'urgence et une pharmacie).

Dossier médical électronique (DME) : Renseignements sur la santé obtenus et conservés dans un établissement, peut-être chez un dentiste, un chiropraticien ou un cabinet de médecin.

Double effet : Agir d'une manière qui apporte le plus de bien ou le moins de mal.

Droit civil : Système juridique dans lequel les lois qui régissent les droits civils et les relations au sein de la société, entre les personnes et les biens et au sein des familles sont écrites plutôt que déterminées par des juges.

Droit constitutionnel : Domaine du droit qui traite des lois qui découlent de la Constitution canadienne ou qui s'y rapportent.

Droit contractuel : Branche du droit qui traite des accords entre les parties, y compris l'interprétation ou l'exécution des accords en cas de différend.

Droit législatif : Loi écrite, officiellement créée ou établie par la législature.

Droit pénal : Domaine du droit qui traite des crimes contre l'État ou contre la société. Le droit pénal définit les infractions et contrôle les règlements concernant l'arrestation, l'inculpation et le jugement des personnes soupçonnées d'avoir commis une infraction criminelle.

Droit réglementaire : Lois présentées non pas par le Parlement ou par une législature, mais par des personnes ou des organisations autorisées à gouverner un groupe particulier; ces lois sont ultimement assujetties à la loi provinciale, territoriale ou fédérale qui régit l'organisme administratif, l'organisation ou le tribunal.

Droits aux soins de santé : Droits ou éléments qui peuvent et doivent être attendus des fournisseurs de soins de santé et du système de soins de santé. Les droits peuvent être tangibles (p. ex., le droit de recevoir un vaccin couvert par le régime provincial ou territorial) ou intangibles (p. ex., le droit d'être traité avec respect).

E

Ère préeuropéenne : Période de temps avant que les peuples autochtones de ce qu'on appelle maintenant le Canada aient eu des communications avec des personnes d'autres parties du monde.

Espérance de vie : Nombre d'années pendant lesquelles une population ou des parties d'une population devraient vivre, tel que déterminé par les statistiques.

Éthique de la vertu : Théorie éthique qui fonctionne sous la conviction qu'une personne de caractère moral agira sagement, équitablement et honnêtement et respectera les principes éthiques.

Éthique du commandement divin : Théorie éthique où il est tenu que les philosophies et les règles éthiques sont établies par une puissance supérieure.

Éthique : Connaissance et règles sur le comportement selon les valeurs, les devoirs et les principes moraux établis.

Ethnicité : Groupe social qui partage certains éléments communs, tels que les traditions, l'histoire, la religion, la culture et la langue.

Étiologie : Étude des causes. En médecine, *l'étiologie* fait référence à l'origine ou à la cause d'une maladie.

Euthanasie active : Prise de mesures délibérées pour mettre fin à la vie d'une personne mourante.

Euthanasie involontaire : Se dit lorsqu'une personne entraîne la mort d'une autre personne sans son consentement exprès et peut-être contre sa volonté (p. ex., lorsqu'un patient est inconscient et que ses souhaits ne sont pas connus ou ne sont pas clairs).

Euthanasie passive : Processus qui consiste à permettre à une personne de mourir en supprimant le maintien des fonctions vitales ou tout autre traitement de maintien de la vie.

Euthanasie volontaire : Lorsqu'une personne entraîne la mort d'une personne mourante avec le consentement de la personne mourante.

Évaluation des risques : Évaluation ou examen d'une situation afin de déterminer le ou les préjudices (risques) potentiels qui y sont liés (p. ex., le risque d'accident si vous conduisez une voiture pendant une tempête de neige).

Exacerbation : Période où une maladie (généralement chronique) est active et la personne a des symptômes. *L'exacerbation* peut également faire référence à une plus grande gravité d'une maladie.

F

Faute médicale : Traitement illégal, négligent ou de qualité inférieure (qui ne respecte pas les normes de traitement de sa profession) par un médecin. La faute professionnelle peut être un acte répréhensible intentionnel ou non intentionnel qui peut ou non entraîner des blessures à un patient.

Fidélité des rôles : Dans les soins de santé, répondre aux attentes raisonnables des membres de l'équipe de soins de santé, des patients, de leurs familles et des employeurs en étant loyaux, véridiques et fidèles; faire preuve de respect; et gagner et entretenir la confiance.

Fidélité : Qualité d'être fidèle.

Financement par capitation : Formule de financement pour payer les médecins qui participent à un certain type de groupe de réforme des soins de santé primaires. Le médecin reçoit un montant fixe (déterminé par l'âge et l'état de santé de chaque patient) pour chaque patient inscrit par an.

Fondé sur des données probantes : Prouvé, grâce à des études scientifiques de haute qualité, d'être efficace.

Formulaire d'historique des valeurs : Document qui aide les gens à réfléchir aux choix de soins de santé qu'ils voudraient faire pour eux-mêmes.

Fournisseur de soins de santé : Personne qui est diplômée d'un programme collégial ou universitaire lié à la santé et qui est accréditée par un organisme professionnel ou de réglementation. Souvent, la personne doit être titulaire d'un permis d'un gouvernement provincial ou territorial.

Frais d'exécution d'ordonnance : Frais de service facturés par une pharmacie pour l'exécution d'un médicament d'ordonnance (c.-à-d. la lecture de l'ordonnance et la préparation du médicament pour le patient).

Frais d'utilisation : Frais imposés pour un service de santé assuré que le régime d'assurance-maladie provincial ou territorial ne couvre pas.

G

Gériatrie : Branche de la médecine traitant des caractéristiques physiologiques du vieillissement, du diagnostic et du traitement des maladies affectant les personnes âgées.

H

Handicap : Incapacité physique ou mentale qui diffère de ce qui est perçu comme une fonction normale. Un handicap peut résulter d'une maladie ou d'un accident, ou être de nature génétique.

Holistique : Fait référence au fait d'être entier. Dans le domaine des soins de santé, une approche holistique traite la personne dans son ensemble, et non une seule partie de la personne. Par exemple, une approche holistique pour traiter une personne atteinte d'une maladie cardiaque tiendrait compte de l'état émotionnel, de l'alimentation et du niveau de forme physique du patient, et pas seulement de son problème cardiaque.

Hôpitaux psychiatriques judiciaires : Hôpitaux qui évaluent et traitent les personnes référées par les tribunaux canadiens, et ceux qui ont besoin d'un établissement hospitalier sécurisé en raison d'un risque de préjudice pour soi-même ou pour autrui.

Hospice : Établissement qui fournit des soins de soutien et de compassion aux personnes habituellement dans les derniers stades d'une maladie en phase terminale. Les fournisseurs de soins répondent aux besoins physiques des patients, y compris la gestion de la douleur et les besoins spirituels, sociaux et psychologiques des patients et de leurs proches.

Hypoglycémie : Réponse à une baisse de la glycémie. Les symptômes peuvent inclure une légère faiblesse ou des étourdissements; maux de tête; peau froide, moite ou moite; problèmes de concentration; tremblements; mouvements non coordonnés ou stupéfiants; vision floue; irritabilité; la faim; évanouissement; et la perte de conscience.

I

Immigrant : Personne qui vient dans un autre pays pour y vivre, généralement pour rejoindre des membres de sa famille ou pour des raisons économiques. Les immigrants ne sont pas forcés de quitter leur pays d'origine dans les mêmes conditions que les réfugiés.

Inconduite professionnelle : Comportement, acte ou omission qui ne répond pas à ce qui serait approprié dans les circonstances professionnelles. Il peut s'agir, par exemple, de s'écarter des normes d'exercice d'une profession ou de violer les limites d'une relation professionnel-patient.

Indicateurs de santé : Des mesures qui aident à évaluer l'état de santé et de bien-être d'une population.

Indiens inscrits : Personnes reconnues par le gouvernement fédéral comme étant inscrites en vertu de la *Loi sur les Indiens*.

Indiens non inscrits : Membres des Premières Nations inscrits dans les documents officiels du Canada (la *Loi sur les Indiens du Canada*), parfois *appelés Indiens visés par un traité*.

Inégalités en matière de santé : Répartition injuste et inégale des ressources de santé par rapport aux ressources disponibles et à la population concernée.

Ingrédients actifs : Ingrédients d'un médicament qui ont une valeur thérapeutique destinée à guérir, pallier, ou autrement traiter un problème de santé.

Insécurité alimentaire : Accès physique ou économique faible ou nul aux aliments nutritifs nécessaires pour maintenir un état sain.

Intervention compatissante : Acte d'imposer un traitement contre la volonté d'un patient lorsqu'il est jugé d'être dans son intérêt primordial.

Intuber : Passage d'un tube dans la trachée d'une personne pour faciliter la respiration.

Inuit : Un membre de n'importe quel peuple inuit, singulier du terme *Inuits*.

Inuits : Peuples autochtones du Nord du Canada, qui vivent généralement au-dessus de la limite des arbres dans les Territoires du Nord-Ouest, le Nord du Québec et le Labrador.

Investissements en amont : Mesures qui peuvent être prises pour améliorer la santé d'une population ou pour prévenir la maladie lorsque le potentiel d'un problème de santé est reconnu pour la première fois.

L

Liste des médicaments : Une liste de médicaments d'ordonnance (souvent des marques génériques) sélectionnés pour être couverts par un régime d'assurance-maladie public ou privé.

Loi canadienne sur la santé : Loi adoptée en 1984, qui régit et oriente la prestation de soins de santé égaux, prépayés et accessibles aux Canadiens.

Loi du bon samaritain : Loi protégeant les personnes qui tentent d'offrir de l'aide à une personne en détresse.

Loi réglementant certaines drogues et autres substances : Législation fédérale qui porte sur les lois canadiennes sur les drogues, y compris un système de classification des drogues.

Loi sur la mise en quarantaine : Mise à jour en 2005, cette loi confère au gouvernement fédéral le pouvoir d'évaluer les personnes et de détenir celles qui pourraient poser un risque pour la santé des Canadiens.

Loi sur la protection des renseignements personnels et les documents électroniques (LPRPDE) : Loi fédérale qui assure la protection des renseignements personnels dans le secteur privé.

Loi sur les Indiens : Loi la plus importante touchant les Premières Nations, signée en 1976. Bien qu'elle ait été modifiée à plusieurs reprises, elle demeure en grande partie la même que la Loi originale. La *Loi sur les Indiens* est une loi fédérale canadienne qui régit les questions relatives au statut dit d'Indien et aux réserves. Il est géré par Relations Couronne-Autochtones et Affaires du Nord Canada (RCAANC).

Loi : Corpus complet de lois adoptées par le Parlement ou une législature provinciale ou territoriale.

Lois sur le système d'information sur les matières dangereuses utilisées au travail (SIMDUT) : Groupe de lois, de règlements ou de lois adoptées par un gouvernement (fédéral, provincial, territorial ou municipal) pour assurer la sécurité en milieu de travail.

M

Maladie cardiovasculaire : Maladie qui affecte le cœur et le système vasculaire (c.-à-d. les vaisseaux sanguins).

Maladie cérébrovasculaire : Conditions qui affectent le flux sanguin vers le cerveau, dont la plus grave est un accident vasculaire cérébral.

Maladie : Trouble ou condition médicale qui affecte un système ou un organe. La condition peut être mentale, physique, ou d'origine génétique. *Une maladie* fait également référence à un écart par rapport à la façon dont le corps fonctionne normalement.

Médicalement nécessaire : Jugement clinique rendu par un médecin concernant la nécessité d'un service fourni dans le cadre d'un régime de santé provincial ou territorial pour maintenir, restaurer, ou effectuer des soins palliatifs (c.-à-d. soulager les symptômes, comme la douleur, sans guérir la maladie sous-jacente).

Médicaments brevetés : Médicaments légalement protégés contre la production de médicaments génériques pendant une période de 20 ans, à compter de la date de dépôt.

Milieu de soins primaires : Environnement organisationnel et physique dans lequel une personne reçoit des soins primaires (p. ex., un cabinet de médecin, une clinique sans rendez-vous).

Mise en service : Enregistrement d'un patient dans un groupe de réforme des soins de santé primaires. Les patients signent un formulaire non contraignant qui indique qu'ils ne demanderont des soins qu'à un médecin ou à un groupe de soins primaires précis. Aussi appelé *attachement du patient* ou *enregistrement formel*.

Modèle de santé : Concept d'une approche par rapport aux soins, y compris l'élaboration d'un plan de traitement et la participation et la communication avec un patient.

Morale : Croyances d'une personne sur le bien et le mal quant à la façon de traiter les autres et comment se comporter dans une société organisée.

Moralité : Code de conduite défini par un groupe de personnes, de culture, de société ou de religion. Les individus peuvent avoir un code moral qui régit la façon dont ils vivent, se comportent et interagissent avec les autres.

Morbidité : Apparition d'une maladie ou d'une déficience résultant d'accidents ou de causes environnementales; p. ex., le nombre de personnes blessées dans un accident impliquant plusieurs véhicules ou le nombre de personnes atteintes d'une maladie particulière, comme le cancer (mais qui ne sont pas décédées).

Mortalité infantile : Décès d'un nourrisson (c.-à-d. au cours de la première année de vie).

Mortalité : Fréquence des décès résultant d'une maladie, d'accidents ou de causes environnementales; p. ex., le nombre de personnes tuées dans un accident impliquant plusieurs véhicules ou le nombre de personnes décédées d'une maladie particulière, comme le cancer.

Mouvements sociaux : Progrès réalisés par des groupes de défense ou d'intérêt pour promouvoir un intérêt commun en agissant ensemble pour influencer les politiques publiques.

N

Négligence : Incapacité d'un fournisseur de soins de santé, que ce soit intentionnel ou non, de satisfaire aux normes de soins exigées de sa profession; aussi parfois appelé *faute médicale*, en particulier lorsqu'il entraîne un préjudice ou une blessure au patient.

Non-malfaisance : Ne pas faire de mal.

O

Obligations : Devoirs d'une personne en réponse aux réclamations d'une autre personne à son égard. Une obligation peut résulter d'une obligation professionnelle ou personnelle, ou peut être liée à sa propre morale ou à ses propres valeurs.

Organisations sans but lucratif (OSBL) : Organisations qui retournent les revenus excédentaires (bénéfices) à l'installation aux fins de l'entretien ou de l'amélioration de l'installation et de ses opérations; habituellement géré par un conseil d'administration plutôt que par des propriétaires privés.

Organisme affilié : Association qui fournit, entre autres, des services d'orientation, de soutien, de formation continue et de réseautage à ses membres professionnels (qui peuvent être réglementés ou pas).

Organismes de soins primaires : Groupes de professionnels de la santé de diverses disciplines qui travaillent ensemble en tant qu'équipe interprofessionnelle, afin de fournir aux patients des soins de santé complets de haute qualité. Chaque membre de l'équipe apporte ses compétences uniques à l'organisation, tout en offrant au patient une large gamme de services de soins primaires.

P

Pandémie : Transmission interhumaine soutenue et mondiale de la maladie.

Paternalisme : Tentative de contrôler ou d'influencer la décision d'autrui à propos des soins médicaux. Le paternalisme n'honore pas le droit du patient à l'autonomie.

Patient orphelin : Personne sans médecin de famille.

Premières Nations : Désigne l'un des trois groupes de populations autochtones au Canada (les deux autres groupes sont les Métis et les Inuits). Fait également référence à l'ethnicité des membres des Premières Nations au Canada. La Première Nation utilisée au singulier fait référence à une bande, à une collectivité basée dans une réserve ou à un grand groupe tribal qui inclut des dits Indiens inscrits qui font partie de ces groupes. Les Premières Nations peuvent également faire référence à divers groupes géoculturels (p. ex. Cris ou Ojibwés).

Premiers ministres : Chefs des provinces et des territoires.

Prévention des maladies : Utilisé conjointement avec la promotion de la santé. Des initiatives d'information afin d'encourager les personnes, en particulier celles des groupements de population à risque élevé (p. ex., avec des antécédents familiaux de diabète ou de maladie cardiaque), à adopter des stratégies pour prévenir les maladies.

Principe de déontologie : Norme de comportement humain acceptable, généralement très appréciée et morale. Par exemple, l'honnêteté, la véracité et l'équité.

Procuration : Document juridique nommant une ou plusieurs personnes pour agir au nom d'une autre personne dans des questions concernant les soins personnels, les biens personnels, ou les deux.

Professionnel paramédical : Fournisseur de soins de santé autre qu'un médecin, une infirmière ou, selon certaines sources, un pharmacien ou un dentiste, qui fournit des soins de santé de soutien, y compris des soins directs aux patients, des soins techniques, des soins thérapeutiques et des services de soutien.

Programme agréé : Programme qui répond aux normes requises pour ses diplômés; habituellement, les normes sont établies par l'organe directeur de la profession, qui peut être national, provincial ou territorial.

Promotion de la santé : Initiatives qui informent les gens sur ce qu'ils peuvent faire pour rester en bonne santé et pour prévenir les maladies.

Protection de la vie privée : Droit du patient de contrôler l'accès à son corps et à ses renseignements personnels.

Protection du titre : Restrictions légales et lignes directrices pour l'utilisation d'un titre professionnel.

Q

Quarantaine : Isolement forcé des personnes ayant ou soupçonnées d'avoir une maladie contagieuse.

R

Racisme : Se produit lorsqu'une personne ou un groupe de personnes juge une autre personne en raison de son apparence physique, comme la couleur de sa peau, la texture de ses cheveux ou des caractéristiques physiques différentes des leurs.

Radié : Suppression d'un élément d'une liste ou d'un registre. Au Canada, le terme est fréquemment utilisé lorsqu'un service médical n'est plus considéré comme médicalement nécessaire et est retiré de la liste des services assurés du gouvernement.

Rapport d'incident : Document juridique qui décrit tous les renseignements pertinents concernant tout événement négatif en milieu de travail.

Rationalisation des services : Tout changement qui augmente l'efficacité et l'efficience des services de soins de santé : cliniques, administratifs ou financiers.

Rationalisation : Stratégie dans laquelle un système de santé centralise ou co-localise des services similaires dans un emplacement géographique donné.

Recherche qualitative : Méthode de recherche qui examine la façon dont un groupe de population pense et se comporte. L'analyse est en grande partie de nature subjective.

Recherche quantitative : Méthode de recherche qui traite de la mesure des données, comme le nombre de décès par cancer.

Réforme des soins de santé primaires : Changements à la prestation des soins de santé primaires afin d'offrir à tous les Canadiens l'accès à un fournisseur de soins de santé approprié 24 heures sur 24, 7 jours sur 7, peu importe où ils vivent.

Réfraction : Test des yeux pour évaluer leur capacité de vision. Un ophtalmologiste ou un optométriste effectue une réfraction pour déterminer le type de lentille dont un patient a besoin dans ses lunettes pour améliorer la vision le plus possible.

Réfugié : Personne qui cherche refuge dans un pays autre que son pays d'origine en raison de troubles politiques, de détresse économique ou de questions régionales ou éthiques. Les réfugiés craignent pour leur sécurité s'ils restent dans leur propre pays ou s'ils y retournent.

Régime d'assurance-maladie : Nom informel du régime national d'assurance-maladie du Canada. À noter que l'utilisation du terme au Canada diffère de celle des États-Unis, où *Medicare* fait référence à un programme parrainé par le gouvernement fédéral pour les personnes de plus de 65 ans.

Régionalisation : Organisation et intégration d'un système de soins de santé de sorte qu'un groupe ou un organisme régional assume la responsabilité de fournir et d'administrer des services de soins de santé dans une région géographique donnée.

Règlement : Forme de loi présentée par des personnes ou des organisations (p. ex., un organisme administratif) qui a accordé un tel pouvoir dans le cadre d'une loi (qu'elle soit fédérale, provinciale ou territoriale) qui a le pouvoir juridique exécutoire d'une loi.

Relation fiduciaire : Relation basée sur la confiance.

Rémission : Période pendant laquelle une maladie chronique n'est ni active ni aiguë et où la personne n'a pas de symptômes évidents.

Réserve : Terres mises de côté par la Couronne et désignées pour l'usage et l'occupation des peuples autochtones.

Responsabilité délictuelle : Tort civil commis contre une personne ou ses biens.

S

Sanction royale : Dernière étape par laquelle un projet de loi passe par avant de devenir une loi. De nature largement symbolique, cette approbation est donnée par le gouverneur général en tant que représentant de la Couronne.

Santé de la population : Cadre pour la collecte et l'analyse des renseignements sur les conditions qui affectent la santé d'une population. L'objectif est à la fois de maintenir et d'améliorer la santé de l'ensemble de la population et de réduire les inégalités dans l'état de santé parmi les groupes de population.

Santé publique : Utilisation de renseignements sur la santé provenant de diverses ressources (p. ex. Statistique Canada, l'Organisation mondiale de la Santé, les sources provinciales, territoriales et régionales) pour améliorer la santé des collectivités. Les programmes de santé publique exécutent souvent les recommandations formulées par les études sur la santé de la population.

Services améliorés : Services de santé facultatifs, tels que le choix de chambres d'hôpital, les biens et services médicaux améliorés et les services non couverts par le système public d'assurance-maladie, offerts au patient à un coût.

Signes : Éléments liés à une maladie qu'une personne ou un examinateur peut constater (p. ex., une éruption cutanée).

Soins de santé communautaires : Soins fournis au client à domicile (p. ex., visites d'infirmières ou de physiothérapeutes) ou en consultation externe plutôt qu'à l'hôpital ou dans un autre établissement de soins de santé.

Soins de santé prépayés : Accès à des services hospitaliers et médicaux médicalement nécessaires sur une base prépayée et selon des modalités uniformes.

Soins de santé primaires : Soins de santé qui mettant l'accent sur les individus et leurs communautés. Ils comprennent les soins médicaux et curatifs essentiels reçus aux niveaux primaire, secondaire ou tertiaire et impliquent que les fournisseurs de soins de santé, ainsi que les membres de la communauté fournissent, au sein de la communauté, des soins rentables, complets et collaboratifs (c.-à-d. qu'ils utilisent une approche d'équipe).

Soins de santé publics : Services de santé dont les finances sont gérées par le gouvernement ou un organisme gouvernemental pour le bien de l'ensemble de la population.

Soins en établissement : Désigne les logements qui offrent une variété de besoins de soutien, généralement pour les personnes âgées. Ces logements comprennent des pavillons (publics ou privés), des logements-services ou des services de soutien dans la collectivité et les établissements de soins de longue durée.

Soins longitudinaux : Approche holistique des soins de santé individualisés dans laquelle un plan de soins est élaboré, qui comprend la promotion de la santé, la prévention des maladies et les objectifs de traitement à court et à long terme.

Soins palliatifs : Soins offerts aux mourants. Les soins palliatifs, offerts à domicile ou dans un autre établissement (p. ex., unité de soins palliatifs dans un hôpital ou un centre de soins palliatifs), peuvent inclure des soins infirmiers, du counseling et la gestion de la douleur et peuvent faire intervenir les personnes proches du patient.

Soins primaires : Soins de première ligne, orientation et conseils fournis par les équipes de soins de santé interprofessionnelles. Les soins primaires comprennent également des initiatives afin d'améliorer l'accès aux soins, la qualité et la continuité des soins; la satisfaction des patients et des fournisseurs de soins de santé; et la rentabilité des services de soins de santé.

Spécialiste : Médecin formé dans un domaine précis, généralement lié aux systèmes ou aux organes du corps, p. ex., la cardiologie, la médecine interne, la chirurgie orthopédique, bien que certaines spécialités (comme la gériatrie) aient un accent socioéconomique.

Surfacturation : Frais supplémentaires, considérés comme une infraction à la *Loi canadienne sur la santé*, facturés à l'utilisateur par un fournisseur de soins de santé pour un service couvert par les modalités d'un régime d'assurance-maladie provincial ou territorial.

Symptômes : Conditions qu'une personne ressent et qui peuvent être liées à une maladie (p. ex., fatigue, maux de tête). Les symptômes sont parfois appelés *signes cliniques*.

Syndrome respiratoire aigu sévère (SRAS) : Forme grave de pneumonie qui a d'abord balayé certaines parties de l'Asie et de l'Extrême-Orient avant de se propager dans le monde entier en 2003.

Syndrome : Nom donné à un groupe de symptômes (signes cliniques) qui sont généralement liés et pour lesquels il n'y a pas de diagnostic clair.

T

Technique aseptique : Procédure effectuée dans des conditions stériles pour réduire le risque d'infection.

Télésanté : Système d'aide téléphonique, habituellement offert 24 heures sur 24, 7 jours sur 7 et financé par le gouvernement provincial ou territorial, utilisé pour fournir des conseils professionnels en matière de soins de santé aux Canadiens qui n'ont pas facilement accès à un médecin ou à un autre fournisseur de soins primaires.

Théorie déontologique : Théorie éthique qui appelle à une action morale et honnête à prendre, quel que soit le résultat.

Théorie éthique : Cadre d'idées qui fournit un modèle pour prendre des décisions afin de justifier un ensemble d'actions.

Théorie téléologique : Théorie éthique qui définit une action comme bonne ou mauvaise en fonction des résultats qu'elle produit; aussi appelée *théorie fondée sur les conséquences*.

Transfert global : Un seul paiement du gouvernement fédéral aux gouvernements provinciaux et territoriaux pour couvrir tous les services.

Travailleur en situation précaire : Personnes sous-employées ou au chômage, qui occupent des emplois peu satisfaits ou très stressants et qui ont tendance à être en moins bonne santé.

U

Urodynamique : Concerne les tests et les évaluations effectués pour mesurer la fonction de la vessie et des voies urinaires.

V

Valeurs : Quelque chose qui est cher à une personne, comme une qualité ou une norme selon laquelle elle doit agir ou se comporter (p. ex., la loyauté, l'honnêteté).

INDEX

Remarque : Les numéros de page suivis de « *f* » indiquent des figures, « *t* » indiquent des tableaux et « *b* » indiquent des cases.

418